本书为中国中医科学院学部委员学术传承与传播专项"国医大师周仲瑛学术思想与临证经验传承研究"（编号：CI2022E028XB）课题成果。

国医大师周仲瑛
学术经验传承撷要

——琢璞斋传薪录

周仲瑛　叶　放　主　编

全国百佳图书出版单位
中国中医药出版社
·北　京·

图书在版编目（CIP）数据

国医大师周仲瑛学术经验传承撷要：琢璞斋传薪录/
周仲瑛，叶放主编. —北京：中国中医药出版社，2023.6
ISBN 978-7-5132-8094-5

Ⅰ．①国… Ⅱ.①周… ②叶… Ⅲ.①中医内科–中医
临床–经验–中国–现代 Ⅳ. ①R25

中国国家版本馆 CIP 数据核字（2023）第 048966 号

中国中医药出版社出版

北京经济技术开发区科创十三街 31 号院二区 8 号楼
邮政编码　100176
传真　010-64405721
万卷书坊印刷（天津）有限公司印刷
各地新华书店经销

开本 787×1092　1/16　印张 27.75　彩插 0.75　字数 661 千字
2023 年 5 月第 1 版　2023 年 6 月第 1 次印刷
书号　ISBN 978-7-5132-8094-5

定价　168.00 元
网址　www. cptcm. com

服务热线　010-64405510
购书热线　010-89535836
维权打假　010-64405753

微信服务号　zgzyycbs
微商城网址　https：//kdt. im/LIdUGr
官方微博　http：//e. weibo. com/cptcm
天猫旗舰店网址　https：//zgzyycbs. tmall. com

如有印装质量问题请与本社出版部联系（010-64405510）

《国医大师周仲瑛学术经验传承撷要》
编委会

主　编　周仲瑛　叶　放

副主编　李　柳　金　路　冯　哲　周静汶

编　委（按姓氏笔画排序）

王　旭	王长松	王志英	王敬卿	方　樑
叶丽红	史锁芳	仝小林	过伟峰	朱　杰
朱　佳	朱　垚	朱敏为	刘兴烈	刘菊妍
刘喜明	刘德麟	孙明月	苏克雷	李七一
李文婷	李振彬	杨月艳	吴　敏	吴勉华
何煜舟	沈　洪	宋欣伟	张世安	张成铭
陆爱芳	陈四清	陈远彬	陈顺中	陈健一
林　琳	罗　翌	罗陆一	季建敏	金妙文
周　宁	周　同	周　欣	周　珉	周学平
郑志攀	赵　惠	赵智强	皇金萍	皇玲玲
施建勇	夏　飞	顾　宁	顾　勤	顾锡镇
郭立中	唐蜀华	陶夏平	盛梅笑	董　筠
韩　旭	程海波	樊　蓥	薛博瑜	霍介格

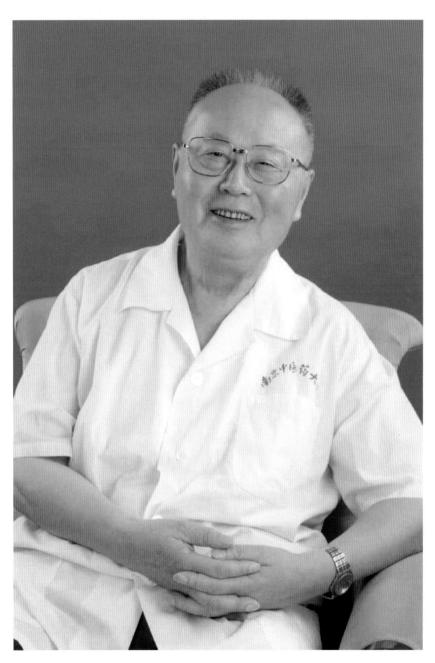

周仲瑛教授

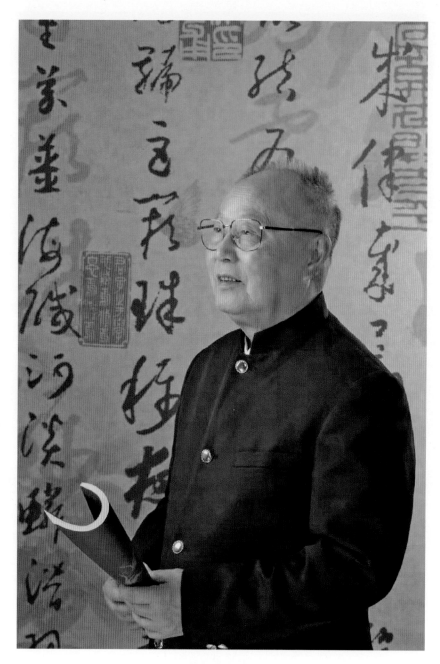

2008 年周仲瑛教授八十诞辰

古为今用，根深则叶茂；西为中用，老干发新芽；知常达变，法外求法臻化境；学以致用，实践创新绽奇葩。

周仲瑛

03年4月

周仲瑛教授治学座右铭

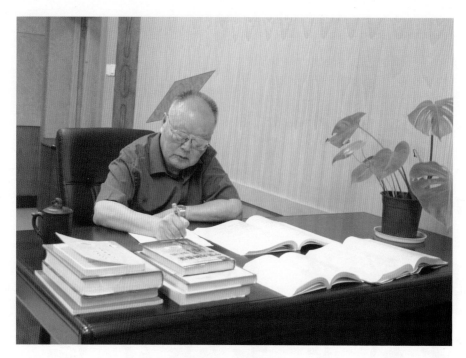

周仲瑛教授伏案琢璞斋

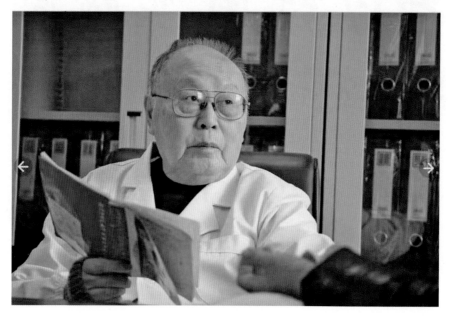

周仲瑛教授在汉中门校区传承门诊诊治

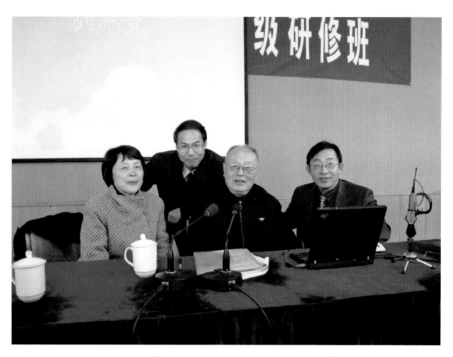

2007 年周仲瑛教授带领身边弟子在北京参加全国优才研修班讲座
（左起为王志英、郭立中、叶放）

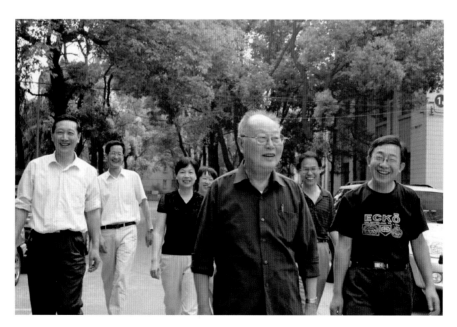

2008 年周仲瑛教授带领弟子漫步汉中门校园
（左起为过伟峰、霍介格、周学平、顾勤、郭立中、叶放）

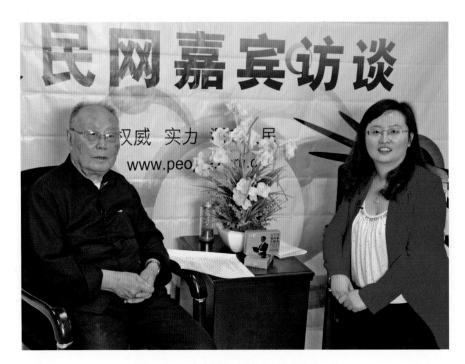

2013 年周仲瑛教授接受人民网专访

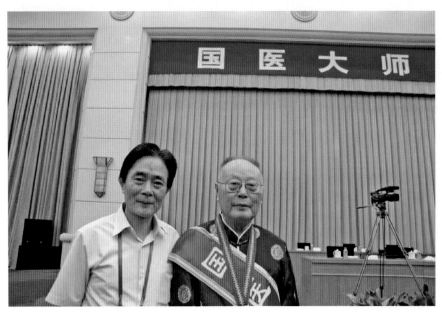

2009 年弟子吴勉华陪同周仲瑛教授参加首届国医大师表彰大会

国医大师周仲瑛教授简介

周仲瑛，男，生于 1928 年，江苏如东人，当代著名中医学家，医德高尚，医术精湛，享誉海内外。自幼随父（全国名老中医周筱斋教授）学习医术，先后于上海新中国医学院中医师进修班、江苏省中医进修学校求学，1956 年毕业后于南京中医学院附属医院工作，1983 年调至南京中医学院担任院长。现为南京中医药大学终身教授、主任中医师、博士生导师，中国中医科学院学部委员。

周仲瑛教授为首届"国医大师"，享受首批国务院政府特殊津贴，获全国首届中医药传承特别贡献奖、全国中医药杰出贡献奖，是全国高等学校先进科技工作者、全国老中医药专家学术思想优秀指导老师、全国优秀中医临床人才研修项目优秀指导老师、第一批国家级非物质文化遗产项目"中医诊法"代表性传承人、江苏省名中医、江苏省先进工作者、江苏省科技先进工作者，江苏省优秀研究生导师，荣获江苏省优秀共产党员等多项荣誉。

周仲瑛教授从事中医内科临床工作 70 余年，对中医内科各种常见病，尤其是疑难急重病症的辨治具有丰富的临床经验。周仲瑛教授为新中国中医教育事业和中医内科学科的开拓者之一，充实、丰富和发展了中医学理论，学术影响广泛。他创建了中医内科学总论和辨证施治纲要，确立了以脏腑为辨证核心、内科疾病系统分类的基础，为临床专业的分化开辟了新途径；为中医内科急症医学做了大量开拓性工作，构建了中医内科急症学学术体系，造诣精深；以"病机十三条"为纲，构建了中医病机辨证新体系，临证主张"审证求机，活化辨证"，如对瘀热、癌毒、湿热、痰瘀和湿热瘀毒郁结等复合病机理论，以及复法制方、活用经方时方等都有创新。

周仲瑛教授一直重视中医薪火传承工作，主张传承要摒除门户之见，主张"无偏不成派"，要善于对弟子因材施教。虽传承之路颇多艰辛，但周老始终坚守本心，砥砺奋进。他曾以苏轼《定风波》自勉，认为："国学中医，亟待传承，勤学勤思，方有所成。"周老对传承弟子既关怀备至又严格要求，曾在收徒时制定师训以规范弟子："岐黄大道，薪火相传，余家世医，已逾六代。随父传承，耳听面命，沪宁两度研修，亦医亦教，探求医道，八十余载，深感'温经典，传师道，重临床，善感悟'乃中医成才之道。现与各位结为师徒，愿青出于蓝，今约定如下：大医精诚，济世活人，德才兼备，谦诚待人。医道无穷，博大精深，求同存异，实践为凭。争名夺利，不再认亲。请共勉之！"

在科研方面，周仲瑛教授先后主持和带领团队承担国家"七五""八五"等部省级课题 37 项；获各类科技奖项 47 项；获授权发明专利 25 项；发表论文 300 余篇，主编多版《中医内科学》教材，主编专著 51 部，出版著作获奖多项，曾获国家优秀教材特等奖。先后培养硕士研究生、博士研究生、博士后、各级学术继承人及优才弟子 80 余名，亲自指导传承弟子及再传弟子数百名，培养了一大批中医事业的栋梁之材。

仝 序

国医大师周仲瑛教授，不仅是当代著名中医临床大家，还是中医教育大家，在中医学术创新方面造诣精深。作为周老师的第一位博士生，我一直倍感幸运，周老师的言传身教为我前行的道路奠定了扎实的基础。还记得 15 年前，我在周老师 80 大寿时，曾作小诗一首为老师贺寿：

> 周易三才法圆通，仲景六经起墨绳。
> 瑛瑶佛光显丽质，寿世宝典映苍穹。

这些年来，我也带教了不少学生，我时常在想应当教给他们什么？每当这时，我就会在记忆的长廊中，理一理头绪，问一问自己：周老师教给了我什么？

一、示境界，铸灵魂，守正创新

我在南京读博期间，苏北等地流行性出血热肆虐，死亡率高达 10%。周老师也在当时承担了国家"七五"攻关课题，研究病毒性高热，重点是出血热。三年博士生活期间，我一直在苏北流行性出血热高发地区做该病的研究，并以此作为我博士论文的研究方向。三年的基层工作，使我有机会接触到大量流行性出血热患者的第一手资料。记得有一次，周老师在东海县医院会诊两名重症出血热急性肾衰患者。其中一位是 30 多岁的小伙子，小便量全天不足 200mL，血肌酐、尿素氮指标均提示患者已到尿毒症阶段，同时伴有高热、早期休克、心衰、呼衰、大面积出血。患者口出热气，大便不通数日，狂躁不安，神志模糊。周老师诊其为热结膀胱，处以桃核承气汤加减，处方为生大黄（后下）30g，芒硝（冲服）24g，桃仁 15g，怀牛膝 12g，生地黄 60g，水牛角片 30g，大麦冬 20g，猪苓 30g，泽泻 12g，白茅根 30g，药后 4 小时，患者排出大量臭稀水便，尿出血性尿膜状物如钱币大，随后小便如注，24 小时尿量达 5000mL 之多，诸症缓解，转危为安。另一位是 60 多岁的老人，高热、休克、肾衰三期重叠。患者精神萎靡，舌干红无苔，舌卷萎缩，下肢浮肿。周老师为其诊为阴虚水热互结，处以猪苓汤加减。3 剂，热退肿消。同是三期重叠的重症出血热，病机截然不同，皆用经方应手取效。这两个病例当时给我留下了极为深刻的印象，心灵受到极大的震撼，我感受到了中医的威力和魅力。周老师对出血热提出热毒、瘀毒、水毒"三毒"互结、"病理中心在气营""到气就可气营两清"等病机、治法理念，都成为重要的理论创新，在这些理论指导下进行治疗，明显提高了临床疗效，在周老治疗的 1127 例出血热病案中，病死率仅为 1.11%，当时在国内外处于领先地位。

周老师善于读书，更善于思考与感悟。他总会在复杂的病机中找出规律，提出独特的见解，而这些见解，源于他无数临证的感悟和升华。他常对我说，古今不同，病亦变异，执古方以治今病，要抓住现代疾病的病机；方证相应，古方同样有效；对现代疾病病机的认识必须根据临床实际不断创新，继承是基础，创新是灵魂，只有带着创新的意识去继承，才能源于仲景而跳出仲景。我在苏北抗疫期间曾大胆试用经方治疗许多瘟疫重症，从中真正体会到了经方的妙用。2003年抗击"非典"期间，我在封闭的病区打电话给周老师，向他汇报"非典"的临床表现和我对疫病病机发展过程的判断，周老师给予了充分肯定，后来我用纯中药治疗了16例"非典"患者，用中西医结合治疗了238例"非典"患者，均取得了非常好的疗效。2020年春节，我受命奔赴武汉抗击新冠疫情，根据大量一线的临床资料，提出"寒湿疫"辨治体系，从郁、闭、脱、虚核心病机，指导新型冠状病毒感染不同类型、不同阶段的中医药防治。后我又多次牵头组织同道专家，主持修订国家诊疗方案中的中医部分，为武汉、香港乃至全国之抗疫工作做出了应有的贡献，没有辜负昔日周老师的谆谆教诲。

二、传方法，辨病证，衷中参西

周老师在学术上特别开放，从不墨守成规。他很重视现代医学，无论研究哪一个病，他都要把西医学懂弄透，绝不一知半解。他很关注现代医学的研究进展。有一次，我们谈到了出血热休克期的热深厥深，他说出血热高热在前，持续高热，邪进而正虚，为了保证重要脏器的供血，四肢血管收缩，出现热深厥深，这是机体的自我保护。最大的问题在于如何在升压的同时不影响内脏供血，我们先用枳实注射液尝试克服这一对矛盾，这是中药抗休克的关键。后来，又在枳实基础上加了牛膝和山萸肉，终于解决了这一矛盾，疗效大大提高。为什么加牛膝？周老师说，因为牛膝活血化瘀，有很好的改善微循环的作用，而山萸肉敛气固脱，能够增加肾等重要脏器的血流灌注。可见，他很重视现代药理研究的成果，也很善于在临床研究中去大胆创新，大胆应用。他认为，治病，特别是对现代医学检查的客观指标，要不断探索有效中药，在不违背中医传统理论的基础上，有效地利用现代药理成果，这是发展中医的重要实践。

毕业后，我一直遵循周老师的教导，大胆探索用经方治疗糖尿病、高血压、肥胖、痛风及各种疑难杂证，深研其病机关键，大胆在临床不断探索，找到了许多降糖、降压、调脂的有效经方和中药。在开展中医方药量效关系研究的基础上，提出"重剂起沉疴"理念，证病结合，取得了很好的疗效。周老师善于"审证求机，活化辨证"，一直以来对我启发很大，为我这些年来相继提出"新病机十九条"，尤其是倡导"态靶辨治"等都提供了方向。

三、为患者，平常心，淡泊名利

周老师以医为业，以治病救人为己任。在他80多岁的时候，还工作在临床一线，每周看百余位患者，从不懈怠。就是在他担任南京中医药大学校长的10年间，也未放弃过临床。他常说，我们就是平常人，不要有那么多欲望，看好病是对患者、对社会最大的回报。他很看轻自己的成就，但很重视自己的学术。他不在意自己的身体，但很在意患者的健康。

这些年，我常在出差之余，想办法中途来南京看望周老师和师母。每次师生见面，我都感到周老师真的比过去老了，但他思维敏捷，仍在关心中医药事业的发展和弟子们的成长。向周老师介绍我的工作，他总是听得津津有味，并发自内心地微笑，笑得是那么开心，我知道这是因为他知道，自己的心血没有白花，给学生灌注的创新灵魂和衷中参西的治学理念取得了成效。每值此刻，我却总是情不自禁地想要流泪。最近一次离开周老师家，下楼之后，我忽然像离开家的孩童般哭了出来，因为我看到我的恩师变老了，我不愿意他老，我希望他永远年轻。

如今，周老师已过耄耋之年，甄选汇编《琢璞斋传薪录》一书，阅读之后，我更加熟悉了周老师这些年来对中医学术传承与创新研究的发展脉络，看到了同门弟子为中医传承事业倾注的心血。

彼时，周老师言传身教，将中医薪火传至弟子手中，代代相承；如今，弟子们不负所望，已担当起又一代中医人的重任。

感于此，是为序。

仝小林
于中国中医科学院
2022 年 12 月 24 日

自 序

　　余家世业医，幼秉庭训。先父周公筱斋，术精岐黄，余自幼始侍诊临证，耳濡目染。每睹急症之转安，沉疴之复起，常念医学之精妙。弱冠，求学于上海新中国医学院，蒙章次公、朱鹤皋等先生教学授业，所获颇丰。八载悬壶乡间，方药常有效验。后经选拔考试，为首届学员于江苏省中医进修学校继续深造研习。毕业后任职于附院，尝与邹云翔、张泽生、曹鸣皋等诸公共事，为中医医院与中医学院之医、教、研工作奠基筑路。八十年代初，余携团队抗击出血热疫情，赖国家支持，人民齐心，终归安宁。余在大学担任管理职务期间，恰值改革开放之初，百业待兴，中医药事业若风中樯楫，与校内外、省内外众多名医大家反复研讨，求证中医真谛，共商中医人才培养大计，幸得认可。

　　余在长期临床实践、教育教学、教材编写及科研过程中，对外感热病和内伤急难疑病症进行探索，渐悟"审察病机"实为中医辨证论治的关键环节，"审证求机"当是活化辨证论治的锁钥，"审证求机，活化辨证"应作为传承与守正中医精华的活灵魂。在传承《黄帝内经》"病机十九条"的基础上，融合历代医家学术经验，倡导"病机十三条"，构建了"中医病机辨证"新体系。

　　光阴荏苒，余从事中医药医教研工作已有七十余载，深感"医道无穷"，"温经典，传师道，重临床，善感悟"实乃中医人成才的必经之路。余深知医乃大业，不敢懈怠，以身作则，至精至诚。今弟子悉数成为各地中医骨干，或担当传承与发展中医药事业之重任，余心甚慰。

　　"琢璞斋"为余书房雅称，诸多学术新论新识皆诞于斯。耄耋之年，心有余力，特整理部分弟子在跟师学习中的感悟发微，或临床实践中的新见点滴，精心甄选，汇编成册，意在赓续薪火，对有心者点拨启悟，后学不断探求医理医术，医道后继有人，叶茂枝繁，便欣慰矣，是为斯序。

周仲瑛

2022 年 12 月 11 日

凡　例

　　编写本书是周仲瑛教授多年来的心愿，意在介绍弟子们在跟师读书学习时，对老师有关学术经验的感悟与发微，以及其后在临床应用老师经验时的新探索。全书分三篇，共计99节，涉及传承弟子、再传弟子70余位。

　　最初整理出有关文献五百多篇，后征求周老师建议，制定选择的标准包括：①符合以周老师学术思想、临床经验的传承、感悟、发微乃至发挥为主题者。对于临床疗效总结、病案数据挖掘、实验报告等不在选入范围。②如某一学术经验或同一病症曾有若干弟子撰写，则尽量避免内容重复，一般选择发表时间更早或被引用量更多者。③如内容为病案报告，但缺乏深入细致发微者一般不被纳入。④选录少部分弟子工作后仍以审证求机为特色论文。

　　书中所言"传承弟子"包括：①周老师直接指导带教的博、硕士和各种师承班学员。②数百名既在自己导师指导下学习周老师学术经验，又有幸得到周老师亲自指导与临床带教的"再传弟子"。③在传承科研平台（名医传承工作室1个、重点研究室2个、肿瘤协同创新中心1个），以及各地传承工作站（如南京、广东、昆山、如东等地）等专职开展周老师学术传承研究工作的"再传弟子"，有部分后又拜师于周老师门下。以上弟子皆可谓为"亲传弟子"或"学术传承人"。

　　全书分传道篇、授业篇、解惑篇三大部分。传道篇重在突出周老师对医道、医理的探索以及弟子们学习的感悟与发微。医理重点介绍审证求机论、瘀热病机论、癌毒病机论；授业篇重在介绍周老师"以道驭术"的具体学术经验，包括辨治常见急难病症的"复法制方"经验和"法外求法"经验；解惑篇重点介绍周老师"活化辨证"的策略，以及对"活用方药"的临床示范。

　　本书并非周老师全部学术思想和临床经验的汇总，只是以点带面地介绍，故名为《国医大师周仲瑛学术经验传承撷要》。"琢璞斋"为周仲瑛教授书房雅称，诸多学术新论新识皆诞于斯，其传道、授业、解惑亦多在此，故本书又名《琢璞斋传薪录》。

　　在不影响文章整体内容与主旨的前提下，我们在编排过程中对每篇的文题和前言等部分作了微调。在本书书末，附有传承弟子简介，简介中重点介绍与跟随周仲瑛教授学习直接有关的内容，相关行政职务、学术任职等内容未作介绍。

目 录

解惑篇

传道篇

第一章

师 道 论

第一节　温经典，传师道，重临床，善感悟

重视理论对临床的指导价值是中医药学形成、发展与成熟的主要标志。中医药学以《黄帝内经》《神农本草经》《难经》和《伤寒杂病论》等古典中医学理论为基础，经过历代医家在理论研究与临床实践过程中的不断深化、细化、发展与创新，乃至20世纪五六十年代以来，在高等中医药院校系列教材编著过程中对其精华的不断梳理与提炼，使之逐渐完善成为一门系统的学科，有力推动了现代中医药教育的发展，培养了大批中医药人才。当前，中医药事业拥有历史发展过程中最好的外部环境，但中医药自身则仍然存在诸多有待商榷和提高的方面，面对重大复杂性疾病等临床问题，尤其需要更多中医药学新理论、新原理、新方法的产生。

一、温经典：开展中医理论研究应溯本求源，宗岐黄理

中医经典中所蕴含的医道、医理与医术，经过数千年的临床实践检验，证明了其具有实用价值和科学价值，但仍要与时俱进，在传承中创新，在创新中发展。善言古者，必有合于今。事实上，古今名医无不是在娴熟掌握中医经典的基础上，在临床实践中不断探索和感悟，既能深刻领悟经典，指导临床灵活应用，又能在应用中创立新说，推动了中医学术的发展。

经典中医最具特色的优势是整体观与辨证论治，强调从功能、运动变化和整体的角度认识和把握生命现象，开展中医理论研究不能背离中医这一基本的思维方式。以辨证方法研究为例，半个多世纪以来，人们在对传统辨证方法开展研究的基础上，又有许多新的探索，但研究方向偏向于对证候客观化、标准化和规范化的研究，后者尽管在中医某些理论和个别问题上取得了一些成果，但始终未能取得实用性突破，远未能满足当前中医药面对临床复杂性疾病取得良好临床疗效的客观需求，致使部分中医人对中医理论的科学性和实用性产生迷茫，缺乏中医理论自信，甚至对中医高等教育模式提出质疑。通过多年来的深入反思，我们意识到证不是疾病的源头，病机才是疾病的实质，从病机理论层面开展中医基本理论的传承与创新，应该成为中医理论研究的重点。

开展病机研究要注重以《黄帝内经》为源，后世各家学说为流。《素问·至真要大

论》"病机十九条"不仅提示了病机辨证的具体思路与方法，还要求"谨守病机，各司其属，有者求之，无者求之，盛者责之，虚者责之，……疏其血气，令其调达，而致和平"。《素问·调经论》谓："百病之生，皆有虚实。"《素问·六节脏象论》进一步强调："不知年之所加，气之盛衰，虚实之所起，不可以为工矣。"皆强调临证要以把握虚实病机为纲，后世名医对伤寒与温病、外感与内伤等病机理论与辨证方法的探索，皆以此为宗。中医辨证的本质是探求病机所属，通过辨识虚实病机所属，才能确立治法方药，此即证因机明、法随证立、方从法出，从而实现治病求本、圆机活法的最高目标。

我们在气为一元的整体观指导下，以藏象病机理论和气血津液病机理论为基础，以《素问·至真要大论》"病机十九条"为蓝本，基于朱丹溪、张仲景、金元医家和明清温病学家有关病机理论的核心内容，提出以"病机十三条"为纲，创建中医病机辨证学。主要思路是"以病理因素为主纲，脏腑理论为基础，病机证素为条目，症状体征为依据，病性病位为核心，病势演变测转化，多元辨证为内涵，活化辨证谋创新，提示治则为目的。真正体现辨证论治的灵魂"。

从病机层次解析中医辨证过程，使理论知识转化为实用技能，以免陷于僵化的固定分型，似可解决中医理论研究与临床严重脱节的瓶颈问题。以"病机十三条"为纲的中医病机辨证方法，融汇了古今各种辨证方法，临床实践中既能执简驭繁，又能活化辨证。以此为基础，创建中医病机辨证网络，以示其因果交叉复合关系，使病机辨证从源头上得到活化，体现证是病机单元交叉组合的客观现象，病机单元是证候的基本要素。也就是我们以病理因素为主导的用意所在。

二、传师道：要在学术传承中不断深化与发展中医理论

由于时代背景、地区差异、社会环境等因素，古今不同医家面对的临床问题各有不同，从而促进了中医学术流派的形成。各种学术流派看似学术观点各异，实则都是中医理论体系中的重要构成内容。《素问·示从容论》提出学习中医要"受术诵书，览观杂学，及于此类，通合道理"，开展中医理论创新研究同样需要对古今各家学术流派进行有效传承。

在学术传承深化中医理论的研究中，要注重师承方式与中医高等教育并存，业师授受、家学相传、私淑和遥承等多种形式并重。既往以学术传承为基础获得重大理论创新的范例很多，如叶天士创立了卫气营血辨证、吴鞠通创三焦辨证，二者在概念上都传承于《黄帝内经》及前人所述，但在内涵上皆又有所创新。如对于卫气营血的生理功能与病理变化，《黄帝内经》已经奠定了理论基础；《难经》《伤寒论》也有相关论述；吴又可、张石顽等曾用卫气营血概念来反映外感热病不同阶段的病理变化。在此基础上，叶天士则直接用卫气营血概念，将温病的病理过程划分为四个阶段，阐明温病在不同阶段的病机特点及温邪的传变过程，成为有效指导温病辨证的理论体系。吴鞠通通过对《临证指南医案》的深度研读与分析，在对叶天士临证经验传承的基础上，在《温病条辨》中构建了三焦辨证体系。

近现代以来，随着现代科学技术的进步，西医学对疾病的诊断取得了长足的进步，加之临床疾病谱的变化，中医学术发展迎来了新的挑战。各种学术流派对这些问题都积累了

丰富的理论基础与临床经验，中医人要有足够的理论自信迎接这些挑战，仍然需要传承与创新并重。

当前，中医所要面对的临床重要问题主要集中在外感热病、内伤难治性复杂疾病（如肿瘤等）。我们在对中医药辨治肿瘤的理论与临床研究过程中，发现传统中医关于肿瘤辨治的理论与经验在临床中能够得以体现和证实，要使疾病诊断和辨证论治实现有机的结合，有必要借助于现代诊查技术，为我所用。近年来，我们以整体观为指导，在临床实践中反复推求肿瘤的发生、发展过程中的病因、病机演变规律，通过不断感悟，提出"癌毒是导致癌病的一类特异性致病因子，是在脏腑功能失调，气血郁滞的基础上，受内外多种因素诱导而生成，与相关非特异性病理因素杂合而为病，毒必附邪，邪盛生毒，毒因邪而异性，邪因毒而鸱张，以痰瘀为依附而成形，耗精血自养而增生，随体质、病邪、病位而从化，表现证类多端，终至邪毒损正，因病致虚，癌毒与痰瘀互为搏结而凝聚，在至虚之处留着而滋生，与相关脏腑亲和而增长、复发、转移。从而为应用解毒、攻毒等法治癌提供了理论依据。但不能误解为据此可以从实验中找到癌毒的病理实质"，由此提出肿瘤辨治的十二条理念，总结了常用中医辨治肿瘤十法，初步创建了癌毒病机理论，在一定程度上为今后构建中医肿瘤学的理论体系奠定了基础。

三、重临床：中医理论研究应源于临床，高于临床，回归临床

中医理论的创新与发展历来都是以临床问题为导向，中医学术发展史上的每一次突破，都是针对新的临床重大科学问题，在对《黄帝内经》等中医经典理论细化、深化和升华的基础上进行创新与发展。没有理论指导的临床是盲目的临床，在面对复杂性、难治性疾病的过程中必将无所适从；没有中医理论指导的科学研究，也必将与中医理论发展和中医学术创新无缘。我们强调中医理论创新要以"源于临床，高于临床，回归临床"为宗旨，最终目标是要提高应对临床重大复杂性疾病的能力。

自 20 世纪 80 年代开始，我们曾开展了流行性出血热、外感高热、感染性休克、中风急性期和重症肝炎等临床重大难治性病症的研究，在反复温习经典的过程中，发现瘀热相搏证是在急性外感热病或内伤杂病病变发展的一定阶段，火热毒邪或兼夹痰湿壅于血分，搏血为瘀，致血热与血瘀两种病理因素互为搏结、相合为患而形成的一种特殊证。通过以证带病，相继对瘀热阻窍、瘀热水结、瘀热发黄、瘀热痹阻和络热血溢等进行系列研究。实践证明，以瘀热病机理论指导临床治疗多种疾病过程中的瘀热相搏证，能够显著提高临床疗效，反证了瘀热相搏证的客观存在及其理论的实用性。如提出中风急性期瘀热阻窍病机新说，乃从《素问·调经论》中"血之与气，并走于上，则为大厥"所领悟，研究发现中风之风、火、痰、瘀、虚等病理因素皆为瘀热所派生，瘀热为因，风、火、痰、瘀、虚为果，从而统主风、主火、主痰、主虚于一炉，确定以凉血通瘀为治疗大法。

近十多年来，我们在国家中医药管理局"中医瘀热病机重点研究室"建设期间，通过文献考证、大样本名医病案、临床证候调查、临床疗效评价和临床辨治方案等系列研究，研制基于专家共识的《瘀热相搏证中医诊疗指南》，对瘀热病机的内涵与外延从不同角度、不同层次开展了系统深入的研究，明确了瘀热相搏的含义、病机演变、辨识要点、治则治法及基本方药的应用技巧，使瘀热病机理论系统化，拓展了临床应用范围；同时通过实验

研究，初步揭示了其分子生物学基础，诠释了其科学内涵，发展了瘀热病机学说。此间，我们还对湿热缠绵、痰瘀互结、湿热瘀毒郁结等病机兼夹、复合与转化规律进行病证结合研究，提出复合病机新理论和复法制方新思路，有效提高了中医药治疗复杂性疾病的临床疗效。

四、善感悟：理论创新必须要有中医特色的科学思维

爱因斯坦曾把科学的内涵定义为寻求我们感觉经验之间规律性关系的有条理的思想，但你能不能观察眼前的现象，取决于你运用什么样的理论，理论决定着你到底能够观察到什么。有关自然规律是客观存在的，但理论不能从观察到的事实自然生长出来，而只能由理论思维创造发明。

中医理论创新必须来源于临床实践，但仅仅有临床实践还是不够的，还要通过反复温习经典，在实践中不断思考与感悟，用科学的理论思维，确立临床现象与经验事实（如病-证-方、理-法-方-药）之间相互关联，或显性的、或潜在的规律，才能获得新的理论发现。如对厥脱（休克）的辨治，凡厥者，阴阳之气不相顺接便为厥，厥者，手足逆冷者是也。治疗厥脱应以回阳救逆为法，但我们在临床研究中通过进一步的思考发现，阴阳不相顺接，必然导致气血失调，而气血失调、气滞络瘀的形成，既可能因于邪实，也可能因于正虚。据此，我们强调气滞络瘀为厥脱的病理基础，创立行气活血法，创抗厥通脉、救阴生脉、回阳复脉三方，较单用回阳救逆法临床疗效更佳。又如，我们在传统七情配伍和君臣佐使制方原则的基础上，提出"异类相制相使"理论，发现中药复方的配伍减毒主要通过不同性味、不同功效药物的合理配伍，如寒热相制、异效相制、扶正制毒等，以调其偏性、制其毒性，起到全面兼顾病情、增强药效、减轻或消除毒性的作用，研究充分发挥了中医药原创思维的优势。

当前，有关中医药理论研究的项目多以采用新技术、新方法、新指标为导向，忽视了原创中医理论研究的宗旨所在，混淆了中医理论研究与实验研究二者的主次关系，导致研究成果难以回归临床、指导临床。我们认为：在中医理论传承与创新研究过程中，必须把理论研究与实验研究明确区分开来。唯有理论研究才能带动实验研究，只有依据新的思想，才有可能设计出新的实验，或者对实验作出新的解释；而当理论思维停滞不前的时候，实验研究常常也就只能在原地徘徊了。开展中医药理论研究尤其要重视临床试验研究，在临床观察中发现新规律，据此为中医理论研究提供素材与证据，运用各种科学思维创造新的中医理论。

五、展望与结语

人体生命活动是一个包括人体分子、细胞、组织、器官、整体等多个层次的复杂系统，当今信息技术和系统生物学技术的进步和发展，为研究复杂生命现象带来了机遇，客观上也为中医理论创新带来了条件与机遇，同时伴随而来的是前所未有的压力与挑战。由于中西医分属两种不同的医学体系，在现代背景下开展中医基础理论研究，就不仅要有古典中医学的深厚素养，而且要对现代医学有深刻的理解，在此基础上，才能既可以从古典中医学看现代医学，又可以从现代医学看古典中医学；既可以从宏观看微观，又可以从微

观看宏观。

中医理论体系中亟需研究的重大科学问题很多，当前，开展中医药理论研究要从原理开始，实现古典中医学与现代科学的交叉融合。因为原理的突破是根本性的，是决定其他层次的，当然也是最困难的。今后需要基于整体观、功能观与运动变化观为主导思想的中医科研方法，开展真正的中医基本理论原理的研究；需要对中医药理论体系及其核心理论进行深入探讨；需要有更加前瞻性、科学性、可行性和实用性的顶层设计；需要从古典中医药学的智慧中得到超出西医药学的启示；需要以发现新规律、创造新理论、发明新方法、打开新局面为目标。要实现这一目标，亟需凝聚更多中医药研究者共同参与、潜心探索，可谓任重而道远。

总之，古典中医学中所蕴含的医道、医理与医术，始终都在不断继承、不断创新，始终都具有时代性，既应采纳现代科技知识为我所用，又需按自身发展规律前进，沿着前人继承创新的轨迹走下去，坚持以继承为基础，在继承中求发展，在实践中再创新。真正的创新不仅是与古典中医学进行比较，更要与现代医学进行比较；不仅在国内比较，还要到国际上进行比较。故我们提倡"温经典，传师道，重临床，善感悟"应成为中医成才和开展中医理论传承与创新研究的指导思想。

（传承弟子叶放执笔，周仲瑛口述）

第二节　"病机十三条"理论渊源及学术意义

中医学发展过程中的每一次飞跃，无不以传承为基础，在临床实践中实现新的理论创新。病机理论是全部中医理论的核心，围绕病机理论开展研究对于中医理论传承与创新、提高临床疗效都具有重要的意义。多年来，我们一直苦苦思索能否将各种传统的辨证方法融会贯通，使医者在临床应用中既能做到执简驭繁，又能知常达变，以达到"大道至简"与"至道在微"两种境界，使初学者能够尽快登堂入室。故立足于经典中医对健康与疾病状态的认知，以服务临床为目标，在系统梳理、精心提炼古今病机理论的基础上，构建以病机为核心的中医辨证论治新体系实属必要。本文重点对"病机十三条"新理论的学术渊源及其学术意义进行解读。

一、以病机为核心开展辨证论治方法研究的初衷

辨证论治是中医学特色的体现。在传统中医辨证论治体系中，八纲、六经、脏腑、卫气营血、三焦、气血津液和病因辨证等多种辨证方法并存，都对临床有着重要的指导作用。

过去60多年来，许多学者对中医辨证论治的思路与方法进行了大量探索。1961年，秦伯未先生重视审证求因，创十四纲要辨证，包括"风、寒、暑、湿、燥、火、疫、痰、食、虫、精、神、气、血"等内容。这种方法内含病因与病机、外感与内伤等不同层次的内容，每纲设有主症与兼症，然后列出相应治法方药，进而又提出结合八纲中寒热虚实的偏盛偏衰论治；1979年，方药中教授提出七步法辨证论治，包括脏腑经络定位，阴、阳、气、血、虚、实，风、热、湿、燥、寒、毒定性，定位与定性合参，必先五脏，各司其属，治病求本，发于机先；黄柄山教授提出14项虚实辨证法，包括气虚、气滞、气逆、血虚、血瘀、血热、出血、阴虚、痰饮、湿邪、阴盛、阳虚、阳盛、阳亢等；成肇智教授重视病因辨证方法，提出将病邪归纳为14种，围绕风、热、湿、燥、寒、滞气、瘀血、痰、水、积食、燥屎、结石、虫、毒等病邪进行辨证；此外，如沈自尹提出"微观辨证"和"辨证微观化"的观点，王永炎提出"证候要素和应证组合理论"为代表的方证相应辨证，朱文锋创立证素辨证等辨证方法，王琦教授提出辨体质、辨证、辨病的辨证思路，皆引起学界的关注。

在临床实践过程中，对于缺少丰富临床经验的医者而言，现有多种辨证方法在其临床具体实践中往往较难把握。有其症、辨其证、分其型是当前中医辨证体系的基本模式。由于疾病的症状、体征可因个体差异、病程、药物治疗等影响而复杂多样，加之医者水平、学术流派等因素的影响，对同一疾病的辨证分型各有不同，因而传统的辨证方法使证候分类繁多，无法统一，容易导致辨证机械、僵化，难以体现中医辨证的圆机活法以及个体化治疗的特色和优势，故构建一种新的辨证体系实属必要。

二、辨证论治过程中的关键环节首先是把握病机

中医辨证论治体系的构建，必须符合中医学的基本思维方式。正是基于此，周仲瑛教

授提出病机辨证方法，希望为中医理论与临床之间构架一座桥梁，诚如张景岳所谓："夫病机为入道之门，为跬步之法。"

古今不同辨证方法间的契合点在于病机理论。本质上，中医针对人体复杂多变的生命状态，从不同角度认知健康和疾病变化的规律，形成不同的病机理论，进而才有不同的辨证论治方法。换言之，如果研究对象不尽相同（如不同的疾病）、分析视角各异（如同类疾病但关注角度与内容不同），所形成的病机理论也就不尽一致，进而所采用的辨证论治方法自然各异。

对于病机的内涵，古今各家有不同的理解，甚至有将病因、病机、证和证候等中医术语的内涵互相包含阐释者。依据《黄帝内经》"病机十九条"所寓内涵，病机实质上是指以中医的视角和思维方式认识疾病发生发展的机制，包括病性、病理因素、病位、病势等内容。病机有基本病机、疾病病机、证病机、症状病机等不同层次。

历来中医治病强调"审证求因"，对于其中"因"的所指不应理解为病因，而为病机，即"审证求因"的实质当为"审证求机"，临床辨证论治应首重病机分析，病机为理论联系实际的纽带，是通向论治的桥梁。无论什么致病因素作用于人体，均随个体体质或基础疾病状态的差异而表现出复杂多变的病理状态，临床采用取类比象、司内揣外和司外揣内等思辨方法，通过综合人体内外相关信息，包括病因、症状、理化检查、疾病诊断等，辨析其内在病变的实质，获得辨证的结论，其过程便是审证求机。

三、"病机十三条"的主要内容

从宏观整体层面上，周仲瑛教授根据病机要素的不同特性及相应临床表现，结合病位、病性、病势，倡建"病机十三条"：①风病善变；②寒多阴伏；③火热急速（温暑同类）；④湿性缠绵；⑤燥胜伤津；⑥郁病多杂（气病多郁）；⑦瘀病多歧（血病多瘀）；⑧痰病多怪；⑨水饮同源；⑩虚多久病；⑪毒多难痼；⑫疫为疠气；⑬多因复合（复合病机及兼夹病机，包括风火相扇、湿热郁蒸、瘀热相搏、痰瘀互结、燥湿相兼、虚实相因、寒热错杂等）。"病机十三条"高度凝练和概括了常见病机要素的致病特点，据此可以构建中医病机辨证网络，显示其因果交叉复合关系，使病机辨证从源头上得到活化，体现证是病机单元交叉组合的客观现象，病机单元是证的基本要素。

在此基础上，构建病机辨证新体系的总体思路是："以病理因素为纲领，脏腑理论为基础，病机证素为条目，症状体征为依据，病性病位为核心，病势演变测转化，多元辨证为内涵，活化辨证谋创新，提示治则为目的，真正体现辨证论治的灵魂。"其中，以病理因素为纲、脏腑理论为基础，实际上寓有邪正虚实为中医病机理论的核心内涵。

这种以病机要素为单元，以病机证素为条目，构建辨证论治新体系，从病机层次解析中医辨证过程，符合中医临床辨证的认识过程。既能反映病情的多样性、个体性和辨证的灵活性，又可执简驭繁，以免陷于僵化的固定分型，似可解决中医理论研究与临床严重脱节的问题，对提高现代临床诊治水平，充实和完善中医学理论体系，促进中医学术的发展有着极其重要的意义。

四、"病机十三条"的立论渊源

1."病机十三条"是在传承基础上的理论创新

"病机十三条"的提出，首先源于《素问·至真要大论》的病机十九条，并将历代医家的病机理论充实其中，精炼不杂，自成体系。

病机辨证思想的最初形成，首先源于《素问·至真要大论》之病机十九条，这为中医辨证思维方法提供了最初的蓝本。仔细研读《素问·至真要大论》，其所言无非正气与病气两端而已，强调的是临证首先把握病气多寡与脏腑虚实如何。后世不同辨证方法，实际上是对病机十九条辨证思想的细化或具化，其内涵皆离不开对"邪正虚实"这一病机核心的把握。如《叶选医衡》谓："凡邪正相搏而为病，则邪实正虚，皆可言也。"

病机十九条涉及风、寒、湿、热、火、五脏、上下总计12个方面。"病机十三条"与病机十九条相比，增加了燥、郁、瘀、痰、水饮、毒、疠、虚多久病和多因复合等九条。其中，五脏病机和上下病机融合在各病机要素条目中的病位和"虚多久病"之中，增加水饮病机主要源于张仲景的痰饮理论；增加燥病机是吸纳了刘完素对病机十九条的补充；增加郁、痰、瘀三条，则主要吸取了以朱丹溪为代表的医家经验；增加毒和疠气两条主要吸取了后世温病学的病机理论，二者看似属于病因层面，实际上在病机演变的过程中有其特殊性，故将二者单独作为病机要素条目；最后，增加多因复合（复合病机和兼夹病机）一条，则是复合病机作为内科急难疑重症的主要病机特征，采用复法制方是古今名医临证的技巧所在，故应予充分重视而单列。

2. 对多因复合（复合病机、兼夹病机）的理解

病机十三条中，将多因复合（复合病机、兼夹病机）作为最后一条单独列出，是对《素问·至真要大论》所说"谨守病机，各司其属，有者求之，无者求之，盛者责之，虚者责之，必先五胜，疏其血气，令其调达，而致和平，此之谓也"的进一步补充，也是对"百病皆生于风寒暑湿燥火，以之化之变也"的进一步发挥。

病机有单一病机、兼夹病机、复合病机。所谓兼夹病机是指两种单一病理因素并见，虽有主次关系，但无新的质变，如外寒里热、表有风寒、里有宿瘀等；所谓复合病机包括多因复合、多病位复合、多病势复合三个方面：①多因复合，指两种以上的病理因素互为因果，胶结和合，形成新的致病特质，促使病势的演变发展。如风火相扇证的病机特点为风助火势，火动风生，湿遏热伏证的病机特点为热处湿中，湿遏热外，如油入面。②多病位复合，即多脏同病，如《素问·玉机真藏论》："五脏相通，移皆有次，五脏有病，则各传其所胜。"体现了各脏腑作为一个有机整体的特点，并且说明了脏腑之间病理、生理互相传变的关系。③多病势复合，即同一病理因素或病位，可多向转化，若多因杂呈，则病机转化更为错综复杂，再若因果交并，病势演变千变万化。

五、以"病机十三条"为核心构建病机辨证新体系的学术意义

中医理论基于整体观的认知思维，强调治病求本，而各种辨证论治方法则是实现治病求本的具体途径，对此，可从以下两方面理解。

所谓整体观，是指中医学认识人体健康或疾病状态的基本思维方法，是通过言气彰

物，以气之天道统一认识人体之道，天人一体、时空一体。传统各种辨证论治方法本质上都不能背离气为一元这一思想。若一气分为阴阳，则有以辨阴阳为总纲，进一步可分为虚实、寒热、表里的八纲辨证方法；若一气分为五脏，则有脏腑辨证；若一气分为气血津液，则有气血津液辨证；若一气分为六经，则有六经辨证等。

所谓辨证论治，首先着眼于"辨"，辨的内容是"证"。证的表征依据是"证候"，证的内涵则是"病机"，辨证的过程即是辨析病机的过程，病机概括的目的是为论治提供依据，论治的重点看似在于选方用药以制方，而其依据则是针对病机分析结果，确立当前疾病状态下患者各病机要素之间的标本主次、轻重缓急关系，从而确立为某证，为进一步的论治服务，此正是喻嘉言所说"先议病，后用药"之意。因此，无论采用何种辨证方法，都应强调进行全面的病机分析，方能实现治病求本之目的。如六经辨证首先要确立六经气化失常之所在，而后分析寒热、虚实，分析正邪关系和脏腑所属；而脏腑辨证首先要确立病位在何脏或者何腑及其阴阳、气血、虚实的状态，再看其正邪关系等。

周仲瑛教授认为，构建以"邪正虚实"为纲的病机理论体系是创新中医辨证方法的前提与基础，进而提出"病机十三条"，其核心则是强调病气（即病邪或病理因素）在病证发生、发展过程中的重要地位，在此基础上，以充分把握邪正虚实病机为特色，形成中医病机辨证学。

中医临床的最高境界是实现圆机活法，活化辨证则是其必经之路。病机分析是辨证论治过程中的核心环节，审证求机的过程就是辨证的过程，通过审察证候以求得病机，抓住了病机也就抓住了病变本质，组合形成病机证素，得出证名诊断，治疗也就有了更强的针对性，最终实现治病求本的最高目标。审证求机是活化辨证论治的锁钥，倡议构建以病机为核心辨证新体系的目的，旨在使辨证论治的诊疗特色从源头上得到活化，回归到临床，走中医继承发展、自主创新之路。

提倡病机辨证的学术价值有四：①活化辨证：依据病机证素有机组合成证，避免分证分型。②理论前移：将病机理论融入辨证论治诊疗体系之中。③执简驭繁：既可继承多元辨证的优势，又能融多元辨证为一体，综合应用，有机组合，由博返约，由繁至简，提纲挈领。④求同存异：但求在治疗原则上取得共识，既能提供治法和方药的参考范例，也可发挥各自特色，呈现不同学术流派的风格，彰显各家优势。

（传承弟子叶放执笔，周仲瑛口述）

第三节 名医学术思想研究型传承模式的构建

《国家中长期科学和技术发展规划纲要（2006—2020 年）》《中医药创新发展规划纲要（2006—2020 年）》将中医药传承与创新发展列入重点领域，把名老中医学术思想、临床经验和辨证论治方法的总结研究作为优先主题。名老中医的学术思想是长期临床实践经验的结晶，具有极高的临床指导价值，取得的疗效经得起重复，因而研究总结名老中医的学术思想是中医学理论发展的主要途径。本研究团队承担的 973 计划专项（中医病因病机理论继承与创新研究）课题"'瘀热'在内科难治病发病中的机制及其分子基础研究"，围绕周仲瑛教授倡导的"瘀热学说"，以临床常见的出血性中风为切入点，开展中医病机理论的继承与创新研究，并以此为契机对名老中医学术思想的研究型传承模式进行了积极的探索，采用传统研究方法与现代研究方法相结合，多学科融合，通过综合医案整理、文献溯源、临床研究、实验研究等环节，使中医学理论在实践中升华、在传承中创新，丰富和发展中医药理论。

一、数据挖掘方法应用于名医病案资料的研究

名老中医病案是研究和学习中医的重要资料，以文本或数据库形式被真实地记录，医案资料特点是样本量大、变量多，构成了典型的多维数据，具有海量的信息。

本研究团队以周仲瑛教授积累的数以万计病案资料为挖掘对象，遵循数据挖掘的"数据挖掘标准"（cross-industry standard process for data mining，CRISP-DM）国际标准流程，综合采用现代计算机信息技术、数据库技术、统计软件快速漂洗方法，引入广义字典模型等适合病案数据特点的文本挖掘方法，采用了 SPSS、Clementine11.0、Replace pioneer 等数据挖掘和统计软件。根据递进式层次结构的数据挖掘思路，以医案资料为中心，以中医学理论继承和创新为挖掘的出发点和最终归宿。从中医学理论假说的提出到数据的理解，再从数据的准备到数据的建模及模型的评估，最终回归理论的验证和临证经验。同时比较广义字典模型、关联规则等多元统计方法在病案信息揭示过程中的优缺点，从而形成病案数据挖掘的最佳模式。

研究表明所采用的数据清洗方法可行，充分保证了数据的真实性和信息的完整性，引入的广义字典模型能够揭示中医辨证论治规律，达到知识发现的目的。通过综合应用多种统计分析软件和计算机技术，实现了海量病案数据信息的快速、高效、精细整理，并进行了深度挖掘，可靠地展示名老中医辨证和用药规律。研究结果揭示了中医病机辨证执简驭繁的特点，得出的结论符合名老中医临床思辨特点，能够原汁原味地反映其学术思想和临床经验，易于学习掌握应用。

二、将量表研制和 Bayesian 参数估计的方法引入中医病机理论的研究

本研究团队首次采用潜变量、ROC 曲线和 Bayesian 参数估计等方法测量和评价瘀热病机。选择出血性中风急性期患者进行瘀热病机（表征）的测量量表研究。根据临床流行病

学（DME）测量（measurement）的原理，借用心理学量表和生活质量量表制作程序，分解瘀热病机的维度（可分为血瘀征、血热征、出血征、神志征和其他），搜集和筛选病机辨识的条目池（如血热征条目有发热、烘热、潮热、烦热、面潮红等症状组成），通过专家的咨询和预调查，形成出血性中风急性期瘀热病机辨识的初步测定量表，并采集 600 例临床测试样本，采用隐变量分析（结构方程模型或二阶证实性因子分析模型）等方法考核病机（表征）测量量表的信度、效度和反应度等特性，根据隐变量分析的通径系数赋于各症状条目辨证权重大小或辨证贡献度，制定量表的常模。

ROC 曲线评价瘀热病机辨识量表截断值的研究，采用文献资料、中医专家经验和预试验结果提供的信息，获取待估参数（病机出现率、灵敏度和特异度）先验分布，并利用 Bayesian 参数估计原理，通过无须严格考虑资料分布的统计模拟 Gibbs 抽样技术，获得后验样本，来估计诊断试验准确性指标的参数的条件后验分布，以此获得病机辨识的真实灵敏度、特异度和出现率，完成无金标准情况下病机辨识试验的评价。

三、名医学术思想研究型传承模式

主要包括以下几个环节：

1. 从名医大量临床病案中提炼科学假说

首先是研究点的选择。传承名老中医的学术精华，研究内容体现理、法、方、药的一体性，研究成果能够指导临床，并能推广应用，必须从名老中医大量临床医案中总结学术思想和临床经验，才能提炼出新理论，找准研究的切入点。名老中医临床个案病例的整理，包括回顾性个案病例和前瞻性个案病例，以传统的个案分析为主要方法，采取个体化、典型化、非随机对照的策略，分析、综合、归纳、演绎、判断和推理等程序，总结辨证思路和选方用药规律，并采用数据挖掘方法进行多层次分析，以知识发现的方法揭示症状-病机-方剂-药物等方面的关联性，从而提炼出研究假说。

本研究团队采用多种数据分析方法，对周仲瑛教授近 10 余年累计 12286 例、174208 诊次的病案进行多层次的数据挖掘分析。运用 Web 网分析图分析、GRI 关联规则分析、隐变量分析和广义词典模型等挖掘方法，着重分析医案中的症状、病机、治法、方药之间的关联性。研究结果显示瘀热致病具有广泛性，瘀热病机存在于多种内科疾病过程中，涉及疾病 160 种；瘀热病机可与湿、毒、郁、痰、风、虚等相兼复合为患，并常虚实夹杂（主要是阴虚并存）。从临床病案的分析挖掘表明瘀热是内科难治病的主要病机，瘀热病机学说具有普遍应用意义。由此提出的研究假说是：瘀热是多种内科难治病的主要病机之一，揭示瘀热病机在不同疾病中的致病机制及瘀热的本质，对多种内科难治病的临床辨证论治具有指导意义。

2. 考镜源流，寻找文献依据

系统整理古代文献，采用传统文献学方法（版本学、目录学、校勘学、训诂学等）进行研究，从医书、方书或医案、医论、方剂文献记载中调查整理，目的是寻找文献依据、相关理论的渊源。通过对古今文献的系统分析，梳理历史脉络，整理与研究理论相关的治疗技术和治疗手段，为研究总结创新理论提供有益的启示，并体现其学术创新价值。

对周仲瑛教授"瘀热病机学说"的文献研究，综合采用了专家咨询会、文献检索学、文献计量学、频数分析、聚类分析、建立数据库以及分析、归纳等逻辑分析方法，辨章学术，考镜源流。古代文献检索以《中华医典》（700 部中医古籍）、《瀚堂典籍库》（750 部中医古籍）为主要检索工具，《古今图书集成》《四库全书》等网络数据库或电子版为辅助检索工具，《中华本草》数据库和《中医方剂大辞典》为方药的检索工具。现代文献检索以"中国期刊网"和"中国科技期刊网"为主要检索工具。文献研究凸显了周仲瑛教授的主要学术贡献是：①在前人凉血化瘀临床实践的基础上，倡导了瘀热病机新理论，系统阐述了瘀热的含义、瘀热的内涵与外延、瘀热的特性、瘀热表现的证候及基本治法方药。②以瘀热学说为基础，将凉血化瘀法的临床实践，从外感疾病延伸到内伤杂病，特别是疑难急症方面，旁及临床其他学科，扩展了凉血化瘀法应用范围，对中医学理论的发展，具有一定的开创性。

3. 通过临床研究体现创新理论的实践意义

在医案整理、文献溯源的基础上，采用适宜的现代研究方法，如临床流行病学调查、临床试验（随机对照试验、队列研究等），对名老中医独特的病机学说进行研究。通过流行病学调查明确病机在各种疾病病变过程中的演变和分布规律，并对相应的治法方药进行临床验证，目的是要体现辨证、治法的重复性，而并非一方一药的重复，从而证实所创理论的准确性，充分体现中医学的特色。

（1）临床流行病学调查证明瘀热的客观存在

选择出血性中风急性期患者为调查对象，采集多时点的宏观和微观表征信息（症状、体征和实验室指标），分析瘀热病机在中风病发病中的作用、地位和发病机制，以及瘀热对疾病预后的影响。临床共调查出血性中风急性期患者 855 例，根据"出血性中风急性期病机证素诊断量表"，对瘀热、风阳、火热、痰热、痰湿、瘀血、阴虚、气虚八个病机证素进行分析。研究结果表明：瘀热病机在出血性中风急性期出现概率占首位，"瘀热阻窍"为中心病理环节。瘀热与火热、痰热、风阳等因果关联，同时存在风火相扇、痰热腑实等"邪实窍闭"病理改变。瘀热患者病情轻重与疾病预后密切相关。

（2）采用量表测量验证瘀热在出血性中风病程中的客观存在

根据量表制作程序，通过专家咨询和临床试用形成量表条目池，并进行出血性中风瘀热量表的信度和效度考核。瘀热病机全病域测量量表专家咨询的 Cronbach's Alpha 信度为 0.924，出血性中风瘀热量表 Cronbach's Alpha 信度为 0.901。出血性中风瘀热量表有实热、虚热、血瘀及神志变化四个维度，共由 56 个条目构成，在专家经验诊断的基础上，结合各宏观表征的测量信度，最终筛选出 25 个测量信度较高、专家诊断意义较大的瘀热表征条目进入模型。此外，多水平结构方程模型也验证了瘀热的客观存在。

（3）以效证因——凉血化瘀方药的临床疗效反证了瘀热的客观存在

针对出血性中风急性期"瘀热阻窍"的中心病理环节，运用周仲瑛教授拟定的凉血通瘀方治疗出血性中风急性期 168 例（治疗组），并与西医常规治疗的 169 例（对照组）比较。采用多中心、随机、平行对照临床试验进行临床观察，评价药物在减轻病情，改善神经系统症状、体征，促进脑血肿吸收，减轻脑水肿程度，改善预后及相关实验室指标等方面的疗效，并比较药物对瘀热与非瘀热患者的疗效。研究结果表明凉血通瘀方有助于改善脑出血患者神经系统症状、体征，减轻病情严重程度，改善预后及实验室相关指标；凉血通瘀方总体疗效优于单纯西医常规治疗，而对瘀热患者的疗效更为显著，从疗效反证了"瘀热阻窍"是出血性中风急性期的中心病理环节；且临床应用安全，无明显不良反应。

4. 通过实验研究揭示中医学理论的科学内涵

按照中医学理论研究的需要，设计合理的实验方案，采用多学科的实验技术和方法，如药理学、分子生物学、组合化学、药剂学、卫生统计学等，通过临床试验和动物实验研究，探索中医病机的本质及其微观依据，揭示中医学理论的科学内涵。

根据瘀热致病的临床特点，分析其病理改变可能与血行凝滞不畅导致"瘀"、机体炎性反应导致"热"相关，故实验研究以凝血因子及相关物质、与脑损伤相关的炎性细胞因子等作为检测指标，分析比较瘀热与非瘀热患者检测指标的异同，探讨瘀热病机的本质。凝血相关分子检测指标包括：血小板活化因子（PAF）、凝血酶、纤溶酶、血小板内皮细胞黏附分子（PECAM）等；炎症相关分子检测指标包括：白细胞介素（IL)-1、IL-4、IL-2、IL-10、肿瘤坏死因子（TNF)-α、热休克蛋白（HSP）70、HSP27 等；信号分子检测的指标包括核因子（NF）κB、一氧化氮（NO）、一氧化氮合酶（NOS）等；并采用基因芯片检测及实时定量 PCR 验证。研究结果提示：脑出血中风急性期"瘀热阻窍"病机的本质与凝血、炎症病理相关，NF-κB 可能直接启动和调节参与炎症反应、免疫反应相关基因的转录，调控细胞因子（尤其是致炎因子）的表达，同时激活凝血系统，从而导致瘀热。

综合以上各个研究环节，以冀达到在传承的基础上创新发展中医学理论的目的。然而，对于名医学术思想的研究传承模式尚在探索之中，本团队将数据挖掘的方法引入名老中医的医案研究，采用量表的方法用于中医病机的测量和评价，但要从大量的临床医案中寻找名老中医治疗疾病的辨证思路和用药规律，完全反映其学术思想和临床经验，而研制的量表如何充分体现中医辨证论治的个体化与灵活性，真正能符合临床实际，推广应用于临床，还需要进一步的大样本验证。

（传承弟子周学平撰写，周仲瑛指导）

第四节　传承名老中医学术思想，重视
开展病机学创新性研究

中医学发展的每一次飞跃，都表现为在临床实践过程中孕育出理论上的创新，近代中医发展缓慢的原因之一恰恰就是对中医理论的创新方面相对滞后。2006年科技部国家重点基础研究发展（973）计划把"中医病因病机的理论继承与创新研究"作为一项重要资助领域，其目的在于加强中医基础理论研究，重视从中医临床实践中总结规律，对中医病因病机新理论进行系统整理、凝练与升华。

一、传承名老中医学术思想，重视病机学创新性研究的必要性

近年来，伴随着西医学的不断冲击，当今中青年一代中医的临床实践明显不足，而许多名老中医的临床诊疗范围仍然相当宽广，他们都积累了丰富的临床实践经验和技术专长。王映辉提出："名老中医的学术思想无疑是他们数十年（甚至包括其先辈在内的更长时间）的学术研究、临床实践与中医药理论、前人经验相结合的智慧结晶，代表着当前中医学术和临床发展的最高水平，是中医药学伟大宝库中的新财富，与浩如烟海的中医古籍文献相比，它更鲜活生动，更具有现实的指导性。"

因此，国家中长期科技规划纲要把"重点开展中医基础理论创新及中医经验传承与挖掘"作为未来若干年中医主要科研方向之一。2005年，科技部973计划首次设立"中医基础理论整理与创新研究专项"，就把广州邓铁涛教授的"五脏相关"学说研究纳入资助范围。邓老在多年临床实践的基础上，基于传统中医五行学说，提出了更切合临床实际并有效指导临床实际应用的"五脏相关"理论。2006年，973计划又把上海颜德馨老中医的"气血学说"、长春任继学老中医"伏邪理论"和周仲瑛教授的"瘀热病机学说"纳入研究资助范围。

从4位名老中医代表性学术思想的共性来看，名老中医们都高度重视对传统中医病机学理论进行新的阐发，显示重视病机学研究对提高中医自身临床水平具有重要意义。

所谓"病机"，张景岳谓："机者，要也，变也，病变所由出也。"明言病机是各种致病因素作用于人体所引起疾病发生、发展与变化的机理。周仲瑛教授早年撰文提出：中医所谓的"审证求因"就是通过分析归纳，推断病因、病位及其发展转归，辨别证候属性，从而认清病变机理的过程。这表明，辨证论治的前提应当是《素问·至真要大论》所谓："审察病机，无失气宜"，而"谨守病机"则是论治的基本原则，由此彰显围绕病机的创新性研究对指导临床的必要性和重要性。回顾整个中医学发展史表明，中医学的每一次飞跃都是以病机理论方面的创新为标志。因此有学者指出："病机学是中医基础理论和临床的交汇点，病机学研究的实质性进展，必将带动从基础到临床整个中医学的进展。"

反思过去50多年来中医科研的曲折历程，人们对包括中医理论的物质基础、证候本质、客观化、标准化、规范化等方面的研究尽管投入了很大精力，但至今仍然有许多问题悬而未决，尚未形成对临床的指导价值，其原因可能就在于忽略了对中医病机理论层面的

深入探讨。因此，中医病机理论作为整个中医学理论的灵魂，是中医继承、发展、创新的突破口，在 973 计划中医基础研究专项中，重视对中医病机层面的研究具有深远意义。

二、瘀热病机学说的形成背景

无疑，中医病机理论的创新，必须经历临床实践、理论探讨、反复检验和不断凝练升华等多个阶段。周仲瑛教授倡导的内科难治病证瘀热病机学说正是经历了这些过程。

瘀热这一病机概念并非周仲瑛教授首创，如张仲景《伤寒论·太阳病篇》有云："太阳病六七日……瘀热在里故也，抵当汤主之。"巢元方《诸病源候论》载有"诸阳受邪热，初在表，应发汗而不发，致使热毒深结五脏，内生瘀积。"吴又可《温疫论·蓄血》则谓："热不更泄，搏血为瘀。"叶天士对温病热入血分提出了"入血就恐耗血动血，直须凉血散血"的治法。由此可见，前人对于外感热病所致瘀热相搏证有了初步认识，但周仲瑛教授在大量临床实践的基础上，将瘀热由外感病引入内伤、难治病领域，并将瘀热具体化、细化、深化和扩大化，的确是在继承基础上的理论创新。

30 多年来，周仲瑛教授从对流行性出血热急性肾衰"瘀热水结证"、重症肝炎"瘀热发黄证"、出血性病症"瘀热型血证"、高脂血症"络热血瘀证"和出血性中风"瘀热阻窍证"等瘀热相搏子证的探究，到对慢性肝病提出"湿热瘀毒"复合病机理论，倡导糖尿病"三热论"（燥热、湿热、瘀热），对风湿免疫性疾病提出"阴虚络热"病机新概念，对肿瘤提出包括瘀热、瘀毒病机在内的"癌毒"致病说等，从不同层面、不同角度论证了瘀热这一复合病机在内科急难病症发病过程中的作用机制。

在对周仲瑛教授万余份的临证医案进行初步分析后可以看到，周仲瑛教授从瘀热论治并且有显著疗效的病种极为广泛，涉及到近 20 种临床急难病症。除上述病症外，其他常见病症包括类风湿关节炎、系统性红斑狼疮、多种肿瘤、伤寒、肺结核、支气管扩张、过敏性紫癜、真性红细胞增多症、精神分裂症、多种难治性皮肤病等。这些都显示，周仲瑛教授从瘀热立论辨治多种疾病的瘀热相搏证具有广泛的临床指导意义。

三、瘀热病机学说的基本内涵

临床多种疾病，尽管从西医学发病学的观点来看，隶属于不同系统、不同性质、不同病因、不同机理，但其发病过程的某些阶段都存在着"瘀热相搏"这一共性病理特点，它对整个疾病的发展、演变、转归都起着重要作用，都能以凉血化瘀法为基础治疗而取得较好疗效。因此，周仲瑛教授对瘀热病机的基本概念界定为：瘀热是指各种病因产生的"瘀"和"热"两种病理因素互相搏结、胶结和合，进而形成具有新的特质的复合病因，瘀热除有瘀和热两种病理因素的致病特点外，尚有自身的特性，是多种外感、内伤疾病的共同病理基础。瘀热相搏证候不仅见于外感热病，还存在于许多内伤杂病的发展过程中。

临床研究总结发现，瘀热病机往往见于外感热病或内伤杂病病程中的严重阶段。此时，无形之热毒以有形之瘀血为依附，并相互搏结，使邪热稽留不退，瘀血久踞不散，两者互为因果，可致血液稠浊，血涩不畅，加重血瘀；血瘀又可蕴积化热，而致血热炽盛，进而又有瘀热酿毒、瘀热伤阴、瘀热伤络、瘀热阻窍等变化，促使病势不断演变恶化。

外感瘀热证起病急，病势重，传变快，多有卫气营血的传变规律，常发生于温病的热入营血阶段，可见于西医学急性传染性、感染性疾病的危重阶段；内伤瘀热证以脏腑功能失调，火热内生，因热（实热或虚热）致瘀或瘀郁化热为主要病机，其病程较长或久病急变，病情复杂而容易反复，多发生于内伤杂病热郁血分，久病入络阶段，可见于西医学中多种免疫相关性疾病（如类风湿关节炎、系统性红斑狼疮等）、心脑血管疾病、肝炎、肿瘤、多种妇科病症、皮肤病（如牛皮癣）等。

四、对瘀热病机学说的研究目标和主要内容

至今，周仲瑛教授及其弟子们已经发表从瘀热论治内科难治病相关论文 30 余篇，2007 年出版了《瘀热论》专著，标志着周仲瑛教授对瘀热病机学说的认识初步系统化。

从 2006 年初申报 973 课题到开展该项研究以来的 3 年时间里，在周仲瑛教授的亲自指导下，课题组组织文献、基础、临床、循证医学、药理和分子生物学等多学科专家，进行了百余人次的反复研讨、论证，制定了切实可行的研究方案，得到 973 计划项目专家组的肯定，专家组同时提出要"注重整理与阐释周老学术思想的内涵，明确其特色并进行临床验证和示范"的宝贵建议。

为实现对周仲瑛教授瘀热病机学术思想进一步整理、分析、总结和凝炼，课题组除通过文献研究探讨瘀热病机的理论和学术渊源外，又对周仲瑛教授万余份的临证医案采用多种现代数据挖掘方法进行系统的整理分析。将中风、免疫相关疾病、肝病等作为重点研究病症，通过专家咨询和流行病学调查等方法，探讨瘀热病机的临床分布规律，对不同病症瘀热病机的共性与个性进行比较分析。在此基础上，又以出血性中风为切入点，进行初步的临床试验研究，探讨瘀热病机在其发病过程中的演变规律及分子基础。此外基于中医学病因病机学的自身特点，结合现代生存质量量表和心理学量表的制定方法，初步制定瘀热病因全病域测量量表和具体疾病特异性量表，从而提高今后将瘀热病机理论在临床推广应用的价值。

通过上述系列研究，能够明确周仲瑛教授瘀热理论与传统瘀热理论的区别，找到瘀热病机广泛存在的客观证据，探讨外感病和内伤病中瘀热的各自特征，明确瘀热病机的内涵与外延，界定瘀热作为复合病机，与血瘀、火热、血热等证的异同，以及瘀热病机与湿热、痰热等复合病机的关系，总结出瘀热相搏证的诊断、适应范围、预后转归、辨证要点、治疗方药等，并初步探索瘀热病机在内科难治病发病过程中的分子基础，从而有效指导临床并推广应用。

五、开展瘀热病机学说研究的前瞻性意义

1. 创新病机学说，有助于推动中医理论的发展

辨证论治是中医学特色的集中体现，也是提高临床疗效的根本所在。几十年来，医者往往把证候学作为辨证论治研究的重点，而对"审证求机"这一辨证论治的关键环节关注不多、研究不深，过分强调证候的"规范化""标准化"，至今尚缺乏能够切实指导临床应用和提高临床疗效的创新性理论研究成果，中医理论研究与临床脱节，以致目前中医理论的发展滞后于临床实践。

周仲瑛教授早年就提出：中医所谓"审因论治"实质上就是"审机论治"。提高临床

辨证论治的水平，本质上是提高临证审察病机的能力，临证辨证应首重病机，病机为理论联系实际的纽带，是通向论治的桥梁。周仲瑛教授在对《素问·至真要大论》中"病机十九条"深有领悟的基础上，创造性地提出"审证求机、辨证五性、知常达变、复合施治"诸论，擅长从"风痰瘀热毒虚"辨证、采用"复法大方"治疗难症顽疾。所有这些，无不体现出周仲瑛教授重视"审察病机"的学术特色，这正是周仲瑛教授能够在中医临床和科研都能够取得丰硕成果的关键所在。

为此，课题组以对瘀热病机学说的研究为切入点，今后逐步将研究扩大到内科常见病症病机理论的创新性研究，以充实和发展中医病因病机和治疗学内容；进而为创立切合临床实用的以病机为核心、脏腑病机证素为主导的辨证论治新体系打下良好基础。这种以病机为核心带动证候的研究，能充分体现异病同治、同证异治的特点，为中医理论的创新研究起到示范作用。

2. 重视对"复合病机"的研究，有助于提高中医应对难治病证的能力

瘀热病机学说属于中医"复合病机"范围。所谓"复合病机"，周仲瑛教授认为是指由于不同病因（如外感六淫，或者脏腑功能失调）所产生的病理因素（主要包括风、寒、湿、热、火、痰、瘀、气、水、饮、毒等）之间相互兼夹、相互滋生、相互转化、复合为患，从而表现为不同而复杂的致病特点。既往人们对湿热、寒湿、痰热、痰湿、风寒、风热、痰瘀互结等"复合病机"已有诸多共性认识，并有效应用于临床。如"湿瘀"复合病机，人们根据《黄帝内经》所谓"凝血蕴里而不散，津液渗涩""血道不通……此病荣然有水"、张仲景所言"血不利则为水"、朱丹溪提出"血受湿热，久必凝浊"、叶天士所云"湿甚热郁，三焦隧道气血不通"等论述，认识到不仅血瘀能够酿生水湿，而且湿热可致血瘀，瘀热湿邪之间互为因果而彼此派生。

在国内外对血瘀证及活血化瘀法的广泛研究基础上，周仲瑛教授认识到火热致瘀、瘀能郁而化热，瘀热互结，形成瘀热这一具有新的特质的复合病机，具有兼夹、复杂、多变等致病特征，普遍存在于急难证证过程中，因此，瘀热病机理论可以说是对血瘀证研究的进一步深化，具有独到的学术特色，充实和发展了中医学理论。无疑，这一创新病机新理论，对于提高中医应对难治性疾病的能力有着极其重要的意义。

3. 注重对中医基础理论创新性研究的方法学探索

中医科研的方法学问题是多年来人们关注的焦点之一。从多年来中医科研的成败得失而言，中医科研的方法学是值得进一步深入探索的关键问题。王永炎院士提出："综观以往的科研思维模式，往往是单纯传统性思维或现代性思维，鲜有将二者相互融合者……其结果即如目前状况，少见令人振奋的成果。"所以，探索一条符合中医自身特色的科研方法，要以临床实践为根基，以提高临床疗效为目标，以传统中医理论及其思维方法为指导，以现代科学技术方法为手段。

对于中医病因病机创新性研究的方法学而言，首先要基于临床，而不是动物实验，其次要反映原汁原味的中医病因病机学理论，而不是在中西医之间盲目的结合。中医病因病机学的研究最终要回归临床，只要方法学正确，就有可能对临床工作有指导作用，以此推动整个中医学术的创新。

课题组围绕周仲瑛教授的学术思想和临证经验，一方面重视对周仲瑛教授大量回顾性

临证医案整理分析；同时，还进行跟师学习性研究，收集足量经周仲瑛教授诊治的临床病案资料进行分析；然后，再进行前瞻性临床流行病学调查，取得临床客观证据，结合"以效测机"的研究思路，采用统计分析与数据挖掘方法进行新的知识发现，在此基础上进行理论的凝练和升华。这一过程，密切了名老中医创新性理论与临床的关系，是值得深入探索的中医理论传承与创新研究方法。

4. 在研究过程中培养后备中医人才

培养后备人才是科研过程中的重要内容。在本课题研究过程中，吸纳了一批中青年学者作为骨干力量，重点培养他们对传统中医科研的实际能力，并有计划地让更多的硕士、博士研究生参与部分研究工作，定期举办名老中医学术思想传承与创新研讨会，邀请国内知名专家进行学术交流，这些都有助于培养一批高层次中医后备人才。

（传承弟子吴勉华撰写，周仲瑛指导）

第五节　周仲瑛教授证治特色及学术思想

门诊病案，又称医案、脉案，是记载医生诊疗过程和反映医疗质量的客观资料和原始凭证。因此，一份完整的病案能够反映出一名医生的诊疗水平、学术思想、独到经验。周仲瑛教授学验俱丰，临床辨治独具匠心，门诊病案颇有特色。在现今中医门诊病案书写蜕变严重的情况下，总结名老中医的门诊病案书写风格，对保持中医诊病特色，提高临证水平极具启迪和指导作用。现就其门诊病案的书写风格探讨其证治特色如下，以示其严谨治学、临证技巧之一斑。

一、重视四诊信息收集，尤重望诊、问诊记载

"四诊"（望、闻、问、切）是搜集临床资料的主要方法，而搜集临床资料则要求客观、准确、系统、全面、突出重点，这就必须"四诊并用""四诊合参"。周仲瑛教授认为"四诊"的基本原理是建立在整体观念和恒动观念基础上的，是阴阳五行、藏象经络、病因病机等基础理论的具体运用。周仲瑛教授认为一份好的病案应该具备完整的四诊信息资料，望诊是中医诊法中难以示人的重要技巧之一，是中医临证功夫日臻成熟时炉火纯青的重要标志之一，故而古人有"望而知之谓之神"之说。周仲瑛教授曾讲，患者病情的轻重，病证的寒热虚实，病位的表里上下，有经验的中医一眼望过去往往八九不离十。望诊虽有望全身、望局部、望舌、望排泄物、望指纹等内容，但能否一望便知，关键是医生要有犀利的目光，"以神会神"，善于捕捉那些对辨证有价值的信息。因此，在周仲瑛教授的病案中经常可以看到对患者神态、面色及舌象的描写，特别是在主诉症状较少的患者病案中尤为突出，这些资料对辨证论治极有启迪和帮助。如遇一年轻女患者，除主诉失眠外，几乎没有其他症状描述，而周仲瑛教授通过望诊得知该患者面、颧部暗红且长有大量痤疮，结合黄腻舌苔，周仲瑛教授就从黄连温胆汤、泻黄散论治获效。

对于问诊内容的描述，周仲瑛教授并不主张像"十问歌"那样面面俱到，因为每一个疾病都有自身的病因病机演变规律，在临床表现上有各自的特点。所以在记录问诊信息时要抓住要害，紧扣主症，围绕辨证，尽量收集有价值的资料，为辨证提供依据。如主诉为两胁胀满者，应在考虑肝郁气滞的基础上，进一步问清患者是否兼有心烦易怒、口干口苦、溲黄便秘等信息，为是否具有肝郁与火热提供辨证资料。由于肝火易于引动肝风，肝风既可上冒颠顶，出现头晕目眩，还可旁走四肢，出现肢体麻木、拘挛等，故还需进一步了解患者是否有头目、肢体方面的症状。根据五行理论，还要注意肝郁可能克犯脾土，出现纳差、食少、脘腹胀满；另外，还要了解病程和用药治疗情况，如已运用疏肝理气之品，仍感胁胀疼痛，要考虑气滞久郁易于络瘀。由此可知，一份好的病案应能反映出病机的动态演变，在周仲瑛教授的病案中经常可以看到这样的脉络线索，值得后辈学习。

二、辨证首重病机，尤重脏腑病机为核心的描述

病机，是指疾病的病因、病位及病程中变化的要理。病机词汇，则是说明疾病发病机

理的一些专用名词，应有明确的内涵。准确描写病机词汇，则是书写病案十分重要的基本功，是书写病案的重要技能和主要内容，病机词汇概括得贴切与否是准确进行辨证论治的重要环节，也是病案是否出彩的重要步骤。从周仲瑛教授的整个病案可以看出，他特别鲜明地把病机作为病案的主线，提倡辨证应首重病机，只有把病机概括准确，才能得出相应正确的治法、开出对证的方药。周仲瑛教授认为"审证求因"是正确掌握病机的关键，描写病机的程序是先认证——运用四诊，收集症状、体征；再辨证——通过分析归纳，判断病因、病位及其发展转归，辨别证候属性，认清病变机理；最后提出准确的病机词汇（术语），执简驭繁地表达辨证所得印象。在病机归纳中，周仲瑛教授反复强调脏腑病机是辨证的核心，脏腑病机词汇具有高度的概括性，能突出病机的重点，指出疾病的主要矛盾，是进一步演绎论述病变机理的基础。周仲瑛教授多从生理功能和特性入手，结合脏腑相关理论，以脏腑生理、病理学说为基础归纳病机，尤其注意将常用脏腑病机的基本概念和类证鉴别内容描写正确。如肾病病机中的肾气不固与肾不纳气，肾阳不振与肾虚水泛，肾阴亏虚与肾精不足，肾阴亏虚与水亏火旺或相火偏旺等概念的鉴别，弄清它们之间的关系，使确立治法有针对性。周仲瑛教授之所以能够准确描写病机词汇还体现在不仅以患者的症状表现作为客观依据，而且还注重突出矛盾的主要方面（如脾虚与肝郁的先后主次），善于对类证作出对比鉴别，了解某些类证之间的联系（肝脾不和、肝胃不和），对于证候交叉复合、病机错杂多端者，周仲瑛教授常采用不同的病机词汇组合表达，以体现其因果及内在关系（如水不涵木、肝风内动）。周仲瑛教授特别强调病机词汇的描写切忌内涵不清，外延过大，过于笼统，生搬硬套，似是而非，主次不明，或复合用词而难以反映其内在关系等。

在审证求因的同时，周仲瑛教授还依据病位、病机进行推理定性，如水、饮、湿、痰、浊同为阴类，互相派生。病机描写时要注意水邪流动、易于泛溢肌肤，饮留于内、多在脏腑组织之间，湿邪黏滞、常病脘腹下肢，痰则随气上下、无处不到，浊邪氤氲、常犯脑腑清窍的病理特性；至于瘀血停着、闭阻经隧、易影响机体功能，火邪攻窜，每易逼血灼阴；而毒之为病，或由外感、或从内生，多有起病急、病情重、瘤结难愈、后果严重的特点，且多与他邪相兼，如火毒、湿毒、水毒、瘀毒等。临床遇多种病理因素错杂同病的病例，在病案叙述时必须注意抓主要矛盾，痰瘀相兼者，应分析因痰致瘀，还是因瘀停痰，探求其形成原因，确定治痰治瘀的主次，或是间接地调整脏腑功能，通过治痰之本、治瘀之因而提供帮助。总之，重视病机的描写和准确运用病机词汇统领理法方药的书写特色是周仲瑛教授病案的一大风格。

三、体现辨证为主、辨病为辅的病证结合思想

周仲瑛教授认为中医病案诊断书写"证名"，能够反映辨证论治的诊疗体系和同病异治、异病同治的基本精神。中医病症，涉及许多中医或西医的病，如"咳嗽"，就是感冒、哮喘、肺痨、肺胀等多种肺系疾病常见的主症；"胃脘痛"是溃疡病、胃炎、胃痉挛、胃下垂等病的主症。因此，在病案中明示证名能突出疾病的主要矛盾，给予相应施治。尤其在辨病较为困难的情况下，有时可通过辨证取得较好疗效，解决临床实际问题，也更能体现中医的特色和优势。因此，不可简单地认为中医病案中的"以证名病"无明确概念和范

围，难以表明病的特异性，而转向单一的辨病诊断。实际上，中医学也有其自身的病名诊断，但是这又不完全与西医学之辨病治疗相同，因为它既要针对某个病的共性及基本规律进行治疗，又要结合个体及不同证候分别处理。由此可知，中医学的"辨病施治"与"同病异治"，两者还有相互补充的关系。如病案诊为肺痨的治疗主法为补虚杀虫，但还需辨证予以滋阴润肺、滋阴降火、益气养阴等法，这就体现了辨病与辨证的有机结合。反之，不同疾病在同证同治时，也应针对不同病的特殊性而区别对待。比如中医辨证同属阴虚火旺证，治疗原则为滋阴降火，但对不同的病，各有其特殊性，选方用药也有差异。如见于肺痨，用秦艽鳖甲煎；见于失眠，用黄连阿胶汤；见于遗精，用知柏地黄丸；见于心悸，用天王补心丹；见于汗证，用当归六黄汤；见于郁证，用滋水清肝饮。再者，在辨病的基础上，还有西医学的病名诊断问题，它与中医的"以证名病"可相互补充。辨证治疗可补充辨病之不足，辨病有助于掌握不同疾病的特殊性及发展、转归，并结合病的特异性进行处理。如周仲瑛教授治疗某案：卢某，男，8 岁，半年来口中经常泛吐涎唾，间有腹痛，余无所苦；大便尚调，眠食均可，苔薄腻，脉细滑。本例患儿虽症状单纯，但常规辨证颇感棘手。根据中医理论分析"脾胃为津液之本"（《注解伤寒论》），泛吐涎唾乃津液运化失常，不能敷布所致，理当责之脾胃。周仲瑛教授据此得出脾不摄津的证候诊断，立法为运脾摄津，理气化湿，方选二陈平胃散、缩泉丸和吴茱萸汤加减获效。此例患者抓住脾气失运、肾气失摄立法，当属异病同治之例，体现了辨证论治的灵活性。

中医的辨病不能单纯理解成辨西医的病。但这种特有的双重诊断只可并存，而不宜对号入座、生搬硬套。如胃脘痛不单纯是溃疡病，而溃疡病也不单纯是以胃脘痛为主症，还可见咯血、呕吐。周仲瑛教授主张，在大量临床实践基础上，可通过适当对照联系，使中西医部分病名相互沟通，以趋于一致。同时，还应随着现代科学知识的发展，汲取现代医学的部分病名，补其不足，为我所用。如肿瘤、白血病等，在掌握现代医学基本概念的基础上，通过临床实践将其上升到中医理性认识的高度，总结出辨证论治的规律性，使之适应医疗实践的需要。

周仲瑛教授的病案除了冠以辨证结果的证名外，同时也寓中医辨病的内容，如消渴、肺痨等。由此可见，那种认为中医只有辨证，而辨病仅是指西医病名诊断的观点，是不够全面的。周仲瑛教授认为中医的病名内容很多，至今仍有特殊意义。如中风病有肝阳亢盛，阳极生风，入中脏腑，外客肢体经络的病理变化，为使用息风潜阳、祛风和络法提供了依据；又如"奔豚气"是中医特有的病名，它是由惊恐恼怒，肝气郁结化热，随冲气上逆而出现气上冲至心胸咽喉的病痛，治疗则主以奔豚类方。周仲瑛教授认为中医辨证与西医辨病，二者各有主次侧重，应防止以西套中、以西代中的倾向，这样势必会干扰中医的临床思维。如西医的"糖尿病"若患者无"三多一少"的临床表现，则不等于中医的"消渴"。而中医的消渴，也绝不仅含糖尿病；又如本属风寒咳嗽，因西医诊断为肺炎而用麻杏石甘汤加黄芩、鱼腥草等苦寒清热药，则显然属方证不符。周仲瑛教授的病案体现了辨证为主、辨病为辅的病证结合思想，这种辨证风格在周仲瑛教授病案中经常出现，也是体现周仲瑛教授辨证的一大特色。

四、证治联系紧密，擅于糅合选方，疑难病偶用复法大方

证机治法环环相扣、方证对应、擅于糅合是周仲瑛教授病案的又一特色。辨证是立法

的依据，而治法处方则是取得疗效的关键。周仲瑛教授病案的高明之处则是其治总能符合病机，其方总能对应其证，这不是一般业医者所能达到的境界。如何尽最大程度做到方证相应、丝丝入扣，需要深厚的阅历和老到的"运筹布阵"功夫，周仲瑛教授常常能够在病案中淋漓尽致、章法分明地将多个对应小方巧妙合拍地糅合在一起。如一肝硬化腹水患者辨证属肝郁脾虚、气滞血瘀、湿阻水停，对应选用健脾疏肝、行气活血、利水消肿合法，结合证治选用香砂六君、己椒苈黄丸、茵陈五苓散、五皮饮增损，虚实兼顾，气血同理，方证合拍；再比如糖尿病（消渴）患者，辨证为阴虚燥热、久病络瘀、气阴两虚，对证选用滋阴清热、化瘀通络、兼顾气阴，周仲瑛教授结合病机选用抵当汤、人参白虎汤、增液承气汤、四妙勇安汤化裁，可谓证治相应、方证相符、步步为营。

当证候的轻重、兼夹、变异时，其治也应作出相应调整，有时需要在同一治则下采用不同层次的治法对应处理。如同一风热表证，用辛凉法时，有轻剂、平剂、重剂的不同；而湿热痢夹表证者，应先予逆流挽舟法以解表，而不是以一般的清肠化湿常规治法为主；若热毒内陷、由闭致脱者，必要时应先救逆固脱，然后再行清肠解毒等。这种在治则统领下灵活多变选用对应治法尤为重要，这是因为临床表现千变万化，故运用具体治法时不可机械死板。有时更需要采用多途径复法组方，这是周仲瑛教授病案的又一特色。复法，是指两种以上治法的联合应用，它是治疗证候兼夹、病机错杂一类疾病的主要手段，但对单一的证有时也需通过复合立法，组方配药，使其相互为用，形成新的功用，进一步增强疗效。复法大方不是简单的方方相加，更不是草率的方药堆砌，周仲瑛教授常按阴阳气血的转化互根立法、五脏的相互资生制约立法、邪气虚实消长及其主次立法以及疾病的动态演变立法等。如益气生血、行气活血、滋肾平肝、攻补兼施、肝病实脾、肺病通腑和温下法、酸甘化阴法等，还可借复法取得反佐从治，或监制作用。实践证明，温与清的合用、通与补的兼施、气与血的并调、升与降的配伍等，确能进一步增强疗效，消除单一治法所致的弊端。如纯补滞气、寒热格拒等。例如慢性肝炎既有倦怠乏力、腰酸膝软、口干便溏等肝脾肾俱损的征象，又有胁痛、脘痞、尿黄、纳差、目赤、口苦、口臭、舌红苔黄腻、脉弦滑等湿热瘀毒互结的表现。治疗应当视其虚实程度，选用水牛角、牡丹皮、赤芍、紫草、草果、虎杖、田基黄、白花蛇舌草、半枝莲、茵陈、大黄、龙胆草、山栀等药泻其实，同时又须酌用太子参、炙鳖甲、茯苓、白术、枸杞、桑寄生、石斛、生地黄、楮实子等补其虚，这就是补泻兼施的复合运用，克服了单纯补虚滞气碍湿助火的弊端。又如寒热互结之痞证、胃痛等，周仲瑛教授喜用辛温与苦寒合法，按主次配伍半夏泻心汤合左金丸等，寒温并用，辛开苦降，每获佳效。

复法大方融多种治法于一体，组方药味多，可起到综合调治的作用。周仲瑛教授常常告诫学生复法大方必须组合有序不能杂乱无章。如治肿瘤等疑难杂症最多的药味达29味之多，如此多的治法组合在一起，既有针对主证的主方、主药，又有针对兼证或协助主方发挥治疗作用的辅方、辅药，同时伍以佐方、佐药以减轻主方、主药的毒副作用。在分清标本缓急、虚实主次的大前提下，应对多种治法分层次、多方位有机组合，遣方用药做到主次分明，井然有序，如有的方药易于耗气伤阴，则佐以益气养阴的生脉饮；有的方药易于败胃伤中，则佐以六君子汤或五味异功散以健胃和中助运；有的方药易于壅气满中，则佐以香砂六君子汤、枳术丸等理气导滞，数方合用，配伍周密，并行不悖，颇堪师法。

五、用药既重传承，又重融入新知

组方用药是病案中的重要部分，也最能体现中医技艺之处，用药是否贴切、组方是否合理，是能否获取佳效的又一关键。周仲瑛教授的病案在方药的使用排列上颇具特色，既重传承又融入新知，是其遣药配方的一大风格。在传承上，周仲瑛教授强调四气五味、君臣佐使布方，重视升降浮沉、寒热温凉、消补通涩配伍，如在寒凉清泄的处方中配以温热药；在通降下沉的处方中配以升散药；在阴柔滋补的处方中配以香燥药；在疏泄宣散的处方中配以收敛药，如自制的治疗阴虚胃痛之"滋胃饮"，就是在酸甘养阴药（乌梅、炒白芍、北沙参、大麦冬、金钗石斛）的基础上配丹参、玫瑰花、炙鸡内金、生麦芽，使其静中有动，补中兼消，行气活血，健胃消食。在掌握传统药物性味、功效、主治的基础上，善从共性求个性。如发散风寒类药，麻黄可平喘，紫苏能和中，荆芥能止血，防风能止泻，各具殊能；还吸取传统中药归经理论重视脏腑用药，如清热燥湿、苦寒泻火药，黄连清心火而厚肠胃，黄芩泻肺火而清肠热，黄柏泻肾火而清膀胱湿热等。又如针对热毒在肺则选鱼腥草、金荞麦根、黄芩；热毒上咽则用泽漆、重楼、一枝黄花、土牛膝；热毒入胃则加蒲公英、黄连、人中白、甘中黄；热毒瘀结肝胆则用龙胆草、金钱草、垂盆草、田基黄等。

重视传统的"七情和合"基本理论，善用药对是周仲瑛教授病案的又一大特色。如肝郁化火者，善用香附、夏枯草配对；湿热腹胀者，喜用芦根配厚朴花。痹证湿热成毒者，用漏芦、功劳叶解毒清热；瘀血闭络者，用穿山甲、鬼箭羽活血开痹；阴虚血热者，用秦艽、生地黄、白薇养阴退热；湿滞关节者，用松节、天仙藤利水消肿。高血压、高脂血症肾亏肝旺者，用何首乌、白蒺藜益肾平肝；痰瘀互结者，用僵蚕、山楂化痰行瘀；肾虚水停者，用楮实子、天仙藤益肾利水；对虚风内动者，用牡蛎、珍珠母平肝潜阳；内风窜络者，用天麻、豨莶草祛风和络等。此外，亦有性味相反，相互牵制者，如黄连配肉桂（或吴茱萸），白术合枳实；还有性味功能不同，经配合使用可加强效果的，如知母、贝母清热化痰，黄芪、防己益气利水，桔梗、枳实升降调气，桂枝、芍药调和营卫等。这些药对的灵活运用是周仲瑛教授在传承前人经验的基础上，亲自反复实践所得的宝贵经验。

周仲瑛教授用药并不固守传承，特别重视融入新知，他常把医理与药理相结合，结合辨病用药补充中药新的用途，参以对症用药缓解患者的主要痛苦。他既善于从传统中医对药物性味功用认识出发，结合现代药理研究的成果选择用药，尽可能一药多用，如八月札既能疏肝理气又能解毒抗癌，泽漆消痰止咳利水又善抗癌，生薏苡仁健脾化湿又善于抗癌解毒等。更善于将现代研究成果纳入传统的辨证用药中以增进疗效，如治疗心悸，对有热象者用黄连、苦参，就是根据其具有抗心律失常作用的启示；治肺心咳喘用苏木、葶苈子，既基于肺朝百脉，苏木治肺通络有助肺气宣通血脉，葶苈子泻肺祛痰利水的理论，另一方面也是受苏木平喘、葶苈子强心的启迪；又如胁痛（慢性乙肝）辨证为湿热内蕴、肝郁气滞，治疗主以清热化湿、疏肝理气，同时参考辨病，如有乙肝病毒携带，则在辨证选方的基础上，选用具有良好对抗乙肝病毒之品如叶下珠等；再如脑瘤患者，辨证属风痰瘀结者，治疗主以息风化痰、祛瘀散结，同时选用具有消散脑水肿作用的牛蒡子等。诸如此类的药物还有：皮肤过敏、过敏性鼻炎用苍耳草（抗过敏作用）、口腔咽喉溃疡用马勃

（敛疮收口治溃疡）、前列腺肿大用薜荔果（消炎消肿）、慢性尿路感染用老鹳草（消炎去毒）、糖尿病者用玉米须（降血糖）等，这种在辨证论治和传承药性理论的基础上引入现代研究成果的举措，与完全异化西化的处方用药有着本质区别，值得借鉴学习。

六、重视病机动态变化，尊重事实善于修正

病案，是诊疗过程的实录，是理论联系实践的桥梁，是体现医家经验、临证技巧、创新思维及独特学术思想的载体。一篇原汁原味的脉案实录，能够充分反映医家知常达变、个体化诊疗的全貌，是启迪后学、总结经验教训、促进科研创新的原创资料。因此，周仲瑛教授重视证机动态演变，崇尚实事求是，尊重事实、善于修正，是其病案风格的又一特色。

周仲瑛教授对那些隐晦修饰、弄虚作假的浮夸病案深恶痛绝，细读周仲瑛教授复诊的脉案，就能领悟其"审证求机""因证选方"的思维轨迹，对其中加减变方、修正改法的真实思辨过程了然于案，特别是疑难杂症案例，尤能反映周仲瑛教授善于运用特殊思维的心法技巧。周仲瑛教授对于疗效不显、或首诊罔效的案例也都如实记录，并及时修正治法，采用诸如逆向思维、投石问路等法。所谓逆向思维法就是在久经治疗疗效不显时，重新审察症情，反思其道，是否存在失误，采用相反或正误的治疗方法，亦即"久治不效反其治"。投石问路法，就是以药（方）测证。这是由于不少患者病情表现错综复杂，往往难以把握病机，辨证难，施治难，获效尤难，周仲瑛教授常宗《医验录》"治重病先须用药探之，方为小胆细心"之观点，效而行之以治难症，先以轻轻平和之小方探其病机，病情好转者可少少加量，静观药效，若方不对证，则再作推敲。对辨证不明，真假疑似者，先以缓药投之；拟用峻补者，先予平调；拟用攻剂者，可先重药轻投，如无明显不良反应，再做调整。

如何姓男性患者初诊时诉耳鸣，颈部转动有恶心感，左肩痛，夜寐多梦，周身乏力，听力略有下降，二便正常，夜间口干，欲饮水，苔淡黄腻，诊为肾虚肝旺、内风夹痰，予以滋肾平肝、息风化痰治疗，处方：天麻 10g，潼白蒺藜各 10g，川芎 10g，葛根 15g，蔓荆子 10g，炙僵蚕 10g，穿山甲（先煎）6g，炙全蝎 5g，川石斛 10g，生地黄 12g，川牛膝 10g，灵磁石 25g，枸杞 10g，楮实子 10g，桑寄生 15g，鸡血藤 15g。药服 7 剂后来诊诉眩晕耳鸣如故，周仲瑛教授细问病情，患者告知左肩、颈项疼痛，周身酸楚，腿软无力，口干，苔淡黄，质暗红，脉小滑。修正诊为外风引动内风，上扰清阳，遂用原方去炮山甲、炙全蝎、川石斛、生地黄、川牛膝、灵磁石、枸杞、楮实子、桑寄生、鸡血藤，加入祛外风、升清和络之品：羌活 6g，独活 10g，防风 10g，蔓荆子 10g，蝉蜕 5g，藁本 10g，葛根 20g，片姜黄 10g，桑寄生 15g，鸡血藤 15g，石菖蒲 9g。再服 7 剂获效。这是修正病机，果断改方获效的实例，由于求治于周仲瑛教授的患者多属疑难杂症、且多经数医诊治，故临证不乏类似案例。周仲瑛教授大多勇于修正、反思易法、重审变方，且如实记录，这种求是务实的学风值得后辈发扬学习。

（传承弟子史锁芳撰写，周仲瑛指导）

第六节 "读经典、跟名师、做临床"感悟

一、读经典能"见病知源"，是"解惑之钥"

前贤名医都很重视经典的体悟，大家名宿都是经典的示范。唐人王冰视经典为"标格"，其谓："标格亦资于诂训，未尝有行不由径、出不由户者也。然刻意研精，探微索隐，或识契真要，则目牛无全，故动则有成，犹鬼神幽赞，而命世奇杰，时时间出焉。"医圣张仲景也极崇尚"思求经旨"，其在《伤寒论》原序中说"观今之医，不念思求经旨，以演其所知，各承家技，终始顺旧"，对"当今居世之士"不读经典之风深恶痛绝，认为这种"崇饰其末，忽弃其本，华其外而悴其内"之举乃"皮之不存，毛将安附焉"之为，把不精研经典"思求经旨"喻为"蠢若游魂"，告诫"举世昏迷，莫能觉悟"之士要"勤求古训，博采众方，庶可以见病知源"，绝不能"趋世之士，驰竞浮华，不固根本，忘躯徇物，危若冰谷"。清代皇帝康熙也十分推崇"古之医圣医贤"之书，告诫"今之医生，若肯以应酬之工，用于诵读之际，推求奥妙，研究深微"则能"立方切症，用药通神"。再看看先贤名医施今墨、肖龙友、孔伯华、汪逢春、程门雪、章次公、徐小圃、吴棹仙、黄文东、赵锡武、岳美中、任应秋、姜春华、金寿山……以及当今的国医大师们，他们有一个共同的特点就是崇尚经典，精研经典，对待经典是"恒兀兀以穷年"。

笔者通过读经典，对整个中医理论的认识有了较大提高。以前我的理论学习基本上只限于肺系疾病这一块，属于用什么学什么。又或者停留于教材层面，满足于一般性了解，临诊偶幸中的，获效一二，也不知其所以然。参加此次培训，通过读经典，我对中医的诸多理论有了较为全面的涉猎，对中医理论的整体理解有了新的提高，从中深切感受到：不学经典，难以做好中医，更难以成就"上工"。没有经典理论的指导，临床诊疗就无方寸，甚至杂乱无章，侥幸得之也是"无源之水，无根之木"，经典可以给人启迪，更能解惑。

如对咳嗽的证治，既往按照教材的常规辨证思路也能取得较好的疗效，但对一些特殊的病例疗效不够理想，尤其是对一些外感咳嗽，在西医院用过大量抗生素，或经他医运用苦寒清肺、清热解毒药物而出现闷咳、有痰难咯者，从《黄帝内经》"肺主宣肃"的理论领悟到肺气的宣发肃降是肺气活动的基本形式，肺气有宣有降，对立统一，动态平衡，才能吐故纳新，肺之宣发、肃降是正反相成的两个过程，是两种性质不同的气的运动形式。生理状态下，二者相互依存、相互配合、相互促进，又相互制约，在相互对立中求统一，这是肺气功能正常的保证。病理状态下，二者相互影响，宣发肃降，任何一方的病变，都可影响到相对的另一方，没有宣发便没有很好的肃降，而肺失肃降也必然影响正常的宣发，二者之协调关系的破坏，最终都将导致宣发、肃降的异常表现。抗生素和苦寒清肺药物大都清肃下降，如果外感风寒咳嗽过用抗生素，或误用苦寒清肺，则易导致肺气肃降太过，宣降失衡，出现肺气膹郁闷咳之症，此时适当宣肺调气即可达到宣畅肺气的效果。而对于过敏性呛咳、气逆作咳的病例，因思《黄帝内经》"五脏六腑皆令人咳，非独肺也"之训，通过抑肝治肝、降逆和胃则往往取得满意疗效。又比如从《黄帝内经》"肺与大肠

相表里"领悟到，慢性阻塞性肺疾病患者出现腹胀、便结者，果断运用通腑导滞之品往往可以起到肃肺降逆、泄热排痰的奇效。在该理论的指导下，笔者通过反复推究，仿《古今医鉴》"竹沥达痰丸"之意研制成"清源化痰颗粒"（六君子汤、礞石滚痰丸、三拗汤），遵"肺与大肠相表里"立法，更寓意"脾为生痰之源"，用治慢性阻塞性肺疾病脾虚痰热证效果满意，后又扩大运用到其他肺系病症的治疗如支气管扩张症、肺纤维化、急性肺损伤也获得了满意疗效。

笔者通过对《伤寒论》"少阴咽痛"篇的学习，认识到咽痛多可与咳嗽、发热等并见，风热袭犯、热毒侵及是其常，临床选方多易采集。然临床亦不乏阴虚热毒兼夹脾虚之上热下寒矛盾症情，也有痰浊阻闭、咽喉受损导致发声困难的，更有寒湿闭结导致的咽痛证，此时用药颇多掣肘。笔者在研读《伤寒论》过程中发现仲景在治疗咽痛一症上颇具卓识，尤其遇到上述见症每多巧思，颇能启蒙解惑。少阴经脉循喉咙，夹舌本，故仲景将咽部疾病常常归为少阴病范畴。若虚火上炎咽痛者，治宜润肺滋肾，清热利咽，方用猪肤汤滋肾润肺、扶脾止利。临床上经常会遇到既有阴虚咽痛，而又夹脾虚易泻之机，治疗易于落入苦寒动泻之境，学习之后，临床遇此等矛盾症情时就有了克敌制胜之器了。临证若遇虚热上扰伴脾虚易泻之证可仿此立法，选用甘润微寒、滋阴润肺之品，除了猪肤外，还可选用橄榄、白薇辈，同时配入粳米和胃补脾防动泻。客热上扰咽痛者，治宜清热解毒，开肺利咽，方用甘草汤、桔梗汤。若临床遇咽痛而无全身症状者，可选用生甘草清热解毒，缓急止痛，若咽痛仍在，咽喉不利，则加用桔梗，开提肺气，以利咽喉。仲景用方，常常精专量大，一味生甘草，取之凉而泻火，消痛肿而利咽喉；桔梗汤辛开苦泄，宣肺散结，利咽止痛，可谓治疗热致咽痛的基础方。临床若伴有咳嗽、发热、鼻塞等症时，可据病情与桑菊饮，或银翘散、翘荷汤相配，疗效确凿。若咽伤生疮，声不出者，治宜涤痰开结，消肿敛疮，方用苦酒汤。若客寒上犯咽痛者，治宜通阳散寒，涤痰开结，方用半夏散结汤。此种症情临床确能碰到，此类咽痛多突然受寒，伴有怕冷、失音、痰多涎沫、气逆欲呕、舌苔湿润等寒邪客喉、邪气闭郁、痰湿阻滞之症，方用半夏涤痰开结，桂枝、甘草通阳散寒，缓急止痛，三药合用，共奏通阳散寒、涤痰开结之功。也可视寒遏程度，配入麻黄附子细辛汤，每获捷效。从仲景少阴咽痛证治看，咽痛一症有寒热虚实之异，若一见咽痛便套用"炎症"，动手便苦寒清利，若确为实热之证尚能获效一二，但遇脾胃虚寒体质，往往出现过寒邪伏声音不出或腹泻之弊，若属痰湿夹寒者，当予半夏散结汤辈涤痰化湿，温通散寒，此时若死守苦寒套法，则离之远矣，又能不出错哉！

曾治沈某，女，49岁，2008年3月来诊，诉因受寒起病，症见恶寒，咽痛不适，自服板蓝根冲剂、含化银黄含片后发声困难，头痛，恶寒，身痛，咽痛，水浆不能下咽，喑哑、失音，咽部肿起白疱，舌苔白滑，脉沉细而兼紧。不渴饮，此系寒入少阴，误用苦寒清热，致使阴邪夹寒水上逼，虚火上浮而成是状。取扶阳祛寒，引阳归舍之法，以加味麻黄附子细辛汤治之。药用：制附片（先煎）40g，北细辛3g，麻黄5g，桂枝10g，法半夏10g，桔梗5g，炙甘草6g。服1剂后恶寒即除，声音已出，咽部肿痛减去其半，再剂则痛去七八，3剂尽，诸证霍然而愈。

《伤寒论》等经典对于处理临床复杂疑难病症常有启迪作用，笔者通过对柴胡类方的学习领悟，丰富了对"阴虚夹饮""上热下寒"等矛盾疑难证的处理能力。比如《伤寒论》麻黄升麻汤方证，方中的麻黄、石膏、甘草为越婢汤之主药，能发越内郁之阳气；桂枝、芍药、甘草为桂枝汤之主药，善调和营卫，祛邪和表里；升麻、黄芩、天门冬主清上热，利咽喉；茯苓、白术配桂枝、甘草为苓桂术甘汤，能温下寒，利水湿；当归、葳蕤、白芍、天门冬滋阴养血为扶正之品，又能防止发越太过之弊。足见麻黄升麻汤合补泻寒热为一剂，并使其相助而用，具有滋阴养血、清上温下、发越阳郁的作用。呼吸系统疾病临证出现上热下寒之证，表现为既有咽痛干痒、久咳难愈、口腔溃破，又有怕冷、易泻等症时运用本方，均能取得满意疗效。因此，笔者常常感叹仲景书为"方书之祖"绝非虚语。

另外，学好经典能提升临证技艺。桂枝加龙骨牡蛎汤由桂枝汤加龙骨、牡蛎组成，桂枝汤外证得之可调和营卫以固表，内证得之则交通阴阳而守中，加龙骨、牡蛎则具有潜镇固涩之力。整方调和阴阳，潜阳固涩，使阳能固摄，阴能内守，对于阴阳失调，心肾不交之证颇为适宜。故笔者喜将本方作为阴阳失调之更年期患者出现肺疾（慢性咳嗽、哮喘、肺纤维化、肺气肿）的基础用方，并根据肺系兼症及体质状况灵活化裁，常可应手取效。

二、跟名师能"集思广益"，是"启蒙之道"

俗语说"名师出高徒"，所谓名师，必定是本领域的高手，必定具有出众的技艺和独到的见识。因此，要想学有所成，名师的指点是必不可少的。尤其是临证多年遇到难题束手无策之时，名师的一席点拨往往能够达到"胜读十年书"之效。我在 3 年的跟师学习过程中就有很多感悟，学到了很多书中无法学到的东西，不仅开阔了眼界，增长了见识，还被周仲瑛教授对中医事业坚定执着的精神和长老风范深深地感染、激励。周仲瑛教授对中医古籍的见解和经验方的积累运用对我启发很大，如他治疗疑难杂症擅于运用复法大方，融多种治法于一体，做到组合有序、杂而不乱，遣方选药，如排兵布阵，运筹帷幄，步步为营；处理许多老年多脏同病、正气衰败之症时，分清标本缓急，主次分明，井然有序，方寸不乱，攻守平衡。

周仲瑛教授通过长期的临床实践，发现在急性外感热病及某些内伤杂病（尤其是疑难病症）发展的一定阶段，许多患者可同时表现血热与血瘀并见的格局，此时单纯运用清热凉血法或活血化瘀法治疗，往往疗效欠佳。因此，周仲瑛教授首先系统提出"瘀热学说"理论，而"瘀热相搏证"又是这一核心理论的基础，"瘀热相搏证"这一临床重要证候及其主要内涵，充实和发展了中医辨证论治理论和治疗学内容。针对瘀热相搏证，周仲瑛教授常以甘寒微苦、清解凉泄之药和辛苦微寒、散血消瘀之品同用，以凉解血分热毒，清热消瘀散血（凉血化瘀法）。通过凉血，可清解血分的火热，使其不至煎熬津血而成瘀；通过化瘀，可使热毒失去依附，不能与瘀血胶结而难解难清。两法合用，共奏清解血分火热，消散血中瘀滞的目的。凉血化瘀方剂周仲瑛教授常选《伤寒论》的抵当汤、桃核承气汤、《千金要方》犀角地黄汤、《外台秘要》"白薇煎"化裁。笔者受其启发用此法治疗周身爆发红热痒疹收效迅捷，运用该法治愈肺心病下肢红肿瘀热显效。

周仲瑛教授善治疑难杂病而著称于杏林，尤其是兼症繁多、虚实并见、寒热错杂的晚期肿瘤患者，一方面癌毒走注、放化疗损伤正气，一方面癌毒瘀结局部病体，在扶正与攻毒先后轻重的选择策略上，分清疾病的标本主次、轻重缓急，往往起到提纲挈领的作用。正如《素问·标本病传论》所言："知标本者，万举万当，不知标本，是谓妄行。"笔者随师发现许多久病顽疾辗转求医，方药杂投，难获寸效，周仲瑛教授独具慧眼，总能命中要点，一举攻破。

三、做临床能"出真知"，是"学以致用"

俗有"师傅领进门，修行在个人"，更有"熟读王叔和，不如临证多"之说，所谓"实践出真知"是也。只有把学来的理论知识、老师的经验之谈，通过不断地临床实践，不断地验证、修正，不断地总结、反思，才能真正掌握其精华、悟出其真谛，才能获得灵感、求得升华，才能做到活学活用、学以致用。中医是一门实践性极强的学问，要想成就"上工伟业"，就必须学会在不断实践中领悟，在反复临证中升华。做到理论与实践相结合，尤其是在当今复杂的医疗环境下，中医人更应擅于实践、勇于实践，敢于探索、大胆创新，不断地在临证中进步，不断地提高临床疗效，才能学有所用，学有所成。

比如，笔者在承担国家科技支撑计划项目（中医治疗常见病研究），围绕"上气道咳嗽综合征中医治疗方案的研究"过程中，通过反复临证观察发现，上气道咳嗽综合征多与咳嗽变异性哮喘、嗜酸性粒细胞性支气管炎、变应性咳嗽等慢性咳嗽相重叠，易于误诊误治，中医遵循"整体辨治观念"的思想，鼻-咽（喉）-支气管"三位一体"，既可异病同治，又需同病异治，既需治鼻、治咽，尤重治肺，还应不失时机地积极治肝、治脾（胃）、治肾，常能择简驭繁，提高疗效，充分显示出中医药的优势。

再比如，笔者通过对《伤寒论》的学习，结合大量的哮喘病治疗探索，对《黄帝内经》"形寒饮冷则伤肺"及仲景之"病痰饮者，当以温药和之"理论获得了新的认识，并从《伤寒论》中的桂枝加附子汤证、麻黄附子细辛汤证、四逆汤证、真武汤证中得到启发，领悟到针对伴有鼻炎的哮喘（过敏性鼻炎-哮喘综合征）发作期患者运用温阳祛风、宣痹化饮的治法，可取得令人振奋的效果。笔者通过反复临床探索认识到，哮喘之所以反复发作难治，肺卫阳虚和具有脾肾阳虚生痰之"凤根"不无关系，而附子为"回阳气，散阴寒，逐冷痰，通关节之猛药也"。因此，笔者取附子之温肺固卫及温阳化饮之功用治难治性哮喘取得了满意疗效。这也符合清代名医郑钦安所说的"邪入多从阴化，阴盛则阳必衰，以回阳为先，益火之源，以消阴翳所由起也"（《医理传真》）。明代虞抟则更为翔实地说出了附子的多种功能，他认为："附子禀雄壮之质，有斩关夺将之气，能引补气药行十二经，以追复散失之元阳；引补血药入血分，以滋养不足之真阴；引发散药开腠理，以驱逐在表之风寒；引温暖药达下焦，以祛除在里之冷湿。"只不过，因为附子有毒，大家惧而不敢运用罢了。据笔者近年来的大胆实践，只要掌握好适应证，并注意久煎和合理配伍，附子的乌头碱之毒大多可除，近百例的病例积累并未出现一例毒副反应。

不断的临床实践还验证了经方在治疗重症难症慢性肺系疾病中的独特效果，故笔者对仲景之方尤为喜爱，如笔者运用经方中的木防己汤、防己黄芪汤、葶苈大枣泻肺汤、真武汤辈时，适当加大黄芪、附子的用量，加减治疗多例西医治疗效果不佳的肺心衰、慢性呼吸衰竭患者，获得了满意的疗效。

另外，笔者通过不断的临床实践，对"肺主出气、肾主纳气""肾为水脏，主温煦蒸化，也为治痰之源"领悟尤深，运用超大剂量熟地黄（60~160g）治疗肺气肿、肺心病患者咯吐稀薄咸痰及气喘获得了令人意想不到的疗效。世人以其腻滞，弃而不用，实为憾事耳。为何要重用熟地黄，《本草新编》早有明鉴："盖补阴之药与补阳之药，用之实有不同。补阳之药，可少用以奏功，而补阴之药，必多用以取效。以阳主升而阴主降。阳升，少用阳药而气易上腾。阴降，少用阴药而味难下达。熟地至阴之药，尤与他阴药有殊，非多用之，奚以取胜。"不通过大胆实践验证，哪里能够领会熟地黄之妙呢。

（传承弟子史锁芳撰写，周仲瑛指导）

参考文献

[1] 周仲瑛，吴勉华，周学平，等.温经典，传师道，重临床，善感悟——略论中医药理论传承与创新研究的思路与方法 [J].南京中医药大学学报，2019，35（05）：503-506+522.

[2] 周仲瑛，叶放，周学平，等.病机十三条理论渊源及学术意义 [J].南京中医药大学学报，2017，33（05）：433-435+514.

[3] 周学平，吴勉华，过伟峰，等.名医学术思想研究型传承模式的构建 [J].中国中西医结合杂志，2011，31（12）：1695-1698.

[4] 吴勉华.传承名老中医学术思想，重视开展病机学创新性研究 [J].南京中医药大学学报，2009，25（05）：326-329.

[5] 史锁芳，韩旭，季建敏，等.从国医大师周仲瑛教授病案探讨其证治特色及学术思想 [J].中医学报，2011，26（04）：409-412.

[6] 史锁芳."读经典、跟名师、做临床"感悟 [J].中华中医药学刊，2011，29（11）：2384-2386.

第二章
审证求机论

第一节　以病机为核心构建中医辨证论治体系

一、研究的意义

　　辨证论治是中医学特色的集中体现，是中医临床医学的精髓。在中医学辨证论治体系中，八纲辨证、六经辨证、卫气营血辨证、三焦辨证、脏腑辨证、气血津液辨证、六淫辨证等多种辨证方法并存，发挥着重要的临床指导作用。但对于缺少丰富临床经验的医者而言，在临床具体应用中往往较难把握，初学者更难甄别应用。有其症、辨其证、分其型是中医传统辨证体系的基本模式。由于疾病的症状、体征可因个体差异、病程、药物治疗等影响而复杂多样，加之医者水平、学术流派等因素的影响，对同一疾病的辨证分型各有不同。因而传统的辨证方法使证候分类繁多，无法统一，容易机械、僵化，难以体现中医辨证"圆机活法"以及个体化治疗的特色和优势。

　　几十年来，诸多学者将证候作为辨证论治的研究重点，国家多个科技项目开展了证的规范化和本质研究，取得了一批成果，但未有重大突破，至今尚缺乏能够切实指导临床应用和提高临床疗效的创新性研究成果，难以满足临床需要。周仲瑛教授在长期的临床实践中深有感悟，早在20世纪60年代即提出："'审证求因'的实质当为'审证求机'。临证辨证应首重病机，病机为理论联系实际的纽带，是通向论治的桥梁。"内外致病因素作用于人体，随个体差异表现不同的病理状态，根据"有诸内必形诸外"的理论，审证求机即是采用取类比象的思辨方法，通过辨析疾病内在病变的外在表现，把握疾病的本质，获得辨证的结论。因此，倡导以病机为核心、以病机证素为单元构建辨证论治新体系，从病机层次解析中医辨证过程，符合中医临床辨证思维认识过程，使复杂证候简约化，既能反映病情的复杂多样性、个体性和辨证的灵活性，又可执简驭繁，以免陷于僵化的固定分型，似可解决中医理论研究与临床严重脱节的问题，这对提高现代临床诊治水平，充实和完善中医学理论体系、促进中医学术的发展有着极其重要的意义。

二、把握病机的层次性

1."审察病机"是辨证论治的关键环节

全国科学技术名词审定委员会公布的《中医药学名词》对病机的定义为："病机是研

究疾病发生、发展、变化的机理，包括病性、病位、病势、脏腑气血虚实变化及其预后等；病机学说是研究和探讨疾病发生、发展变化机理的学说。""病机"一词首见于《素问·至真要大论》："审察病机，无失气宜。"并将其简要归纳为"病机十九条"等辨证要领。张介宾提出："机者，要也，变也，病变所由出也。"表明病机是指由各种致病因素作用于人体引起疾病的发生、发展与变化的机理；是从整体和动态的角度对患者所呈现的病理状态和病理变化的高度概括；是在辨别、分析、归纳所有四诊（望、闻、问、切）资料的基础上对疾病的本质作出的结论。它揭示了疾病发生、发展与变化、转归的本质特点及其基本规律。

《伤寒论翼·制方大法第七》云："因名立方者，粗工也；据症定方者，中工也；于症中审病机察病情者，良工也。"清代罗浩《医经余论》说："医者精于四诊，审察病机，毫无贻误，于是立治以用药，因药以配方……上工之能事也。"从临床实际的临证过程来看，病机是辨证的依据、论治的基础，对症状的分析、证候的判断皆以病机分析为依据。"审察病机"是辨证论治的前提，"谨守病机"则是论治必须遵守的原则。周仲瑛教授认为："抓住了病机，就抓住了病变实质，治疗也有了更强的针对性。'求机'的过程，就是辨证的过程，因此，审证求'机'，是辨证的基本要求。"病机是病变本质的反映，对临床立法组方有着直接的指导作用，中医对相应证候所确立的治法，是通过调整病机而起到治疗作用。因此，提高临床辨证论治水平的前提，实质上是提高临证"审察病机"的能力。把握病机是提高中医临床疗效的关键。

2. 病机的层次性

辨证论治理论在临床实际运用应包括收集四诊信息（症状、体征）、审察病机、证候诊断、确立治则治法、选方用药等环节。辨证的过程是不同层次的病机推演、分析、归纳过程。病机分析大致包括基本病机、病类病机、证候病机、疾病病机、症状病机等层次，但最终必须落实到具体的证候病机，才能确定针对性的治法，依法选方用药施治。基本病机反映的是疾病发生、发展与变化的一般规律。在疾病状态下，由于病邪作用于人体，破坏了机体阴阳的相对平衡，使脏腑、经络、气血功能紊乱。因此，基本病机大致可概括为阴阳失调、脏腑经络功能失调、气血失常、津液代谢失常所形成的多种病理因素。病类病机是指一类疾病或一个系统疾病发生、发展、变化的脏腑病机，如肺系疾病的主要病机为肺气宣降失常；心系疾病的主要病机为血脉运行障碍与神志失常；脾（胃）系疾病的主要病机为脾胃的运化功能与升降失常。疾病病机是指某一疾病发生、发展、变化的机理，如痰饮的主要病机为三焦气化失宣，肺、脾、肾通调、转输、蒸化水液功能失职，津液不归正化；肺痈的主要病机为邪热郁肺，蒸液成痰，热壅血瘀，血败肉腐，成痈化脓。证候病机是指疾病在某一阶段所表现证候的发生机理，如胁痛肝郁气滞证的病机为肝失条达，气机郁滞，络脉失和。症状病机是指患者所表现的某一症状体征的发生机理，如咳嗽是由肺气上逆所致等。

三、明确"病机证素"的概念及特点

1. "病机证素"的概念

所谓"病机证素"是指辨识证候的病机要素，能概括、体现疾病某一证候的病理特点，是决定证候诊断的基本要素，交叉组合成为证候的名称，也是辨证的基本单元。"病机证素"主要包括病理因素、病位、病性等，反映了疾病不同阶段的病理特点。病理因素常见有风、寒、湿、暑、燥、火（热）、瘀、水、饮、痰、毒等；病位涉及内外表里、脏腑经络、营卫气血等；病性主要指阴阳虚实、标本缓急。

2. "病机证素"的特点

"病机证素"可由单一病理因素或两种以上病理因素相互兼夹、复合交叉而成，具有演变、转化的特点。由此构成单一病机、兼夹病机和复合病机。兼夹病机由单个病机（单一病理因素）组成，是两种以上的单行病机之间的兼夹，虽有主次，但无质变者。复合病机则是形成具有新特质的病机证素。如"湿热"病机不同于单纯的湿和热，瘀热病机不同于单纯的瘀或热，尚有自身的致病特性。

周仲瑛教授临证十分重视病理因素在病变过程中的作用，认为它是疾病发生的重要中间环节，决定疾病的性质、演变及转归，病理因素由疾病病变过程中脏腑功能失调所产生，从中医学理论体系而言，属病机概念的范畴。在疾病过程中病理因素常相互兼夹、复合为患，从而表现为不同而复杂的致病特点，是多种急难病症的病机特征。因而"病机证素"的核心内容是病理因素，结合病位从脏腑病机和气血病机等分析其病理变化，以确定疾病的证候性质。

四、辨证分型与病机辨证的区别

"十一五"规划教材中把证的概念定义为：证即证候，是疾病过程中某一阶段或某一类型的病理概括，一般由一组相对固定的、有内在联系的、能揭示疾病某一阶段或某一类型病变本质的症状和体征构成，证候反映疾病的阶段本质，表明了证候的时相性特征。

辨证是辨析、识别证候，在全面而有重点地搜集四诊素材的基础上，运用中医理论进行分析推理、综合判断而得出证候诊断，是通过重点辨别当前病变的部位和性质，并概括为完整证名的思维认识过程。证候研究是当今中医领域的研究热点，运用传统中医辨证方法，结合流行病学、循证医学、数学、神经信息学等技术手段，开展辨证思路与方法、证候量化及规范化、证候分布规律、证候本质等研究，从而制订系列证候诊断标准，相继出台有关证候的国家标准、行业标准等。但因疾病的临床征象及病理机制错综复杂、不断变化，采用传统的辨证分型方法，每使各种标准的证候类型不一。有文献对抑郁症、慢性病毒性乙型肝炎、慢性肾功能衰竭、慢性阻塞性肺疾病、更年期综合征的临床资料进行横向和纵向分析，结果显示，证候类型极为繁杂，如抑郁症有 75 个，慢性肾功能衰竭达到 148个。传统的分型施治及对证的规范化、标准化研究，导致临床辨证的机械、僵化，失却了中医辨证的灵活性，影响临床疗效。辨证分型是根据临床表现辨别、区分证候类型，将证候分型作为辨证论治的核心，临床按证型分别立法施治。但难以显示理论在辨证过程中的主导作用，体现不出证的动态演变。病机辨证是根据患者的临床表现分析病机，以病机要素确定证名，以审证求机作为辨证论治的核心，通过辨析病机立法施治。

五、证素与"病机证素"的区别

朱文锋教授提出"证素"的概念，认为证素即辨证的基本要素。"证素"是通过对

"证候"（症状、体征等四诊信息）的辨识，而确定的病位和病性，是构成"证名"的基本要素。辨证方法与辨证纲领的核心，是辨识和确定证候的本质，即辨别证素。根据证素的基本特征和临床实际，筛选出约50项共性证素，即病位证素19项，如心、神（脑）、肺、脾、肝、肾、胃、胆、小肠、大肠、膀胱、胞宫等；病性证素31项，如风、寒、暑、湿、燥、火（热）、痰、饮、水停等。据此建立的"证素"辨证体系是根据证候，辨别证素，由证素组合为证名。其研究的内容主要包括约800个临床信息规范、量化；50项证素的规范、基本特征、判别和组合规律；由证素组合成的约150个常见证的诊断标准及判别方法。"证素"辨证体系是先辨有限、固定的证素，再确定复杂、多样的证名，清晰明了，易于掌握，体现了辨证的复杂性、多样性。

周仲瑛教授提出"病机证素"的概念，倡导构建以"病机证素"为核心的辨证论治新体系。"病机证素"包括病理因素、病位、病性，其核心是病理因素和脏腑病位。辨病机证素便抓住了病变的机理，它不仅能够辨识病变当前的"证"，更能把握病势，掌握病机的演变规律，预测病变的发展预后，从而为论治提供依据，避免以证套症、分型施治的僵化思维。现已初步归纳出病机辨证13条，如风病善变、寒多阴伏、火热急速、湿性缠绵、燥胜伤津、痰病多怪、水饮同源、血病多瘀、气病多郁、虚病多久、毒多难痼、疫为疠气、多因复合（风火相扇、瘀热相搏、寒热错杂、湿热肆虐、痰瘀互结、邪实正虚、多脏同病）。

"证素"辨证体系是通过辨识"病性"与"病位"确立证名，揭示的是辨证的普遍规律缺乏特异性，意在计量辨证，使之标准、规范。而"病机证素"辨证体系强调的是辨证的活化，通过"审证求机"，针对病证的特异性、可变性、病机之间的因果互动、演变发展，组合成证。进而以证带病，病证结合。由于不同的疾病各有其特殊的病理基础和病机演变规律，辨病有助于识别不同疾病的特异性，深化辨证，而结合辨证又能分析解决疾病发展过程中的主要矛盾。因此，病证结合、以证带病、以病带证的研究方法更符合临床实际，有利于全面、准确地认识疾病，提高临床和科研水平。

六、中医病机辨证体系的基本框架

以病理因素为纲，主体证候病机为条目，兼夹病机、复合病机为主要单元，构建中医辨证论治新体系。

1. 基本思路

（1）以"病机证素"为核心

"病机证素"的主要内容是病理因素，病理因素是病变的实质，审证求机的核心是推求病理因素，它反映了病机的转化和演变。单一病机证素由单一病理因素演变而来，如风、寒、暑、湿、燥、火、血瘀等。兼夹病机证素是单一病理因素的主次相兼为病；复合病机证素往往由两个或两个以上病理因素复合，产生质变，从而构成证候诊断的依据、论治的基础。

（2）以脏腑为内涵

人体气血阴阳的生成根源于脏腑，脏腑的机能正常与否影响着气血阴阳的变化，人体各种疾病出现的气血阴阳盛衰，均由脏腑病变所致。每一脏腑的体和用，也就是各自的阴和阳，有其不同的特性，故病损的性质和相关脏腑亦各有重点。而阴阳的虚实盛衰，气机的升降出入失常，又会进一步影响脏腑的功能。因此，脏腑是病变的核心，审证求机首先要明辨病变的脏腑，推求脏腑阴阳的盛衰、虚实，气机的升降、出入。

（3）以证带病，病证结合

不同的病有可能在某个阶段出现近似的证，但由于疾病的性质和传变规律的差异，即便是相同的"证"可因疾病的不同而有各自的特点，因而只有以证带病，结合具体疾病审证求机才能把握疾病的病机演变规律，使辨证准确，治疗具有针对性。临床上应首先把握各系统疾病的"病机证素"，其次根据各系统疾病的特征把握具体疾病"病机证素"，为最终根据具体疾病的病机演变特点确定各阶段证候的"病机证素"奠定基础。

2. 基本步骤

在以"病机证素"为核心的辨证论治新体系的框架下，其辨证论治的基本步骤如下。

（1）辨识"病机证素"

辨识"病机证素"是根据特异症、可见症和相关舌脉，识别病理因素及病位、病性。特异症是指人体内在病理变化表现在外的特征性症状、体征，是辨识"病机证素"的主要依据，即《伤寒论》所云"但见一症便是，不必悉具"之意。可见症是指人体内在病理变化可能表现的症状、体征，可因病而异。相关舌脉是辨识病机证素与脉症是否对应的参考依据。以痹证为例，如风的特异症为关节疼痛游走不定、关节怕风；寒的特异症为关节冷痛、遇寒痛增、得热痛减、关节怕冷；湿的特异症为关节疼痛著而不移、关节痛阴雨天加重、肢体酸楚沉重。风的可见症为肢体肌肉疼痛酸楚、恶风、发热；寒的可见症为四肢清冷、关节拘痛；湿的可见症为关节漫肿、食欲不振、大便溏。风的舌脉表现为舌苔薄白，脉浮；寒表现为舌质淡或淡红，舌苔薄白，脉紧或迟；湿表现为舌苔腻，脉濡缓或细缓。临床上既可表现与病机一致的脉象，也可表现与病机不相一致的脉象，故又需根据具体情况舍脉从症或舍症从脉。在明晰病理因素的基础上，确定病位、病性。痹证的病变在肢体关节，故脏腑病位主要在肝肾脾（肝主筋、肾主骨、脾主四肢肌肉；关节为骨之交接，由筋膜束合而成）。若病初以关节、肌肉疼痛为主，则病在肌表经络；病久以关节变形、僵痛为主则深入筋骨，病及肝肾；兼有肌肉瘦削，则病及于脾。依据中医基础理论，综合特异症、可见症和相关舌脉即可判断病性的阴阳虚实、标本缓急。

（2）根据"病机证素"的组合确定证名

"病机证素"是辨证诊断的基本单元，多为脏腑病机、病理因素之间的兼夹、复合，如肾虚肝郁、肝郁脾虚、瘀热相搏、湿热郁蒸、寒湿痹阻、痰热内蕴、痰湿中阻、风火交织等皆为临床所常见的兼夹、复合病机，交叉组合成为证候的名称。疾病总是处于不断的变化之中，临证必须注意病机的动态演变，围绕病机之间的兼夹、复合和转化、演变规律，进行分析、归纳，根据各种疾病的不同，明晰病机证素的分类、组合特点，能直接指导临床的辨证论治，提高临床疗效。如瘀热病机学说为周仲瑛教授所倡导，是其长期从事临床科学研究的理论结晶，认为瘀热是多种外感、内伤疾病的病变过程中所产生的一种复合病理因素，由血热、血瘀两种病理因素互为搏结、相合为患而形成，临床表现为"瘀热相搏证"，而由于疾病的不同又可表现为不同的子证，如中风的瘀热阻窍证、重症肝炎的瘀热发黄证、急性肾功能衰竭的瘀热水结证、各种出血性疾病的瘀热血溢证。再如痹证初起多表现为风湿、风寒湿、风湿热痹阻（风寒湿痹证、风湿热痹证等）；三者之间又可转化、兼夹，表现为风寒湿热痹（寒热错杂证）；病久还可表现为痰瘀痹阻、肝肾气血亏虚（痰瘀互结证、肝肾亏虚证、气血亏虚证）。

（3）确立治则治法

临证必须注意病机的动态变化，在明晰"病机证素"的基础上，根据病机的兼夹、组合情况，确立相应的治则治法，做到辨证准确，法随证转。如针对瘀热病机（瘀热相搏证）的治疗原则是凉血化瘀；由于疾病的不同，瘀热病机可有不同的兼夹、组合，宜针对性地采用具体的治法，如中风的瘀热阻窍，治予凉血化瘀，通腑泄热；重型病毒性肝炎的瘀热发黄，治予凉血化瘀解毒；糖尿病并发症的络热血瘀，治宜清络化瘀；系统性红斑狼疮的瘀热痹阻，治宜凉血化瘀蠲痹。

（4）选方用药

临证依据确立的治则治法选方用药，并随症状的不同加减。如中风的瘀热阻窍证，方选犀角地黄汤、桃核承气汤，常用药有大黄、水牛角、生地黄、桃仁、冰片等。脑出血患者，多有阴伤之征，需加玄参、麦冬、石斛、知母；脑神失用昏迷者，可配伍开窍醒神之品，如石菖蒲、郁金等。重型病毒性肝炎的瘀热发黄证方选犀角地黄汤、茵陈蒿汤，常用药有水牛角、茵陈、大黄、生地黄、赤芍、栀子、牡丹皮、紫草等。湿热蕴结中焦，胸闷脘痞、舌苔黄腻者，加茯苓、猪苓、车前子、虎杖等。腑实壅结，腹满胀痛、大便干结者，应通腑泻下，重用大黄，加入芒硝冲服。总之，围绕病机之间的兼夹、复合和转化、演变规律进行探索研究，根据各种疾病的不同，明晰中医"病机证素"的分类、组合特点，揭示"病机证素"发生、演化、交叉、组合的规律，从而提炼出中医病机新理论，构建病机辨证论治新体系，可提高临床应对难治性疾病的能力，促进中医学术的发展。

（传承弟子周学平撰写，周仲瑛指导）

第二节　复合病机及病机转化论探微

周仲瑛教授在长期的临床实践中发现，内科急难病症的共性病机特征复合病机，是临床辨识病机证素论治的核心内容。周仲瑛教授认为："复合病机是指由于不同病因（如外感六淫，或者脏腑功能失调）所产生的病理因素（主要包括风、寒、湿、热、火、痰、瘀、气、水、饮、毒等）之间相互兼夹、相互转化、复合为患，从而表现为复杂的发病特点。"本文通过提炼周仲瑛教授对常见急难病证复合病机论的学术思想，梳理古今相关源流，阐明其病理机转，为进一步阐述周仲瑛教授关于建立以病机证素为核心辨证论治新体系构想的科学内涵提供基础。

一、周仲瑛教授基于临床实践率先提出复合病机概念

"病机"一词始见于《素问·至真要大论》："审察病机，无失气宜。""谨守病机，各司其属。"张景岳谓："机者，要也，变也，病变所由出也。"基于病机分析是临床辨证论治的关键环节，周仲瑛教授新近提出"病机证素"的概念，包括病理因素、病位、病性和病势等内涵。

20世纪80年代，周仲瑛教授认识到病机转化、复合病机、证的复杂性和辨证论治之间是辩证统一的关系，如提出，"病理因素不仅直接致病，还可以在疾病过程中起因果关系，促使病情恶化"；内科急症多见"内外合邪，每多因果夹杂；病理因素责之风火（热）痰瘀，常可转化并见；邪盛酿毒，毒邪性质多端……正是由于这些病理因素的演变转化，使得急症多种病证之间相互关联"。病机要素中的病因、病位、病性等都可表现为复合为患，病势多变则是病机转化的基本特征。

1. 多因复合

多因复合即多种病邪（病理因素）复合、兼夹为患。多因复合的"因"既是指多种病因同时或先后侵袭人体，还包括多种疾病复合为患。患者往往表现在2种及2种以上的病理因素相互兼夹复合。常见的多因复合如风火相扇、瘀热相搏、寒热错杂、湿遏热郁、痰瘀互结等属两两相合，风痰瘀阻、痰湿毒蕴等为三三相合，湿热瘀毒互结等属四四相合。复合病机较之于单一病机而言，不仅具有各自病气的发病特征，还常产生新的病机特点，如"湿热"病机的致病特征不同于单纯的湿和热，瘀热病机不同于单纯的瘀或热。

2. 多病位复合

多病位复合即多脏同病。表现为多个脏腑及经络并损，如肝脾、肝肾、肺脾、或肝脾肾等功能俱损。人体是一个有机统一的整体，任何一脏有病，必然影响到他脏，这是形成复合病机的重要基础。五脏传变通常按照生克传变规律而致多脏复合为患，如《素问·玉机真脏论》云："五脏相通，移皆有次，五脏有病，则各传其所胜。"临床多脏同病者如胃痛、泄泻、呕吐、呃逆等多为肝脾同病，积聚、鼓胀多为肝脾肾同病，哮病、肺痨、消渴、水肿等为肺脾肾同病，而如肿瘤、代谢综合征、慢性肝肾疾病等多种急、疑、难、顽症往往涉及多个脏腑，五脏同病者也不少见。

二、周仲瑛教授基于复合病机的临床经验特色

周仲瑛教授认为，要把复杂的理论变成简单、易懂、容易掌握、又能确实指导临床提高疗效的工具，需要从复杂性中凝练升华，回归简要，提纲挈目，构建切合临床实用的以脏腑病机证素为核心的辨证论治新体系，藉此可以突破有关标准化、规范化、量化思维的桎梏，真正体现辨证的灵活性。

1. 明确单行病机证素的基本特征

复合病机由单行病机（单一病理因素）构成。周仲瑛教授十分重视对单行病机的基本致病特征进行总结，新近从临床实用角度提出"病机辨证十三条"："风病善变，寒多阴伏，火热急速（温暑同类），湿性缠绵，燥胜伤津，痰证多怪，水饮同源，瘀有多歧（血病多瘀），郁病多杂（气病多郁），虚病多久，毒多难痼，疫为疠气"，其中包含风、寒、湿、火（热）、燥、痰（水、饮）、瘀、毒、郁、疠气等 13 种常见病机证素，基于这些病机证素进行灵活施治的学术思想是周仲瑛教授集一生临床经验的精华所在。围绕单行病机，需要从以下几个方面进行把握：①致病特征。不同病机证素各有其致病特征与规律，"但见一症便是"正是基于病机证素的特异性证候表征而言。如风邪为患，无论外风还是内风，只要具有善行而数变、病情突然发作、来去无常或变化多端、病变部位游走或动摇不定的发病特征，都可以按"风"论治。②易犯部位。风与肝，湿与脾，瘀在络，寒与肺脾肾，火热在心肝肾。

2. 把握关键复合病机转化规律

在明了患者现阶段复合病机的病性、病位和病势之后，确立发病关键尤为重要，这是进一步处方用药的基础，传统意义上的"机"，即含有"机要"之意。关键病机是指患者发病某一阶段的复合病机中的核心病机或病机枢纽，是能够影响复合病机转化链条中的关键环节，针对关键病机进行论治，能够终止复合病机转化过程，使得发病过程得到有效逆转或终止。

正在构建的复合病机转化网络框架中涉及的复合病机繁多，但临床上没必要逐一研究，而是要整体把握复合病机转化这一内科急难病证的重要特征，在临床进行病机分析时，围绕关键复合病机进行施治，灵活掌握。临床常见的关键复合病机包括风火相扇、瘀热相搏、寒热错杂、湿遏热伏、痰瘀互结等。此外，值得注意的是，关键病机常因病的不同或病情所处阶段不同而异。比如，在慢性肝炎中早期，湿热为关键病机，血瘀为次要病机，治疗重在清利湿热，兼顾活血化瘀；但随着病情进展，湿热瘀毒互结，且瘀热又成为关键病机，治疗要以清化湿热瘀毒为要着，且以清化瘀热为核心，在此基础上，兼顾湿热、阴伤、气虚等。

三、复合病机理论源流发微

中医对复合病机的认识始见于《黄帝内经》。《素问·六元正纪大论》有"溽暑湿热相薄……民病黄瘅而为胕肿"及"感于寒湿，则民病身重胕肿"，《素问·痹论》有"风寒湿三气杂至，合而为痹也"等论述，即是对湿热、寒湿、风寒湿等复合病机的初步认识。《灵枢·百病始生》有谓"外中于寒，若内伤于忧怒，则气上逆，气上逆则六输不

通，温气不行，凝血蕴里而不散，津液涩渗，著而不去，而积皆成矣"，指出积聚是由外感寒邪，内伤忧怒，气逆、血瘀、水湿等病邪复合为患所致。《伤寒论》对复合病机也有颇多论述，如"风湿相搏""瘀热在里"等都属于复合病机范围。后世如朱丹溪谓"热痰夹风""肺胀而嗽……此痰夹瘀血碍气而病""暑风夹痰夹火"，叶天士谓"素饮必有湿热，热瘀湿滞，气血不行"等也是对复合病机的阐发。

病机转化肇始于《黄帝内经》"从化"理论。病邪性质因"从化"而变，如《素问·至真要大论》有"六气标本，所从不同""夫百病之生也，皆生于风寒暑湿燥火，以之化之变也"；《素问·水热穴论》谓"人伤于寒，而传为热"；《素问·生气通天论》提出"冬伤于寒，春必病温"等对病邪性质转化的论述。《伤寒论》针对病机转化，在每个经方之后都附有多种随症加减的医嘱，对风寒侵袭后化燥、化热、化火等多种病机转化也进行了深入探讨，初步形成了基于复合病机转化理论的辨证论治特色。金元时期刘完素倡导风、寒、湿、燥四气皆能产生火热病证。朱丹溪提出，"湿土生痰，痰生热，热生风""气因郁而为痰""血受湿热，久必凝浊""病得之稍久则成郁，久郁则蒸热，热久必生火""清浊相混，隧道壅塞，郁而为热，热留为湿，湿热相生，遂生胀满"等病机转化新观点。《医宗金鉴》谓"六经为病尽伤寒，气同病异岂期然？推其形脏原非一，因从类化故多端"，认识到病机从化引起疾病变化多端。明清时期，对热毒湿痰瘀互化的研究颇多，如《瘟疫论》谓"邪热久羁，无由以泄，血为热搏留于经络，败为紫血"；《临证指南医案》提出"经年累月久痛，寒必化热，故六气都从火化""痰乃热熏津液所化""气分之阻，而致水饮瘀浊之凝""气滞酿湿，郁而成热""湿甚热郁，三焦隧道气血不通"等。《重订通俗伤寒论》谓"邪热炽盛，郁火熏蒸，血液胶凝"。而《血证论》谓"血积日久，亦能化为痰水""须知痰水之壅，由瘀血使然"是对痰瘀互化的论述。近年来，越来越多的学者开始重视对病邪互化研究的开展，如罗致强提出"因湿致瘀"，吕文亮提出"湿热致瘀"，刘昭纯提出"瘀血生风"，朱虹提出"瘀血致燥"，董汉良提出"痰瘀相关"，朱祥麟提出"六淫化风"等。匡调元总结出六气有风从寒化，风从热化，湿从寒化，湿从热化，寒从热化，燥从热化，燥从寒化等6种从化形式。以上表明，古今医家已经从不同侧面认识到了风、寒、湿（水）、热、燥、火、痰、瘀、毒、郁等诸邪之间及其与正虚之间常可出现相互转化、兼夹，进而形成复合病机。

四、复合病机的病理基础在于病机转化

周仲瑛教授认为病机的动态转化是形成复合病机的内在基础，除前述多病位复合、多因复合外，尚有多病势复合、邪正交争，因果夹杂等机制，进一步分述如下：

1. 多病势复合

在病机分析过程中，辨识"病势"是其重要的一环。"病势"是指病机转化的趋势，即疾病发生发展转归等过程中病情轻重缓急，或邪正交争所致的病机动态演变的趋势，如逆、冲、生、化、传、及、乘等皆为常见病势术语。《素问·生气通天论》曾谓"病久则传化""冬伤于寒，春必温病"，张仲景"见肝之病，知肝传脾，当先实脾"中的"传"，"肝气犯胃"的"犯"等。刘完素所谓"其病气归于五运六气之化"中的"化"，即"从化""转化""气化""变化"，都是指"病势"而言。

同一病邪可向其他多个方向从化、转化、类化，导致多种病邪杂陈，进而形成复合病机转化网络。既往人们多重视分析病机之病性（阴阳、寒热、虚实）之间互相转化、错杂为患的辨析，古今文献对各种病机之病理因素之间的复合转化也有散在论述，如金元刘完素《素问病机原病式》倡导风、寒、湿、燥四气皆能产生火热病证，《素问病机气宜保命集》则有"假令湿在于心经，谓之热痰；湿在肝经，谓之风痰；湿在肺经，谓之气痰；湿在肾经，谓之寒痰。所治不同，宜随证而治之"的论述，表明同一病邪之性质与转化方向与所处脏腑阴阳属性密切相关。朱丹溪更提出"湿土生痰，痰生热，热生风""病得之稍久则成郁，久郁则蒸热，热久必生火"。

周仲瑛教授在临床研究中发现：外感热病，热毒酿瘀；内伤杂病，血瘀郁而化热，都可导致瘀热相搏的复合病机，而瘀热又有瘀热阻窍、瘀热血溢、瘀热水结、瘀热伤阴、瘀热动风等多种病机转化与复合趋势。又如，湿邪化热而为湿热，湿邪得寒而为寒湿，湿邪碍气而为气滞湿阻，湿邪化痰而为痰湿，湿郁日久则为湿瘀互结等。气滞则有血瘀、水湿、痰湿内生、化火、动风等多种传变趋势。

2. 邪正交争，因果夹杂

病机转化反映了机体内部邪正交争的状态和疾病发展的趋势。常人始终处于阴阳动态平衡状态，而患病之后，"邪正交争"则是最重要的病理表现。邪正交争导致脏腑、气血、阴阳之间相互影响、彼此传变，从而引起病位多向移变（病位传变）和（或）病邪之间相互转化（病邪从化），进而形成复合病机。

无论是病邪从化还是病位传变过程中的因果关系，并不是"果"形成之后，"因"自动消失，而往往都是"因"与"果"并存，因果夹杂，进而形成"因"和"果"并见的复合病机。如湿生热，形成热之后湿并不会自动消失，而是湿热并存；热毒深入营血，搏血为瘀，热毒并不会自动消失，而是瘀热相搏；血瘀郁久化热，而成瘀热等。若因湿生痰、因湿化热、因瘀化热和肝病传脾，则分别形成痰湿、湿热、瘀热和肝脾同病复合病机。

3. 影响病机转化的相关因素

（1）体质阴阳虚实状态决定病机转化方向

感受同样病邪，或机体目前处于相同病机状态，下一步将向何种方向转化，主要与机体体质阴阳强弱有关。正如《医门棒喝》谓："邪之阴阳，随人身之阴阳而变也。"如阴虚阳盛之人体内诸邪每多从阳化热化火，阴盛阳虚之人体内诸邪气则易从阴化寒。如同样感受湿邪，阳盛或阴虚之体，湿从热化，而为湿热黄疸，继则湿热由气分深入血分，而为湿热瘀毒互结，甚则化火、动风；阳虚之人，湿从寒化，而为寒湿阴黄，日久则为寒湿瘀阻。

（2）初始感邪性质及其所犯部位决定病机转化趋势

一方面，同种病邪所犯部位不同，其病机传变趋势则不同。五脏气血阴阳各具有不同的生理功能，其所受病邪转化趋势也不相同。如刘完素《素问病机气宜保命集》有谓："假令湿在于心经，谓之热痰；湿在肝经，谓之风痰；湿在肺经，谓之气痰；湿在肾经，谓之寒痰。所治不同，宜随证而治之。"表明同一病邪之性质与转化方向与所处脏腑阴阳属性密切相关。

另一方面，病邪性质不同，其致病性的强弱也异，病机传变特点也不尽相同。感受寒邪，易伤阳气，或入里化热，或寒凝血瘀，或水饮内停；感受热邪，则易伤阴，或因热煎熬，而为瘀热或阴伤。内伤热、燥、痰、瘀诸邪最易化火伤阴；寒、湿、水、饮则易于伤阳气；风邪每多兼夹火、热而具备流行性，传变多急；湿邪性质黏滞而趋下，传变则有湿热、寒湿两途，其势多缓。

（3）病邪久羁每多出现病邪转化

《素问·生气通天论》曾谓："病久则传化。"说明病邪久留不去，则发生传变。《临证指南医案》谓："风寒湿三气合而为痹，然经年累月，外邪留著，气血皆伤，其化为败瘀凝痰。"也说明邪气久羁是产生痰瘀的主要原因。颜德馨老中医曾提出，凡"久发频发之病""奇症怪病""久虚羸瘦从瘀""久积""常法论治不效者"等情况下都可从瘀论治而取得良效。在这些情况下，患者未必有痰或瘀外在的信息表征，但其机体内部存在痰或瘀病机转化之实，因而从痰或瘀论治能够取效。其共性是原发病邪迁延、久羁，病气持续时间长，导致脏腑功能失调，久则气血津液失于正常输布，则向痰或瘀转化，"久"的时间条件具备，尽管尚未形成显著的痰或瘀的外在信息表征，但从痰从瘀论治却有奇效。

（4）初病脏腑功能失调的程度

感邪后初病脏腑功能失调的程度与病邪是否转化密切相关，如虚人感邪与壮人染病的病机传变情况不同。感邪量多，正不胜邪，其变迅速；感邪量少，正能抗邪，即使传变其势也缓。如某些疫毒痢，正虚而邪实，往往尚未见有腹痛、里急后重、下利赤白脓血，发病之初即见邪入心肝、营血，而见厥或脱。不少慢性病证，尽管机体存在一定的病邪，但含量较少，或邪毒潜伏，邪正交争不甚剧烈，脏腑功能尚为正常，病机转化较慢。如初始病邪同是湿热疫毒，但乙型肝炎病毒携带者发展为肝硬化往往需要几十年，而急性重症肝炎则在数月内坏死，形成肝硬化。

（5）饮食、起居、情志及治疗药物等因素

饮食、起居失常、情志失调常常是形成体内诸邪及其转化的重要原因。饮食不节而致脾虚，内生痰湿；饮酒过量，湿热内生；起居失常，寒热不调；情志失调，气机郁结。郁、湿、痰、瘀、寒、热等新生之邪可引动原发病邪（伏毒），发生病邪传变。如肝炎病毒携带者湿热疫毒内伏，但若嗜食肥甘厚味或酗酒引起脂肪肝、肥胖，湿热、痰湿致使慢性肝炎湿热疫毒病机的内在转化，形成湿热瘀毒互结的复合病机。又如治疗不当，药毒所加，可引起病邪转化。药用寒凉则易伤阳，药用温热则易耗阴，滋腻之品则易碍气。

（6）四时之气、地域的不同影响病邪转化趋势

发病时所处季节、地域不同，病邪转化趋势也有差异。若素有痼疾，伏毒内伏，新感病邪，则使原有病邪性质发生转化。如《素问·四时刺逆从论》指出："是故邪气者，常随四时之气血而入客也，至其变化，不可为度。"邪气性质可"随气而化"。临床可见许多疾病多有好发或容易加重的季节，即与病邪"随气而化"有关。

五、复合病机转化与证候表征呈现非线性关系

在疾病过程中，邪正双方的力量是互为消长的。病邪在包括正气在内的多种因素的作用下，从开始出现转化之"势"到潜在转化，形成尚未有外在表征的新的病邪，进而出现

新旧病邪的外在表征并存，这一内在的病机转化过程与外在四诊信息表征之间是非线性关系，后者未必能够完全真实地反映前者，并且后者的出现无疑会滞后于前者。在病机转化过程中，有从量变到质变的变化过程，内在病机的客观存在未必都能够通过四诊信息表现出来，即并非是机体内部病机演变的每个环节都能随时通过外在四诊信息表征展现出来。例如，根据四诊信息判断为肝郁脾虚证，但肝郁则易气滞而血瘀，脾虚则气虚而血瘀，虽然早期血瘀的四诊信息表征尚未暴露出来，但机体内部形成血瘀的基础已客观存在，可以理解为正在进行血瘀证的量的积累过程中，因此，此时先期加用活血化瘀药，有助于提高疏肝健脾法的疗效。

近年来，薛珂等提出"潜在病机"假说，把"临床虽无相应的症状出现，但确实存在于病机中、且对主证的形成和发展有重要影响的病理环节"称为潜在病机。曹洪欣等曾提出证候动态演变过程中有"前沿证、非典型证、典型证、偏原发证、间位证、偏继发证"之分。可以认为，证候的显、隐及动态变化的内在基础是病机转化，探讨证的这些特征必须从复合病机转化理论研究入手。

由于在病机转化及复合病机的形成过程中，各种病理因素之间的转化有从量变到质变的过程，客观存在的内在病机转化过程未必都能够随时通过四诊信息表现出来，即并非是机体内部病机演变的每个环节都能随时出现外在表征。这些尚未出现外在信息表征的病机即属于潜在病机，其证即属于隐证，其演变过程正是证候动态演变的基础。因此，可以认为，复合病机转化是潜在病机、隐证存在及证候动态演变的内在本质，复合病机转化论较好地阐释和补充了传统中医"有诸内，必形诸外"的科学内涵，为"司外揣内"之"揣"提出了更高的要求。

六、结语

基于以上研究，可以看到周仲瑛教授提出复合病机是内科难治病的临床发病特征新论，充分体现了中医认知疾病的整体观、辨证观特色，是对传统病机学理论体系的完善和补充。把握复合病机转化论，有助于认知疾病动态演变规律，预测疾病传变规律，从而提高中医治未病的能力；有助于从整体上高度地概括和诠释古今诸多病机新假说；基于"复合病机转化论"对指导临床辨证和复法组方应对急难重症具有重要临床意义。

（传承弟子叶放撰写，周仲瑛指导）

第三节　病机辨治体系探源

《黄帝内经》中的病机十九条一直是历代医家研究的重点内容，也是现代中医辨证论治提出的主要来源之一，具有极其重要的学术价值。但由于其条文存有颇多疑点，对条文之间关系及其整体的病机架构模式一直缺少足够深入的探讨，故许多医家在辨治体系构建上各执己见，难以融通。近年来，周仲瑛教授逐渐形成了以病理因素为主导构建病机辨治新体系的重要构想，其思路源于病机十九条，为此，本文试对病机十九条的病机架构模式进行初步解析。

一、病机十九条病机辨治体系的讨论范畴

1. 病机十九条不属于《素问·至真要大论》中的六气辨治体系

病机十九条出自《素问·至真要大论》，该篇大量的篇幅是基于六气司天在泉、正化胜复的规律来谈辨治，其以天之六气为研究对象的主体，论述内容的核心是六气变化规律与其所致病证的辨治方法，可以认为这部分内容构建的主要是六气辨治体系。这种构建来源于《黄帝内经》一以贯之的天人相应的基本理念，即《素问·天元纪大论》所说的"在天为气，在地成形，形气相感，而化生万物"，故人之所生所已，病之所由所去，皆由天地相感。

《素问·至真要大论》在六气辨治体系论述的基础上引出病机十九条，提到"夫百病之生也，皆生于风寒暑湿燥火，以之化之变也"，指出当"审察病机，无失气宜"，古今不少学者依据这两句论述，结合病机十九条中的风热火湿寒，认为病机十九条的内容是该六气辨治体系的一部分。但笔者认为，仔细推敲此段论述可以发现，此处恰恰提示了病机十九条确立的病机辨治体系是不同于六气辨治体系的另一套系统：一者，查其"百病之生"之语，其引出病机辨治，是为了说明这是一种六气辨治"方士用之尚未能十全"的情况下，"欲令要道必行，桴鼓相应，犹拔刺雪污"而采用的方法，也就是说病机辨治，是相对独立，可以补六气辨治不足的另一套辨治方法；二者，通过开始论述六气辨治时提出"谨候气宜，无失病机"与开始论述病机辨治时提出"审察病机，无失气宜"的不同论述方式和其后论述内容的对比，也可以看出察机与候气分别为两种不同的方法体系，为二不为一，只不过在应用上需要主次互参，在应用六气辨治体系的时候，需兼顾病机辨治，在应用病机辨治体系的时候，亦需兼顾六气辨治。由此可见，病机十九条不属于《素问·至真要大论》中的六气辨治体系，所论述的病机辨治是与六气辨治体系有很大不同的另一套辨治方法。

2. 病机十九条相对独立的病机辨治系统

从研究对象、论述内容核心及其理论背景来分析，也可以发现，病机十九条确立的是另一种相对独立的辨治系统。其所言病者，提示其研究的对象主体是人体病变。所言机者，其要有三：一是郑玄《礼记·大学》称"机，发动所由也"，病机者，发病与病变之关键所在，即唐代王冰注言"机即为机要"；二是《老子》言"视之不见名曰机"，所言

病机之关键者，不在其外，藏之于内；三是《说文解字》解"机，从木……主发谓之机"。其本指弓弩上的发射装置，为其触发连锁之机制，故病机者，隐含有发病与病变机制的引申之意。因此病机辨治系统论述内容的核心是人体发病与病变的内在关键机制与相应的辨治方法。这种构建主要是源于藏象学说，即《灵枢·本藏》所说的"视其外应，以知其内脏，则知所病矣"的这种司外揣内审查病变的模式，这也是病机十九条中五脏相关内容的来源。如果说六气辨治体系主要是"言天"，在天地自然系统中分析人体发病原因，那么病机辨治体系的构建则主要是"应人"，是在人体自身系统内部分析发病的关键。虽然二者之间存在密切的联系，但这两种辨治体系讨论范畴的差异却是不容忽视的，而恰恰是这种差异决定了二者理论架构与应用模式上的不同。

二、病机十九条以病理因素为主导的病机架构模式

一般认为病机十九条涉及的病机要素可分两部分：一是五脏与上下；二是风热火湿寒。但对此二者尤其是后者属性的界定，却存有一些争议，而这一点直接决定了对病机架构的不同认识：一类是基于六气理论，将后者确定为六淫病因要素，前者相应界定为五脏病机要素，二者为六淫病因与五脏病机的因果关系；一类基于藏象学说，将后者界定为机体病变的定性要素，而前者为定位要素，二者为从属于疾病分析系统的病性与病位关系。上述两种认识均有可取之处，但笔者认为，病机十九条所论述的风热火湿寒，界定为病理因素似更妥当，而以此进行深入分析，可发现其以病理因素为主导的病机架构模式。

1. 病机十九条中的病理因素

（1）病机十九条中风热火湿寒不宜界定为病因与病性

首先，病机十九条所论述的风热火湿寒，当属病机范畴而非病因，佐证有二：一者，《黄帝内经》所言六气病因者，多以寒暑并称，如《素问·宝命全形论》"天有寒暑"、《素问·天元纪大论》"天有五行御五位，以生寒暑燥湿风"以及《素问·至真要大论》前文所言"风寒暑湿燥火"，为何此处但言火热，却独不言暑，盖言暑者，必为天气，而火热者，可以病类与病象名，不论其所从，提示此处所言非六气病因而是病机范畴；二者，六气中燥的缺失与火热的汇聚，使该分类模式与六气不尽相同，如果说燥的缺失是错简脱讹，那么火热汇聚显然不是，而遍查《黄帝内经》中其他的六气论述均未出现过此类现象，提示其中另有深意，结合上文所述六气辨治与病机辨治论述对象的天人之异，可以发现，此处所论风热火湿寒，实是源于对人体病变取象比类的归纳，其火热汇聚实是人体病变从化规律，而非天之六气之变，故其当属病机范畴。

其次，病机十九条所论述的风热火湿寒，当属相对独立的病气范畴而非病性，原因有二：一是病性者，疾病之性质，其依附于分析的病变客体而存在，是对病变客体的进一步解析，如分析疾病黄疸时，根据黄家从湿得之首先确定的是病气湿，再根据实则阳明虚则太阴的病变特点，可以进一步分析其虚实属性，此时所言虚实依附于疾病病气客体而存在，其属于病性的范畴，而病气湿则实际是取象比类方法归纳的人体内的病气，其本身即是作为病变客体而存在，相对独立而不依附于其他病变，与病性内涵有异，故而不宜作病性看待；二是所论病性者，以张景岳所倡八纲中的寒热虚实为代表，但张景岳注解《黄帝内经》，为何于此处只取寒热，不取风湿，同样病机十九条此处为何又只言寒热，不言虚

实，显然病机十九条此处所论与病性不同，虽言寒热，但非病性，而是与风湿一同归纳为机体之病气，其与病性外延有异，不宜作病性看待。实际病机十九条之后的应用模式中另有病性的界定，后文详述。

（2）病机十九条中风热火湿寒的病理因素属性

由于风热火湿寒这几种病气由内而生，为了区别于外感六气，有学者将其归为内生五邪，界定为病机范畴。比较而言，这种认识似更符合其特点，但病机十九条中所论病气并不完全等同于内生五邪。其所论病气，并不完全是由内因作用而成，虽然不同于外感六气，但却与之联系，可因外感六气所致或引动而生。如"诸痉项强，皆属于湿"，虽然说"诸湿肿满，皆属于脾"，其湿可由内伤脾胃而生，但其"痉项强"显然也可由外感六气之湿所致或引动而成。因此从病因分析，病机十九条中所论病气实际包涵了外感六气所致以及内生五邪所成两个方面的内涵。而从病机考虑，无论外受还是内生，病机十九条中每一种病气本质都是具备一组特征性表征的一类机体病理反应，可通过对其表征司外揣内与取象比类，而归纳界定为相应的病气种类，故其实际是机体病理变化的比类类别。从这一病机内涵特点来看，此类病气的界定与痰饮水瘀等病理因素的界定并没有本质不同，只不过这两类病理变化，在表征上存在无形与有形的差异，而采用的理论模型与取象比类方法不同而已。同时此类病气，也具有病理因素第二病因的核心特质，即其由机体功能失调而存在或产生，存在或产生之后又可作为病因进一步影响机体功能，这一点在此类病气的应用中有充分的体现。如张仲景所论太阳中风，其风之所客与太阳卫外功能失调有关，但风客又可导致卫起抗邪，且由于风性疏泄的特点，又可致营气受损，形成卫强营弱，热自发汗自出的格局，故其治疗并非完全针对风邪外客与卫外失调，而是采用桂枝汤调和营卫为治。又如李东垣在论述阴火论指出，阴火虽似由下焦肝肾失调而生，但其本于中焦，因中焦脾虚而生湿，以湿性趋下，湿成之后进一步侵浸影响下焦肝肾功能而成，故其治疗此类病证并不以调治下焦肝肾为法，而是以补中升阳为治。此二者虽治疗重点选取思路不同，但均以其所论风与湿的第二病因特质解析为立法依据。因此笔者认为，将此类病气归入病理因素范畴，似更能体现其本质特点。

2. 病机十九条以病理因素为先导、脏腑病机为内核的病机架构层次

虽然对病机十九条中风热火湿寒与五脏上下的性质认识不同，但多数学者还是将二者视作不同角度相互关联的病机要素类别，对举并列而论。但从病机架构的角度来分析，二者之间实际是有明确递推层次关系的，病机十九条构建了一个从表象病理因素到深层脏腑的病机架构层次。

（1）病机十九条中病机的递推层次关系

病机十九条中风热火湿寒与五脏上下之间并非是对举并列关系，实际二者之间存在着明确的递进层次关系。破解这种层次关系的关键在病机十九条论述方式与关键词"属于"上。病机十九条每条均采用的是"诸……皆属于……"的句式，多数学者关注点集中在"诸"与"皆"的内涵上，笔者则认为要理解其病机架构的设计，关键在"属于"二字，此二字与病机辨治的应用模式密切相关，如病机十九条后的应用中紧接着提到的"谨守病机，各司其属"，在反治法应用中提到的"诸寒之而热者取之阴，热之而寒者取之阳，所谓求其属也"。《说文解字》言："属，连也。"故言其所属者，为其联系的根结所在，求其属，即是求其根结，求其本之意，同时《说文解字》后又注"凡异而同者曰属"，故归于属者，实是不同病证共性病变的归纳，即前文所述之病象之比类，司其属，即是统领其对应比类类别之意。因此"属于"之前，是不同病证某一类共性病变的特征性表征，是进行比类类别划分的依据，"属于"之后，是对该比类类别病变根结的归纳，是对病变本质的探求与界定。

由此进一步分析病机十九条可以发现，风热火湿寒比类类别的划分，完全是依据病证的特异性表征，如"诸暴强直，皆属于风""诸痉项强，皆属于湿"，风与湿的界定，分别以猝暴强直与痉而项强为特征；而五脏比类类别，则多是在不同病理因素比类病机基础上依据病证的特异性表征而区分的，如"诸风掉眩，皆属于肝""诸湿肿满，皆属于脾"，其中肝与脾的界定，则均是在病理因素风与湿的基础上，分别以风的特征加掉眩的表现，以及湿的特征加肿满的表现为依据，由此也可看出病理因素风与湿，可归结于肝脾失调之内生，此即内生五气之由来，但其不具备五脏特征表征时，当由外感六气而得或由其他病理因素转化而得。

对比上述病理因素与脏腑病机的推导模式，可以看出病机十九条对于病证根结的归纳，实际存在特征性表征到病理因素，以及病理因素加特异性表征到脏腑病机的严谨递推层次关系。

（2）病理因素为先导脏腑病机为内核的表象与深层病机

为什么会出现这种递推关系，与病机的内涵特点有关。病机有深藏于内的含义，病机十九条构建核心是探求人体发病与病变的内在关键机制，那么对病机的审查必然是由表象到本质的过程。而这个由浅入深的探求过程，未必通过一次推断分析就能够直接认识病变本质，可能需要多次推断叠加递进才能接近。五版《中医基础理论》教材中明确指出，由内因产生的具有内生五气性质的病理因素，"是由于气血津液、脏腑生理功能失调所引起的综合性病机变化"，因此仅仅查知病理因素显然还未充分揭示其发病与病变的核心机制。而以这样的思路分析外因引起的病理因素背后，其实同样存在脏腑经络、营卫气血功能的失调，其六气致病，必是通过影响脏腑经络、营卫气血功能而发病，这也是六经与卫气营血辨治体系构建的基础。故而无论外因还是内因所致，病理因素均是进一步分析的导入病机，需要进一步落实，而由于经络入属脏腑，营卫源出气血，而气血生成与流布又可统于脏腑，故其着落点又以脏腑为核心。由此可见，病理因素与脏腑病机的上述递推关系，是由于二者病机归纳层次的差异，前者是病机解析的先导，而后者是病机解析内核，二者分别代表了病机解析的表象病机与深层病机。其中病理因素，是以六气为模型，根据机体表现，取象比类而得，如"诸暴强直，皆属于风"，即取风动之象，因此其归纳具有表象的特质；同时，此类病机由临床特征性表现直接推断而得，病机归纳更直接，更接近临床表征，因此其具备表象病机特质。而脏腑病机，也并不是简单的定位，而是需要参考藏象理论，搞清楚其病理变化所在，如"诸湿肿满，皆属于脾"，并不是单纯依据脾主湿而定位于脾，而是参考脾主升清与散精的作用，通过肿满等表现观察脾对水谷运化布散的功能异常，进而分析具体的深层病变；同时，此类病机多在病理因素基础上由临床特征性表现间接推断而得，病机归纳更深入，更接近病变本质，故其具备深层病机的特质。

3. 病机十九条隐含的以病理因素为主体的病机转化与相兼关系

以上述模式分析病机十九条，似有两点与之不符：一是五脏病机中，肺与心的病机条目似不符合上述模式；二是上下病机也与该模式不完全相符。对这两个问题的解析，是进一步理解该模式的关键，由此又可以发现病机十九条隐含的以病理因素为主体的病机转化与相兼关系。

（1）从燥与火热病机的特殊性看病理因素的转化与相兼

在病机十九条中肺与心的病机条目并未与燥和火热直接建立联系，不少学者持错简脱论说，尤其在其他四脏论述之后，在心的病机条目"诸痛痒疮，皆属于心"出现之前，插入"诸热瞀瘛，皆属于火"一条，从文理与医理角度均似当作"诸热瞀瘛，皆属于心"与"诸痛痒疮，皆属于火"更加妥当。此种分析似更加符合上述病机架构模式，但笔者认为，如果结合病机十九条燥病机的缺失与火热病机汇聚的特殊性来看，肺与心的病机条目作此论述未必是错简脱讹，而是由病机十九条对燥与火热归纳的特点而决定的。

一者，燥无定形。对于病机十九条中燥的缺失，有学者提出，是由于燥不致病。但病机十九条中实际隐含有燥的病变内涵，不过有其实无其名，从病理因素归纳的角度来看，可以归结为燥无定形。燥无定形，是指病机十九条虽有燥的病变，但多与其他病理因素相兼出现，不具备相对稳定而独立的归类表征，故而归入其他病机条目，如"诸转反戾，水液混浊，皆属于热"，可见于热霍乱吐泻转筋，隐含了津伤化燥的病理变化，但其燥由湿热所致，同时与湿热相兼，故归之于热；又如"诸暴强直，皆属于风"，其肝旺化风，多有肝肾阴虚的内燥病变，故而刘完素指出，其筋脉劲急，是"病风过极则反燥"，兼有燥化病机存在。因此说燥的表征随转化相兼者而变，故无定形，无法统于某脏，故而病机十九条中同时出现燥的缺失，以及肺脏病机不符合上述模式的现象。但燥无定形不是绝对的，与其归纳受所涉病变素材的限制有关，且没有特征性的归类表征，不利于病机燥的分析应用，所以刘完素等后世医家又补充了燥的病机条目。

二者，热无定体。理解这个问题，首先要明确一点，热与火有别，这种区别不仅仅是程度的差异，病机十九条所言热者，多为水液之病，而言火者，多有神志病变，因此笔者认为二者实是湿热与火毒的区别。查火热的诸多表现，首先是与脾湿、肾寒的条目形成鉴别的重要内容，如对于水肿病，虽然"诸湿肿满，皆属于脾"，但"诸胀腹大，皆属于热"，故而有阴水阳水之分；对于外感病，固然"诸寒收引，皆属于肾"，但"诸禁鼓栗，如丧神守，皆属于火"，故而有寒热之别。但推其理，火热实为转化相兼为病，虽"诸胀腹大，皆属于热"，但其中必有脾湿，实际常是脾湿化热而相兼为病，故治疗时可采用中满分消汤兼顾为治；虽"诸禁鼓栗，如丧神守，皆属于火"，但其中常有寒闭，也常是毒壅寒闭而相兼为病，故治疗时可采用三消饮兼顾为治，其他同理可证。可见火热实际也是重要的转化相兼病机，这也是刘完素提出六气皆从火化的重要原因。明确这一点，结合心主神志的生理特点，可以发现，火实际与心的关系更加密切，按照上述模式，似乎可言"诸火痛痒疮，皆属于心"，所以刘完素言"诸痛痒疮，皆属于心火"也是此意。所以相较而言火有定体，可归之于心。对于热者，病机十九条因其不与火同，并不将其直接归系于心，而是通过其与火的转化关系，"诸热瞀瘛，皆属于火"，结合火的归系关系与心建立联系。所以说病机十九条中热无定体，并不直接归系于任何脏腑。在分析上述问题的过程中可以发现，实际是燥与火热病机兼具转化与相兼病理因素的属性特点，决定了病机十九条燥的缺失与火热的汇聚，导致了肺与心的病机条目的特殊表述模式。而这一特殊性，也提示了转化与相兼病理因素深层病机的复杂性，并不能完全采用五脏分类模式与之关联进行进一步解析。

（2）从上下病机看转化与相兼病理因素的深层病机

既然燥无定形，热无定体，那么应如何进一步探索其深层病机呢？笔者认为，此正是上下病机的由来，学者对其与五脏关系以及其条文内涵颇多疑问，笔者认为，其实病机十九条中的两条上下病机，实是以痿、厥为例，例示燥热转化深层病机的解析方法。

其一，"诸痿喘呕，皆属于上"，显然喘呕病上，人皆可知，此条论述的意义在于，对于痿病而言，可以喘呕为进一步分析的依据，痿病有上下之分，在上为肺胃之病，在下为肝肾之病，此叶天士所以言其为肺胃肝肾四经之病的原因，见喘呕者，可知其在上之肺胃，深层病机为肺胃津伤燥热所成，故有学者言其所论与肺痿更加接近，实是其只例其一，余此类推的论述方法所致，因此如见痿躄，腰腿酸软不利者，则又可知其病在下之肝肾。同时此言痿病，实是以痿示燥，痿病以不荣失用为本，实是燥病，燥之所生，可以由外感致肺胃津伤而成，久及肝肾，也可由内伤致肝肾阴虚而成，后及肺胃，也是以上下分之，所以此处所言，实是以痿示燥之三焦上下分论之法，故而也有学者言此条即是论燥，实是其以痿示燥所致。

其二，"诸厥固泄，皆属于下"，同样固泄病下，也是人皆可知，此条论述的意义在于，对于厥证而言，可以固泄为进一步分析的依据，厥也有上下之分，如大怒"而血菀于上"使人薄厥，其病属实在上，为阳旺上越之变，病多起于肝而及于心，而其"阴气衰于下"又可为热厥，其病属虚在下，为阴竭下亏之变，病多根于肾而及于肝，所见固泄者，可推知其病在下，病在上者，同理可推。同时厥证手足逆冷，为阴阳失交寒热气逆之病，此言厥证，实是以厥知热，吐泻肿胀之湿热致厥，也有上述上越与下亏之变，由此知无定体的兼化之热，也可有热盛阳动于上与阴伤热煎于下之区分，病变亦不离肝心或肾肝，故而此处所论，也是以厥示热之三焦上下分论之法。

所以，此类转化与相兼病理因素，其或从化或制化而成，本质仍是病气，实际是以三焦气化理论为基础，从上下分而论之，进而由三焦气化与脏腑的关系进一步分析其病理变化。由此可见，此类转化与相兼病理因素的深层病机，实际是以三焦气化病机为中介，而最终还是以脏腑病机为内核。

（传承弟子冯哲撰写，周仲瑛指导）

第四节 辨证五性论

一、辨证的概念及重要性

辨证就是辨别、识别证候。中医的"证"相当于西医的诊断，它是中医关于疾病发生、发展过程中把握疾病某阶段本质的一种概念。换言之，就是为了达到明确诊断而进行的思维——在全面而有重点地搜集四诊素材的基础上，运用中医基本理论，进行分析、推理，去粗取精，去伪存真，由表及里，综合判断，以得出相对合理的证候诊断。其重要性正如《临证指南医案》所说："医道在乎识证、立法、用方，此为三大关键。……然三者之中，识证尤为紧要。"即在现代，一般而言，要应用中医药手段取得理想疗效，仍必须有科学的、合乎逻辑的辨证分析，必须确立正确的证候结论。

二、辨证的主要内容和方法

周仲瑛教授认为辨证首先要了解辨什么、怎样辨、辨明后有何价值。广义的辨证可以包括辨病名，狭义的辨证也可以与辨病名分开。辨证至少应包括辨病因、病位、病理生理（脏腑病机）、八纲属性、病理因素（第二病因）、有关因素组合的标本关系、证势、病势转归和预后等。辨证的方法主要是应用中医基本理论对四诊素材进行筛选、分类排比。临床从认定主症开始，深入剖析其特点，每可理出证的初步线索。以疼痛为例，要分析其部位、性质、程度、加重或缓解的有关因素等等。如痛在胃脘者，询知其既痛且胀、痛势隐隐、得食可缓，局部喜暖恶冷等，即可理出"中虚胃寒气滞"的初步印象。然后全面回顾四诊所得，扩大思路，"有者求之，无者求之"，寻求对初步印象的支持。出现不符合初步印象的证候也要认真推敲，或扩大内涵，或相互排除假象。主症无典型线索可辨时，可采用反面论证、逐一排除的方法。必要时还可通过治疗试探等，之后再做进一步结论。至于上述有关内容辨明后的价值，当然还是在于指导治疗。以辨病因为例，由于疾病是病因与机体相互作用的结果，故了解病因对治疗有直接意义——为病因学治疗及预防指明目标，如虫积内扰的要驱虫，痨虫蚀肺的要抗结核；及/或间接意义——为发病学治疗提供方向。如郁怒伤肝，可能出现肝气、肝风、肝火等，除尽量脱离致怒的环境条件外，更多的还是消除其病理后果，达到以平为期：如选用疏肝理气、平肝息风、清肝泻火的方药等。

三、病、证、症间的关系

为了更好地说明证的"五性"问题，有必要搞清疾病、证候与症状三者间的关系。一般说，有病始有症，有症方可辨证，有证乃知病。一病或有数证，一证每有多症。症是外部表现，证是内在本质的时相（阶段）概括，病是证的转化沿着一定规律进行的总体轨迹。辨病（包括西医的微观手段）有利于认识疾病的个性，掌握疾病发生、发展的特殊规律，把握疾病的重点和发展趋势，有利于制定总的治疗原则，也有利于治疗没有症状的疾病。证比症深刻，比病具体，证是一种倾向于重点揭示某一阶段特定人体病理生理机能状态的综合性诊断概念。故曰病不变而证常变，病有定而证无定。有是病便有是证，但不同的病却可有相同的证。总之，病、证、症三者既有区别又有联系，临诊时必须处理好它们之间的关系，一般是在分析症状的基础上认识疾病和辨别证候，在识病的同时辨证，在辨证中更深地把握疾病，其中辨证是中医指导治疗的核心与灵魂。

四、关于证的五性

即特异性、可变性、复合性、非典型性、客观性，掌握证的五性对于提高认证的精确度，加强辨证的预见性甚有裨益。

1. 特异性

证与证都是互相区别的，每一个证的概念都有其特殊内涵，即特异性。但从组成证的个别症状和体征看，其中不少表现既可出现在本证，也可出现在他证，并非均带有特异性。在临证中，要特别重视识别组成此证的特异性症状和体征。还要懂得，随着这些特异症状、体征的特异程度高低和数量多寡，临床实际所见之"证"也存在特异性超度的差别。对于特异性程度较低的证不能轻许，治疗也不能孟浪。如外感"少阳证"，须具备"口苦、咽干、目眩、往来寒热、胸胁苦满、脉弦细"等症。若分解看，"往来寒热"的特异性价值明显高于其他，临床即使有口苦、咽干、目眩、脉弦等多数证候亦不能轻易断为少阳证；又如"痰热蕴肺证"，须见"咳嗽、气粗、咯痰黄稠、苔黄腻，脉滑数"等症，其中"痰黄稠"如系主诉兼望诊所得，只此一端，即基本可构成该证，其他症、征若单一出现则每不能轻信即属该证。周仲瑛教授曾治一例杨姓肝癌患者，肝功能异常，肝脏肿大，腹水明显，抓住舌质光红无苔、口干少津这一特异现象，重用养阴的生地黄、天冬、麦冬、玄参、鳖甲等甘寒、咸寒药，伍以清热解毒、凉血化瘀之品，治疗后水消胀缓。据症化裁，前后服药二年，肝功能恢复正常，现仍健在。

2. 可变性

证是具有时相性的诊断概念，随着时间推移，一证可以转化或传变为另一证，相比而言，较西医诊断的时相概念要强烈得多。在急性病中，甚者旦夕可变。即令慢性病，随着患者的体质内环境、治疗等外在条件的不同，也可错综演化。周仲瑛教授认为，在许多情况下，注意掌握证势、病势，对证的可变性也是可以预见的。所谓"证势"，即指一种证向另一种或若干种证转化的通常趋势：如肝气郁结可化火、生痰，故气郁证每多转化为气火证、痰气郁结证等；在外感疾病中，卫分证可向气分证传变，气分证又可向营分证、血分证传变。但因"证势"在很多情况下尚不足以把握疾病转归，故探求"病势"的问题必须兼顾。所谓"病势"，是"证势"的特殊规律，即指一些疾病，证的转化有自己的特殊趋势：如肺痨病的"肺阴不足证"往往出现在初期，而风温病的"肺阴不足证"则多见于恢复期。结合现代医学辨病知识而论，同样是温病，如是"乙脑"，每从"气分证"传变为"热陷心营证"，"血分证"较少见，若系"流行性出血热"，则"气分证"每每传变至血分，而"热陷心营证"并不常见。故周仲瑛教授治疗"流行性出血热"，抓住"气血两燔"的特点，无论出现何证，多投用"清气凉血解毒"的基本方治疗，经 1127 例临床观察，疗效卓著。

3. 复合性

所谓复合性证即两种以上证候并见，但应注意其主次地位，识别是证的交叉性还是病的夹杂性。

交叉性即两类以上证候互相联系、并见。其交叉组合形式多样：在八纲辨证方面如气血两亏、寒热互结、表里同病；在脏腑病位方面，如肺肾阴虚、肺脾气虚；在病理因素方面，如气滞血瘀、湿热内蕴、痰聚交阻等。其辨治要点是确定两者的轻重缓急，以明确治疗的主次先后。有的应抓病变重点，如肺肾阴虚重在治肾，肺脾气虚重在治脾。有的应抓病机主次，如气滞血瘀之胁痛，气滞突出用柴胡疏肝饮，血瘀明显时用复元活血汤。如湿热内蕴之黄疸，湿为主者用茵陈四苓汤渗湿泄热，热为主者选茵陈蒿汤清热利湿。如《伤寒论》治疗痞证之半夏、甘草、生姜三泻心汤，因属寒热错杂，故既用苦寒泄热的黄芩、黄连，又配辛温散寒的生（干）姜、半夏。

4. 夹杂性

周仲瑛教授认为，所谓夹杂性即指两种或两种以上的疾病并存，并由此产生二类或二类以上的复合性证。其辨治要点是把握标本主次或标本兼顾，突出重点或遵间者并行、甚者独行的原则施治。如眩晕的阴虚阳亢证，治当滋阴以潜阳，若阳亢化火动风生痰，发为中风时，又当"急则治其标"从实处理，予以息风潜阳，清火化痰。

5. 非典型性

这一特性是指应该出现的特异性症状在数量和程度上表现不足，即不符合常见的典型症、征。对于非典型性的辨识，应注意证的发生、发展、转归的全过程，把握初期性证、过渡性证、隐伏性证与轻型性证，避免辨证的局限以及用药的浮泛。

初期性证：指疾病初起始的阶段病证特有的症状尚未显现，缺少差异性。如风温、悬饮、肺痈初期均可有风热犯肺证的过程，若不从发展趋势深入分析，不结合辨病，统于疏风清热宣肺，必然针对性不强，难以阻止其发展。

过渡性证：又叫临界性证，是病情由一证向另一证转化发展过程中出现的似此似彼的证候。如中风虽无明显昏迷，仅见半身不遂，口角歪斜，但神志时清时昧，此为界于中经络和中脏腑间的证候，姑似可称之为"半经半脏证"。这种情况既可由昧转清而表现为中经络证，也可进一步发展至内闭神昏而见中脏腑证。又如胃痛，喜热敷，苔白腻，同时又见口苦、口干，舌质偏红，乃属寒热并见的过渡证，既可进一步化热，也可转从寒化。周仲瑛教授曾治一顽固哮喘，表现为典型的小青龙汤证，药入缓解，而背寒易汗气短，转为肺气虚寒证，根据本证辨证治疗后病情稳定。逾年复发，服温化剂不效，周仲瑛教授审其烦躁、唇起火疮，舌质较红，乃在小青龙汤基础上加石膏后服之喘止。说明寒饮伏肺证既可转见虚寒，亦可寒郁化热。据此可知，对过渡性证必须及时抓住病机演变趋势，予以相应治疗。

隐伏性证：又叫潜在证，其特点是临床症状极少甚至缺如。对此需注意从病史、舌、脉、体质、个性、喜好等细微处探索，并借助理化检查依据，参照疾病的基本病理进行辨证施治。如哮喘处于缓解期时，只有凭借病史及一般情况推测其发时证候，按照"平时治本"的原则立法选方，通过治疗隐伏证而达防止或减轻发作之目的。他如癫痫等具有发作性特点的疾病，亦均与此类同。又如经理化检查确诊的乙肝，肺结核、隐匿性肾炎、糖尿病、高血压病等，患者可无任何自觉不适，但可针对各自的基本病理给予相应处理。慢性乙肝给予调养肝脾、清化瘀毒，肺结核给予滋阴补肺、抗痨杀虫，糖尿病给予清热润燥，高血压病给予息风潜阳、滋阴降火。

轻型性证：由于症状严重程度不著，存在质的差异而缺乏典型表现。如肺痨有些人肺阴虚证不重，仅有轻微咳嗽，或略觉乏力；又如高血压病之头痛、眩晕程度不著；再如冠心病之胸痛血瘀证不显，仅偶感胸闷等。临证对轻型证候亦不可忽视，因它虽然反映病情的轻浅，但也可能为严重疾患的不典型表现，仍要高度警惕，仔细辨析。

6. 客观性

"证"是客观存在的，但在临床上面对患者凭主观印象所获得的具体"证"是否客观存在，则需要慎思。因为医者的依据有时过分依赖主诉症状，少数可供参考的体征如脉象、舌象也可能接近正常或不具有特异性。从患者一方看，主诉是受主观感觉支配的，患者的耐受性、表达能力各有不同，还有各种社会、心理因素可以影响或扭曲主诉；对医生来说，认症问题——如舌是否红？是否紫？脉是否弦？是否滑？也有一个敏感性和标准化、客观化问题。故临床所获得的"证"，不可否认存在客观性强弱的问题。周仲瑛教授强调一个证候（尤其是主症）不仅出自主诉，还同时得到其他三诊（望、闻、切）的支持，甚至微观检查的证实，则提示客观性强烈。如主诉口干而望之少津、扪之糙手；主诉心悸而切诊脉律失常，听诊心音或心律有异，心电图、超声心动图等亦有阳性改变。而由较多客观性强的症征所组成的"证"，自然客观性也随之增强，可信度较高；反之就较弱，可信度降低。对后者适宜小剂、轻剂试探，不必用重剂、峻剂亟亟为之。对"诈病"患者尤应辨析其真伪，如某院急诊室一位年轻医师曾遇一腰腹痛患者，除主诉外，仅有局部可疑叩、压痛，余无所获。常规辨证给药，并嘱其请假休息，然患者并未取药，疑而急起追踪，已飞步而去。可见，努力增强辨认证候的客观性是提高辨证结论客观性的前提。

（传承弟子唐蜀华撰写，周仲瑛指导）

第五节　糖尿病早期"六郁"病机探讨

消渴病是以多饮、多食、小便多，久则身体消瘦，或尿有甜味等为主要症状的一类病证。根据 2 型糖尿病诊断标准诊断的糖尿病早期患者（糖尿病前期和 80% 以上 2 型糖尿病患者）并无消渴病的临床表现，因此以"三多一少"临床症状为辨治核心，且被多数中、西医临床医家公认的"阴虚燥热"的消渴病机理论尚不能很好地指导这类患者的治疗，本文试结合《黄帝内经》及西医学研究成果对消渴早期（包括糖耐量递减、空腹血糖受损和糖尿病无并发症期）病因病机重新进行探讨。

一、对中医传统消渴理论的反思

宋代王怀隐等著《太平圣惠方》中"三消论"一卷，明确提出了"三消"一词，云："一则饮水多而小便少者，消渴也；二则吃食多而饮水少，小便少而赤黄者，消中也；三则饮水随饮便下，小便味甘而白浊，腰腿消瘦者，消肾也。"后世医家多宗其说，力倡消渴病分上、中、下三消，上消责之肺热，中消责之胃热，下消责之肾阴虚或阴阳两虚，认为"阴虚为本，燥热为标"为其主要病机，这是对有消渴症状病机的概括。但临床需对无"三消"症状的早期糖尿病病机进行进一步认识，分析糖尿病和消渴病的不同之处，有以下几点：

从诊断看，糖尿病是由胰岛素的相对或绝对不足引起血糖、尿糖增高的一组证候群，诊断标准依据空腹血糖、口服葡萄糖耐量等试验结果。中医学中的消渴病则是以多饮、多尿、多食或消瘦为临床特征的一类疾病。《黄帝内经》根据临床表现分别称为消渴、消瘅、膈消、肺消、消中等。总之临床上没有"三多一少"的临床症状不能称之消渴，而血糖超标，即使未出现"三多一少"中的任何一个症状仍可确诊为糖尿病。这导致古代消渴病的内涵并未囊括糖尿病早期无症状的患者。

从症状看，多饮、多食、多尿或消瘦等症状是诊断消渴的必备条件。有这些症状而诊断消渴时，也可能是西医的尿崩症、甲亢、干燥综合征等。糖尿病部分患者临床可表现多饮、多食、多尿或消瘦，而初发的 2 型糖尿病无这些典型症状，甚至反见肥胖、超重。

从治疗效果看，消渴病的中医治疗历经几千年，其经验甚丰，特别在并发症的治疗方面取得了一些成果。但是虽然通过中医辨证用药改善了多饮、多食、多尿等阴虚燥热的症状，但血糖仍不能得到相应的改善，提示糖尿病高血糖的产生另有原因。

总之，古人是在临床有明显"三多一少"症状时对消渴病进行认识和诊断的，而现代糖尿病是根据血糖检查结果进行诊断的，两者诊断方法的差异导致古代消渴病和现代糖尿病内涵的不对等性，糖尿病前期阶段和无明显"三多一少"症状的患者未被古人所认识，因此糖尿病阴虚燥热病机理论尚未囊括糖尿病早期无典型三多一少症状时的病机，故利用现代研究手段对糖尿病早期的病机作出全新的认识十分必要，以完善糖尿病的中医辨治体系。

二、对消渴早期病机的理论探索

1. 从《黄帝内经》推演消渴早期"郁滞"发病病机

《黄帝内经》有关消渴的论述，有以下几种：

脾胃失运，痰湿内蕴生热：《素问·奇病论》曰："有病口甘者，病名为何？何以得之？岐伯曰：此五气之溢也，名曰脾瘅。夫五味入口，藏于胃，脾为之行其精气，津液在脾，故令人口甘也。此肥美之所发也，此人必数食甘美而多肥也，肥者，令人内热；甘者，令人中满，故其气上溢，转为消渴。"《素问通评虚实论》云："凡消瘅仆击，偏枯痿厥，气满发逆，肥贵人，则膏粱之疾也。"即论述过食滋腻醇酒，滞脾戕胃，劳倦太过，或病久脾气受伤，皆使脾失健运，饮食水谷不能化生气血津液而生痰湿，痰湿内蕴生热，发为消渴。张洁古曾以七味白术散治疗消渴。张锡纯在《医学衷中参西录·治消渴方》中谓本病："皆起于中焦而极于上下。……脾气不能散精达肺则津液少，不能通调水道则小便无节。"两位医家都是这一病机的响应者。

肝气郁滞化火：如《灵枢·五变》云："五脏皆柔弱者，善病消瘅。……夫柔弱者，必有刚强，刚强多怒，柔者易伤也。……此人薄皮肤，而且坚固以深者，长冲直扬，其心刚，刚则多怒，怒则气上逆，胸中蓄积，血气逆流，髋皮充饥，血脉不行，转而为热，热则消肌肤，故为消瘅。"指病者在一定体质因素上，复因肝阳亢盛，其人多怒，怒则气逆而滞，气血郁而化热，从而形成消渴病。刘完素在《三消论》中云："夫消渴者……或因耗乱精神，过违其度，而燥热郁盛之所成也。"进一步指明了在消渴病的发生中，肝的功能失调主要表现为肝经郁热。

胃火炽盛：《素问·阴阳别论》云："二阳结谓之消。"二阳，王冰认为足阳明胃与手阳明大肠，胃热化燥伤津，大肠无津以润，热结上蒸胃腑，形成二阳热结。阳明热盛，邪火杀谷，而见消谷善饥。同时，由于胃热使饮食精微皆消作小便而出，此正如《素问·气厥论》中云："大肠移热于胃，善食而瘦。"张仲景也认为"趺阳脉浮而数，浮即为气，数即为消谷而大坚，气盛则溲数，溲数即坚，坚数相搏，即为消渴"，并提出用白虎加人参汤治疗中火热盛而阴津亏损的消渴证候。胃热日久，一方面灼伤脾胃阴津；另一方面，胃处中焦，胃火既可上炎刑金，使肺津液燥，又可下传于肾，使肾液愈亏，还可壅遏肌肤而生痈疽。

《黄帝内经》对同一疾病为何有不同的论述？结合临床实践分析：一些糖尿病患者因过食滋腻醇酒或甜食，戕伤脾胃导致湿邪内聚而发病，这便是《黄帝内经》所述的"肥美之所发也"和"二阳结谓之消"；一些因长期情绪急躁易怒或巨大的精神刺激如恼怒、抑郁、焦虑等诱因而发病，这便是刘完素所述的"因耗乱精神，过违其度，而燥热郁盛之所成也"。由此可得出结论，《黄帝内经》时代已认识到糖尿病的早期发病原因有多种类型，如痰湿、气滞、郁火等。归纳起来糖尿病的早期病因病机可以一言以蔽之即"郁"，包括气、血、痰、食、湿、火六郁，对于不同体质的患者，六种因素各有所重，不能用单一因素解释 2 型糖尿病的发生。

2. 2 型糖尿病早期"六郁"病机的存在

早期糖尿病可分为肥胖型和消瘦型，二者在病因病机、临床特征、治则治法、遣药组方等方面都存在着明显差异。肥胖 2 型糖尿病分为实胖和虚胖，早期虽无明显的"三多一少"症状，但其临床症状可归结为"郁"，"郁"的病理因素各不相同。

肥胖 2 型糖尿病属实胖者，多是由于过食肥甘或饮食不节而致饮食停滞（食郁），以食郁为先导，形成气、痰、湿、热、血六郁。食郁中焦，阻碍脾胃升降，脾主运化，肝主疏泄，脾胃气滞，土壅木郁形成肝脾气郁，郁久化热，此即《素问·奇病论》所云："肥美之所发也，此人必数食甘美而多肥也，肥者，令人内热；甘者，令人中满，故其气上溢，转为消渴。"肝脾气郁，中焦气滞，气机升降受阻，水液代谢失常，运化不健，则水湿不化，津液不布，为湿为痰。肝气郁滞，气机不畅，血行艰涩受阻，可为膏为浊，为湿为痰，为热为瘀。上述病机变化最终导致了食、气、痰、湿、热、血六郁的病理状态。肥胖 2 型糖尿病属于虚胖者，因虚致郁，存在脾胃之虚和痰湿之郁。

消瘦型的早期糖尿病患者发病可能和遗传有关。《灵枢·五变》："夫柔弱者，必有刚强，刚强多怒，柔者易伤也。……怒则气上逆，胸中蓄积，血气逆留，髋皮充肌，血脉不行，转而为热，热则消肌肤，故为消瘅。此言其人暴刚而肌肉弱者也。"提示消瘦型糖尿病的发病与性格类型相关，其成因是由于情志伤肝，气郁血滞，郁而化热，消烁肌肤。此类消瘦型糖尿病患者存在气、血、热郁。

3. 郁、热、虚、损——糖尿病的四大发展阶段

大量的临床和实验结果发现，2 型糖尿病的演变过程可分为郁、热、虚、损四大阶段。郁的阶段，代表疾病的早期：实胖型患者的病机多是以食郁为先导的六郁；虚胖型患者其病机以脾虚胃郁为根本；瘦型患者其病机多是以肝郁为主。热的阶段，代表疾病的发生：表现为易怒口苦（肝热）、消谷善饥（胃热）、便秘（肠热）、大渴引饮（肺热）。虚的阶段，代表疾病的发展：主要表现为阴阳气血的亏虚，临床常表现为虚实夹杂，治疗上当虚实两顾。损的阶段，代表疾病的终末：糖尿病后期，诸虚渐重，脉损络瘀益显，大、小微血管都可能出现病变。这四大发展阶段很难截然分开，如六郁化热形成郁热并存，郁热伤阴耗气，呈现郁、热、虚并存之态，同时形成痰湿、血瘀等新郁。治疗当分清标本缓急轻重。辨证必须首先分清目前疾病主要处在哪个阶段，向哪个阶段发展，然后标本兼治，既病防变，未病先治。

三、从现代研究结果对消渴早期病因病机再认识

糖尿病早期的症状隐匿，传统中医学由于缺乏微观诊查的手段，无法认识到糖尿病早期的病理变化，而借助西医学的研究结果可以揭示出糖尿病早期的微观特征，因此有必要从现代研究结果对糖尿病早期的病因病机进行再认识。

近年来，现代研究者通过临床观察研究发现：糖尿病早期存在湿邪内聚、肝郁肝火和热毒内蕴的不同病因病机。①2 型糖尿病患者初期并无明显的燥热内生征象，却常常表现为形体肥胖、肢体困倦、胸膈痞满、苔腻等湿邪内聚证候。②肝郁是糖尿病发生的始动因素，肝火是糖尿病发展的重要因素。肝失疏泄则使人体气机紊乱，气血津液代谢失常，从而导致胰岛的分泌功能紊乱。肝的病理特点是易郁、易火、易虚，肝失疏泄而表现出来的肝郁、肝火和肝虚等，都将影响胰岛素的分泌。糖尿病是由于胰岛素的分泌绝对或相对不

足而引起，所以肝失疏泄是糖尿病发生、发展的基本病机。③糖尿病血糖升高与热毒内蕴相关。运用清热解毒、养阴化瘀法治疗糖尿病可明显降低患者血糖。

实验研究表明：应用开郁清胃法（开郁清胃颗粒）可以明显降低链脲菌素糖尿病大鼠的血糖，显著改善链脲菌素糖尿病大鼠的胰岛素敏感性并能改善患者的血脂紊乱、血流变异常，减轻患者体重。在随机对照原则下，临床分别观察了开郁清胃颗粒、文迪雅对 45 例代谢综合征患者腰腹围、血糖、血脂、胰岛素敏感性及体重的影响。结果显示开郁清胃颗粒具有明显降糖、降脂、提高胰岛素敏感性的作用，并且能够明显改善临床症状。尤其与文迪雅不同的是开郁清胃颗粒不导致体重增加，并能显著降低代谢综合征患者的体重及体重指数，特别是其能均匀地减小患者的腰腹臀围。这提示了在以胰岛素抵抗为主的肥胖患者中肝郁、胃热病机的存在。

四、糖尿病早期开郁法的临床应用

在肥胖糖尿病的早期阶段，针对六郁的病机，可应用消膏转浊、开郁清胃、辛开苦降、苦酸制甜、辛香走窜的治法，积极有效预防并推迟糖尿病及其并发症的发生。以下治法可单用或联合使用。

1."消膏转浊" 调肥脂

《灵枢·卫气失常》："人有脂、有膏……膏者，多气而皮纵缓，故能纵腹垂腴。"提示膏人即腹型肥胖者。"膏者，神之油也。……脂即膏也。"（丹波元简）《医学正传》："津液稠黏……血为之浊。"血脂异常和血糖升高中医统称为"血浊"。2 型糖尿病患者中 80%肥胖或超重，60%血脂异常，所以有学者将其称为"糖脂病"。故治疗上消膏以治肥，转浊以调脂。主药有丹参、五谷虫等。

2."开郁清胃" 解郁热

肥胖 2 型糖尿病土壅木郁，肝胃郁热。"土郁夺之""木郁达之""火郁发之"，故以疏导为主，重在清泄郁热。主药有柴胡、黄连等。

3."辛开苦降" 畅气机

肥胖 2 型糖尿病患者病在中焦，胃肠瘀滞，使中焦大气不转，宜辛开苦降，调畅气机。主药有黄连、干姜等。

4."苦酸制甜" 降血糖

此法直接针对高血糖提出。"气味辛甘发散为阳，酸苦涌泄为阴"，苦为甜的对立，酸为甜的中和。苦能泄热，苦能坚阴；酸能涩，能收。苦酸配伍，泄热毒而敛气阴。主药有黄连、乌梅等。

5."辛香疏络" 疏血郁

辛香走窜之药直达络脉，疏通络滞，具有亲络性。针对肥胖 2 型糖尿病早期存在血郁的病机，应及早应用本法，一则防止或延缓并发症，二则加强降糖疗效。主药有桃仁、三七、丹参、冰片等。

　　目前，传统"三消"分治理论已经逐渐被临床医生所淘汰。许多学者针对糖尿病提出脾虚、肝郁、肾虚、痰、湿、毒等病机理论，取得了一些可喜的进展，为今后进一步研究拓宽了思路。但糖尿病早期特别是无症状期的病机研究仍较少涉及，重视这一时期病机和治疗的研究对实现糖尿病治疗上新的突破有一定的理论和实践意义。本文提出糖尿病早期存在"郁滞"的病机，希望能抛砖引玉，诚请斧正。

（传承弟子仝小林撰写）

第六节　中医脏腑病机术语标准化研究思路与方法

脏腑病机术语多以脏腑生理、病理学说为基础，高度概括辨证所得印象，是指导实践的理论依据和推断疾病证候表现的基础能反映病变的整体关系及其发展转归。辨析脏腑病机是中医内科领域辨证论治过程中的关键环节，应用脏腑病机术语概括中医内科病证病机以指导临床实践，是中医内科领域中最为常用的方法。目前，人们在脏腑病机术语应用方面存在内涵界定不清、表述混乱（如一词多义、多词一义）等诸多不规范、不合理之处。

一、病机的内涵和外延

病机一词始见于《素问·至真要大论》，其载"审察病机，无失气宜""谨守病机，各司其属"。《神农本草经》曰："凡欲疗病，先察其源，先候病机。"张景岳则谓："机者，要也，变也，病变所由出也。"因此，中医"病机"的特征有三：其一，指的是疾病发生、发展、变化的原因；其二，"机"是一种动态的过程，是疾病变化的内在动力；其三，病机是对疾病发生发展过程中关键点或因素的抽象。概言之，病机是各种致病因素作用于人体所引起疾病发生、发展与变化的机理。进行病机分析在整个辨证论治过程中都有着极为重要的地位。

病机术语则是说明疾病病变机理的一些专用词汇，有明确的内涵。中医学认为，疾病的表现形式是各种原因所致的机体阴阳失调。就病性而言，有阴阳、虚实、寒热等；就病位而言，则可分为脏腑、经络、气血、表里等；按病势可分为顺逆、升降、传变等。概括来说，病机的内涵包括病性、病位、病势等几个基本发病学要素。

病机的外延包括病因、临床表现、疾病过程中的干预措施以及诊治过程中针对病机确立的治法和方药选择等。如全国中医学院试用教材重订本《中医内科学讲义》中脾阳虚衰证，病机概要为饮食生冷甘肥，或过用寒凉药物，及久病失养、脾阳不振，运化无权。主要临床表现为面黄欠华、脘冷或泛清水、腹胀、食入欠运、喜热饮、便溏、小溲清利、舌淡苔白、脉濡弱；或见肌肉瘦削、四肢不温、少气懒言等。治疗大法为温运中阳，方药选用理中汤之类。就病机内涵而言，本例病机关键为脾阳不振，运化无权，病性为阳虚，病位在脾、在里；就病机外延而言，本例"病机概要"主要涉及病因（饮食生冷甘肥，或过用寒凉药物、久病失养）、临床表现、治法及方药等。

二、脏腑病机术语与证候类型的关系

脏腑病机是立足于病机中的病位属性而言，以五脏六腑为核心结合病理因素以阐释疾病的病机本质，包括辨析各种病因或病理因素所在脏腑部位。这种病机辨析方法，早在《素问·至真要大论》病机十九条就有范例。这是因为，任何疾病发生、发展和传变，无论外感还是内伤，其发病的根本原因在于原发病因或继发病因导致的脏腑功能的亢盛或衰弱。因此，在辨证论治过程中要紧紧抓住脏腑病机，这样可以很好地指导临床对疾病的认识、诊断、治则确立和选方用药。

　　病机是疾病发展过程中的重要促发和推动因素，是对疾病发生发展过程中的关键点或因素的抽象，具有一定的共性。临床上，在一种病机作用下，临床表现可以多种多样，故而有主症、次症及兼症之分，这种由同一病机维系在一起，临床表现相对稳定的一组证候或证候群，称为证候类型（简称证型）。证型由中医学的病机决定，不能作为独立的病名。对于同一疾病，由于病机不同，可有数种证型；不同疾病又可因相同病机而具有相同的证型。正如成肇智所言："证型是由共同的病机联系在一起的证候组合，是依据病机对证候进行的归类。"正因为证候类型取决于病机，故而证型多以其病机命名。如周仲瑛主编的新世纪全国高等中医药院校规划教材《中医内科学》（第二版）中胁痛的肝胆湿热证型，病机概要为湿热蕴结，肝胆失疏，络脉失和，临床表现为胁肋胀痛或灼热刺痛、口苦口黏、胸闷纳呆、恶心呕吐、小便黄赤、大便不爽，兼有身热恶寒、身目发黄、舌红苔黄腻、脉弦滑数。可以看出胁痛证候表现多样，但都可归纳为一个病机，肝胆湿热就是该证型病机特点的高度概括，临床就以此作为证型名称，以起到执简驭繁，纲举目张的作用。

三、脏腑病机术语标准研究思路与方法

　　由于病机在中医临床辨证论治过程中的核心作用，脏腑病机术语能对疾病规律高度概括，故具有很高的临床指导价值。但在应用过程中，也存在诸多问题，其中术语用词不规范是主要方面，严重影响了中医药诊疗的推广和优势的发挥，妨碍了临床试验的合并研究和相互印证。

1. 脏腑病机相关文献检索

　　课题组收集并整理了《中医内科学》国家教材四版、五版、六版，1988 年湖南科学技术出版社出版、周仲瑛主编的《中医内科学》，1979 年上海科学技术出版社出版、上海中医学院主编的《内科学》，1997 年上海科学技术出版社出版、王永炎主编的《中医内科学》，1997 年颁布的国家标准《中医临床诊疗术语证候部分》（GB/T16751.2），2002 年中国医药科技出版社出版、郑筱萸主编的《中药新药临床研究指导原则（试行）》《中国中医药学术语集成》，2004 年中国中医药出版社出版、王忆勤主编的《中医诊断学》，1991 年中国中医药学会内科肝病专业委员会颁布的《病毒性肝炎中医辨证标准》，1994 年国家中医药管理局颁布的《中医病证诊断疗效标准》（中华人民共和国中医药行业标准），2004 年人民卫生出版社出版、邓铁涛主编的《实用中医诊断学》，1985 年上海科学技术出版社出版、方药中主编的《实用中医内科学》，2009 年上海科学技术出版社出版、王永炎主编的《实用中医内科学》（第二版），1996 年中医古籍出版社出版、吴兰成主编的《中国中医药学主题词表》，2008 年中国中医药出版社出版、朱文峰主编的《中医诊断学》等近 20 部专著、国家及行业标准。结果发现与脏腑相关的病机术语共计 1371 条（如各专著教材间有相同病机术语名称，则重复计入，同时记录频次），其中与肝相关的病机术语251 条，与胆相关病机术语 44 条，与心相关病机术语 195 条，与小肠相关病机术语 11 条，与脾相关病机术语 194 条，与胃相关病机术语 171 条，与肺相关病机术语 224 条，与大肠相关病机术语 14 条，与肾相关病机术语 170 条，与膀胱相关病机术语 31 条。

2. 脏腑病机相关文献整理与分析

　　脏腑病机不仅要明确脏腑所属病位，还要明确病性、病势，以及因果转化关系等。对

上述大量文献资料进行汇总、归纳、分析可以发现，目前脏腑病机术语主要存在以下问题。

（1）概念过大，难以指导临床

脏腑病机术语的特征是可以阐释脏腑的邪正盛衰、虚实有无，但一部分病机术语存在概念过大的问题。如肝虚，临床虽以肝血虚、肝阴虚为主，但也有肝气虚、肝阳虚存在，单纯的肝虚难以说明具体病机内容，不便于指导立法处方。

（2）单个病机，表述方式繁杂

用不同的名词表达相同或类似的意义。如"肝火炽盛"例，其他表述有肝经实火（频次6）、肝火旺盛（频次5）、肝火亢盛（频次4）、肝经火旺（频次3）、肝经热盛（频次3）、肝火内炽（频次2）、肝火偏盛（频次2）、肝经火盛（频次3）等。再如"胆腑郁热"例，其他表述有胆热（频次3）、胆经郁热（频次2）、胆火（频次2）、胆实热（频次2）、胆火上干（频次2）、胆经痰火（频次2）、胆气热（频次1）、热郁胆经（频次1）。

（3）用五行代替脏腑名称

如"肝火犯肺"，可有木火刑金的表述。如"肝郁脾虚"和"土败木贼"，前者指的是肝失疏泄，气机郁滞，横犯脾土，脾气亏虚，进一步发展可成中州衰败，肝木旺乘脾土，出现土败木贼。

（4）复合病机，表述用词多端

人体是一个有机的整体，脏腑之间相互沟通联系，如子病及母，母病及子等。故而临床上疾病的复合病机也较为常见，如关于肝胃关系的病机阐述，就有肝气犯胃（频次24）、肝胃不和（频次14）、肝火犯胃（频次11）、肝胃气滞（频次6）、肝胃不调（频次3）、肝胃气痛（频次2）等不同。

3. 制定"脏腑病机术语标准"初稿

通过整理文献中1371条病机术语，按五脏（肝、心、脾、肺、肾）和五腑（胆、小肠、胃、大肠、膀胱）以及脏脏（如肝肾阴虚等）、腑腑（如胃肠湿热等）、脏腑（如肝胆气滞等）复合病机分类，归纳相同或相似的脏和（或）腑病机术语。结果显示，肝脏病机术语可归纳为28条，胆腑病机术语3条；心脏病机术语38条，小肠病机术语4条；脾脏病机术语18条，胃腑病机术语10条；肺脏病机术语22条，大肠病机术语8条；肾脏病机术语18条，膀胱病机术语4条。对于不同脏腑类别，选择临床常用的10条术语作为该脏或腑的基本病机术语，统计每条病机术语的出现频次，根据频次确立相似术语中每条不同表述的病机术语权重，结合语言表达习惯，确立该条病机的推荐术语，完成英语对应词，同时列举出被选术语，参考中医诊断学、中医药大辞典等工具书，完成各条病机术语的阐释，形成脏腑病机术语标准初稿。

4. 专家论证

初稿完成后，进行第一轮专家论证。运用德尔菲Delphi法（专家函调法），将初稿邮寄给对国内中医领域相关资深专家（如国医大师、省级以上名老中医、教授、博士研究生导师等）。对回收的初稿意见整理分析，找出专家们意见比较集中和有争议的条目，结合原始资料中该条目的频数分布，作出相应修改和补充。按照Delphi法要求，将意见结果再次印发给专家，进行第二轮论证，重新征求意见，形成初步共识。再邀请专家召开咨询座谈会，进行现场讨论，以进一步对脏腑病机术语标准初稿达成一致意见，形成脏腑病机术语标准完成稿。

四、结语与展望

建立规范、实用的临床脏腑病机术语体系，是中医理论现代化的基础，也是今后形成辨证规范化、标准化的前提。为了满足临床诊疗决策和科学的需要，术语应简练、完整、科学、实用。其中科学性是指术语应来源国家现有规范的教材或标准；实用性是指术语规范必须结合临床实际，能够满足临床信息采集的实际应用需要。

在古今文献研究、专家咨询和论证等过程中，始终得到了包括全国名老中医在内的中医基础理论、中医临床各科的相关专家，以及计算机、统计分析等专家的全程指导。如周仲瑛教授早在20世纪70年代末至80年代初就提出要重视脏腑病机术语的规范化问题，撰写并发表了"常用脏腑病机词汇类证鉴别"系列论文，对规范中医内科学理论、教学和临床实践发挥了重要的指导作用，为本标准的制定奠定了工作基础。

本标准提交公布后，将计划进一步集全行业力量完善或深化"脏腑病机术语标准化"研究，通过全国大范围、多中心流行病学调查，明晰多系统、多脏腑的各种疾病脏腑病机证候特点，再经同行专家反复论证、完善，进而形成"脏腑病机术语行业标准或国家标准"。

（传承弟子薛博瑜撰写，周仲瑛指导）

第七节　审证求机，知常达变：中医临床辨证的思路与方法

辨证是中医学独特的诊病方法，是中医学精华的重要组成部分，具有十分丰富的内涵。日前，笔者专访了著名中医内科学专家、博士研究生导师、南京中医药大学周仲瑛教授，请他就中医临床辨证的思路与方法，谈谈自己的经验和体会。

笔者：我们每一个中医工作者，都清楚中医辨证的含义，辨证就是辨析、识别证候，是在全面而有重点地搜集四诊素材的基础上，运用中医理论进行分析、推理，去粗取精，去伪存真，由表及里，综合判断而得出的证候诊断。您在临床是如何辨证的？

周仲瑛教授：治病求本是临床医学的最高境界，求本不是针对表象，缓解痛苦，而是针对病因、病机予以根除。求因论治是中、西医诊治疾病的常识，而在中医学这一独特理论体系中，则有更深的含义，确切地说，是审证求机，辨证论治。抓住了病机，就抓住了病变实质，治疗也有了更强的针对性。求机的过程，就是辨证的过程，因此，审证求机，是辨证的基本要求。

笔者：辨证就是求机，那么，您在临床是怎样求机的？

周仲瑛教授：必须从临床实际出发，通过对临床现象的分析、总结、推理，判断病理本质。辨证的内容，应包括辨病因、病位、病理因素（第二病因）、脏腑病机、八纲属性、标本缓急、证（病）势转归和预后等。

笔者：可以请您具体谈谈吗？

周仲瑛教授：一是求发病原因，包括六淫、疫疠、七情、饮食、劳倦等。中医病因学的最大特点是辨证求因，即不仅用直接观察的方法来认识病因，更重要的是以疾病的临床表现为依据，通过分析疾病的症状、体征来推求病因，为治疗用药提供依据。如六淫致病学，传统理论一般将六淫病邪归属于外因，认为是自然界的 6 种非时之气。我认为对六淫的认识不能单纯看作是外界不正之气，而应从病机上着眼，理解为各种外因和内因作用于人体后产生的一种病理反应，即"内生六淫"。同一疾病，同一致病微生物，可能由于年龄、气候、季节、地域、个体之差，而表现为性质迥然不同的六淫邪气。例如，由于个体差异，机体对六淫病邪的反应各不相同，从而表现为不同的病理属性。凡属青壮年，阳气旺盛，六淫易从热化，一般均见阳热亢盛表现；而年老体衰，特别是素体阳虚之人，多表现为少阴病候，乃寒疫直中，不从热化使然。

笔者："内生六淫"对临床实践有何实际意义？

周仲瑛教授：由于"内生六淫"是在疾病发生发展过程中表现出来的病理属性，因而可用取类比象的方法，确定病理属性的六淫类别，以指导某些内伤杂病的治疗。例如对中风病因的认识，历经了由外风到内风的过程，但否定了外风所致的中风，并不等于治外风药不可用以治疗中风，临床上治疗中风有偏瘫、震颤等肢体经络见症者，常用防风、秦艽、全蝎、僵蚕、地龙等治外风药，每获良效。又如治内伤头痛常配合运用藁本、蔓荆子等治外风药，也有意想不到的效果。这表明外风、内风俱属疾病的病理反应，其病机实质

是一致的。

笔者：由此看来中医的病因已经和病机、个体差异、地域时限等统一起来了。

周仲瑛教授：是的，中医学的病因实际上寓有病机的含义。

笔者：求因论治已经找到了疾病的致病因素，为什么还要求病理因素？

周仲瑛教授：从某种意义上而言，审证求机的核心是求病理因素，现代称之"第二病因"，以区别于导致疾病发生的"第一病因"。因为许多疾病发生以后，在众多的证候群中往往已找不到"第一病因"的依据，疾病的病机实质由病理因素所决定。如风温肺热，初起如表现为恶寒、发热、无汗、脉浮紧，审证求因，是感受风寒病邪，但由于病邪易于化热的特点以及体质因素，如素体阳气偏亢，用药不当，过于辛热发散等原因，使风寒之邪迅即热化，导致肺热内盛，肺气不利，津凝成痰，痰热阻肺，而表现为以咳嗽、胸痛、咳吐黄浓痰为主症，此时已突出了"痰热"的特性，第一病因"风寒"虽说是转化成为"痰热"的条件，但实际上可以理解为风温肺热病以"痰热"为其主要病理因素。

另一方面，临床上如特定病因的证据不足，也可依据病位、病理因素的发病特点，进行推理定性。如水邪流动易于泛溢肌肤而为水肿；湿邪黏滞常病在脘腹下肢；痰则随气上下，无处不到；浊邪氤氲常犯脑腑清窍。风则走窜动摇不定。毒之为病不论外感还是内生之毒，每有起病急，病情重，痼疾难愈，后果严重的特点。临床当灵活审察病理因素的来龙去脉，即从何而生，有何发展趋势，有何危害，如何防治，这对认识疾病的性质，抓住主要矛盾，阻断和控制病情的发展有重要价值。

笔者：在求得发病原因及病理因素后辨证的主要过程是否基本结束？

周仲瑛教授：不对，临床在确定病理因素后，当进而分析病理变化，从气血病机和脏腑病机联系考虑。气血病机之虚证较为单纯，无非气虚、血虚或气血两虚；实证多为气滞气逆，导致血郁血瘀，升降出入乱其常道，影响脏腑功能活动。同为气滞，治法有疏泄、柔养、辛通的不同；同为气逆，治法有潜镇、泄降、酸收、甘缓诸法，须分清原委，选择应用。

求脏腑病机是辨证的核心，必须熟练掌握，准确运用。尤其应该弄清常用脏腑病机的基本概念和类证鉴别。如肾病病机中的肾气不固与肾不纳气、肾阳不振与肾虚水泛、肾阴亏虚与肾精不足、水亏火旺或相火偏旺等概念的鉴别，弄清它们之间的关系及转化规律，治疗也就有了更强的针对性。

笔者：如何认识脏腑病机？

周仲瑛教授：认识脏腑病机一般应从脏腑的生理功能和特性入手，结合脏腑相关理论。我以肝脏的脏腑病机为例说明这一问题。

肝为刚脏，主疏泄，体阴而用阳，治疗宜疏泄、柔养并举。如治肝郁气滞之胁痛，每以醋柴胡、制香附等疏利药，与白芍、枸杞等柔肝药合用。一般而言，肝气郁结，气机不伸者以胁肋胀满、疼痛、情怀抑郁为主，治宜疏利；肝气横逆，上冒头窍，或旁走四肢者，宜结合柔养或敛肝。传统的"肝无补法"乃指温补而言，这是因为肝为刚脏，甘温补气易于助火。而对真正的寒凝肝脉，或肝脏阳气虚衰者，则又宜温肝散寒，或温养肝肾，或温肝暖胃。临证若见慢性肝炎、胆囊炎、胆结石患者肝区冷痛、喜暖喜按、面部晦暗、腰酸腿软、舌质淡胖、脉细者，应大胆应用温肝之品，如肉桂、细辛、吴茱萸、淫羊藿、苁蓉等。

笔者：按照以上步骤来审证求机，就能达到中医辨证的要求，在实际应用时还应注意什么问题？

周仲瑛教授：审证求机，仅是中医辨证的基本要求，而在审证求机中，做到知常达变，则是临床辨证的更高境界。要获得良好的疗效，就必须知常达变，通过深化理论，准确理解应用，才能开拓思路，启发思维。公式化的、封闭的思维模式，是难以体现辨证论治的灵活性的，也是难以取得良好疗效的。

笔者：现代中医讲究证候的规范化，对这方面的研究呼声很高，投入很大，您是怎样认识这一问题的？

周仲瑛教授：中医证候规范化，是中医自身发展及中医走向现代化的客观需要，但应充分考虑到中医理论实践性强，中医辨证灵活性大的特点，在临床实际中不断总结、充实和完善，切忌生搬硬套。如《伤寒论》中柴胡证条有"但见一证便是，不必悉具"的论述，提出我们在临证中有时必须抓住个别有代表性的主症如症状、体征、舌苔、脉象等来确定疾病的性质，这便是知常，也是诊病所必须要有的法，这个"法"就是中医的基本理论和治病的法规。

在临床具体运用时，除遵"法"以外，有时更需要的是"圆机活法"。常中求变，这样才能真正掌握中医辨证学的实质和灵魂。因此，临床上，求变比知常更为重要，它要求我们善于从疾病的多变中考虑问题。

笔者：任何一个病证都有其基本的规律，但可因体质、年龄、性别、发病季节、地域、病的先后阶段等，表现出一定的差异。同时，病与病之间可以错杂并见，新病与宿疾亦可重叠，从而形成证的复杂性，这是您刚才强调辨证必须知常达变的原因。那么您在临床是如何做到知常达变的呢？

周仲瑛教授：我在临床实践中，通过对辨证的具体应用，总结出中医的辨证有"五性"，临床能熟练地掌握这"五性"，就能做到知常达变。

一是证的特异性。指证候的独特主症和特异性体征，即"但见一证便是，不必悉具"之谓，这对临床辨证有重要的意义。如"痰热蕴肺证"，痰黄稠为特异性表现，如系患者主诉兼医者望诊所得，只此一端，即基本可构成本证，其他"咳嗽、气粗、苔黄腻、脉滑数"等症，若单一出现，则不能轻断属该证。我曾治1例肝癌患者，肝脏肿大、腹水明显、肝功异常诸症纷呈，但仅抓住舌质光红无苔、口干少津这一特异现象，重用养阴的生地黄、天冬、麦冬、鳖甲等甘寒、咸寒药伍以清热解毒、凉血化瘀之品，治疗后水消胀缓。据证化裁前后服药，肝功恢复正常。而对于特异性程度较低的症，则不能轻许，治疗也不可孟浪。

二是证的可变性。在疾病发展过程中，证并不是一成不变的。随着时间的推移，这一证可以转化或传变为另一证。证具有时相性，它比西医诊断的时相概念要强得多，在急性病中甚者旦夕可变。

笔者：如何掌握证的可变性？

周仲瑛教授：掌握证势、病势对证的可变性是可以预见的。所谓"证势"即指一种证向另一种证，或若干种证转化的一般趋势。如肝气郁结可化火、生痰，故气郁证每多转化为气火证、痰气郁结证等；痰湿蕴肺型的慢性年老咳嗽患者，久咳可致脾肺两伤，甚则病延及肾，阳气渐衰，津液失于输布，痰湿转从寒化，表现为"寒饮伏肺"的痰饮。

由于"证势"在很多情况下，尚不足以把握疾病转化，故必须兼顾"病势"。所谓"病势"是"证势"的特殊，如痹证日久可致气血不足、肝肾亏虚，或津凝为痰、络脉瘀阻，以致痰瘀交阻于骨节之间，导致骨节畸形肿痛，屈伸不利。

三是证的交叉性。内科疑难杂病证情复杂，一般均表现有证的交叉，如内伤脾胃病之中虚湿阻，与肝木乘克多互为因果。其辨析要点有两个方面，即从症状上认清主次，从病机上把握因果关系，以确定证与证之间的轻重缓急，明确治疗的先后主次。如气血两亏，若源于气虚不能生血，症状上又突出身倦乏力、少气懒言，汗出较多，则以气虚为主治疗，也重在益气，令气旺生血。对某些夹杂性证候，还可以脏腑的资生关系来掌握辨治的重点。

四是证的夹杂性。既可因同时患有数病，也可见于同一疾病，如合病（起病即二经、三经合病）、并病（一经未愈又另一经证候）等，其辨治要点是"间者并行，甚者独行"。把握标本主次，或标本兼顾，或突出重点，如眩晕的阴虚阳亢证，治用滋阴潜阳并行，但若阳亢化火动风生痰，发为中风时，又当"急则治其标"，从实处理，予息风潜阳，清火化痰。

笔者：交叉性与夹杂性有何区别？

周仲瑛教授：都是两种或两种以上证候的兼夹并见。但交叉性，是指互相有联系的两种以上证候，在病机上有因果关系，而夹杂性则各证之间并无内在联系，但两者在治疗原则上是一致的，即确定证的轻重缓急，明确治疗的先后主次。

最后一性是证的非典型性。是指某一证应该出现的特异性，表现在程度上和数量上不足，与常见的、典型的症状和体征不全相符。对于非典型性证的辨识，应注意证的发生、发展、转归的全过程，把握初期性证、过渡性证、隐伏性证与轻型性证，避免辨证的局限。在此我简单作一介绍。

初期性证是指疾病初起阶段特有的症状，尚未显现，缺乏差异性。如风温、悬饮、肺痈初期均可有风热犯肺证的过程，这一阶段病的特异性表现不显，应结合辨病，从病的发展趋势深入分析，若统予疏风清热宣肺，必然针对性不强，难以阻止其发展。

过渡性证又称临界性证，是由一证向另一证转化发展过程中出现的证候。如胃脘痛，喜热敷，苔白腻，同时又有口干苦，舌质偏红，乃属寒热并见的过渡性证，既可进一步化热，也可转从寒化。对过渡性证必须及时抓住病机的演变趋势，予以相应处理。

隐伏性证又叫"潜证"，其特点是临床症状极少规律，即指某些疾病证的转化有自己的特殊趋势。对此，需注意从病史、体质、个性、嗜好等细微处探索并借助现代化检查结果，根据疾病的基本病理特点，进行辨析。如哮喘、癫痫等具有发作性特点的疾病，在缓解期除对现有的一般情况辨证外，还可通过追溯病史，了解发作时的病情，并联系疾病的基本病理，进行辨证。

轻型性证是指构成证的临床表现。虽存在质的差异，但由于严重程度不著而缺乏典型性。如肺痨仅有轻微咳嗽，或略感乏力，而发热、盗汗、手足心热等阴虚火旺表现不著。临证对轻型性证候亦不可忽视，因其虽然反应病情轻浅，但也可能为严重疾患的不典型表现，仍当高度警惕，仔细辨析。总之，我认为抓住了证的"五性"，对灵活掌握辨证，提高辨证的精确度，加强辨证的预见性，具有十分重要的意义。

笔者：您出身中医世家，有深厚的中医理论和临床底蕴，可谓是学验俱丰。在现代医学高速发展的今天，中医临床的辨病治疗日益为大家所接受，您是如何处理辨证与辨病的关系的？

周仲瑛教授：辨证和辨病，是两种不同的认识疾病的方法和过程，辨病也揭示疾病的根本矛盾，有利于认识病的特异性，掌握病变发生发展的特殊规律。辨证可以揭示疾病阶段性的主要矛盾，是把握疾病重点的关键，能加强治疗的针对性。如中医辨证，同属阴虚火旺证，治疗原则为滋阴降火，但在不同的病，各有其特殊性，选方用药也有差异。如见于肺痨用秦艽鳖甲散；见于失眠用黄连阿胶汤；见于遗精用知柏地黄丸；见于心悸用天王补心丹；见于汗证用当归六黄汤；见于郁证用滋水清肝饮。此外辨病还有助于治疗没有症状的疾病，能从病的基本辨治原则出发，对所谓的"潜证"采取对应措施，避免辨证的局限性。因此辨证与辨病有相互补充的关系。

但必须明确是，中医的辨病，不能单纯理解成辨西医的病。中医的病名内容很多，有些至今仍有特殊意义。如中风病，表明它有肝阳亢盛，阳极生风，入中脏腑，外客肢体经络的病理变化，为使用息风潜阳、祛风和络法提供了依据。对现代医学病名的认识，也必须以临床表现和病机为依据，切忌"对号入座"。如西医的"糖尿病"，若患者无"三多一少"的临床表现，则不等于中医的"消渴"。而中医的消渴也绝不仅含糖尿病。又如本属风寒咳嗽，因西医诊断为肺炎，而用麻杏石甘汤加黄芩、鱼腥草等苦寒清热药，无疑为方证不符。总之中医的辨证和以证名病，与其自身理论体系和临床实际密切联系。但同时也有辨病要求。那种认为中医只有辨证，而辨病仅是指西医病名诊断的认识，是不够全面的。从中医辨证和西医辨病来看，两者各有主次侧重。而中医的病证诊断是必不可少的。应防止以西代中的倾向，干扰中医的临床思维。

笔者：周仲瑛教授从中医辨证的本质，到辨证的具体过程，结合临床，介绍了许多宝贵的经验，给我们开阔了视野，拓宽了思路，真是受益匪浅，相信广大读者读后也会有同样的感受，非常感谢。

（传承弟子过伟峰执笔，周仲瑛口述）

参考文献

［1］ 周学平，叶放，郭立中，等.以病机为核心构建中医辨证论治新体系——国医大师周仲瑛教授学术思想探讨［J］.中医杂志，2011，52（18）：1531-1534.

［2］ 叶放，周学平，吴勉华，等.周仲瑛教授"复合病机论"探析［J］.南京中医药大学学报，2010，26（04）：241-244.

［3］ 叶放，周学平，周仲瑛.复合病机转化论初探［J］.中医杂志，2010，51（10）：869-871+874.

［4］ 冯哲，叶放，周学平，等.病机十九条以病理因素为主导的病机架构模式探微——国医大师周仲瑛病机辨治体系探源［J］.中华中医药杂志，2019，34（06）：2362-2366.

［5］ 唐蜀华，李七一，周仲瑛.周仲瑛教授论辨证五性［J］.江苏中医，1992（06）：1-4.

［6］ 仝小林，柳红芳.糖尿病早期"六郁"病机探讨［J］.北京中医药大学学报，2007（07）：447-449.

［7］ 薛博瑜，叶放，李国春，等.中医脏腑病机术语标准化研究思路与方法［J］.中医学报，2011，26（03）：317-318+321.

［8］ 过伟峰.审证求机　知常达变——周仲瑛教授谈中医临床辨证的思路与方法［J］.南京中医药大学学报（自然科学版），2000（03）：133-136.

第三章
瘀热病机论

第一节　研究周仲瑛瘀热学说的思路与方法

20 世纪 80 年代以来，以周仲瑛教授为首的课题组先后对流行性出血热、急性肾衰、高血压性脑出血、出血性疾病、重症肝炎、慢性乙肝等进行专题研究，通过大量病例观察分析，发现在急性外感热病及某些内伤杂病发展的一定阶段，较多患者可以同时表现血热与血瘀并见，单纯应用清热凉血法或活血化瘀法治疗往往疗效欠佳，而凉血、化瘀合法治疗能取得显著疗效。针对这一现象周仲瑛教授通过文献回顾，推求病理，并经临床验证和实验研究，提出瘀热发病学说，认为内科领域多种急难病症均存在瘀热病理因素。

一、明确概念，理清思路，确立目标

瘀热，是致病之因，同时又是一个病机词汇。周仲瑛教授指出：瘀热是指"瘀"和"热"两种病理因素互相搏结、胶结和合所形成的具有新的特质的复合病理因素，除有瘀和热两种病理因素的致病特点外，尚有自身的特性，是多种外感、内伤疾病可能出现的共同病理基础。瘀热相搏证是指在急性外感热病或内伤杂病病变发展的一定阶段，火热毒邪或兼夹痰湿壅于血分，搏血为瘀，以致血热、血瘀两种病理因素相互搏结、相合为患而形成的一种证型。各种疾病，从西医学观点来看，分属于不同系统，具有不同的性质。而从中医学观点分析，导致瘀热的原因尽管各不相同，但殊途同归，在多种疾病过程中均可能存在瘀热共性，这是异病同治的理论基础。

在准确理解瘀热概念的基础上，确立对瘀热学说研究的总体思路是：以文献研究及临床回顾性研究为基础，临床前瞻性研究及实验研究为延伸点，实现临床实践与理论和实验研究的良性互动，互相支撑，探索符合中医自身学术体系的研究方法。预期目标是：揭示瘀热病因在内科难治病发病中的普遍性和特殊性，探寻"瘀热相搏证"及其三个子证——中风急性期瘀热阻窍证、病毒性肝炎湿热瘀毒证、急性肾衰瘀热水结证临证辨治的异同点。以出血性中风急性期瘀热阻窍证为切入点，揭示瘀热在病程中的演变转化规律，阐明其致病机制及其分子病理学基础，凸显凉血通瘀法治疗出血性中风急性期的疗效优势，从而提升从瘀热论治内科难治性疾病的价值。课题组根据上述总体思路与研究目标，设计了研究瘀热学说的具体方案。

二、整理历代医家有关瘀热致病的文献资料，为课题研究提供理论依据

以瘀热"凉血化瘀""犀角地黄汤""大黄""水牛角""牡丹皮""赤芍""生地黄"为检索目标，并注意调查与本课题相关的"出血性中风""慢性乙肝""急性肾衰"等疾病的中医研究资料。古代文献重点调查《伤寒杂病论》《肘后备急方》《千金方》《外台秘要》《太平惠民和剂局方》《温疫论》《温热论》《血证论》《医林改错》等典籍，现代文献跟踪最新研究成果。以基础理论、相关方药、医案、实验研究等为条目，进行分类整理，提供检索结果，撰写研究报告，为临床研究方案的制订和校正提供文献及理论依据。

三、从瘀热辨治内科难治病的临床回顾性研究

1. 凉血化瘀法治疗瘀热相关疾病临床科研资料统计分析

周仲瑛教授根据凉血化瘀法，按病种特点研制系列制剂，治疗瘀热相关疾病，积累了1000 余例原始病例资料。对其中的出血性中风、慢性乙肝、急性肾竭 3 种疾病的病例资料按本项目的研究目标，分 2 个层次进行回顾性分析研究。第 1 个层次为各病种的特异性研究：①对能体现瘀热相搏 3 个子证的症状、体征经统计学处理分析后进行归纳总结，制订瘀热阻窍证、湿热瘀毒证、瘀热水结证辨证量表；②评定各病种的疗效。第 2 个层次为瘀热相搏证的共性研究：①对能体现瘀热相搏证共性的症状体征，经统计学处理分析后进行归纳总结，制定瘀热相搏证辨证量表；②评定各病种所有病例的总疗效及瘀热相搏证证候改善情况。

2. 凉血化瘀法治疗瘀热相关疾病的临床个案分析

在周仲瑛教授诊治的门诊病例中，用凉血化瘀法治疗的验案俯拾即得，提示瘀热是导致多种难治病证的主要病理因素之一，其疗效也反证了瘀热存在的客观性、普遍性。为了提升用瘀热学说诊治难治病的临床指导价值，笔者拟搜索提取所有用凉血化瘀法治疗的门诊个案，进行回顾性分析研究。①病例搜索方法：设计个案分析软件系统，把 1990 年以来的门诊病例资料全部录入该系统，然后根据相关主题词搜索病例，再按系统、病种分类。②重点关注病种：中风、病毒性肝炎、动脉硬化、支气管扩张、类风湿关节炎、系统性红斑狼疮、血小板减少性紫癜、糖尿病、高脂血症、肿瘤等。③收集内容：各病种的症状、体征、舌象、脉象、实验室数据、中医诊断、西医诊断、病机分析、治法、方药、服药方法、医嘱、疗效等。④分析方法：具体瘀热致病的个性特点；对所有病例资料进行连贯、综合分析，分析瘀热致病的共性特点。

通过上述回顾性研究，显示瘀热相搏证在内科难治病病程中具有客观性、普遍性、层次性及凉血化瘀方药的有效性。

四、前瞻性研究——凉血通瘀法治疗出血性中风急性期临床观察

瘀热相搏证可见于多种疾病，本课题以点带面，选择出血性中风急性期为研究对象，采用流行病学观察和实验方法设计研究方案，评价凉血通瘀法疗效。出血性中风急性期多表现为卒然昏倒、不省人事等风阳痰火蒙闭神窍证。周仲瑛教授认为，中风急性期之风火相扇，源于血分瘀热，搏击不解，闭阻脑窍，而令邪热愈炽，瘀阻益甚，进而化火生风生

痰，血分瘀热的深重直接影响到病情的轻浅。

基于上述观点，笔者假设凉血通瘀法不仅对"瘀热阻窍证"有效，而且对风、火热、痰热、阴虚阳亢等瘀热相关病理因素引起的证候均有治疗作用，从疗效反证"瘀热阻窍"是本病的中心病理环节，进一步提升从瘀热诊治本病的实用价值。

1. 病例纳入标准的制订体现"瘀热阻窍"中心病理环节的地位

既然本病之风火相扇，缘于血分瘀热搏击不解，那么只要切断瘀热阻窍的病理机转，便可遏制风阳痰火等病理因素的形成与进展。据此，笔者收集的治疗病例，不仅限于瘀热阻窍证，还放大至与瘀热相关的多种证候，以观察凉血通瘀法是否对风、火热、痰热等证机同样有治疗作用。

中风证候多由风、火、痰、瘀等病理因素交叉夹杂所形成，周仲瑛教授谓之"病机证素"。它能概括/体现该证候的病机特征，源于病理因素，但不同于病理因素的简单罗列，亦非多种病理因素的机械叠加，而是结合具体疾病，由病理因素提炼出来，并对证候诊断具有决定作用的病机要素。以病机证素为辨证的基本单元，可以解决中医辨证灵活性与证候规范化之间的矛盾，从而为本课题临床研究方案的实施奠定理论基础。

笔者根据本病的常见临床表现，提炼出 8 个病机证素：瘀热、风、火热、痰热、痰湿、血瘀、气虚、阴虚，并分别制定出各自的量化诊断标准。该标准采用评分法，将各项所得最高分相加，满分均为 30 分，≥10 分即可诊断为该病机证素。试以瘀热为例说明之。①神情：a. 心烦 2 分；b. 躁扰不宁 3 分；c. 神昏谵语 4 分。②发热类型：a. 头面烘热 1 分；b. 潮热 2 分；c. 烦热 3 分。③面唇：a. 面唇深红 2 分；b. 面唇暗红 4 分；c. 面唇深紫 6 分。④腹症：a. 腹胀 1 分；b. 腹满 2 分；c. 腹满痛 3 分。⑤大便：a. 便干难解 1 分；b. 便干 3 日未解 2 分；c. 便干 3 日以上未解 5 分。⑥舌质：a. 暗红 2 分；b. 暗红且有瘀点或瘀斑 3 分；c. 暗红且有舌下络脉青紫 4 分；d. 绛紫 5 分。⑦脉象：弦或滑或涩或结 2 分。⑧舌苔：黄或灰黑 2 分。凡符合西医脑出血急性期诊断标准，并符合中医瘀热、风热、火热、痰热、瘀血、阴虚 6 个病机证素的诊断标准之一者，均纳入病例。

2. 治疗方案突出中医特色

采用多中心、随机、平行对照临床试验设计方案。经 SAS 统计软件产生随机排列表，进行 1∶1 随机分组。试验样本例数治疗组、对照组各 150 例，由 5 家三级中医院的脑病中心承担。对照组治疗以脱水、降低颅内压为主。配合急性期基础护理；维持水、电解质和酸碱平衡；控制血压、血糖；预防肺部感染、上消化道出血等并发症。治疗组则在对照组治疗基础上，加用凉血通瘀方药，疗程 21 天，观察治疗前及治疗后 12 个时点的证机变化，疗程结束后评定两组总疗效，并比较凉血通瘀方药对各病机证素以及由多种病机证素夹杂而成的各证候的疗效。凉血通瘀方由熟大黄、水牛角、牡丹皮、生地黄、石菖蒲等组成，它不同于凉血化瘀，除具有活血祛瘀作用外，还有通腑气、通脑窍、通络脉的作用，是凉血化瘀法针对出血性中风采用的一种变法。

3. 观察指标客观量化，简易可行

证候改善情况通过"中风病类诊断评分""中风证候指标"来考察。前者由国家中医药管理局脑病急症科研协作组制订。根据不同分值，确定病情轻重，并作为统计疗效的依据。

证候指标通过病机证素来观察。列举本病可能出现的全部症状和体征，包括起病形式、神情、肢体功能、面色口唇、热象、痰、腹征、二便、舌象、脉象等 20 多个条目，每个条目又列举若干个子项，如"神情"项列心烦、躁扰不宁、神昏谵语、淡漠、呆滞、嗜睡等，根据制定的病机证素诊断量表，由计算机统计软件分析产生不同观察时点的病机证素。

4. 实验室检测指标突出瘀热复合病理因素的特性

由于瘀热相搏可能的病理机制是因血行凝滞不畅导致"瘀"，机体炎性反应导致"热"，因此以外周血的凝血因子及相关物质、与脑损伤相关的炎性细胞因子等作为实验室检测指标。通过分析比较瘀热阻窍证与非瘀热阻窍证患者检测指标的异同，揭示瘀热复合病理因素的特质；通过比较两组患者用药前后检测指标的变化，探索凉血通瘀法的疗效机制。

瘀血指标：血液流变学；凝血相关指标，包括凝血四项、纤溶酶活性、血小板活化因子、凝血酶等。"热"的指标：主要通过炎性细胞因子来表达，如白介素（IL）、肿瘤坏死因子（TNF-α）、核因子（NF-κB）、热休克蛋白-70（HSP-70）、细胞间黏附分子等。

五、总结从瘀热创新病机学说辨治内科难治病的规律及学术思想

在上述研究基础上，对研究结果加以综合分析，着重阐明以下 8 个问题：①进一步明确瘀热的概念。②分析瘀热的形成、转化、因果关系及瘀热致病的病理机制。③阐明瘀热相搏证的病理机制和演变规律。④根据不同疾病瘀热相搏证的特点，分析归纳瘀热阻窍证、湿热瘀毒证、瘀热水结证 3 个子证形成的原因、病理特点及病理演变规律。⑤总结瘀热相搏证及各子证的辨识要点。从宏观、微观水平提供辨证依据，列出临床非显性（不典型性）瘀热征象，提出辨识的思路与方法。制定瘀热相搏证及其子证的测定量表，并考核其有效性和可靠性。⑥确立瘀热相搏证及其 3 个子证的基本治法、方药、配伍用药规律，从中医药理论结合现代研究阐明作用机制。⑦总结凉血化瘀治法方药的临床应用要领。⑧从现代医学微观水平阐述瘀热本质。

本课题研究必将凸显瘀热在内科急难症发病中的重要地位，揭示瘀热复合病因的形成、瘀与热的因果关系及瘀热的本质，总结出从瘀热论治内科难治病的规律，从而形成完整的瘀热创新病机学说，以深化"瘀血"理论，赋予中医学病因病机理论体系以新的内涵，体现理论对实践的指导价值。

（传承弟子吴勉华撰写，周仲瑛指导）

第二节　流行性出血热气营两燔病机证治

流行性出血热是由出血热病毒引起的一种急性传染病。临床以发热、低血压、出血、肾脏损害为特征。典型病程可分为发热期、低血压期、少尿期、多尿期和恢复期五期。根据临床表现及传变特点，属于中医学温疫范畴。又因其多见身发斑疹，故亦可称之为"疫疹""疫斑"。本病的发生由外感温疫热毒所致，病理表现有卫气营血的传变过程，且集中于发热、低血压、少尿三期。因疫邪来势急骤，故本病传变迅速，临床表现卫分阶段甚为短暂，旋即进入气分，同时涉及营分。在传变过程中其病理每表现为卫气同病、气营或气血两燔等兼夹证候。本病多在气营而解，重者可由营入血。根据临床观察，出血热气营证的病理表现以热毒、血瘀、腑实、蓄水、阴伤五者为主。五者之间又往往互相影响，互为因果，交错出现，形成病变机理上的复杂性。如热毒既可引起热结肠胃的阳明腑实证，又可形成热与血搏之血证及水热互结之蓄水证，邪热还可伤阴，导致阴津亏耗。又如腑实既可导致阳明蓄血，进而水毒内停，还可因阳明燥热而伤阴津。临证当注意它们之间的兼夹与转化，才能提高辨证论治的准确性。现分别讨论其病机如下：

一、热毒炽盛

1. 气分热盛

出血热为感受温疫热毒之邪所致，故发病之初虽见恶寒，有短暂之卫表过程，但邪毒很快入里化热，热毒燔炽，充斥三焦，而见但热不寒，面赤如醉，目睛红赤，颈胸潮红，头痛如劈，腰如被杖，腹满胀痛，便秘口渴，苔黄脉数等气分热盛证。同时多伴见皮肤黏膜有散在出血点，心烦不寐等症，提示邪热入气即已波及营分，这既与该病的特异性有关，也可知温疫热毒致病，未必皆为循序相传，往往可以直趋气营，重叠兼夹。若热与湿合，湿热交蒸，则可见身热不扬，午后热增，汗出而热不能解，胸脘痞闷，呕吐恶心，呃逆，口渴少饮，便溏不爽，苔腻，脉濡数或滑数。

2. 热迫血溢

温疫热毒侵入营血，损伤血络，迫血妄行。热伤阳络则血从外溢，热伤阴络则血从内溢。轻则溢于肌肤，出现斑疹；重则伤及脏腑，而为吐、衄、二便出血。热与血搏，血结为瘀，则可见瘀热在里，营热内燔之征。

3. 邪热内陷

热毒过盛，阴津耗伤，邪入营血，热陷心包，可见热深厥深之热厥证或闭证，而进入低血压休克期。症见发热或热退不降，脐腹灼热，四肢厥冷或凉、或欠温，烦躁不宁，或见神昏谵语，斑疹隐隐，便秘尿赤，舌质红或红绛，脉细数。如进一步发展，正虚邪陷，可致内闭外脱。如邪热内闭，引动肝风，则可见狂躁乱叫，痉厥抽搐。

二、瘀热互结

1. 热郁血瘀

温疫热毒入里，由气传营，火热煎熬，血液黏稠，血行涩滞，进而热与血搏，热郁血瘀，则表现为瘀热在里的"蓄血"证候。同时，邪热壅阻气机，血行不畅，亦可导致气滞血瘀。瘀热在里，还可以化火生毒，因瘀生热，此即柳宝诒所谓"留瘀化热"之理。由于热毒与血瘀互为因果，火处瘀中，相互胶结，势必邪热愈炽，瘀血愈凝，变证丛生。这提示瘀和热的相关性。

2. 瘀热伤络

本病之出血与瘀热内郁亦有关，瘀热既可伤络，又可因瘀血阻于经脉之中，血液运行迟滞，黏稠变质，不能循经而行致血溢脉外而出血。离经之血，又可停积为瘀。若瘀热壅阻肾与膀胱，损伤下焦阴络，则可出现血尿或尿中夹有血性膜状物；肾关开合失常，下焦气化不利，还可见少尿、尿闭，此即瘀热壅结肾与膀胱之蓄血证。

3. 瘀热上冲心窍

血热患者在病情发展过程中症见神昏，与瘀热阻于心窍密切相关，部分患者可兼有痰浊上蒙。如瘀热里结，心营受邪，则烦躁不寐、神志似清非清；如瘀热壅滞血络，心神失用则可见神昏谵语，如狂或发狂等症。妇女月经期患者，常易发生热入血室，而见谵语如狂，精神失常。少尿期患者又常见下焦蓄血而如狂、发狂。兼有痰浊的患者多见舌苔黄腻，神志如蒙。

三、阳明腑实

1. 热结胃肠

邪热入里，与肠中糟粕相搏，结成燥屎，常可导致脏实便秘，症见日晡潮热，腹部满痛拒按，恶心呕吐。临床观察出血热患者热结胃肠者常占多数，而且病期较长。1984年至1986年经治疗的病例观察发现，发热期80例中见腑实便秘者有50例，占62.5%，大便正常者30例，占37.5%，无一例腹泻（临床所见，亦偶有个别腹泻病例）。提示出血热发热期腑实便秘是其主要的病理方面。若邪热壅肺，肺气不降，腑气不通，而致热结阳明，大便秘结者，可伴咳嗽气喘，痰血，小便涩少等脏腑同病之候。

2. 瘀热里结阳明

一般而言，阳明腑实多为燥屎内结而成。但在气营两燔阶段，热毒由气及营，火热煎熬，血液稠浊，血为热搏，无形之热与有形之血互结，热郁血瘀，瘀热里结阳明，亦可导致腑实。这类患者舌质多见红绛紫暗，舌苔不是黄燥、焦黑起刺，反可见薄黄腻苔。常诉腹部胀满急痛，便秘，或便色如漆而不结，身热暮甚，烦躁谵语等，此即瘀热里结之阳明"蓄血"证。正如吴又可所谓："血为热搏，留于经络，败为紫血，溢于肠胃，腐而为黑，其色如漆，大便反易。"（《温疫论评注》）若瘀热伤络，血溢腹腔之内，离经之血瘀结成形，可见腹腔"蓄血"证，腹部可触到明显癥块，胀急而有压痛。临证观察，本病发热期所见"蓄血"，以肠腑蓄血为多。正如吴又可所说："温疫起无表证，而惟胃实，故肠胃蓄血多，膀胱蓄血少。"（《温疫论评注》）但据少尿期"蓄血"证之表现，则又以膀胱蓄血为多见。

3. 肠腑燥热伤

阳明燥热内结，势必伤津耗液，甚则耗劫真阴，形成阴津亏耗，兼有腑实之阴伤热结证。表现为腹满，大便秘结，口干唇裂，身热，舌苔焦黑干裂，质红等症。阴津既伤，无水行舟，大肠失于濡润，则腑实更甚。正如《温病条辨》中焦篇所说："阳明大实不通，有消亡肾阴之虞，其势不可少缓须臾。"其下焦篇又云："温邪久羁中焦，阳明阳土，未有不克少阴癸水者，或已下而阴伤，或未下而阴竭。"提示了肠腑燥热导致阴伤液耗的病理变化。

4. 腑热上冲

热入于里，与胃肠之积滞相结成实，腑热上冲，热扰心神，导致神昏谵语发狂者，应与热陷心包相区别。《伤寒论》对此早有论述，阳明病篇有关三承气汤下多次提及腑实谵语。何秀山《重订通俗伤寒论》认为其病理是"胃之支络，上络心脑，一有邪火壅闭，即堵塞其神明出入之窍"。腑热上冲之昏谵程度，与腑结轻重有关。腑实热炽，则烦躁昏谵；腑通热泄，则昏谵顿减。

四、水毒内阻

1. 水热互结，血瘀水停

一般而言，热毒蕴阻下焦肾和膀胱，气化不利，固可导致"水热相结"，小便量少或闭。但就出血热而言，又当注意瘀热的特异性，因血瘀而致水停的病理过程。在正常生理状态下，水津和血液通过脏腑气化作用，出入于脉管内外，互为资生转化，保持动态平衡。

在病理情况下，水和血的输布运行涩滞，亦可互为因果。在出血热少尿期则多为瘀热壅阻下焦，肾和膀胱蓄血，气化失司，瘀热与水毒互结，血结水阻，以致发生少尿甚至尿闭。此外，肺为水之上源，如肺热气壅，通调失司，亦可成为导致"蓄水"的病理环节之一。另一方面，若下焦水毒上逆犯肺，水泛高源，肺热气壅，热伤血络，还可见咳嗽血痰，或吐粉红色血水，喘促不宁等险重证候。

2. 蓄水导致蓄血

出血热少尿期，虽多以蓄血为因，蓄水为果，但在病变过程中也可化果为因。如热在下焦，水热互结，血为热搏水阻，则可由蓄水而导致或加重蓄血。表现水、热、血三者互结，蓄水与蓄血并存，症见尿少、色红赤，或夹有血性尿膜状物，少腹硬满疼痛，面目浮肿，舌红绛等。临证观察，本病少尿期血蓄肾与膀胱，肾关不通，膀胱热结，气化失司，均见小便不利。周仲瑛教授认为：蓄血证之小便利与不利，实与病位有关，且可因病而异，凡蓄血在肠腑、血室、腹腔者，小便未必不利；而蓄血在肾与膀胱，气化失司者，小便又可不利。

3. 水毒停蓄，内犯五脏

热在下焦，水热互结，气化失司之蓄水证，水毒不仅损肾，还可侵犯它脏，外渗体表。如水毒凌心则心神被扰而见心悸神昏谵妄；犯肺则肺气不降而见喘咳气迫痰鸣；侮脾逆胃则运化失常而见脘痞腹满呕恶；伤肝则水气内动、肝不主筋而见肢痉抽搐。若水毒泛溢肌肤，还可见面肤浮肿，形如尸胖之征。甚则水毒潴留，肾气衰竭，成为不可逆转的危候。

五、阴津耗伤

1. 热盛伤阴

由于温疫之邪，火毒炽盛，伤阴既速且甚，故出血热在病初即可出现津亏阴伤之征，症见口渴，咽干唇燥，舌红少津，苔黄。发热后期至少尿期则阴伤更甚，且可见唇焦齿槁，烦渴欲饮，舌质红绛干裂，甚则干红卷缩，扪之无津，危重病例可见舌干晦枯萎。临证所见，气分证多属肺胃津伤，营血分证则进而发展为肝、肾阴虚为主。表现热盛与阴伤虚实并见。

2. 阴伤水停

蓄水是津液的停聚潴留，阴伤为津液的亏耗不足，在病理上本属对立的两种不同倾向。但出血热患者常可一方面表现为水泛肌肤而见面肤浮肿，外渗明显，或水热互结，气化不利，水蓄下焦；另一方面又可见有邪热内炽，阴津耗伤之征。而水津失布又常可导致或加重阴伤。这是因为人体的津液经脏腑的气化作用而敷布于全身，一旦邪热内侵，瘀热在里，弥漫三焦，热毒不但伤津耗液，同时也会影响三焦的气化功能，津液不能正常敷布，反而停积为有害的"邪水"，以致水津不能濡润全身，使阴津相对性亏耗，表现阴液不足与水毒蓄结并见。同时，水液滞留影响脏腑气化功能，又可使津液生成障碍，加重阴伤程度。

3. 阴亏蓄血

本病邪热入营，热与血结，可致瘀血内停。同时邪热耗伤阴津，阴津既伤，血液黏稠，血运迟滞，亦可停而为瘀，从而表现阴亏蓄血的证候。若瘀热灼伤肾阴，肾的化源涸竭，不仅有阴津耗伤的全身症状，且可见少腹急结，尿赤甚至谵狂等下焦蓄血之候。

以上是出血热气营证主要病机所在，临证中往往热毒、血瘀、腑实、水毒、阴伤交错出现，表现瘀热水毒互结，阴津耗伤，本虚标实之候。发热期常以热毒炽盛，阳明腑实为多；少尿期则以瘀热互结，水毒潴留为主；而阴津耗伤又可贯穿于发热、低血压、少尿等各期。因程度轻重及影响脏腑之不同，而出现不同的临床症状。低血压期往往出现热深厥深，邪热内陷之厥闭证，但亦可转化为内闭外脱或因阴竭阳亡而致厥脱。

（周珉撰写，周仲瑛指导）

第三节 寒湿疫之瘀热入营证治

本文通过回顾从"寒湿疫"论治新型冠状病毒感染的经验，探讨本次新型冠状病毒感染病机演变过程中瘀热入营的病因、病机、证候与治疗，旨在为新型冠状病毒感染的防治提供思路。

一、从"寒湿疫"论治新型冠状病毒感染

1."寒湿疫"的提出

凡属疫病，疠气为因。疠气为病，来势迅猛，男女老幼，皆相染易。然疫病之发，传变迅速，变证颇多。故疫病之治，要在初期。初期即据患者之证候表现、当时之气候条件及病毒之理化嗜性，辨清疫病之寒湿燥热属性（即"三维定性"），然后随其属性而制通治方药，此后再据证思辨，分期论治。

武汉市地处江汉平原东部，长江中游与汉水交汇处，境内水域面积占全市土地总面积1/4，是我国典型的亚热带内陆湿地型特大城市，其冬季气候以寒湿为特点。此次新型冠状病毒感染疫情暴发于己亥末庚子初，依"冬九九"节气划分，正值"一九"前后。另据气象局统计资料，2019 年 9 月我国出现大范围的"华中干旱带"，武汉附近为之最，此乃"秋旱之劫"；2020 年 1 月中国气象记录中出现了罕见的"北雪南雷"，武汉地区出现"雷打冬"现象，气温波动在-2℃至 13℃，属于"罕见暖冬"。暖冬之后，阴雨寡照，1月份降水量是过去 20 年同期平均降水量的 4.6 倍，累计日照仅为武汉常年同期的41.57%，较之往年湿冷更甚。湿冷、秋旱、暖冬，非其时而有其气。研究表明，温度是控制环境中病毒体存活的关键因素之一，新冠病毒喜冷怕热，特性嗜寒湿。当是之时，时行疠气为"种子"，人体内、外环境（寒湿体质、湿瘀体质、寒湿气候）为"土壤"，疫病氤氲而生。加之此次疫病初感者多见恶寒、发热或不发热、周身酸痛、胸闷、憋气、乏力、干咳少痰、脘痞、呕恶、纳差、腹泻、大便黏腻不爽等寒湿袭表、阻肺、困脾的临床表现，其舌质多淡胖、齿痕，舌苔多白厚或腻或腐（或见黄苔，然舌质发暗，呈青紫色），脉滑或濡，皆为寒湿之象。体察彼时天时与当地地理环境，参之疠气嗜寒湿之特性，谨守临床，此次新型冠状病毒感染当属于"寒湿疫"。

2.寒湿疠气随环境及体质的不同而"从化"

《素问·异法方宜论》载："黄帝问曰：医之治病也，一病而治各不同，皆愈何也？岐伯对曰：地势使然也。"《医宗金鉴·伤寒心法要诀》言："人感受邪气虽一，因其形藏不同，或从寒化，或从热化。"天人两方面因素直接影响人体的形质强弱及发生疾病的种类与性质。疠气伤人，虽为寒湿，亦随环境及人体体质的不同而"从化"。寒湿疠气侵袭人体后，体质会影响邪气的性质及其发展、变化与转归。

以武汉为例，武汉多湿，夏季高温，冬季湿冷，受居住环境的影响，武汉人多见寒湿、湿瘀、湿热三种体质，与之相合，"寒湿疫"以寒湿伤阳为主线，因寒、湿皆为阴邪，易伤人体阳气，临床表现多见喘憋、身冷畏寒、神疲、机体酸痛无力、不欲饮食，然患病

全过程不发热，此类患者多属寒湿偏盛体质。但是"寒湿疫"患者发热者为多，原因何在？寒湿疠气侵袭人体后有两条化热途径。其一是寒湿疠气遇湿瘀体质，多见疾病中后期发热（低热，夜间为甚），兼见气阴两伤之象，乃寒湿久郁体内，闭阻肺络而成瘀，瘀血久蕴而化热，瘀热互结而入营、入血，甚至伤及肝肾。湿瘀体质者多见舌质淡红苔滑腻或舌胖大、舌中后部位罩黄苔，舌边有齿痕，脉沉涩，待寒湿疫化热后多见黄腻苔与干黄苔。其二是寒湿疠气遇湿热体质，则寒湿化热较速，早期即可见到发热口渴、腹胀脘痞、倦怠乏力、咽干尿赤等症状，症状表现虽与湿温（湿热）病类似，但其病因为感受寒湿疫毒，病机演变特点为"由寒到热"，与温病"阳热邪气""邪深热深"有着本质上的区别，至疾病中后期继发之热邪可壅遏于内，炼液成痰，痰热闭阻心包络，或热毒波及营血，表现为气营两燔证。湿热体质者多见舌暗红或老红或降红，苔黄腻，脉洪大或弦紧，感受寒湿疫毒化热后舌绛红或干红。由此可见，寒湿、湿瘀、湿热体质的不同与寒湿疫侵袭人体后病机及证候演变有很大的相关性。

二、瘀热入营的病机新论

1."寒湿疫"瘀热的形成

瘀热是营分热病的重要病因病机，瘀热致病，为病广泛，且多属疑难重症。周仲瑛教授认为瘀热是指瘀和热两种病理因素互相搏结而形成一种具有新特质的复合性病理因素。在其致病过程中，不仅有瘀和热的共同参与，而且瘀和热胶结相合，热附血而愈觉缠绵，血得热而愈行胶固。其病因为火热毒邪，病位深在营血、脉络，病理变化为瘀热搏结、脏腑受损，治疗应以凉血化瘀为基础。

周仲瑛教授所述之瘀热多以火热毒邪为因，未及寒湿等阴性病理因素，寒湿疫之瘀热不同于此。寒湿疫之瘀热，起病始因为感受寒湿疫毒，并与患病之人的体质密切相关。寒湿疠气与湿瘀体质相合，湿瘀日久而致瘀热，多在发病一周后出现，呈现早期不发热、中期低热（夜间为甚）的症状变化；寒湿疠气与湿热体质相合，化热较速，因湿热体质多并见瘀态，湿热日久亦可致瘀热。舌非绛红、甚至舌卷萎缩，多见暗红舌、深红舌、嫩舌，舌苔厚腐罩黄或干黄，为气阴两伤之象，究其原因乃瘀热入营、入血，伤及肝肾所致。然不同于温病，其热由寒湿而化，热从内生，非自外来。瘀热入营为寒湿疫病情演变中的特殊病机，是疫病转重之关键。

2."寒湿疫"瘀热入营与温病营分有热的区别

营分有热是温病发展到严重阶段的常见临床表现，然"寒湿疫"所表现的"瘀热入营证"其病位虽亦为营分，但在起病始因、病机特点、证候表现、治法方药等方面均有别于温病。温病营分之热多因温邪由气分而传来，起病为感受阳热性质的病邪，因气分热炽，邪正剧争，邪热失于清泄，进而深入营分；也可见于湿热夹杂为患，气分湿热化燥化火而入营分。因温邪为阳邪，传变迅速，故由气转营的阶段性表现得不明显，往往气病未消而营病亦起，表现出壮热、头痛如劈、目赤、躁扰谵语等气营两燔之症，其治当气营两清、泄热保津，根据热毒轻重的不同选用清营汤、清瘟败毒饮之类。气分湿热化为燥火，由气入营，则因湿性黏腻，火热易动，导致气分留滞之湿邪与营分已入之燥火同见，故除营分病典型表现外，尚可见舌苔垢腻、胸闷脘痞等气分湿阻征象，其治当清热化湿解毒，方选甘露消毒丹之属。

"寒湿疫"瘀热入营乃"寒湿疫"危重期所见，为"寒湿疫"主要病机，起病始于"寒湿疫毒"，因体弱不食，加之湿冷、恐惧，机体正气日衰，任邪独侵，或治不得法，疫毒邪气久郁体内，导致病情转重，寒凝脉泣，血滞而瘀，蕴久则热自内生，合于湿瘀及湿热体质，瘀热交阻，直入营分，甚至入血分，进而损及肝肾，病机变化呈现"由寒到热"的特点。疫毒为病，传变虽速，但因寒性凝滞、湿性黏腻，寒湿疫毒化瘀化热呈现为短时间内动态发展的过程，故治疗上当根据病机演变特点，分清主次，有所侧重。若瘀热入营早期仍以未化热之寒湿闭阻肺络为主，其治仍当重视宣肺化湿；瘀热入营后应以凉营化瘀为主，重用赤芍、生地黄、红花之类，同时用西洋参、北沙参、麦冬、生牡蛎等益气养阴，并根据瘀热入营后病情演变方向的不同辨证选方用药。

3. 瘀热入营的病机病证特征

瘀热入营具有内生之热和瘀血合而为患的病理特征。营行脉中，如环无端，热为阳邪，流散不居，瘀热既可随血周行全身，又可因瘀血之胶固，瘀着于脏腑脉络，导致多脏腑、多经脉的广泛损伤。瘀热相搏，胶结难化，常使病情缠绵难愈。

瘀热入营具有营分证的病理特征。瘀热入营，营阴被劫，伤及肝肾之阴，邪实夹虚，故见不发热或低热（夜间为甚）；瘀热痹阻肺络，见胸闷气短；心主血属营，营阴受热，扰及心神，见神昏谵语；舌暗红或深红为瘀热入营之象，苔干黄、燥黄或腻黄则为气阴两伤之象。

瘀热入营病机的复合、兼夹：①邪陷心包：素体心阴不足，心气素亏；或瘀热酿痰，内闭心包；或感邪过重，深陷内传，径入心包，可致热扰心神，出现烦躁、神昏等。②伤阴耗液：瘀热入营，闭阻于内，可变燥伤阴，见烦热、口渴、大便干结、小便量少等。③动风：瘀热入营，甚至入血，必然耗血伤及肝肾之阴，阴伤可致虚风内动，见手足蠕动、神昏等。总之，瘀热入营的表现涉及多脏，病机演变转化多端。

三、"寒湿疫"瘀热入营的辨识要点

"寒湿疫"瘀热入营的病机虽然复杂，且多兼夹转化，病及多脏腑、多经络，临床表现多样，但其亦有瘀热入营的共性，可从临床表现、微观指标两方面进行辨识。

1. 临床症状体征

瘀热入营的特异症状：低热（夜间为甚）、胸闷气短甚则喘促气憋、烦躁不宁、神昏谵语或昏聩不语、神志昏蒙、大便干结、小便量少；若伤及肝肾之阴，阴虚风动，可见手足蠕动甚或瘛疭，心悸甚则心中痛，时时欲脱，形消神倦等症。舌脉：舌暗红或深红，质嫩，舌下静脉显露，舌苔厚腐罩黄或干黄，脉沉细涩。

2. 微观指标

中医瘀热证与细胞因子、血液流变学指标异常、微循环障碍、血小板功能变化、血管内皮细胞功能变化、凝血与纤溶平衡失调密切相关。有学者认为瘀热证的现代生物学基础首先应是炎症反应并波及血液内各种成分变化和凝血机制变化，然后引起微循环障碍和血液流变的异常，最终才导致组织器官的缺血、缺氧、血瘀和变性。研究表明，重症新型冠状病毒感染患者多存在血管功能障碍、血栓形成和免疫失调的复杂情况。新型冠状病毒感染并不是单纯的呼吸疾病，而是一种以内皮细胞受损为核心的复杂疾病，病理生理学研究以及生物化学分析逐渐揭示了新型冠状病毒通过攻击人类血管内皮细胞而致病的机制，认为大部分新型冠状病毒感染患者尤其是重症患者体内，血管内皮细胞的严重损伤诱发大量"血栓形成"、内皮损伤区域继发的炎症诱发"套叠性血管新生"，是全身各种器官受损甚至危及生命的主要导火索，位于内皮细胞表面的血栓调节蛋白和新型冠状病毒感染患者的生存率高度相关，是重要的生物标记物。这些研究结果在现代医学水平上印证了"寒湿疫"瘀热入营理论。

四、"态靶结合"论治"寒湿疫"瘀热入营

1. 审全程，识态调靶

周仲瑛教授纵观"寒湿疫"疾病发展全过程，结合实际诊疗情况，拟定了适用于新型冠状病毒感染疑似患者及发病初期患者的"通治方"和针对新型冠状病毒感染全程的"分期辨治"两套治疗方案。

"寒湿疫"以寒湿疠气阻肺困脾为核心病机，对于疑似患者和初期患者，从"态靶因果"着手，以麻杏石甘汤、葶苈大枣泻肺汤、藿朴夏苓汤、神术散、达原饮为基础方进行化裁，创制了"武汉抗疫方"。寒湿疠气为本病之始因，寒湿为初感之态，故用麻黄、苍术、羌活、生姜等温以散寒，用羌活、藿香、佩兰、苍术、茯苓、白术、厚朴、草果等利湿，以治"因"调"态"。寒湿初犯，袭表、郁肺、碍脾，故治"靶"者，用麻黄、苦杏仁、生石膏、葶苈子等开肺通表、解热定喘，草果、厚朴、槟榔等开达膜原、辟秽化浊，茯苓、苍术、白术等健脾祛湿，藿香、佩兰等芳香化湿，以缓解呼吸道和消化道相应症状。治"果"者，用大剂量的白术、茯苓以培土生金、扶固肺气，以贯众、徐长卿、地龙等解毒消炎、活血通络，以防止已病传变为肺痹、肺闭及肺衰之证。

瘀热入营多见于寒湿疫危重期，乃湿瘀及湿热体质患者加之寒湿疫毒闭阻肺络，湿重瘀甚，郁久化热，瘀热互结而入营入血，甚至伤及肝肾所致。故寒湿闭阻肺络为本阶段之始"因"，治疗上针对尚未化热之寒湿，仍应兼顾宣肺化湿以治"因"，切断病之源头。瘀热为本阶段之"态"，瘀热已入营后当重用犀角、生地黄、赤芍、牡丹皮等清热解毒、凉营化瘀以调"态"。若主症突出者，可精准"打靶"迅速改善患者主要症状，如身热谵语，可辨证选用"凉开三宝"（安宫牛黄丸、至宝丸、紫雪丹）以清热解毒、清心开窍；喘憋明显者，可重用炙紫菀、炙枇杷叶、炙款冬花、炙葶苈子以润肺止咳、化痰定喘；大便秘结者，可加用生大黄、枳实以通便。瘀热入营后易伤及肝肾之阴，治疗上应用西洋参、北沙参、麦冬、生牡蛎等益气潜阳补阴，先安未受邪之地，防后期诸多变证。

2. 重"果"判，逆势而动

"瘀热入营"是寒湿疫转重之关键，若治疗不当或治不及时可迅速产生诸多变证，治当重视"果"判（即重视对疾病发展可能结果的判断），在凉营化瘀方药的基础上，根据瘀热入营后病情演变方向的不同辨证用药，以截断疾病发展之态势。

瘀热入营，气阴耗伤：治以益气生津、敛阴止汗，方选生脉散（《医学启源》）加减。常用人参、麦冬、五味子、生地黄等，可用于治疗多种气阴耗伤所致之汗多神疲、体

倦乏力、气短懒言、咽干口渴等病症。

　　瘀热入营，气血阴液不足：治以益阴生脉，方选复脉汤（《医门补要》）加减。常用炙甘草、西洋参、火麻仁、生地黄、麦冬等，可用于治疗气血阴液不足之心悸、口干舌燥、大便干结、脉三五不调等病症。

　　瘀热入营，真阴耗伤，虚风内动：方选三甲复脉汤（《温病条辨》）加减。常用炙甘草、干地黄、白芍、阿胶、麦冬、火麻仁、生牡蛎、生鳖甲、生龟甲等，可用于治疗瘀热入营，伤及肝肾，肝肾阴液精血亏虚，筋脉失养，虚风内动所见低热、手足蠕动甚或瘛疭、心悸甚则心中痛、时时欲脱、形消神倦、舌干绛、脉虚细无力等症。

　　疾病向愈，进入康复期：以扶正健脾利湿为主治疗，常用方剂有黄芪建中汤扶助正气，四物汤养血生津，二陈汤合理中汤化裁健脾和胃，平胃散化裁兼治肠道寒湿等。还可配合针灸内关穴、足三里穴等进行治疗，以提高新型冠状病毒感染患者恢复期的免疫力并防止死灰复燃。

五、小结

　　瘀热入营是寒湿疫危重期的特殊病机，乃纵观寒湿疫疾病发展全过程，参患者之"象"，取营血之概念，辨证归纳所得。不同于温病的卫气营血辨证，"寒湿疫"之瘀热入营其起病始于寒湿疫毒，加之素体湿瘀或湿热偏盛，导致寒湿疫毒久郁而阻滞气机、凝滞血脉，故而成瘀化热，瘀热胶结，相搏于营分，甚至入血分，伤及气阴，甚或耗损真阴，危及生命。故"寒湿疫"瘀热入营之"热"乃寒湿久蕴而化，是疾病发展过程中自体内所生，非自外来，病机变化呈现"由寒到热"的过程，与温病"阳热邪气""邪深热深"有着本质上的区别。治疗当"态靶"结合，瞻顾因果，重用赤芍、生地黄、藏红花之类以凉营化瘀，西洋参、北沙参、麦冬、生牡蛎之类以益气养阴，并根据瘀热入营后病情演变方向的不同，逆势而动，辨证选方用药。掌握"寒湿疫"瘀热入营的病因、病机、证候、治疗，及时准确辨识寒湿疫毒有否成瘀、化热、入营，精准施治，可救患者于危难。故临证时应当把握疫病的发生及病情变化，掌握治疗的法则，针对不同的病情和体质，辨证施治，当为准则。

（再传弟子鲍婷婷撰写，传承弟子仝小林指导）

第四节　重型肝炎瘀热相搏病机证治

中医学认为，导致重型肝炎发生的基本致病因子是一类特异性的湿热疫毒之邪，湿热疫毒之邪深入营血，由于热毒化火，火热炽盛，煎熬熏蒸，热与血搏，可致血液稠浊，血涩不畅，形成瘀血，血瘀又可郁酿化热，而致血热愈炽。无形之热毒以有形之瘀血为依附，相互搏结，使邪热稽留不退，瘀血久踞不散，即"热附血而愈觉缠绵，血得热而愈形胶固"，血热与血瘀互为因果，促使病势不断演变恶化，表现出瘀热相搏的一系列证候，成为重型肝炎发生的病理基础。

周仲瑛教授通过长期临床实践，认为瘀热相搏的主要病理变化具有以下特点：①外感瘀热相搏：一是攻窜散漫，随血流行，无处不到，往往多症杂陈；二是聚结壅塞，热毒燔灼气血，经络凝塞不通，易于损伤脏腑功能，出现定位病变；三是热毒腐败破坏，气血凝滞，络脉损伤，导致脏腑的实质性损害。②内伤瘀热相搏：一是多属素体阴虚阳旺，津亏血涩，热郁血瘀，标本虚实往往互见；二是久病入络，络热血瘀，瘀热胶结，病多迁延难已；三是病涉多脏，脏腑体用皆有损害，甚至出现不可逆的局面。无论外感还是内伤，瘀热相搏均对脏腑经络具有广泛性损伤。

外感和内伤因素所致的瘀热相搏证，在形成途径和发展演变转归等方面有一定的差异，其各自临床特征为：①外感瘀热相搏证：主因外感温热疫毒，内蕴营血，搏血为瘀所致；起病多急骤，病势较猛，传变较快；原发病变多有卫气营血传变规律；多发生于中医温病热入营血阶段；可见于现代医学急性传染性、感染性疾病或发热性疾病的危重阶段。②内伤瘀热相搏证：主因脏腑内伤，火热内生，因热致瘀或瘀郁化热所致，多兼夹湿热痰浊；病程较长或久病急变，病情复杂易反复；多发生于中医内伤杂病热郁血分，久病入络阶段；可见于现代医学慢性传染性或感染性疾病、自身免疫性疾病、肿瘤性疾病、心脑血管及血栓性疾病。

瘀热相搏，深蕴营血，充斥三焦，往往涉及肝、脾、肾、心、脑、胃、肠等，病变部位广泛，且多脏互为传变，对脏腑经络的损伤具有广泛性。热蕴营血，煎熬熏蒸，可致血液稠浊，血涩不畅，加重血瘀；血瘀又可蕴积化热，而致血热愈炽，两者互为因果，促使病势不断演变。

瘀热郁于血分，常易促使黄疸进一步加深，持续难退，病程超过 10 日者，标志着病情的恶化、难治。正如张仲景所说："黄疸之病，当以十八日为期，治之十日以上瘥，反剧为难治。"由此可知瘀热发黄与一般单纯的湿热发黄轻重差异极大。

瘀热动血，具有血热与血瘀并见的特点，表现多个部位的出血，量多势急，血色暗红、深紫，或夹有血块，质浓而稠，或肌肤瘀斑成片。因此，吐血、便血的患者极易出现血脱危候。

若瘀热壅阻下焦，肾和膀胱气化不利，瘀阻水停，可见尿少赤涩，腹胀尿闭等"瘀热水结"证候。与现代医学所言之并发急性肾功能衰竭、肝肾综合征类似。

瘀热阻窍，扰乱神明者，则多与瘀热里结阳明，腑热上冲，热毒内陷心包有关，可见烦躁、谵妄、嗜睡、神昏、痉厥等危候。

热瘀营血，必然耗血伤阴；热炽阴伤，可致肝风内动；血瘀热炽，耗气伤阴，血液稠黏涩滞，阻遏脏腑气机，阴阳之气不相顺接，又可发生厥脱；湿热瘀毒互结，熏蒸肝胆，可见急黄、癥积等症。

笔者认为，湿热疫毒之邪深入营血，导致瘀热相搏，是重型肝炎的重要发病机制，重型肝炎的临床表现兼具外感和内伤瘀热相搏的临床特点。急性重型肝炎，由于湿热疫毒之邪性质暴戾，致病力强，往往起病急骤，病势较猛，患者在短期（2周）内黄疸急剧加深，极度乏力，消化道症状明显，迅速出现二期以上的肝性脑病症状，诸如神志方面的改变，有的患者还伴有出血或严重的出血倾向，甚至尚未出现黄疸，即有上述表现，这些均符合外感瘀热相搏的临床特点。而亚急性和慢性重型肝炎，多在患有病毒性肝炎的基础上，病情呈进行性加重，出现重度乏力，消化道症状，黄疸较深（≥正常值10倍），甚至伴有二期以上肝性脑病，或明显腹水、出血倾向，严重的还可出现重度并发症，如肝肾综合征、消化道大出血、严重感染、难以纠正的电解质紊乱、脑水肿、凝血机制障碍等，与内伤瘀热相搏的临床特征较为一致。由此可见，瘀热相搏是重型肝炎发生发展过程中肝细胞变性、坏死及功能障碍和产生严重并发症的重要病理基础。

一般而言，急性重型肝炎和部分亚急性重型肝炎通常以急性黄疸型肝炎起病，湿热疫毒之邪深入营血，瘀热相搏，病情急剧变化，以火热炽盛表现为主，出现黄疸迅速加深，肝脏萎缩，肝臭，极度乏力，纳差、厌油、恶心呕吐等严重的消化道症状；同时还可伴有发热或身热夜甚、烘热、烦热、面部红赤、手掌殷红、烦躁不宁、舌质暗红或红绛、脉细数或沉实等火热之象。在此基础上病情迅速传变，瘀热迫血妄行或血不循经，可伴有吐血、便血等出血或严重的出血倾向；瘀热阻窍，或内陷心包，可见烦躁、谵妄、嗜睡、神昏等肝性脑病症状；热极生风，或阴虚风动，可发生痉厥、抽搐、震颤；瘀热里结阳明，可见肠鼓等腑实症状或腑热上冲，内陷心包；瘀热窒阻下焦，可见尿少赤涩、腹胀尿闭、腹水等肾功能衰竭、肝肾综合征表现。

慢性重型肝炎和部分亚急性重型肝炎，多在原有病毒性肝炎的基础上病情逐渐加重或发生急性变化，脏腑内伤，火热内生，因热致瘀或瘀郁化热所致，临床所见，除有上述急性重型肝炎的症状和火热症状外，瘀象表现较为明显，可见胁下刺痛或胀满、疼痛拒按、扪及结块、小腹硬满、面部及口唇紫黑、颧部或胸背部有赤丝血缕、肌肤甲错、甲床青紫、舌质暗紫或伴有瘀点、瘀斑、舌下青筋显露、脉涩或伴结代等瘀血征象。相对急性重型肝炎而言，慢性重型肝炎病程较长，在脏腑损伤的过程中还可产生较多的病理产物，如痰浊、水饮等病理因素，与瘀热胶结为患，使病情更为复杂，或反复波动，预后不良。

急性、亚急性和慢性重型肝炎，临床表现虽然有一定的差异，但由于它们产生的病理基础一致，故临床症状常相互交织，有时病情还会相互转化。急性和亚急性重型肝炎治疗不及时或失治、误治，会导致死亡或转为慢性重型肝炎；慢性重型肝炎，因病理因素较多、病情复杂或失治、误治，常呈急性发作，病情恶化甚至导致死亡。

凉血化瘀是治疗重型肝炎瘀热相搏证的基本大法，临床宜在辨证的基础上选用具有凉血和化瘀两类功效和（或）双重作用的药物组合配方，以清血分之热、散血中之瘀、解血分之毒、止妄行之血，从而达到退黄、止血、利尿、醒神之目的。在具体运用凉血化瘀法时，虽然重型肝炎的病因病机和组织病理学改变基本一致，但就不同患者而言，其体质差异、病理演变过程（阶段）、临床表现等均有差别，故所表现出的瘀和热的轻重有别，辨明瘀与热证候的主次、详察外感、内伤及兼（变）证，选用相应的药物是临床治疗取效的关键。热重于瘀者，当以凉血为主，化瘀为辅，伍以清热泻火之品；瘀重于热者，则以行血活血为主，参以清热凉血，必要时尚需下其瘀热。血热炽盛，灼伤阴液，须配合养阴增液；血热妄行，或瘀阻脉络，血不循经，须伍以凉血止血或化瘀止血；热极生风，或阴虚风动，须参入凉肝息风或养阴息风；瘀热阻窍，内闭心包，神机不用，须兼以开窍醒神；瘀阻下焦，须兼以泻下通瘀利水；厥脱之变，当益气养阴，扶正固脱；有痰浊、水饮等病理因素存在，尚须兼顾。

（传承弟子陶夏平撰写，周仲瑛指导）

第五节　肝硬化湿热瘀毒郁结复合病机证治

肝硬化指在由多种原因所致的慢性肝病过程中，出现以肝脏弥漫性纤维化、假小叶形成、肝内外血管增生为主要特征的病理阶段，包括代偿期和失代偿期，属于重大难治病范围。目前西医主要是针对肝硬化进行病因、抗炎和基于并发症的对症治疗，中医则以活血化瘀或扶正化瘀治疗为主，但均有许多科学问题值得深入研究。近 20 年来，围绕"湿热瘀毒复合病机是肝硬化的始动因素和关键环节"这一假说，周仲瑛教授带领开展了肝硬化湿热瘀毒郁结复合病机的证候理论研究以及清化湿热瘀毒法效应机制的实验研究，初步揭示了肝硬化湿热瘀毒复合病机的临床证候分布规律及其部分科学内涵，为今后更加深入系统的研究奠定了基础。

一、湿热瘀毒复合病机是肝硬化进程中的核心病机

1. 基于整体观考量肝炎-肝纤维化-肝硬化的病机关键

肝硬化属中医积聚范围，与鼓胀、胁痛、黄疸等病证有关。多年来，中医运用以活血化瘀或扶正化瘀为主的治法，在防治肝纤维化-肝硬化方面进行了大量的研究，取得了诸多进展。如姜春华以下瘀血汤为主治疗肝硬化；王玉润认为肝硬化以"肝络阻塞，血瘀气滞"为基本病机，采用桃红饮为基本方加减治疗；周信有认为"血络瘀阻，肝脾肾三脏虚损"是肝硬化的基本病机。多数学者认为血瘀贯穿于整个肝纤维化-肝硬化进程之中，将"肝络瘀阻"或"正虚血瘀"作为肝硬化的核心病机，以活血化瘀为核心是当前中医辨治肝硬化的主要思路。如复方鳖甲软肝片、扶正化瘀胶囊、安络化纤丸等新药对肝硬化都具有不同程度的防治作用，但皆未能满足临床疗效的需求。目前存在的主要问题有二：一是现有肝硬化的辨证分型方法混乱，相关指南及专家共识的实用性有待进一步提高；二是当前的研究多是以辨证分型研究为主，未能揭示肝硬化病机的复杂性，对肝炎-肝纤维化-肝硬化-各种变证的病机演变规律尚缺少关注。

为此，应当基于以下三点深入开展肝硬化的中医病机研究：一是形成肝硬化的原因很多，如慢性乙型或丙型病毒性肝炎、酒精性肝炎、非酒精性脂肪性肝炎、自身免疫性肝病等，这其间有哪些共性的病机演变规律？二是在形成肝硬化之后，原发病因是否持续存在，病机的内涵应从原发病因、其他合并病因及病机传变结果等方面综合分析；三是当进展至失代偿期肝硬化之后，相关并发症往往不局限于肝脏病变本身，如由于门静脉高压和肝功能减退，容易并发浆膜腔积液（腹水、胸腔积液或心包积液），还有食管胃底静脉曲张出血、自发性细菌性腹膜炎、肝性脑病、肝肾综合征、肝硬化心肌病、肝肺综合征、门静脉血栓、肝癌、肝性骨病、肝硬化性肌萎缩等多种并发症，显示肝硬化实质上是一种以肝脏为中心的全身性疾病，在肝硬化早期就应从脏腑的整体层面进行研究，从中医藏象理论而言，病位不仅在肝，也必然与脾、肾密切有关，同时涉及胆、胃、大肠、小肠、心、肺等脏腑，这需要以中医整体观思想为指导进行研究。

2. 基于肝硬化的形成与加重进程研究湿热瘀毒郁结复合病机

自 20 世纪 80 年代开始，周仲瑛教授带领团队通过大量临床实践，率先提出湿热瘀结贯穿于慢性肝炎至肝硬化始终的学术观点。其后进一步研究发现慢性肝炎湿热疫毒不仅在气分，且大多深入血分，邪阻气郁，热结血滞，邪瘀搏结，常表现为肝经湿热，瘀毒蕴结，血分热毒偏盛，病势缠绵，并与肝硬化关系密切，称为湿热瘀毒证。

近 20 年来，本课题组进一步提出"湿热瘀毒是肝纤维化-肝硬化形成和加重过程中重要的始动因素和关键环节"这一观点，并对湿热瘀毒互结复合病机的形成机制进行了探讨，研究发现湿热瘀毒复合病机的临床特点包括以下几个方面。

复合病机转化是形成湿热瘀毒郁结病机的理论依据。《素问·生气通天论》曰："病久则传化。"《灵枢·百病始生》有谓："温气不行，凝血蕴里而不散，津液涩渗，著而不去，而积皆成矣。"提示在积的形成过程中，涉及温气不行、凝血蕴里而不散、津液涩渗三个病理环节。在慢性肝炎合并肝纤维化尤其是进展到肝硬化的过程中，由于湿、热、毒、气滞、气虚、阴虚等皆可致血瘀，血瘀又每多助湿、化热、伤阴、化燥；肝脾不调与肝肾亏虚等脏腑病机也相互影响，邪盛正虚二者相因并存，多因复合为患，终以湿热瘀毒郁结，肝脾肾损伤而成复合病机为本病的基本病机特征。

湿热瘀毒复合病机的毒不同于病毒。感受肝炎病毒之后，人体免疫炎症过程所致的肝组织细胞损伤与修复是肝硬化形成和加重的关键因素。其他非病毒性慢性肝损伤亦有这一免疫炎症活动过程，因此，无论何种原因所致的肝硬化，其病机或显或隐都以湿热瘀毒复合病机为主。通过临床证候研究发现，慢性肝病各病理因素之间并非孤立存在，诸邪相因、邪毒久羁是肝硬化形成并加重的根本原因，因此提出了持续存在、不同程度的湿热瘀毒复合病机是肝纤维化-肝硬化的主要病证特点。

诸邪酿毒而久羁，多因复合，邪实正虚是肝炎-肝纤维化-肝硬化病机演变的共性规律。尽管最初病因不同，但各种慢性肝炎始终存在着多种病邪，或轻或重，或显或隐，持续或反复耗伤正气，甚至邪毒嚣张，病情传变，正气更虚。主要临床特点有：①湿热久羁，郁滞致瘀；②肝气郁结，郁久致瘀，助湿化热，甚至化火动血；③肝络瘀滞，化热助湿，甚至水停；④诸邪酿毒，邪毒胶结，复合为患；⑤因虚致实与邪毒致虚，虚实夹杂，始终存在，而非仅因虚致实。

在慢性肝炎-肝纤维化-肝硬化发生、发展过程中的不同患者或同一患者的不同病程阶段，湿、热、瘀、郁、毒等病理因素，以及肝脾不调、肝肾亏虚等病机的轻重主次各异，不同患者所伴有的如肥胖、饮酒、情绪状态及门静脉高压所致的胃肠道瘀血状态等促使病情加重或进展的因素主次不同，因而中医辨治用药的主次亦应区别对待。

慢性肝炎-肝纤维化-肝硬化演化进程中，湿热和血瘀两种病理因素的重要性为广大学者所关注，但人们往往将两者定义为单独的证型分别施治，实际上忽视了两者之间相因为患的客观实际。湿热致瘀、血瘀郁而化热，二者相因为患，致使湿热瘀毒复合病机持续存在，正气愈发亏耗，由肝脾失调到肝肾阴亏，随着肝硬化程度的加重，肝肾阴虚的证候越发明显，进而阴损及阳，可见阴阳两虚，终致大实大虚状态，尤为难治之证。

二、瘀热是肝硬化湿热瘀毒郁结复合病机中的关键环节

湿热瘀毒郁结复合病机内含湿热、瘀热、郁热、瘀湿、瘀毒等不同病机要素，其中，

湿热病机每多是患者免疫炎症活动期的主要特征，而瘀热病机则是病情不断进展的核心关键。由于湿热致瘀或血瘀郁热，皆可致瘀热相搏，此时常表现为患者肝脏细胞的坏死与疤痕修复，肝组织纤维化进一步加重，促使病情进展。甚者会出现瘀热发黄、瘀热动血、瘀热水结、瘀热阻窍等证型，临床常见于急重症肝坏死或肝硬化活动期。

两项临床研究进一步佐证了瘀热病机在肝炎-肝硬化演化进程中具有重要的作用：①通过对周仲瑛教授经治的慢性肝炎合并肝硬化的753例有效验案进行分析，发现名老中医所关注的病机要素是湿、热、瘀、郁、毒、虚，其间每多复合为患，并以瘀热病机为重点，治疗多以凉血化瘀为核心的清化湿热瘀毒法为主，兼顾益气、养阴等法。②调查822例慢性乙型肝炎（包括活动性肝炎、重症肝炎、肝硬化等）住院患者，发现在慢性乙型肝炎患者中湿、热、瘀病机要素所占比例分别为78.66%、69.87%和68.29%；早期患者以湿热病机为主，但随着病情加重，瘀热病机可占84%~100%，或随着病程的延长（如发展至肝硬化），瘀热病机可占63.9%~87.0%。

国内其他学者的研究与这一研究结论一致，如张华等对肝炎后肝硬化中医主证及其兼夹证候的分类特征进行研究发现：在278例肝炎后肝硬化临床样本中，有证可辨者共计261例（93.9%），主证候以瘀热蕴结证（108例）和湿热内蕴证（79例）最多，占71.6%，兼有两个或两个以上的复合证候者215例，占82.38%。此外，还可以发现，瘀热病机与病情进展及疾病的严重程度密切相关，今后若能揭示慢性肝炎进展到肝硬化的过程中湿热、瘀热等病机与血瘀之间的转化规律等问题，揭示影响病情进展核心病机的演变规律及生物学基础，以及相应治法方药的效应机制，则有助于使中医药防治肝炎-肝纤维化-肝硬化的研究更加深入。

三、肝硬化湿热瘀毒郁结复合病机的病理生物学基础

全面系统地揭示中西两种医学对肝炎-肝硬化发病机制认识的异同及其关联性，有助于拓展中医药防治肝硬化的研究思路。每当患者出现黄疸、口干、口苦、胁肋胀痛、疲劳乏力、衄血，舌苔黄腻、舌质暗红，有出血倾向或见肝掌、蜘蛛痣等症状时，患者往往会处于慢性肝炎-肝纤维化-肝硬化进程中的病情加重或免疫炎症活动阶段，这与湿、热、瘀、毒四者复合为患的病机特征有关，而此时患者体内常处于免疫-炎症反应活跃或肠源性内毒素血症状态。

在慢性肝炎-肝纤维化-肝硬化形成和加重的过程中，肝星状细胞（HSC）的活化是其关键环节，而多种炎性因子参与的级联反应通过不断激活HSC分泌大量细胞外基质发挥了重要作用。除经典信号通路如TGF-β/Smad外，有文献研究发现：在肝细胞受损伤时，Kupffer细胞（KC）通过不同受体激活下游的分子信号发挥对肝纤维化的不同作用，肠菌群诱导产生脂多糖（LPS），LPS活化HSC表面TLR4，通过激活CD14、MyD88途径，上调NF-κB，即TLR4/MyD88/NF-κB通路，导致TNF-α、IL-1等促炎性细胞因子上调，进而启动TGF-β/Smad信号通路，引起HSC活化，从而促进肝硬化的形成与进展。此外，TLR4也可直接作用于KC，使其分泌TGF-β1，促进HSC活化，最终促进肝纤维化的发生。

肝脏是内毒素的主要清除器官，KC是肝脏中主要起清除作用的细胞，肠源性内毒素血症与肝硬化进程密切相关。一般肠道宿主中有大量的革兰氏阴性菌释放内毒素，少量内

毒素经门静脉入肝后被 KC 清除，不能进入体循环。当肠道菌群紊乱时，细菌异常增殖，KC 的清除能力减弱，内毒素大量产生，可直接或间接破坏肠黏膜的完整性，使得肠内小血管收缩，血管内皮细胞受损，损伤的 KC 对内皮素的清除作用减弱，细胞的吞噬功能降低，血浆内毒素水平升高。这为进一步揭示肝纤维化-肝硬化湿热瘀毒互结的现代医学机制提供了参考。

四、清化湿热瘀毒法辨治肝炎-肝纤维化-肝硬化的临床思路

针对肝炎-肝纤维化-肝硬化湿热瘀毒复合病机，清化湿热瘀毒为其基本治法，内含清热、化湿、凉血、化瘀、解毒等法，以凉血化瘀法为其中的核心治法，同时依据肝、脾、肾功能的失调情况，配伍健脾、滋肾等法。在不同个体及不同病程阶段，病机侧重点不同，治疗应复法组方，随证加减。

其中，凉血化瘀并不同于清热解毒与活血化瘀的合用，而是要选择既能清热又能凉血散血的药物，使热毒失去血瘀的依附，血分火热得以清解而不致成瘀，瘀热相搏从而得解。常以犀角地黄汤、桃核承气汤、下瘀血汤、鳖甲煎丸等方为基础，药用水牛角片、炙鳖甲、丹皮、赤芍、生地黄、紫草、丹参、山栀、桃仁、泽兰、徐长卿、虎杖等加减，临床具体配伍应用如下。

1. 与清热利湿解毒药配伍

针对湿热毒邪为患，常选用茵陈蒿汤加减，药用茵陈、熟大黄、黑山栀等清热利湿药，可酌加垂盆草、老鹳草、酢浆草等利湿；若黄疸较重者，酌加鸡骨草、田基黄、金钱草等利湿退黄；以上药物性多苦寒，应多注意顾护脾胃，临床上常佐以炙鸡内金、砂仁、焦山楂、神曲、炒白术、茯苓、山药、太子参等药健脾益气。

2. 与疏肝健脾药配伍

针对肝脾两伤者，包括肝郁脾虚、肝胃不和、肝脾气虚等证，常常出现疲劳乏力、纳差、厌食油腻、胁肋脘腹痞满或胀、口干、口苦等症状。临床多以柴胡疏肝散、参苓白术散、逍遥散等组方，常选用醋柴胡、香附、青皮、陈皮、广郁金、茯苓、法半夏、太子参、苍术、白术、鸡内金、焦山楂、焦神曲等药。

3. 与滋养肝肾药配伍

针对肝肾阴虚者，患者常表现出肝区隐痛、目涩、视力模糊、腰膝酸软、手足心热、失眠、多梦、盗汗、苔少质红隐紫等症状。用药当以滋养肝肾为主，且当慎用温燥之品，以防暗耗肝阴。多以一贯煎、二至丸、六味地黄丸等加减，常选用北沙参、麦冬、石斛、熟地黄、楮实子、桑寄生、枸杞、女贞子、旱莲草等滋养肝肾。

4. 与活血利水药配伍

针对气血水互结，肝脾肾俱虚者，临床上治以利水活血，又因利水药每多伤阴，周仲瑛教授常选用养血活血兼以滋阴利水的药物，如益母草、丹参、泽兰、泽泻、徐长卿、楮实子、水红花子、马鞭草、泽漆、老鹳草等。

五、结语

肝硬化一直是临床常见的进行性加重的难治性疾病。本研究在传承名医经验的基础

上，在中医复合病机创新理论的指导下，以肝炎-肝纤维化-肝硬化进程中免疫炎症网络机制及肠源性内毒素血症状态为切入点，对湿热瘀毒复合病机理论进行系统研究，揭示在肝硬化形成和加重过程中，以凉血化瘀为核心的清化湿热瘀毒法，对免疫及炎症反应网络多环节的调控作用机理，为中医病机理论的创新研究提供示范。

（再传弟子周静汶撰写，导师叶放指导）

第六节　瘀热致消证治

周仲瑛教授"瘀热论"思想对临床各科急难病症的辨治皆具指导意义，现就周仲瑛教授"瘀热致消"思想浅析如下。

一、形成机理

中医学认为，消渴多由外邪乘袭、饮食不节、过食肥甘、情志刺激、劳欲过度、脏气不足等所致。而禀赋不足，是为发病的重要内因，基本病机为阴虚燥热，阴虚为本，燥热为标。故古有"消瘅"一名，"瘅"者，但热不寒是也。《儒门事亲·三消之说当从火断》曰："消之证不同，归之火则一也。"阴虚燥热两者又互为因果，久病可致阴伤气耗，阴损及阳，重症可以出现阴虚阳浮，进而发生阴竭阳亡的危象。在病程中可导致一系列并发症。病变脏器涉及肺、胃（脾）、肾，肺燥、胃热、肾虚互为影响，而源本于肾。

周仲瑛教授认为，消渴虽以"热"为主，但究其本源，尚有"燥热""湿热""瘀热"之别。"燥热""湿热"从古至今多有论及。如《济生方·消渴论治》曰："肾水枯竭，心火燔炽，三焦猛烈，五脏干燥，由是消渴生焉。"《兰室秘藏·消渴论》曰："结者，津液不足，结而不润，皆燥热为病也。此因数食甘美而多肥，故其气上溢转为消渴。"故消渴之初始，其常有肺胃燥热或脾胃湿热之因由。燥热为病，不外耗气伤津、耗津伤血二途，其燥久羁，暗耗乙癸，元脏虚损，发为消渴。湿热化燥，邪从火化，更易劫津伤血，加之其湿内生，津液不归正化，则营阴亏虚，后继乏源，而终生消渴。消渴病中"瘀血"是其重要的病理因素。或从气滞血行受阻，或从气虚阳衰，血行迟慢，或痰浊阻于脉络，或寒邪入血，血寒而凝，或邪热入血，煎灼血津，皆可引致。周仲瑛教授认为，消渴病中"瘀"与"热"并非孤立存在。尤其在消渴病发展到一定阶段，即合并发症时期，大多患者同时表现血热和血瘀并见，清热凉血与活血化瘀并用，效果甚佳，故提出"瘀热致消"学说。瘀热是指瘀和热两种病理因素相互搏结、胶结和合，所形成的具有新的特质的病理因素，既有瘀和热的致病特点，尚有自身特性。

消渴病中，瘀与热一旦形成，既可因瘀致热，亦能因热致瘀，但常见瘀热并存，终致瘀热相搏，胶结为患。瘀热形成有外感与内伤两类。然消渴瘀热多为内伤，其产生途径有：一为阴虚燥热，热耗营阴，津血亏虚，可致血行不畅，滞而为瘀，瘀热相搏，胶结难化；二为长期情志不遂，忧愁思虑，肝失疏泄，木失条达，气滞血瘀，或气郁化火，热郁与血瘀相结，终成瘀热相搏；三为气虚痰盛，或嗜食油腻肥甘，痰湿留滞体内，酿生脾胃湿热，阻滞气机，壅塞血脉，湿热瘀相结，形成瘀热相搏；四为消渴病久，耗损气血阴津，气虚则行血无力，津伤则无以载血运行，血虚则滞涩难行，皆见络脉瘀滞，积久化热，瘀热乃生。瘀热一旦形成，又可耗伤津血，使邪热愈炽，浊瘀愈固，"热附血而愈觉缠绵，血得热而愈形胶固"，耗伤肺胃肝肾真阴，终致多饮、多食、多尿、消瘦等消渴诸症渐作或加重。消渴既发，津液输布愈难，营血亏耗愈甚，则瘀热笃重，络热血瘀，伏热则灼伤血络，瘀血则阻塞脉道，而致或闭塞心窍，或蓄留三焦，或阻于肾络，脉络受损，变生他病。

二、证候特征

"瘀热致消"的"瘀"与"热"多贯穿消渴始终。消渴久病，热瘀阻络病多标实与本虚并见，或迁延难愈，累及多脏腑、多经脉，表现多症杂陈。临证当辨其时长短，其势轻重之殊。瘀热病程日久者，多见时有心悸，肢麻，胸中刺痛，或头痛，眩晕，耳鸣，或腰背刺痛，五心烦热，或行动受限，甚则半身不遂，或欲食而不纳，大便干结，小便热涩。舌质紫暗，或有瘀点、瘀斑，舌下脉络粗大、迂曲，苔略黄腻，脉涩或结代略数。

三、治法方药

瘀热相搏，治当凉血与散瘀有机配伍，联合使用。周仲瑛教授多采用"清热通络，凉血化瘀"的治疗大法，使热可解，瘀可化，血行津布，则诸症自除。临床常选用增液汤合桃核承气汤、血府逐瘀汤、复元活血汤加减，以达养阴、清热、通络、化瘀之效。习用生地黄、玄参、麦冬、天花粉等清热生津，赤芍、牡丹皮、丹参清热凉血，桃仁润燥活血，泽兰祛瘀升清，鬼箭羽通瘀破血，血行津布则燥热可解，瘀化气畅则阴液自生。然若久治不效者，乃瘀复内阻也。其津亏不能化气，气虚不能运血，此时当参以益气化瘀，用生黄芪、太子参等益气之品配合蒲黄、水蛭等以助化瘀之力。

然临床亦常见燥热、湿热、瘀热兼夹，故周仲瑛教授提出，在消渴的治疗上应"三热"兼顾。其湿热者，每可化燥伤阴，而阴虚则燥热更甚；津亏液少，势必不能载血循经畅行，血行滞缓，留而为瘀；燥热内灼，煎熬营血，又可导致血瘀；瘀热在里，复能化热伤阴，终致血瘀、火热、内燥、水湿数邪并见。故此，治疗上可以凉血化瘀为主，兼以滋阴生津，酌配淡渗利湿。药物多用鬼箭羽、桃仁、泽兰、丹参等活血化瘀，生地黄、玄参、麦冬、天花粉等清热生津，茯苓、泽泻等健脾利湿。

凉血化瘀习用丹参、赤芍、牡丹皮、大黄等药，以达瘀去津生，邪去正复之作用。养血活血习用当归、桃仁、红花、鸡血藤等药。活血通络理气习用泽兰、地龙、川芎、枳壳等药。破血逐瘀习用鬼箭羽、炙水蛭等药。

四、验案举隅

薛某，男，67岁。1996年6月22日初诊：患者于3个月前因两肩酸痛，检查发现血糖升高，口服降糖药后血糖控制不佳，多饮、多食、多尿症状不显。刻下诊得：双下肢麻木，时有拘急，大便干结，3日一行，彻夜不眠，手足心热，舌苔黄薄腻、边尖红隐紫，脉细弦涩。查：空腹血糖（FBG）8.6mmol/L，餐后血糖（PBG）13.8mmol/L。血液流变学指标提示：血黏度轻度增高。证属瘀热互结，治拟清热通腑，凉血化瘀。处方：生地黄12g，玄参12g，麦冬12g，天花粉15g，制大黄5g，鬼箭羽15g，桃仁10g，丹参15g，芒硝（冲）5g，知母10g，炙僵蚕10g，炙水蛭3g，地龙10g，木瓜10g。7剂，水煎服，每日1剂，分2次服。

1996年6月29日二诊：服药7剂后肩痛腿麻减轻，拘急抽筋好转，血糖基本降至正常，乏力，夜卧略口干，夜寐仍不佳，初服中药大便时偏溏薄，舌质暗红、苔黄薄腻，脉细涩。查：FBG 6.6mmol/L，PBG 7.8mmol/L。仍守原意，稍做加减继进。原方去鬼箭羽、木瓜、桃仁，加夜交藤 20g，14 剂。

1996 年 7 月 6 日三诊：患者自觉诸症均好转，肩痛腿麻趋除，拘急抽筋未作，血糖正常，精神显振，夜寐已佳，口干不著，大便成形，日行 1 次，舌质偏暗、苔薄黄，脉细涩。查：FBG 5.6mmol/L，PBG 6.7mmol/L。原方去大黄、芒硝化瘀泻热之品，守以养阴止渴之法，并加泽兰 10g，鸡血藤 10g，继服 14 剂，以巩固其效。

守上方加减进退 3 个月，临床症状皆除，复查血液流变学指标皆在正常范围，多次复查血糖正常。

（传承弟子王旭撰写，周仲瑛指导）

第七节　放射性损伤瘀热病机证治

放射治疗（简称放疗）是治疗恶性肿瘤的一个重要手段，70%以上的恶性肿瘤患者在其治疗的某个阶段都需要接受放疗。放疗在杀灭肿瘤细胞的同时，不可避免地会损伤健康组织，破坏机体的免疫功能，产生一系列放射性损伤，患者非常痛苦。放射性损伤是限制肿瘤靶向照射剂量增加、改善肿瘤控制率的主要瓶颈。现代医学治疗放射性损伤缺少系统性的治疗，使用药物较单一，多采用大剂量抗生素加糖皮质激素等方式治疗，但效果并不理想，且副作用较大，因此规避或者减少放射性损伤是临床研究的重点。中医药在肿瘤放疗中的独特优势受到广泛关注。弟子们在周仲瑛教授的瘀热病机理论指导下，结合多年临床经验，以养阴益气、凉血散瘀为基本大法，防治恶性肿瘤放射性损伤，取得了较好的效果，总结归纳出放射性损伤的病因病机如下。

一、瘀热病机理论

周仲瑛教授在长期临床实践中发现，在急性外感热病及某些内伤杂病（尤其是疑难病症）发展的一定阶段，许多患者同时兼具血热、血瘀证，单纯地运用清热凉血法或者活血化瘀法治疗，往往疗效欠佳。周仲瑛教授通过文献研究，推求病理，并经临床验证和实验研究，提出瘀热相搏证。

1. 瘀的概念

瘀包括血瘀和瘀血，前者指血液的循行迟缓，血流不畅或局部不通，是一种病理生理状态；而瘀血则是一种病理产物，但两者可互为因果。血瘀之甚可在局部造成瘀血，一旦瘀血形成，阻滞于脉络内外，又可成为加重局部血瘀之因。

2. 热的概念

热在中医理论中涉及病因、病机、治则、药性等多方面内容，此仅围绕病因、病机的有关问题进行讨论。热为六淫病邪之一，但《素问·至真要大论》《景岳全书》等均记载有火而无热，而《三因极一病证方论》及《医碥》《察病指南》等处理六淫之邪有热而无火，由此而产生了一些不同的见解。《外感温热论》又将热邪称为温邪，《重庆堂随笔》云："温邪即热邪。"还有一些医家则认为"温为热之渐，火为热之极"。说明三者性质相类，只是程度上的区别。

3. 瘀热相搏的概念

所谓瘀热相搏证，是指在急性外感热病或内伤杂病发展到一定阶段，火热毒邪或兼夹痰湿壅于血分，搏血为瘀，致血热、血瘀两种病理因素互为搏结，相合为患而形成的一种证型。其病因为火热毒邪；病位深居营血、脉络；病理变化为瘀热相搏、脏腑受损；治疗大法为凉血化瘀。

二、放射性损伤的病因

放疗是肿瘤治疗的主要方法之一，随着核医学的发展，放疗的方法、技术不断提高，定量、定性越来越精准，放疗肿瘤的病种、适应证也不断扩大，疗效得到了明显的提高，临床应用越来越广泛。但是在治疗的同时，放疗引起的周围组织、脏器的损伤是不可避免的。放疗在杀灭肿瘤细胞的同时，不可避免地损伤了周围健康组织、器官，破坏机体免疫功能、抑制骨髓。由于放疗存在对周围组织、器官等的损伤，在不同程度上影响了放疗的疗效、预后以及患者的生活质量，所以预防或减轻放射性损伤，成为医务人员临床研究的热点。

根据放射性损伤的临床表现及致病特点，可把病因归纳为"火毒"之邪。其属外来之邪，但又与"六淫""疫毒"之邪不同，主要是 X 线、γ 射线引起的电离辐射，临床传变一般不循卫气营血、三焦等传变规律，而是直中脏腑、器官组织、血络。

三、放射性损伤的病机

由于放射线具有较强的穿透性、杀伤性、速效性，虽然在临床上取得了满意的疗效，但其具有一定的辐射性，对所放疗部位的正常组织、器官也存在一定的损伤。根据放射性损伤的临床表现，中医学认为放射线具有火、热、毒三邪的特点，一旦侵犯机体，可灼伤皮肤、黏膜、血络及脏腑组织。主要表现为：皮肤红肿热痛、神疲乏力、烦躁、口干、口渴、口舌生疮、咽灼痛、咳嗽、痰少、大便溏、便次多、尿频尿急、舌质隐紫瘀斑等。火毒之邪，侵袭人体，灼伤肌肤，损伤血络，内犯脏腑；火为阳邪，煎熬阴液，津液亏虚，气血生化乏源；血络受损，溢于脉外，阻于络内，形成瘀血，瘀热胶结和合。故放射性损伤的病理机制可概括为：瘀热互结，伤津耗气。

四、放射性损伤的致病特点

1. 灼伤性

放射线为火毒之邪，首先外灼皮肤，照射部位的皮肤出现由红润转为暗红，甚至出现皮肤焦黑，伴肿热疼痛；有时亦会出现疱疹、溃破、糜烂、渗血等。

2. 迟发性

放射性损伤为放疗的迟发反应，常常发生在治疗的中后期，严格意义上来讲是无菌性炎症，一旦发生往往不可逆转，表现为放射性腮腺炎、放射性食道炎、放射性肺炎等。

3. 损络性

血热内盛，迫血妄行，瘀阻血脉，血不循经，血热与血瘀相合，两者互为因果，更易致络伤血溢。在外表现为肌肤瘀斑、溃破；在上表现为吐血、衄血、咯血；在下表现为便血、尿血。

4. 伤阴性

瘀热如火焚焰，如灯汲油，导致阴血不足、津液匮乏。出现口干口渴、饮而不解、咽干舌燥、吞咽不利、烦躁不安、潮热盗汗等症。

5. 耗气性

《素问·阴阳应象大论》："壮火食气，气食少火。壮火散气，少火生气。"壮火可食气、散气，导致元气亏虚。表现为面色少华、神疲乏力、少气懒言、食欲减退、形体消瘦。

6. 缠绵性

瘀热互结，一阴一阳，如油入面，胶结难化。无形之热以有形之血瘀为依附，相互搏结，使邪热稽留不退，瘀血盘踞不散，残毒余邪弥散经脉络窍，致气血运行失畅。病久缠绵难愈，更有甚者，病情逐渐加重。

五、放射性损伤的临床诊断

放射疗法广泛应用于各种肿瘤的治疗，由于放射剂量的不同，损伤的程度轻重有异。放射部位的不同，损伤的脏腑器官也不相同，虽然它们的致病机制都为瘀热相搏、阴伤耗气，但由于放射量、部位的不同，其临床表现各有差异。区分它们之间的差异性，对临床辨证具有重要的意义。中医对放射性损伤的诊断一般区分为头颈部、胸部、上腹部、下腹部四个部位，因为相关的脏腑、组织、器官不同，它们均有不同的临床表现。

1. 头颈部放疗

主要包括脑瘤、鼻咽癌、腮腺癌、口腔癌、甲状腺癌等。临床表现：口腔、咽喉黏膜等部位充血、水肿、糜烂、溃破出血、咽喉疼痛、口干咽燥、吞咽困难；或脑水肿、头晕头昏、头痛、恶心欲吐、视物模糊、耳鸣等。病理机制：火热上熏、络损瘀阻、津伤气耗。

2. 胸部放疗

主要包括食道癌、乳腺癌、肺癌等。临床表现：干咳少痰、吞咽困难、胸闷气短、胸痛不适、低热烦躁；或恶心呕吐、发热疲倦等。病理机制：火热熏灼、耗气伤阴、瘀阻络损。

3. 上腹部放疗

主要包括胃癌、肝癌、胆管癌、胰腺癌等。临床表现：食欲不振、嘈杂、泛酸、恶心、呕吐、胃脘部疼痛不适、腹泻、便秘、口干欲饮等。病理机制：热毒内蕴、瘀阻中焦、胃络受损。

4. 下腹部放疗

主要包括直结肠癌、宫颈癌、卵巢癌、膀胱癌等。临床表现：恶心、呕吐、腹泻、便溏、便血、尿频、尿急、尿痛或尿血等。病理机制：热注下焦、湿热瘀阻、灼伤血络。

六、放射性损伤的防治原则

根据放射性损伤瘀热相搏、气阴两伤的病因病机，故治疗上应凉血化瘀，养阴益气。代表方为犀角地黄汤、沙参麦冬汤、四君子汤。但临床上其治疗还有早、中、晚之分。早期为了防止或减轻损伤，以益气养阴、扶助正气为主，抵御病邪的侵袭；中期损伤已发生，临床症状已显，应在益气养阴基础上加重凉血化瘀药物的应用，防止病邪入深，早日祛除瘀热之邪；晚期即放疗结束后的康复阶段，在益气养阴、凉血化瘀的同时，更应注意气阴的恢复，清除瘀热，防止病邪稽留不清，正气不复。临诊时还应把握放疗部位、损伤症状的不同，处方选药应随证加减。总之，临床对于放射性损伤应防治并重，才能有效地防止和减轻放射性损伤的发生，促进患者的康复，提升治疗后的生活质量。

　　肿瘤的放疗成为临床治疗的重要方法之一，被广泛应用，取得了满意的疗效；但放射性损伤一直困扰着放疗的有效临床应用。近年来国内许多学者就中医药如何防治放射性损伤进行了有效的探索，发现有些中药具有良好的抗辐射作用，试图通过中医改变目前放射性损伤的防治现状，但至今未取得突破性进展，究其原因是对放射性损伤的中医病机缺乏有效的探索研究。中医的病因病机理论是研究疾病发生发展、变化规律的根本，具有分析、解决临床问题和指导临床实践的作用，是提升中医学术和提高临床疗效的基础。根据放射线的特征以及放射性损伤的临床表现，结合中医病因病机学及临床，分析、归纳出放射性损伤的病因病机，可以指导中医药对放射性损伤的临床防治。

（传承弟子吴勉华撰写，周仲瑛指导）

第八节 缺血性中风急性期瘀热病机证治

周仲瑛教授临证诊治疾病持"知常达变，法外求法"之辨证观点，对于缺血性中风急性期的诊治有一套独特的方法，认为治疗缺血性中风应该从瘀热着手，灵活运用凉血通瘀法能收奇效。现将周仲瑛教授诊治本病的理论体系及临床观点介绍如下。

一、缺血性中风急性期基本病机为瘀热阻窍

缺血性中风属于中医"中风"之范畴，每由情志郁怒、饮食不节、劳累过度、气候变化等多种因素使内风动越、痰阻脉络、气血失调而导致。古代医家虽未明确指明本病主要因瘀热而成，但对于其病理因素属热属瘀、病变趋势升腾向上却有记载。如刘完素认为："所以中风瘫痪者……由乎将息失宜，而心火暴甚，肾水虚衰，不能制之，则阴虚阳实，而热气怫郁，心神昏冒，筋骨不用，而猝倒无所知也。"至于认为其发病与瘀血相关者，早在《素问·生气通天论》即已指出："大怒则形气绝，而血菀于上，使人薄厥。"王清任也非常重视瘀血在中风发病中的作用，所拟诸逐瘀之方沿用至今。周仲瑛教授认为，风、火、痰、虚，皆因瘀热而起，瘀热阻窍是缺血性中风的中心病理环节，而其他病理因素皆处于从属地位。他根据临床所见并结合传统中医理论分析，认为瘀热导致缺血性中风的机理是：素体痰湿壅盛，气血运行不畅，血行迟滞，瘀而生热，瘀热相搏，升腾于上，气血壅滞，蒙蔽清窍；或大病不愈，久病入络，有形之瘀留滞，一旦遇到气火亢逆之因，则随火热直冲犯脑，阻闭脑络，蒙蔽清窍。由于脑主神明，为至清之府，喜静谧而恶动扰，一旦受侵，即可造成多种病变，甚至危及生命。瘀热是由瘀血和火热相互搏结而成，因此兼具瘀血和火热两者的特征。其得火热动越之性，故而能流动上窜，直冲犯脑，灼伤脑络；其得瘀血凝着之性，故而能阻滞脑络，郁闭神机，蒙蔽清窍。

瘀热阻窍势必进而化火、生风、酿痰，表现各自的临床特点，且常互为因果。风、痰、火、虚，皆因于瘀热。血分瘀热，搏结不解，则热愈炽，瘀益甚，气机愈壅，进而化火、生风、成痰（水），三者互为因果、相互兼夹，表现出"火动风生""风助火势""痰因火动""风动痰升""气滞津停""血不利则为水"等病理演变，终致风火相扇，痰瘀闭阻，进一步加重瘀热阻窍的病势。表明瘀热为致病之本，风、火、痰（水）为发病之标。同时瘀热炽盛，必然燔灼阴津，耗伤正气，因实致虚，使肝肾暗伤。瘀热留滞不去，势必损害脑元，滞碍神机。最终都会导致瘀热互结为患，阻塞脉道，使得血行不畅，造成各种神经功能缺失的症状与体征，神昏偏瘫，由是而成。同时，瘀热互结，血热与血瘀互为因果，使得邪热稽留不退，瘀血久踞不散，内扰心神，造成各种精神、神经症状，影响患者的生活质量。

二、凉血散瘀法为治疗缺血性中风急性期瘀热阻窍的基本治法

凉血散血可以消散脑中有形之瘀，以免郁结生热，热与血搏；同时通脉散瘀可以畅通周身血行，孤立热势，以免血与热结，损伤正气，耗灼阴津，而致血液稠浊血热生风，且

血行风自灭，行血散血可有效地防止动风及酿痰，故治疗当以凉血散血为基本大法。凉血法的主要作用，一为凉血分之热：血凉则热自清，不致煎熬血液成瘀；还可使妄行之血自止，不致迫血妄行，血凉则热清，不致煎熬血液成瘀。二为散血中之瘀：消散血中之瘀，瘀化则脉络通畅，不致瘀郁生热，可以通畅络脉，散血可以孤其热势，不致与热搏结。

三、凉血通瘀汤是治疗缺血性中风急性期瘀热阻窍的基本方

此方为周仲瑛教授根据犀角地黄汤化裁而成。组成：熟大黄 10g，水牛角片 30g，赤芍 15g，生地黄 20g，丹皮 10g，地龙 10g，三七 5g，石菖蒲 10g，便秘者改熟大黄为生大黄 6~10g。犀角地黄汤出自《备急千金要方》，文中论曰："犀角地黄汤，治伤寒及温病应发汗而不汗之内蓄血者，及鼻衄吐血不尽，内余瘀血，面黄、大便黑，消瘀血方。"孙氏明确指出本方主要是用于伤寒或温病的消瘀之方。唐代王焘《外台秘要》引小品方的"芍药地黄汤"实为《备急千金要方》犀角地黄汤之原方，书中认为"此主消化瘀血"，其意与孙氏相似。由上可见，孙氏等医家对千金犀角地黄汤功用本意是作为凉血化瘀之方剂。但是细究本方的主治证偏重于"伤寒及温病"等外感病邪所致病证，而忽视了内伤诸因素。周仲瑛教授从临床实践认识到，纵然六淫化火，疫毒入侵，热毒炽盛，搏血为瘀可致瘀热互结，但内伤久病，气火偏盛，逆乱脏腑，湿热痰瘀，壅塞脉道，热郁血瘀而致"瘀热阻窍"之中风也较为常见。由此而拟凉血通瘀方。方用大黄为君，苦寒清热泻火，凉血化瘀，通腑泄热；水牛角为臣，其咸寒之性，功类犀角，长于清热泻火，凉血止血。两药相合互补，更能加强凉血化瘀作用。佐以生地黄甘寒滋阴生津，清热凉血，以治瘀热相搏所致之伤阴耗血。再佐三七、赤芍、丹皮，凉血活血，和营泄热以增药效。更佐地龙舒筋活络通瘀并引诸药直达病所。并入石菖蒲为使，芳香走窜，开窍醒神，引药上行。诸药配伍具有凉血化瘀、通腑泄热之功。实验提示：本方的作用机理是通过增强脑细胞膜离子泵活性，减轻组织钠钙离子浓度异常升高，调节 TXA2、PGF1a 系统，调节甲状腺轴激素水平，清除氧自由基，稳定生物膜，保护细胞超微结构和功能，从而减轻脑组织损伤，促进吞噬细胞吞噬，促进胶质细胞修补病灶。

凉血通瘀汤适用于缺血性中风急性期符合瘀热阻窍证的患者。根据周仲瑛教授对本病临证多年的经验，瘀热阻窍证的中医证候诊断标准可归纳为：①神昏、躁扰不宁或昏蒙不语或神志恍惚欠清；②半身不遂，肢体强痉拘急，口舌歪斜，舌强语塞；③腹胀硬满，便干便秘；④身热；⑤面色红或深紫；⑥舌质深绛或紫暗，苔黄；⑦脉弦滑数或结。凡具备上述 7 项中的 4 项者即可诊断为瘀热阻窍证。虽然中风的病理因素有风、火、痰（水湿）、瘀、虚等不同，而且常常诸多病理因素错综复杂，但是按照周仲瑛教授瘀热为主导病理因素的辨证观点，一旦诊断为瘀热阻窍证即可用凉血通瘀法治疗，但是要注意除外单纯的痰湿证、气虚证、内闭外脱证及脱证等。

四、病案举例

患者，女，78 岁。

患者于 2007 年 4 月 22 日因"突发右侧肢体麻木无力，言语不能 5 小时"就诊。初诊时见：躁扰不宁，手足心热，腹胀满，大便 3 日未解。面色暗红，右侧半身不遂，右上下

肢肌力1级，口舌歪斜，舌质暗红，苔黄厚腻，脉弦滑细数，血压200/120 mmHg。既往有高血压病史30年，急查CT见左侧额颞叶模糊低密度影，头颅磁共振增强弥散成像见左额颞叶新发长信号梗死灶。西医诊断为脑梗死（急性期）、高血压病。时患者意识从躁扰不宁渐见神昏，并有循衣摸床之征。中医诊断为中风中脏腑，辨证为瘀热阻窍，予凉血通瘀方口服。处方：熟大黄6g，生大黄6g，水牛角片30g，赤芍15g，生地黄20g，丹皮10g，地龙10g，三七5g，石菖蒲10g。水煎服，每日1剂，分早晚两次鼻饲。并用降压药及拜阿司匹林常规服用。半月后患者意识清楚，能含糊言语，瘫痪肢体肌力明显提高，达到3级，二便通调，舌红苔微黄，脉弦。继续原方服用20天，患者言语较前又有所转清，已能在搀扶下行走，复查头颅核磁见病灶稳定，后各项功能康复。

　　按语：本患者为老年女性，属中风之中脏腑重证，根据患者的症状、体征及舌苔、脉象，可以考虑致病之病理因素可有风、热（实热及阴虚之热）、瘀、痰几种，但是根据周仲瑛教授之经验，此类病证临证只需抓最主要之方面即瘀热，而其他诸病理因素可不治渐消。所以周仲瑛教授用药并未用祛风、化痰、养阴之品，而只抓其"瘀热阻窍"的主要病机，径用凉血通瘀方，而改熟大黄为生熟大黄各6g，既可通腑泻热，又不误血分之瘀。本例患者收此奇效可见本方确为治疗缺血性中风急性期瘀热阻窍的良方。

（传承弟子过伟峰撰写，周仲瑛指导）

第九节　脑出血急性期瘀热病机证治

脑出血急性期属中医学"中风"范畴，具有起病急，变化快，病死率、病残率居高不下等特点，为"风痨臌膈"四大难症之首。中医学对其病因病机、治疗方法进行了多方面的研究，有从风、从火热、从痰、从瘀、从毒、从虚论治等不同学术观点。周仲瑛教授针对中风急性期，提出"瘀热阻窍"的核心病机，临床应用凉血通瘀法疗效显著，兹简介如下。

一、理论探讨

1. 脑出血急性期的病理基础：肾虚肝旺，络热血溢

脑为髓海，由先天之精所化生，由后天之精所充养，是人身精、气、神汇注之处，以精气为体，神明为用，为至清之府，喜静谧而恶动扰。故精满髓盈，元神无扰，则思维敏捷，脏腑经络气血安和，五官七窍四肢百骸无恙。观之中老年人肾精渐亏，脏腑气血日渐耗损，相火内炽，上扰神府，脑髓衰减，脑络涩滞。正如《素问·阴阳应象大论》曰："年四十而阴气自半，起居衰矣。"《杂病源流犀烛·中风源流》亦曰："人至五六十岁，气血就衰，乃有中风之病，少壮无是也。"若外邪侵扰，或内邪上犯，或气血逆乱等，皆可出现"大厥""薄厥"等急症，此等损伤脑络，血溢脑窍，瘀滞神明之腑，即为出血性中风。

临床观察脑出血急性期患者，多伴有高血压、动脉硬化症、糖尿病微血管病变等病理基础。张景岳云："非风一症，即时人所谓中风症也。此症多见卒倒，卒倒多有昏愦，本皆内伤积损颓败而然，原非外感风寒所致。"叶天士谓："精血衰耗，水不涵木……肝阳偏亢，内风时起。"近年来，蒋卫民等研究发现，伴有胰岛素抵抗的高血压组瘀热证候积分及 TNF-α、IL-6、C 反应蛋白等指标明显高于非胰岛素抵抗的高血压组，瘀热证候积分与 TNF-α、IL-6 存在显著正相关，指出 $\varepsilon 4$ 等位基因可能是高血压胰岛素抵抗瘀热证的遗传学基础。

周仲瑛教授在临床实践中认识到年高体弱，内伤积损，肾虚肝旺，络热血溢是脑出血急性期的基本病理变化。《素问·调经论》："血之与气，并走于上，则为大厥，厥则暴死，气复反则生，不反则死。"《素问·生气通天论》云："阳气者，大怒则形气绝，血菀于上，使人薄厥。"其"大厥""薄厥"与脑出血急性期的临床表现非常相似，均缘于血随气逆，血溢脉外，进一步究于络热而血溢脉外。肝藏血司疏泄，心主血脉，七情过度，相火妄动，气血逆乱，脑络受损。

《张氏医通》云："头者，天之象，阳之分也，六腑清阳之气，五脏精华之血，皆朝会于高颠。"头为诸阳之会，脑居天阳之位，气机上升至此而转为下降，成为气机升降的转折点，"气有余便是火"，故而气血并逆于上，络热则血溢，突发为本病。

随着人们对脑和中风病认识的不断加深，如《雪雅堂医案·类中秘旨》阐述西医"血冲脑气筋"之病，谓："皆由木火内动，肝风上扬，而致血气并走于上，冲击前后脑

气筋而昏不知人，倾跌猝倒，肢体不用诸证。"张山雷《中风斠诠》指出："阴虚阳扰，水不涵木，木旺生风而气升火升痰升，冲激脑神经，导致顷刻瞀乱，神志迷蒙，或失知觉，或失运动。"亦阐明如今出血性中风之急性发病。总之，探其中风病急性发作，血随气逆，络热血溢是脑出血急性期的病变机转。

2. 脑出血急性期的病理状态：瘀热髓损，神机失用

脑出血急性发作，血随气逆，络热血溢，进而出现瘀热髓损，神机失用的临床表现。诚如张锡纯《医学衷中参西录》所谓："肝木失和，风自肝起，又加以肺气不降，肾气不摄，冲气、胃气又复上逆。于斯，脏腑之气化皆上升太过，而血之上注于脑者，亦因之太过，致充塞其血管而累及神经。其甚者，至令神经失其所司，至昏厥不省人事。"出现"顷刻瞀乱，神志迷蒙，或失知觉，或失运动"等髓损神机失用之现象。

本病病位在脑，病涉心、肝、肾、肠腑等，就病理因素而言，一般认为不外虚、风、火、痰、瘀、气、毒，但这些病理因素何者为因？何者为果？亦即其间的因果主次关系如何？周仲瑛教授研究认为：瘀热是首要的核心病理机转，风、痰、火、虚，皆因瘀热而起，血分瘀热，搏结不解，则热愈炽、瘀益甚，气机愈壅，进而化火、生风、成痰（水），三者互为因果、兼夹，表现为"火动风生""风助火势""痰因火动""风动痰升""气滞津停""血不利则为水"等病理演变，终致风火相扇，痰瘀闭阻，进一步加重瘀热阻窍的病势。瘀热为致病之本，风、火、痰（水）为发病之标。同时，瘀热炽盛，必然燔灼阴津，耗伤正气，因实致虚，肝肾暗伤。提示不论风、火、痰、虚，皆因瘀热而起。瘀热是出血性中风的中心病理环节，而其他病理因素皆处于从属地位。出血性中风急性期瘀热为病，既可损伤阴血，又可耗散元气，导致阴竭阳亡，产生厥脱之变，故其病情常伴随演变快，病势急，病情重的特点。

瘀热病机学说为周仲瑛教授所倡导，所谓瘀热是指"瘀"与"热"两种病理因素互相搏结、胶结和合而成的具有新特质的复合病理因素，除具有瘀和热各自的致病特点外，尚有自身的特性，是多种外感、内伤疾病可能出现的共同病理基础。瘀血作为病理产物，又成为继续出血的病因，从而导致病情变化，可与内风、痰浊并存，但瘀血证候贯穿于发病全过程。血脉破损，出络之血瘀阻塞络脉，营卫气血不能环周不休，损伤脑髓，精、气、神汇注受阻，脑窍失养而神机无以发挥，重症者可闭塞清窍，蒙蔽神明。

3. 脑出血急性期的核心治法：急则从标，凉血通瘀

唐容川说："凡系离经之血……急宜用药消除……务使不留，则无余邪为患。""瘀血不去，则出血不止，新血不生。"祛瘀法治疗脑出血，为中医学界所认可，活血化瘀法尤为大多数专家所推崇。脑出血为离经之血蓄于脑，其致病因素纵然有风、火、痰、瘀、虚、毒诸端，但周仲瑛教授认为瘀热阻窍为病机关键，据此拟定凉血通瘀方治疗，临床应用取得较好疗效。

周仲瑛教授认为针对脑出血急性期病情重病势急及演变快的特点，治当急挫病势，依据其中心病机瘀热阻窍，治法关键在于凉血散瘀，血凉则火热能平，瘀散则络脉畅通，进而血不妄行，血循常道，达到不止血而血自止的目的。瘀热阻窍常与阳明通降失司有关，故凉血散瘀又以通降为要。通腑泄实，可引浊气下降而直折其病势，通络开窍可祛除脑中蓄血而醒神，通脉散瘀可疏调血气壅滞而缓解症状，通腑下其瘀热，又有上病下取、釜底抽薪、平抑肝风痰火和顺降气血的作用。

二、验案举隅

病案一

宋某，女，65 岁。

1998 年 7 月 2 日初诊：患者患高血压病 23 年，今日上午活动中突感头晕，恶心呕吐，肢麻，随后跌倒。2 小时后送医院救治。体检：T 36.8℃，R 20 次/分，P 82 次/分，BP 180/80mmHg，神志模糊，言语不清，面色潮红，两侧瞳孔等大，对光反射存在，颈软，心肺（-），腹软，无压痛，肝脾肋下未及，右侧上下肢肌力 0~3 级，痛觉存在，舌质暗红，有瘀点，苔薄黄燥，脉弦滑数；CT 报告：脑出血，出血量 30mL。诊断为出血性中风。

辨治经过：患者有高血压病史，根据发病突然，半身偏瘫，神志模糊等，结合 CT 诊断为出血性中风，证属瘀热阻窍。在西医综合治疗的同时，治予凉血通瘀，开窍醒脑，方用凉血通瘀汤，生大黄（后下）10g、水牛角片（先煎）30g、黑山栀 10g、赤芍 10g、生地黄 15g、牡丹皮 10g、石菖蒲 10g、地龙 15g、三七粉（分冲服）3g。每日 1 剂，水煎取药液 200mL，分 2 次服。连用 3 天后神志转清，面色不潮，语言清楚，右侧上下肢肌力 1~4 级，但不能行走，纳谷不香，能进少量流质，大便每日 2 次，脉弦滑，舌质暗红有瘀点、瘀斑，苔薄黄少津。治守原意，继用上方加减，前后共治疗 14 天，复查 CT：血肿已吸收。右侧肢体瘫痪改善，他人搀扶下能行走，上方继续加减服用，配合功能康复训练，于 1998 年 7 月 22 日自行行走出院。

病案二

赵某，男，64 岁。

患者因右侧肢体活动不利伴言语不清 1 天，于 2009 年 9 月 23 日入院。患者昨日 17 时许工作中突然出现右侧肢体活动障碍，言语不清，自觉头晕头胀，口干，稍有恶心呕吐感，无昏迷抽搐，无二便失禁，夜寐可。有高血压病史 5 年，血压最高 220/80mmHg，由当地医院转入，门诊头颅 CT 提示：左侧基底节区见高密度灶，周围脑实质可见环形水肿，同侧脑室受压，中线结构居中。考虑左侧基底节区脑出血，出血量大约 40mL。查体：T 37.0℃，P 60 次/分，R 16 次/分，BP 160/80mmHg，神志清楚，精神萎靡，双侧瞳孔等大等圆，对光反射存在，右侧鼻唇沟浅，伸舌右偏，颈软，心肺（-），腹软，无压痛，肝脾肋下未及，右侧肢体肌力 1 级，伴针刺痛觉减退，右侧巴氏征阳性。舌红，苔薄黄腻，脉弦滑数。

辨治经过：首先请脑外科会诊，认为血肿主要在脑部，位置深，出血量大，手术风险性极大，宜内科姑息治疗。予严格卧床，脱水降颅压，抑酸，预防感染，维持水电平衡等西医综合治疗，中药予凉血通瘀方如下：水牛角片（先煎）30g、生地黄 20g、赤芍 15g、牡丹皮 10g、石菖蒲 10g、地龙 15g、生大黄（后下）10g、三七粉（分冲服）3g。10 剂，每日 1 剂，水煎，取药液 200mL，分 2 次服，连用 10 天。2013 年 10 月 2 日复查 CT 示：左侧基底节区出血灶较前吸收好转，周围脑实质可见稍模糊低密度水肿带，其余所见同前相仿。查见右侧肢体肌力 3 级，针刺痛觉好转，右侧巴氏征阳性。舌淡红，苔薄腻，脉弦滑。神志清，精神好转，语言清楚，治守原意，继用凉血通瘀方，2013 年 10 月 12 日血压 130/76mmHg，神志清，精神好转，语言清楚，右侧肢体肌力 4 级，针刺痛觉改善，右侧巴氏征阳性，舌淡红，苔薄，脉弦滑。复查 CT 示：左侧基底节区出血灶目前为等低密度，中线结构居中。能自行缓慢或在他人搀扶下行走，于 2013 年 10 月 13 日出院，继服中药调治。

病案分析：

病案一为周仲瑛教授临证举例，患者有高血压病史数十年，根据发病特点及临床表现，周仲瑛教授辨其为出血性中风瘀热阻窍证，针对瘀热阻窍、络损血溢的基本病机，运用凉血通瘀方凉血化瘀，通腑泄热，故患者服后迅速起效。病案二为笔者临床所得，患者亦有肾虚内伤，脑络郁损的发病基础，因工作起居不慎，阳气"烦劳则张"，血随气逆，络损血溢，瘀热髓损，神机失用，从瘀热论治，予周仲瑛教授凉血通瘀方，故疗效显著。

凉血通瘀方源于犀角地黄汤和桃核承气汤，其中大黄、水牛角为君，大黄清热泻火，凉血祛瘀，通腑泄热，《神农本草经》谓其"主下瘀血、血闭、寒热……荡涤肠胃，推陈致新"；水牛角功类犀角，清热凉血，两药配伍，加强凉血化瘀作用。生地黄为臣，滋阴清热，凉血宁血，兼散瘀之功，治瘀热相搏所致伤阴耗血。佐以桃仁活血祛瘀润燥，助大黄泻下瘀热，是治疗蓄血证的代表药物。赤芍苦寒，凉血活血，和营泄热。诸药配合，共奏凉血化瘀、通腑泄热之功，有促进脑内血肿吸收、减轻脑水肿、改善临床症状的作用。

三、结语

目前众多临床医家认同脑出血急性期应用活血化瘀方药，且提倡时机宜早不宜迟，对此周仲瑛教授进一步指出，活血化瘀药物的选择应以凉血活血通瘀药物为主，临床方能取得满意疗效。凉血通瘀法集合凉血散瘀、清热通腑、通络开窍诸法，其特点为见血不止血，而在化瘀血；消瘀不在破，而在通瘀热；治热不在清与解，而在顺与降。凉血与通瘀联用分解瘀热相搏之势，血凉则热清，不致煎熬血液成瘀；瘀化则脉络通畅，不致瘀郁生热。凉血可以清血中之热，止妄行之血，血凉热清则肝风、相火自平，不致迫血妄行。散瘀通脉可化脑中蓄血；通下瘀热，釜底抽薪可以顺降气血，有别于临床单纯的活血化（破、祛）瘀、清热泻火、泻下通腑等法，其理论来源于出血性中风急性期瘀热阻窍的理论基础。故临床研究表明脑出血急性期从瘀热论治对意识恢复和促进颅内血肿吸收均有显著作用。

（传承弟子陈顺中撰写，周仲瑛指导）

参考文献

［1］　吴勉华，过伟峰，周学平，等.研究周仲瑛瘀热学说的思路与方法［J］.中华中医药杂志，2009，24（10）：1319-1321.

［2］　周珉，周仲瑛.流行性出血热气营证的病机探讨［J］.广西中医药，1988（04）：17-19.

［3］　鲍婷婷，杨映映，黄飞剑，等.论寒湿疫之瘀热入营［J］.中医杂志，2021，62（08）：645-649.

［4］　陶夏平，周仲瑛，姚乃礼.重型肝炎瘀热相搏证治探讨［J］.中国中医基础医学杂志，2004（01）：51-52.

［5］　叶放，周静汶，皇金萍，等.肝硬化湿热瘀毒郁结复合病机的理论及临床应用研究［J］.南京中医药大学学报，2020，36（06）：788-791.

［6］　王旭，朱垚，陆明.周仲瑛"瘀热致消"学术思想探究［J］.中医杂志，2009，50（03）：206-207.

［7］　吴勉华，吴艳，李文婷.基于瘀热理论探讨放射性损伤的病因病机及防治原则［J］.南京中医药大学学报，2020，36（03）：300-302.

［8］　杨宁，过伟峰.周仲瑛从瘀热论治缺血性中风急性期的学术思想［J］.北京中医，2007（12）：775-777.

［9］　陈顺中，周仲瑛.周仲瑛从瘀热论治脑出血急性期的理论基础与临床实践［J］.江西中医药，2015，46（07）：16-18.

第四章

癌毒辨机论治

第一节 癌毒学说初探

由于癌的致病性与难治性，周仲瑛教授认为癌邪为患，必夹毒伤人，从而提出"癌毒"学说。

一、立论依据

1. 邪气猖顽，正气难御

癌邪一旦伤人，则病情呈进行性发展，体质强健者也难免病情恶化。如肝癌，癌毒阻隔经络气血，气滞血阻，血液瘀结，成为积聚，留于胁下，日渐增大。继之血瘀水停，脾失转输，水聚大腹，发为鼓胀。瘀结水停，日久蕴热，湿热相蒸，外溢肌肤，则为黄疸。内扰营血，迫血妄行，则吐血、衄血、皮肤赤缕隐隐等。

2. 易传损途，伤五脏六腑，耗气血阴阳

癌毒一旦蕴结，不仅阻隔经络气血，且掠夺水谷精微以自养，导致五脏六腑失却气血津液濡润，机能低下或失调，肺虚则短气、咳嗽；脾虚则消瘦、体乏；肝虚则目涩、爪甲不荣、月事不调；心虚则心悸、怔忡；肾虚则水肿、小便不利等。五脏之衰，终致大骨枯槁，大肉下陷，面色萎黄，发枯神惫之恶候。

3. 常规辨治，难以奏效

癌毒蕴结，阻隔经络气血，局部形成有形之结，一般化痰软坚、散结消肿药却难以奏效，肿块依然日渐增大，且掠夺水谷精微及气血津液以自养，致机体失养，故屡用滋养药无效。究其原因有三：一是癌毒暴戾，药力难疗；二是经络阻隔，气血凝滞，药力难达病所；三是胃气衰败，化源乏竭。

二、癌毒致病的基本病理

癌症病理过程，虽异常复杂，但总由癌毒留著某处为先。癌毒一旦留结，阻碍经络气机运行，津液不能正常输布则留结为痰，血液不能正常运行则停留为瘀，癌毒与痰瘀搏结，则形成肿块，或软，或硬，或坚硬如岩，附着某处，推之不移。瘤体一旦形成，则狂夺精微以自养，致使机体迅速衰弱或失调，诸症迭起。正气亏虚，更无力制约癌毒，而癌毒愈强，更加耗伤正气，如此反复，则癌毒与日俱增，机体日益虚弱，终致毒猖正损，难以回复之恶境。

三、治疗大法

以抗癌解毒为基本大法。一则化痰软坚，逐瘀散结以消其局部肿块；二则培益气、血、阴、阳以复其体虚；三则调理脏腑功能以顾其兼症。本病以抗癌解毒法贯穿始终。初期，正虚不显时，以抗癌解毒配合化痰软坚、逐瘀散结为主；中期，兼有脏腑功能失调时，可适当伍入调理脏腑功能之品；晚期，正虚明显者，则以补益气血、津液、阴阳为主，兼顾抗癌解毒、化痰软坚、散瘀消肿。因此，整个治疗过程中，应注意处理好以下三方面的关系：一是邪气与正气，二是局部与全身，三是机能失调与不足。

四、常用药及组方遣药原则

1. 常用抗癌解毒药

白花蛇舌草、白毛夏枯草、山慈菇、制南星、土茯苓、炙僵蚕、炙蜈蚣、蜂房、漏芦、炙蟾皮、马钱子等。

白花蛇舌草：《中药学》认为其具有"清热、利湿、解毒、消痈"之功。多用于肝胆、胰腺、鼻咽等部位恶性肿瘤。

白毛夏枯草：《本草拾遗》载其"煮服断血瘀"。《植物名实图考》载可用本品"捣敷疮毒"。常用于鼻咽、肺、脑、肠道等部位恶性肿瘤。

山慈菇：《本草纲目》载其"主疔肿，攻毒破皮，解诸毒"。《本草正义》曰："山慈菇味甘微辛，能散坚消结，化痰解毒。"广泛用于各种恶性肿瘤。

制南星：《开宝本草》载其"主中风、麻痹，除痰下气，攻坚积，消痈肿"。多用于鼻咽、脑部恶性肿瘤。

土茯苓：《本草正义》载其能"治一切恶症"。常用于食道、膀胱、肾、骨等部位恶性肿瘤。

炙僵蚕：《本草纲目》载其能"散风痰结核、瘰疬、头风、风虫齿痛、皮肤风疮、丹毒作痒……一切金疮、疔肿风痔"。《寒温条辨》曰："以清化之品，涤疵痫之气，以解温毒，散肿消郁。"广泛用于各种恶性肿瘤。

炙蜈蚣：《本草纲目》载蜈蚣可治"丹毒、秃疮瘰疬、便毒痔漏"。多用于肺、直肠及脑部恶性肿瘤。

蜂房：《本经别录》载其能"治恶疽附骨痈"。《本草汇言》载其能"散疔肿恶毒"。常用于咽喉、肺、骨、脑等部位恶性肿瘤。

漏芦：《神农本草经》载其"主皮肤热毒，恶疮疽痔"。多用于鼻咽、乳腺部位恶性肿瘤。

炙蟾皮：《中药学》认为本品"功能清热解毒，利水消胀。适用于痈疽肿毒、疳积腹胀等证"。多用于肝脏、消化道及脑部恶性肿瘤。

马钱子：《本草纲目》载本品可治"伤寒热病，咽喉痹痛，消痞块。"《医学衷中参西录》认为其"开通经络，透达关节之力，远胜于它药。"多用于脑部恶性肿瘤。

现代药理研究提示以上药物，特别是某些虫类药物，能抑制恶性肿瘤的生长，提高机体的免疫功能，在治疗肿瘤方面，颇有开发前景。

2. 组方原则

通常由三大类药物组成，一是抗癌解毒类，药如上述；二是化痰消瘀、软坚散结类，药如石打穿、八月札、莪术、炙水蛭、制大黄、海藻、炙鳖甲、王不留行、炮穿山甲、桃仁、地龙、路路通等；三是整体辨证用药，即根据患者的其他临床表现，综合辨证论治，或调、或补、或顾及兼症。

3. 遣药原则

抗癌解毒与化痰祛瘀、软坚散结药必用、合用原则：因本病以癌毒为先因，以痰瘀交阻为前期基本病理，以局部肿块为临床主要特征之一，故必须同时选用上述两类药物进行治疗。

辨证择药原则：在抗癌复方中，抗癌解毒药与逐瘀消痰软坚药的选用，应视病情而辨证择药。如热毒甚者，当选白花蛇舌草、山慈菇、漏芦；瘀毒重者，当用炙蜈蚣；痰毒剧者，用制南星、炙僵蚕等；病以血分瘀邪为主者，可逐瘀为先，伍用炙水蛭、莪术、炮穿山甲、桃仁；兼气分者，可配用八月札、路路通；肿著者，配王不留行、海藻等。

多用虫类抗癌解毒药：癌毒，致病暴戾，病情顽固，病势险恶，且必与痰、瘀之邪相搏，以避机体正气与药力的搜剔，故非虫类搜剔解毒之品不能引药力达病处，收搜毒、剔毒、除毒之功。药如：炙僵蚕、炙蜈蚣、蜂房等。

（传承弟子赵智强撰写，周仲瑛指导）

第二节　癌毒病机理论概要

周仲瑛教授擅长诊治恶性肿瘤，从"癌毒"学说辨治恶性肿瘤取得了突出的疗效，现将其"癌毒"学术思想述要如下。

一、癌毒的概念

"毒"是中医病因学说中一个特定的词义，意指病邪的亢盛，病情的深重，病势的多变，既可因多种病邪蕴酿形成，也可为特异性的致病因子伤人为病，传统多用于温热病范围，现已广泛应用于多种疑难病症。

由于癌的致病性与难治性，周仲瑛教授认为癌病为患，必夹毒伤人，从而提出"癌毒"学说。癌毒属毒邪之一，是在内外多种因素作用下，人体脏腑功能失调基础上产生的一种对人体有明显损害性的病邪，是导致发生肿瘤的一种特异性致病因子。癌毒是肿瘤发生发展的关键，是在肿瘤发病过程中体内产生的一种特殊的复合病理因素。癌毒是特指可衍生恶性肿瘤的特殊毒邪，癌毒的存在是恶性肿瘤形成的先决条件，也是恶性肿瘤不同于其他疾病的根本所在，癌毒是肿瘤所特有的，异于中医基础理论所述的其他病因病机。

1. 癌毒与毒邪

癌毒与毒邪之间既有共性，又有区别。毒邪致病广泛，可以为多种疾病的病因，癌毒仅为恶性肿瘤的特异性病因。作为毒邪的一种，癌毒具有猛烈和顽固之性，作为导致恶性肿瘤发生的特异性毒邪，癌毒又有其独特的致病特点。

2. 癌毒与病邪

癌毒是导致恶性肿瘤的特异性病邪，但并不是能导致恶性肿瘤的病邪都是癌毒。癌毒与痰、瘀、湿、热等病邪当为并列关系，是独立于痰、瘀、湿等之外的毒邪，但与痰、瘀、湿等病邪又密切相关。癌毒是在痰、瘀、湿等邪盛的基础上酿生，与其他病邪间可互生互化，患者可正虚也可正不虚，有正虚更易酿毒。癌毒产生以后，进一步损伤脏腑，妨碍气血运行，导致痰、瘀、湿等病邪的产生。癌毒还可与其他病邪相互胶结，形成痰毒、瘀毒、湿毒互结等复合病机。

3. 癌毒与致癌物质

自然界中存在着很多种物理的、化学的以及生物的致癌物质，一些学者把这些致癌物质归属于"癌毒"的范畴。周仲瑛教授认为癌毒是体内产生的病邪，自然界中的致癌物质长期作用于人体，与人体对抗可以诱导癌毒的产生，但致癌物质本身并不是癌毒。

4. 癌毒与癌细胞

中西医学的两个概念之间很难建立起对等一致关系。癌细胞可能为癌毒的一种有形反应，但恶性肿瘤的发生发展机制复杂，有多个环节与多种因素的参与，在这些环节与因素中可能有一部分属于"癌毒"的范畴，如果把癌毒简单等同于体内癌细胞，是对癌毒的片面理解，这样抗癌解毒之法就简单地变成了杀死肿瘤细胞，大大缩小了"癌毒"这一概念的含义，限制了其临床指导价值。

二、癌毒的病因

1. 外邪侵袭

痰、瘀、湿等病邪侵袭人体，蕴蓄不解，使得人体脏腑功能失调，气血阴阳失衡，久可酿生癌毒，导致肿瘤的发生。随着恶性肿瘤发病学的发展，人们逐渐认识到自然界中存在着很多化学、物理以及生物致癌物质，这些致癌物质亦可归于中医外邪的范畴。

2. 情志失调

七情分属五脏，故七情的过度变化，如长期持久或突然强烈的情志刺激必然会影响到五脏。

3. 饮食不节

饥饱失常或饮食偏嗜，均可损伤脾胃，影响其运化功能，使水谷不得正化，湿痰凝聚，蕴久衍生癌毒；脾胃虚弱，正气亏虚，无力抗邪，日久亦可酿生癌毒。

4. 正气亏虚

久病不愈或长期过度劳累，机体气血阴阳耗伤，脏腑功能失调，正虚无力抗邪，易致外邪入侵，痰瘀湿热等病邪在体内留积，日久可化生癌毒，导致肿瘤的生成。周仲瑛教授认为，癌毒是在外邪侵袭、情志失调、饮食不节、正气亏虚等内外因素的作用下产生的。癌毒的产生，是一个漫长的过程，在癌毒产生之前，就可能存在着脏腑功能的失调、气血阴阳的紊乱，或者有痰、瘀、湿、热等病理因素的蓄积，体内平衡状态被打破或病邪蓄积到一定程度，就有可能酿生癌毒。

三、癌毒的特性

1. 猛烈性

癌毒一旦伤人，则病情进展迅速，体质强健者也难免病情恶化。癌毒内蕴，易致一些危重证候，如剧痛、出血、神昏、鼓胀、恶病质等。

2. 顽固性

癌毒蕴于体内，难以祛除，故其为病，缠绵难愈，即使经过治疗，症状缓解，肿块缩小或消失，但如不加巩固，则很快复萌，再度发展。

3. 流窜性

癌毒流窜走注，善变不居，难以局限，随血脉流窜全身，并在他处附着为患。这是恶性肿瘤转移播散的根本原因，也是其为病顽固难治的原因之一。

4. 隐匿性

癌毒虽致病猛烈，易引起危重证候，但在早期，又常隐伏不现，患者症状轻微，难以觉察，致使延误了诊断和治疗。

5. 损正性

癌毒作为猛烈伤人的病邪，极易耗损气血津液，伤及五脏六腑，导致机体气血津液亏虚，脏腑功能失调，表现出形体消瘦、疲劳乏力、不思饮食等虚损状态。晚期终致五脏皆衰，气血耗竭，甚至阴竭阳亡。

四、癌毒致病的机制

1. 癌毒留结-肿瘤发病之根

恶性肿瘤病理过程虽复杂，但总由癌毒留著某处为先。癌毒一旦留结，阻碍经络气机运行，津液不能正常输布则留结为痰，血液不能正常运行则停留为瘀，癌毒与痰瘀搏结形成肿块，附着某处，推之不移。瘤体一旦形成，则狂夺精微以自养，致使机体迅速衰弱，诸症迭起。正气亏虚，更无力制约癌毒，癌毒愈强，更加耗伤正气，如此反复，则癌毒与日俱增，机体日益虚弱，终致毒猖正损，难以恢复之恶境。

2. 癌毒走注-肿瘤转移之因

转移是恶性肿瘤一大特点。中医认为，导致恶性肿瘤转移的根本原因是癌毒的流窜走注。当恶性肿瘤生长到一定阶段，癌毒随血脉流窜走注，并在他处停积，继续阻隔经络气血，酿生痰瘀，形成新的肿块。"最虚之处，便是容邪之所"，故癌毒停留之处，一般为机体虚损之处。

3. 癌毒残留-肿瘤复发之源

恶性肿瘤经治疗后，可能症状缓解，肿块缩小，甚至达到临床治愈的效果。但一段时间后，又常复发，这是影响恶性肿瘤治疗效果的非常棘手的问题。中医认为，恶性肿瘤经治疗后，癌毒之势可能大减，但很难彻底根除，此时仍有少量癌毒伏于体内，若不加巩固，癌毒逐渐萌生，又可致肿瘤复发。

4. 癌毒伤正-肿瘤恶化之本

恶性肿瘤形成之后，作为有形之邪，继续损伤脏腑功能，妨碍气血津液的正常运行，使气血津液等精微物质不断地转化成痰瘀等病理产物，使肿瘤不断生长。如此，机体的精微物质不断耗损，机体各组织器官失于濡养，正气亏虚，无力抗邪，则病邪日盛而正气日衰，终致病邪猖獗而脏腑皆败，气血耗竭之恶病质状态。

五、从"癌毒"辨治恶性肿瘤的方法与思路

1. 癌毒是恶性肿瘤的病机关键

周仲瑛教授强调临床辨证应首重病机，认为"审证求机"是中医理法方药过程中的关键环节，病机是病变实质的反映，对临床立法组方有着直接指导作用。多数中医学者认为肿瘤病机虽有多端，但概而言之，不外"虚、毒、痰、瘀"四端，四者之间常相互夹杂、相兼为患，周仲瑛教授认为癌毒是恶性肿瘤的病机关键，恶性肿瘤的治疗务必以"消癌解毒"为首要。

2. 癌毒与其他病邪形成复合病机共同致病

"复合病机"是指两种以上的单一病机兼夹、转化、复合为患，是难治性疾病的病机特征，多为脏腑病机、基本病理因素之间的复合。根据癌毒的病因、特性、致病机制，周

仲瑛教授认为癌毒是导致恶性肿瘤发生发展的关键病机，但并不是单一病机致病，多与其他病邪形成复合病机共同致病。癌毒致病则为癌毒与痰、瘀、湿等病理因素之间的复合，如恶性肿瘤的患者临证常见痰毒、瘀毒、湿毒、热毒等复合病机。

3. 病机证素是癌毒辨证的核心

"病机证素"是指各种复合病机可以构成辨证的要素，交叉组合成为证候的名称，是辨证诊断的基本单元。结合恶性肿瘤的病机特点，周仲瑛教授认为"癌毒郁结证"是癌毒致病的基本证型，其能衍生四大子证：痰毒互结证、瘀毒互结证、湿毒互结证、热毒互结证。

4. 消癌解毒、扶正祛邪为治疗关键

周仲瑛教授认为从"癌毒"辨治恶性肿瘤的治疗大法为消癌解毒，扶正祛邪，临证根据邪正虚实、标本缓急，或以攻毒祛邪为主，或以补虚扶正为主，或攻补兼施。根据癌毒与痰、瘀、湿、热等病理因素兼夹主次情况，配合化痰、祛瘀、利湿、清热等治法。初期，正虚不显时，以消癌解毒配合化痰软坚、逐瘀散结为主；中期，兼有脏腑功能失调时，可适当伍入调理脏腑功能之品；晚期，正虚明显者，则以补益气血阴阳为主，兼顾消癌解毒、化痰软坚、逐瘀散结等法。

5. 理气解郁为治疗要点

恶性肿瘤的发生发展一般都经历了从无形到有形的演变过程，学者往往忽视了气郁为无形之邪，情志失调在癌毒的内生以及恶性肿瘤的产生过程中都发挥着重要的作用，故周仲瑛教授提出，恶性肿瘤的治疗需重视理气解郁。

6. 补虚扶正为治疗根本

脏腑功能的失调、气血阴阳的亏虚是癌毒发生发展的关键，正气亏虚、无力抗邪，则癌毒愈甚，故在坚持消癌解毒的同时必须兼顾补虚扶正。

六、从"癌毒"辨治恶性肿瘤的组方遣药原则

1. 多法合用原则

癌毒与痰、瘀、湿、热等病理因素同时胶结存在、互为因果，亦可兼夹转化、共同为病，构成恶性肿瘤的复合病机，因此必须要多法合用共同治疗。多法合用虽是治疗恶性肿瘤的有效法则，但并不能背离辨证论治的前提。周仲瑛教授善以复法大方治疗恶性肿瘤，所谓复法大方是指针对疾病的多重复杂病机，组合运用数种治法，处方药味数目超过常规的一种特别的治疗用药方法。复法大方所包含的治法一般在3~4种，处方药味数目在15味以上，常有20~30味。周仲瑛教授治疗恶性肿瘤经常选用的复法大方主要包括：消癌解毒法、化痰散结法、活血化瘀法、化湿泄浊法、清热泻火法、理气解郁法、扶正培本法等。

2. 辨证用药原则

周仲瑛教授临床常用的消癌解毒药有白花蛇舌草、白毛夏枯草、山慈菇、红豆杉、肿节风、制南星、土茯苓、龙葵、炙僵蚕、炙蜈蚣、露蜂房、漏芦、炙蟾皮、马钱子等。消

癌解毒类药物常兼化痰、祛瘀、利湿、清热之效，应视病情而辨证择药。如热毒甚者，当选白花蛇舌草、山慈菇、漏芦；痰毒剧者，用制南星、炙僵蚕等；湿毒重者，宜用土茯苓；瘀毒重者，当用炙蜈蚣；病以血分瘀阻为主者，可逐瘀为先，伍用炙水蛭、莪术、炮穿山甲、桃仁；兼气分者，可配用八月札、路路通；肿著者，配王不留行、海藻等。

3. 辨病选药原则

辨病选药即根据不同的恶性肿瘤，有针对性选择不同的抗癌解毒药物。在辨证的基础上结合辨病选药，可以显著提高治疗效果。周仲瑛教授治疗肺癌常用的药物为山慈菇、猫爪草、泽漆、露蜂房、白花蛇舌草等；治疗胃癌常用的药物为仙鹤草、白花蛇舌草、山慈菇、肿节风等；治疗肠癌常用的药物为仙鹤草、薏苡仁、白花蛇舌草、山慈菇等；治疗肝癌常用的药物为白花蛇舌草、半枝莲、仙鹤草、山慈菇、漏芦等。

（传承弟子程海波撰写，周仲瑛指导）

第三节　中医辨治肿瘤十法

当前各种肿瘤的发病率不断上升，已渐变为多发病、常见病，成为威胁人类健康的头号杀手。中医面临这一形势需求，参与愈益广泛深入，显示出不可低估的价值。从以前单一的扶正补虚、姑息治疗，进展到全方位应对，在多方面发挥了独特的优势，彰显了自身的价值。

从肿瘤的发生发展过程来看，多是在脏腑气机逆乱，郁而不伸的基础上，气不布津而痰凝，气结血阻而成瘀，与癌毒互为郁滞搏结而为病，与多种病理因素杂合而异性。病始于无形之气，继成为有形之质，从功能失调进而病及形质、从无形之毒结为有形之物，正如《仁斋直指方论》所说："癌者上高下深，岩穴之状，颗颗累垂，热毒深藏。"因此，将理气开郁作为中医辨治肿瘤十法之首，有别于当前强调扶正或祛邪解毒等肿瘤辨治思路。如是"发于机先"，似可起到超早期的治疗作用，甚至消灭癌瘤于萌芽状态，达到治其未生、未成、未发的目的。

基于肿瘤多起于气机郁滞，以致津凝为痰，血结为瘀，郁毒与痰瘀互相搏结成形的病理观，故化痰祛瘀是治疗肿瘤的重要大法。痰瘀互结，郁久化火，火动风生，血燥络瘀，伏毒胶结，进而病机杂见，病象环生，故有祛风剔毒、清火败毒、润燥软坚、攻毒消癥等法相辅以治；若气不布津，水湿浊淤内停，治当化湿泄浊；若阳微阴伏，又治当助阳消阴；癌毒伤正，最易伤阴耗气，故多见气阴、气血之虚，治疗当以益气养阴（血）为主。在治疗全过程中，又要时刻注意顾护脾胃，确保气血生化有源，祛邪理当避免伤脾败胃，特别对放化疗后，脾胃功能严重伤害者尤当重视。

每法皆宗"但见一症便是"，以"特异症"为主，结合"可见症"及"相关舌脉"，明辨病性、病位及病机转化，"方药范例"仅作为应用示范，"辨治述要"是每一治法的核心内容，既述其常，又达其变，如是才能法中有法，灵活变通，妙用无穷。

一、理气解郁法

1. 适应证

气郁络痹证。

特异症：胸胁、肩背等胀痛、窜痛；胸闷、喜太息；咽喉窒塞不舒；咳呛气憋；脘宇胀痛；吐酸嘈心；抑郁不舒。

可见症：咳吐痰涎；嗳气、矢气多；大便不畅；心烦不宁；女子月经不调；带下；乳房胀痛；少腹疼痛。

相关舌脉：舌苔薄白，舌质淡红，脉弦。

2. 病性病位

以实为主，久而致虚，虚实夹杂；主在肝脾，涉及多个脏腑。

3. 方药范例

柴胡疏肝散加减。药如柴胡、赤芍、枳壳、白术、青皮、郁金、片姜黄、八月札、枸橘李、瓜蒌皮、乌药、旋覆花、桔梗、薜荔果、无花果、合欢皮等。

4. 辨治述要

气为生命活动之本，气血安和，百病不生，一有怫郁，则诸病丛生，肿瘤之癌毒的形成也不例外。脏腑气机的升降出入，是人体整体功能的综合表现，又是对应性的特殊组合，如肝升肺降、脾升胃降、水升火降等。升降互动则清升浊降，出入互动则开合有度，唯有如此，脏腑功能才能保持动态平衡，气血津液才能生化输布有序。若肝升太过，肺降不及，则病胀痛、病喘；脾失升运，胃失和降，则为痞、为呕，或便溏、腹胀；水不济火，火不归位，则升降紊乱，气立孤危。

肝为刚脏，喜条达而忌抑郁，肝气疏泄失司，攻冲横逆，则冲肺、凌心、克脾、耗肾，或郁热、或化火、或动风、或阳亢，故曰："肝为五脏之贼。"于此可知，气郁多始于肝，而病及他脏，病性以实为主，久而致虚，表现为虚实夹杂。又因肝强则脾弱，土虚不能栽木，则木失滋荣，脾失协调心肾既济之职、司中央枢纽之权。

证诸临床，不少肿瘤多因情志为病，长期忧思郁怒，导致肝气郁结，升降逆乱，当升不升，当降不降，当化不化，或郁于气，或郁于血。此外，女子以肝为先天，故尤以女子特定生理部位为多发，常苦颈部胀痛、两乳胀痛、少腹疼痛等。肝郁则气滞，气滞久则络瘀，初病在经，久病入络，络气失和，血涩为瘀，津凝为痰，痰瘀互结为患，从无形而至有形，终致形成癌毒，而气机郁滞贯穿始终。

肿瘤的早期治疗当以理气解郁为先，由于肝体阴用阳，应宗"肝以敛为泻，以散为补"之意选用方药，力求消散病变于无形。若肝虚气滞，当舒和柔养，实脾养肝，方如逍遥散、一贯煎；六郁杂呈者，可用越鞠丸。胸胁疼痛明显加玄胡、川楝子、九香虫、路路通；效不应手，可配乌梅、木瓜、白芍、甘草酸甘敛肝缓急；肝郁化火上冲犯肺，加丹皮、地骨皮、桑白皮；肝胃郁火，嘈杂吐酸加黄连、吴茱萸、瓦楞子；气郁生痰，脘胀纳差，嗳气不畅，咯吐痰涎，加砂仁、降香、代赭石、半夏、厚朴。

总之，气病多郁，郁病多杂，涉及有形无形多端，早期治疗，不失时机，是为上策。此外，理气解郁之品大多辛温，易伤阴血，选药忌燥热宜温和，若见气郁化火表现应慎用。可取平和之花类理气药，如玫瑰花、绿梅花、佛手花、厚朴花等。

二、化痰祛瘀法

1. 适应证

痰瘀互结证。

特异症：胸闷痞塞疼痛；咳痰或夹有血块；查见局部肿块结节，或刺痛或痛有定处；肢体麻木或不遂；精神抑郁；面色晦滞；口唇紫暗，目下发青，或爪甲发绀。

可见症：咳逆喘促；泛吐痰涎；眩晕，头痛；表情淡漠，或喜怒无常；健忘，失眠，或意识不清。

相关舌脉：舌苔腻、舌体胖大质暗边有齿印或瘀点，脉滑或涩。

2. 病性病位

病性属实，病位涉及五脏、肢体经络。瘀多属心肝，痰多在肺脾。

3. 方药范例

鳖甲煎丸、化积丸加减。药如半夏、制南星、山慈菇、炙僵蚕、贝母、泽漆、白附子、白芥子、桃仁、红花、丹参、莪术、三七、香附、郁金、青皮、八月札、枳壳等。

4. 辨治述要

人体津血同源，皆为水谷精微所化生，流行于经脉之内者为血，布散于经脉之外者为津液，二者通过脏腑气化，出入于脉管内外，互生互化。所谓"营气者，泌其津液，注之于脉，化以为血，以荣四末，内注五脏六腑""津液和调，变化而赤为血"。在病理状态下，津血失于正常输化，津液凝聚则为痰，血液涩滞则为瘀。与癌毒搏结，转化为痰瘀郁毒，成为各种癌瘤的核心病机。

痰瘀二者既可同生也可互生，如气机郁滞，既可生痰，也可致瘀；火热炽盛，耗伤津液而为痰，煎熬血液结成瘀；寒盛阳虚，津液凝聚而成痰，血液留滞而为瘀；痰湿郁滞则血行缓慢而成瘀，瘀血阻滞则津液失于输布而为痰等，皆可致痰瘀同病。

肿瘤中早期，痰瘀互结，或郁热甚则化火，或寒凝；肿瘤中晚期或经手术及放化疗之后，耗气伤阴（血），或化燥或动风，或胃气衰败，整体呈现虚实夹杂。

结合痰瘀所在病位、轻重、先后，如有因痰致瘀者，或因瘀致痰者，或虚实主次不同，治以化痰祛瘀解毒，或扶正祛邪并重，具体选用方药应同中有异。化痰有"热痰宜清之、燥痰宜润之、湿痰宜燥之、风痰宜散之、郁痰宜开之、顽痰宜涤之"等不同；祛瘀当分理气化瘀、益气化瘀、滋阴化瘀、凉血散瘀、温经化瘀、活血软坚等。如血瘀化热者，加用丹皮、茜草根、赤芍、水牛角、紫草等凉血化瘀；脉络痹阻者，加桂枝、鸡血藤、穿山甲等活血通络；痰湿化热者加黄芩、鱼腥草、金荞麦根、冬瓜子等清化痰热；痰瘀化燥伤阴者，用生地黄、白芍、女贞子、旱莲草等滋阴润燥。痰瘀热毒内蕴者，加山慈菇、肿节风、泽漆、莪术、白花蛇舌草、龙葵、漏芦、蜂房、全蝎、蜈蚣等抗癌解毒。

总之，针对痰瘀互结，既要重视调整五脏功能，使痰瘀自消，又要痰瘀同治，治痰必治瘀，瘀去痰易化；治瘀必治痰，痰化瘀易除。还要注重配伍理气，行滞开郁，调达气机，以增化痰祛瘀之效。凡此皆属"见痰休治痰，见瘀休治瘀"之意，祛除致病之由，乃为治病求本。此外，应用化痰祛瘀法应注意不可孟浪过剂，选药以平和有效为原则，慎用毒猛辛烈之品，并宜中病即止。

三、搜风剔毒法

1. 适应证

风毒窜络证。

特异症：肢体局部触到有形结块，部位不定，或多处转移；四肢窜痛；手足不遂；口角歪斜；目睛直视、斜视、复视。

可见症：头痛；眩晕；震颤；面肌麻痹，筋脉拘挛。

相关舌脉：舌苔薄舌质淡红。脉弦或滑。

2. 病性病位

病性属实，病位与肝相关，涉及肢体经络。

3. 方药范例

五虎追风散、真方白丸子、牵正散等加减。药如白附子、天南星、僵蚕、天麻、葛根、蝉衣、露蜂房、地龙、全蝎、蜈蚣、乌梢蛇等。

4. 辨治述要

风邪为患，善行数变，表里俱病；游走攻冲，病情变化无常。"高颠之上，唯风可到"，头面部肿瘤常见风邪夹痰毒上窜脑窍。风毒走窜，气机逆乱，气不布津，液聚为痰。痰因风动，风助痰行，无处不到，既可内及脏腑，亦可外流骨节经络，易致癌毒走注，表现出不同的脏腑经络见症。风毒窜络，扰动气血，气血痹阻，痰凝血瘀。风毒痰瘀交结为患，可致肢体关节不定位肿痛，或局部生长包块。风毒损正，久则气血耗伤，肢体废而不用。风动水耗，日久肝肾阴伤，积渐突变，风入经络，甚则内及脏腑，出现神昏不语。虚实夹杂，变证百出。

风毒窜络常多夹痰夹瘀为患，临证治多搜风化痰祛瘀复法并举，故方药范例中多示以风痰通络之品。如风毒遏表，肤痒明显者，加防风、苍耳草、苦参等祛风化湿止痒，尚可适当配伍宣肺与通腑药，如浮萍、制大黄等，意在加速毒邪从体表及肠腑内外上下分消；若风毒痰瘀交结为患，骨节走窜肿痛，屈伸不利者，加制川乌、威灵仙、秦艽、炮山甲加强祛风、化痰、通络止痛之力；若神志昏蒙、语言不清者，加菖蒲、远志、郁金、丹参等化痰活血以开窍；若风毒引发抽搐者，加钩藤、刺蒺藜、石决明、珍珠母平肝息风止痉。

病之初期，经脉痹阻，骨节疼痛，治疗重在辛散祛风，温经散寒，达到驱邪外出，通利血脉的作用。久病阴虚血少，筋脉失养，治疗重在养血息风，即"治风先治血，血行风自灭"，药如鸡血藤、当归、熟地黄、丹参、芍药等，此时不可专事辛散搜剔。

四、清火败毒法

1. 适应证

热毒壅结证。

特异症：癌性发热；局部肿块灼热肿痛；面赤，口苦口干；咳痰色黄黏稠；吐血、咯血、衄血、便血或尿血；大便秘结；烦躁。

可见症：口舌生疮，齿龈肿痛；小便短赤；咳而气急；女子带下色黄；小腹胀痛。

相关舌脉：舌苔黄腻或燥黄，舌质红，脉滑数或弦数。

2. 病性病位

病性为实，或本虚标实；病位涉及五脏。

3. 方药范例

黄连解毒汤、五味消毒饮、犀角地黄汤、西黄丸等。药如黄芩、黄连、黄柏、栀子、丹皮、连翘、金银花、龙胆草、半枝莲、牛黄、白花蛇舌草等。

4. 辨治述要

癌毒致病，每易从阳化热，病势凶猛，善行走注，耗伤气阴，采用苦寒以解毒多易获效，故癌毒多属阳毒。火热同为阳邪，火为热之极，有虚实之别；热为火之渐，有内外之分。热毒壅结则每以火热炽盛为特点。如气机郁滞，最易化热化火，或脏腑素有积热，癌毒每易从阳化热，火热壅盛，气血逆乱，煎熬津血，生痰致瘀，内伏脏腑经络，而成癥积，病势凶猛，为"从无形到有形"之变。诚如《医宗金鉴》所说："此证皆由心脾火毒所致。"

证诸临床，肿瘤如常见局部红肿热痛及全身发热、口渴、尿赤、便秘等，皆为火热毒邪伤人之征。如火热壅盛者，每致癌毒走窜；火伤脉络者，多见出血，或吐衄、便血、尿血等；火热壅毒，阻滞气机运行者，则易见癌性疼痛。

病性以实为主，或本虚标实，或全身虚局部实；病位涉及五脏整体；病理因素以火热壅毒为主。因部位不同，病性表现各异。如在上在外者多为风火、痰火；在下在里者多为湿火；津伤液耗者多为燥火；火热伤络多为瘀热；在肺或颈项者多为痰火；在肝胆者多为湿热火郁；在胃肠者又每多兼有燥火等。

清火败毒法寓有清热、泻火、解毒以散结之意，可用基础方加五味消毒饮加败酱草、蜀羊泉、重楼、青黛、漏芦、苦参等，宗"火郁发之"之意，可合升降散以透热外达。如为风火者常用薄荷、牛蒡子、防风、连翘、升麻、葛根等；风火夹痰阻窍者多用白附子、地龙、僵蚕、制南星、白毛夏枯草、牛蒡子等；燥火者用清燥救肺汤；湿火壅滞肠腑者常选败酱草、苦参、大黄、虎杖、红藤、藤梨根、白头翁、地榆等；痰火郁肺者方如清痰降火汤合千金苇茎汤；肝火犯肺者用泻白散加山慈菇、石见穿、半枝莲等；肝胆火旺者常用龙胆泻肝汤加龙葵、肿节风；心火炽盛者用导赤散加黄连、山栀；胃火壅盛用清胃散；君相火旺者药选黄连、莲子心、黄柏、知母、龟甲、生地黄、玄参；癌性疼痛者可配南星、蜂房、全蝎、蜈蚣、马钱子等；癌性发热者可加丹皮、葎草、鸭跖草、白薇、地骨皮等；女子阴下湿火者选土茯苓、墓头回、菝葜、椿根白皮等清热利湿败毒；阴虚火旺者，用玉女煎加玄参、天冬、麦冬、天花粉等。

概言之，肿瘤多见火热为患，病位广泛，病变多端，但清火败毒之品大多苦寒，易伐阳气，有碍脾胃，用药量不宜过重。若见中阳不运则应慎而用之，可配健脾养胃之品，如党参、白术、半夏、陈皮、鸡内金、山楂、神曲、谷芽、麦芽等。

五、攻毒消癥法

1. 适应证

伏毒胶著证。

特异症：瘤体初起每多伏而不觉，深在骨节、经络、血脉或五脏，发则从里外出；晚期瘤体常迅速增大，常易走窜流注，无所不到，或显见于表或深伏于里；或坚硬如岩；或触之有形推之不移；或边界不清；或如翻花样，触之出血等。

可见症：形体消瘦，或发热，或乏力；吞咽不畅或进食梗阻；久咳不已；口咽溃疡反复难愈；出血（或痰中带血，或血尿，或便血，或不规则阴道出血等）；或久病致虚成损，面色萎黄，发枯神惫等。

相关舌脉：舌苔薄腻，舌质偏暗，脉伏或弦或涩。

2. 病性病位

初以邪气实为主，久则本虚标实，虚实错杂，多为全身属虚而局部属实。病位涉及五脏六腑或经络百骸。

3. 方药范例

梅花点舌丹、大黄䗪虫丸加减。药如土鳖虫、莪术、水红花子、乳香、没药、血竭、皂角子、硇砂、制南星、马勃、白芥子、冰片、硼砂、沉香、葶苈子、牛黄、熊胆等。

4. 辨治述要

癌毒致病，早期多深藏于内，隐而不现，发时始显，胶著于不同脏腑经络部位，所致的病证特点各异。如癌毒内伏于肺，肺失宣降，则引发咳嗽、咯血、胸闷、胸痛；癌毒壅塞胃脘，则脘腹胀满不适，纳少痞满，触之肿块时或疼痛等。病性有虚实寒热不同，初以邪气实为主，久则本虚标实，多为全身属虚而局部属实。如从阳化热，病势多变，邪气亢盛，每易耗伤气阴，多属阳毒；如从阴化寒，邪毒内伏，蕴蓄不解，难以察觉，则属阴毒。证类表现多端，除痰毒、瘀毒外，尚有风毒、火（热）毒、湿毒、燥毒、寒毒、郁毒等。

采用攻毒消癥法，寓有攻毒和消癥两个方面。①攻毒：意在以毒攻毒，多指采用有毒中药而言，如斑蝥、蟾皮、雄黄、硇砂、红豆杉等。②消癥：重在化痰散结，活血软坚，以缓解或消除邪毒瘀滞，缩小癌瘤体积。化痰散结常用药如制白附子、山慈菇、泽漆、漏芦、半夏、南星、白芥子、僵蚕、大贝母、夏枯草、牡蛎、海藻、昆布、瓦楞子、海蛤壳等。活血软坚常用药如水蛭、炮山甲、丹参、桃仁、红花、三棱、莪术、乳香、没药、土鳖虫、苏木等。

此外，对于有毒药物的使用，应区别大毒、常毒、小毒之不同，掌握用量大小、炮制服法及禁忌，注重依据"异类相制"复法配伍，把握不同个体的耐受性、敏感性及有无蓄积作用，结合归经特点选用，要时刻注意顾护脾胃，或"衰其大半而止"，或间歇性使用，防止药毒伤正。

至于攻毒与解毒的关系，一般邪实为主者攻毒为先，正虚为主者重在解毒。解毒分为清热解毒、祛风解毒、祛湿解毒、化痰解毒、祛瘀解毒、润燥解毒等方面，各列于其他治法之中。

六、化湿泄浊法

1. 适应证

水湿浊淤证。

特异症：周身困重不适；脘痞胀满；口腻不渴；排泄秽浊不洁的分泌物，如大便黏腻不爽或伴脓血黏液，小便浑浊涩滞不畅，妇女带下秽浊不清；胸腔积液或腹水停聚，或如胶冻状等。

可见症：面垢浮肿；头目昏沉；肢体肿痛、酸重；身热不扬；嗜睡困倦；咳嗽咳痰；纳呆食少；恶心呕吐。

相关舌脉：舌淡胖，苔白厚腻，脉濡。

2. 病性病位

以实为主，久而致虚；主在脾肾，涉及脏腑。

3. 方药范例

藿朴夏苓汤、胃苓汤、宣清导浊汤加减。药如藿香、茯苓、猪苓、薏苡仁、泽泻、苍术、半夏、陈皮、厚朴、木香、砂仁、蚕沙等。

4. 辨治述要

癌毒致病，气化宣通失常，津液失布，水湿浊淤停聚于内。湿为水液不归正化的病理产物，浊多指湿浊之邪，二者同中有异。湿有外感、内生之分，浊多由内化而成。湿轻浊重，积湿成浊，浊比湿更加稠厚、胶结、秽浊。湿浊致病每多缠绵难愈，而浊相对湿更难化解，所谓"千寒易除，一湿难去；湿性黏浊，如油入面"。

肿瘤水湿浊淤证，病位以下焦为主，主脏在脾肾，"诸湿肿满，皆属于脾"，脾运失健是湿浊内生的关键；肾主水，肾阳虚衰，不能温气化水，从而湿浊内生。水湿浊瘀，其性黏滞，起病缓慢，缠绵难复。临床表现错综复杂，湿蒙清阳则头身困重，昏沉如裹；湿遏卫表则身热不扬；湿郁肌肤则面垢浮肿，或有黄疸；湿滞经络则肢体关节肿痛、酸重；湿郁中焦则胸脘痞满胀闷，纳呆呕恶；湿性趋下，则排泄物或分泌物黏滞不爽，秽浊不洁；湿为阴邪，其性黏滞，故口腻不渴，或渴不思饮，苔白厚腻。

针对肿瘤之水湿浊淤证，可以"湿淫所胜，平以苦热，佐以酸辛，以苦燥之，以淡泄之"为治则。临床多以健脾运湿、祛湿化浊为主。"治湿当健脾，脾旺湿自绝"。药如薏苡仁、白术、茯苓等。如湿阻上焦者宜"宣上"，常用藿香、佩兰、白芷等；湿阻中焦者宜"畅中"，用苍术、厚朴、白豆蔻、砂仁、半夏、陈皮等；湿阻下焦者宜"渗下"，选茯苓、猪苓、泽泻、冬瓜皮、玉米须等。湿从寒化者，宜温阳化湿，药用平胃二陈汤加减；湿从热化者，宜清热化湿，常用甘露消毒丹加黄柏、地榆、红藤、败酱草等；湿阻中焦、寒热错杂者，又当辛开苦降，方如半夏泻心汤加半枝莲、白花蛇舌草、椿根白皮等；水湿浊毒蕴表者，可用麻黄加术汤、防己黄芪汤等化裁；如湿浊蕴结，郁热酿毒，则配伍苦参、土茯苓、薜荔果、墓头回、蚕沙等化湿泄浊抗癌之品。

此外，痰、湿、水、饮四者同源异流，湿浊每有寒化、热化之别，或兼痰，或兼瘀，因此，临床化湿泄浊法常与助阳、化痰、利水、清热、理气、活血等诸法合用。其中尤以配伍理气药为要，所谓"气化湿亦化"。

七、润燥软坚法

1. 适应证

血燥络瘀证。

特异症：吞咽艰涩；干咳气逆；癥积质硬灼痛；颈项结节；肌肤甲错；面部红丝赤缕；眼眶青暗；骨痛；劳热。

可见症：形体瘦弱；口干咽燥，嗽水不欲咽；鼻干唇裂，两目干涩；干咳少痰而黏或咯血；大便燥结或带血；小便短少或尿血；皮肤干燥，毛发干枯；时有燥热。

相关舌脉：舌燥少津或光剥，舌质暗或有裂纹，脉细弦。

2. 病性病位

病性属虚实错杂，本虚标实；病位主要在肺胃肝肾。

3. 方药范例

麦门冬汤、贝母瓜蒌散、鳖甲煎丸加减。药如北沙参、麦冬、天花粉、知母、乌梅、白芍、鳖甲、牡蛎、夏枯草、玄参、昆布等。

4. 辨治述要

癌毒损正，体内津液不足，精血枯耗，失于输布，脏腑肢体经络失于濡养，气机滞涩，血燥络瘀，痰浊淤滞，渐成有形之肿块。此即"燥胜则干，干为涩滞不通之疾""燥气延入下焦，搏于血分，而成癥者……深入下焦血分，坚结不散之痼疾"。证诸临床，如阴虚燥热者每易致肺癌，"三阳结，谓之膈"之气郁痰结，津伤化燥者常引起食管癌，湿热瘀毒郁结化燥者常致肝癌，肠腑燥火壅滞留结者，则易致大肠癌等。

肿瘤血燥多因阴虚血亏、津伤液耗所致，轻者病在上中二焦，肺胃津伤，可见低热，干咳、口渴、便干、舌红、脉细数等；重者病在下焦，肝肾阴亏，可见五心烦热，骨蒸，口干咽燥，头晕目眩，形体消瘦，肌肤甲错，舌光红，脉细等。

润燥软坚法包括润燥和软坚两端，"因虚者，滋阴养血；因火者，泻火软坚；因风者，消风散结。此三者，乃治燥证之大法也"（《古今医鉴》）。其中，润燥重在滋养阴血津液，即"燥者濡之"，法有生津润燥、滋阴润燥、养血润燥等，药有辛润、温润、清润、咸润之别；软坚乃针对燥邪涩滞、坚敛之特点，治以理气解郁、祛瘀通络。

肿瘤中晚期，如肺燥津伤，肝肾阴耗，痰火郁结，久而成积，属燥痰者，方如《医宗必读》润肺饮，药用贝母、天花粉、桔梗、甘草、麦门冬、橘红、茯苓、知母、生地黄等；津亏痰结，症见吞咽梗涩而痛，泛吐涎沫量少而稠，形瘦肤干，大便干结者，方用麦门冬汤加减；脾湿肝燥，为鼓为胀，或出现肝掌、蜘蛛痣、面部红丝赤缕者，当滋阴凉血、健脾利水，药用生地黄、麦冬、楮实子合白术、陈皮、鸡内金、炒麦芽、茯苓、泽泻等；肿瘤晚期，脏腑羸弱，血瘀化燥，内有干血，形体羸瘦，腹满食少，肌肤甲错，目眶暗黑者，用大黄䗪虫丸加减。

燥多化热，应注意苦燥伤阴，亦需慎用辛温行气之品，避免助燥。此外，燥之与湿，虽如水火对立，但又若水火之既济，两者盈亏失调则病，治当视其主次消长以调之，务必注意做到润燥不助湿，燥湿不伤津。

八、助阳消阴法

1. 适应证

阳衰阴凝证。

特异症：局部肿块发无定处，质硬不平，酸胀阴痛；后期结块溃破；畏寒怕冷；声怯气短；蜷卧。

可见症：精神惫乏；呕恶；泛吐涎沫；食少；脘痞冷胀；渴喜热饮；面浮足肿；腰膝酸软；小便频数；大便稀溏。

相关舌脉：舌淡或淡胖有齿痕，苔白或白腻水滑，脉微细，或细紧。

2. 病位病性

病涉整体，重在脾肾，病性属本虚标实。

3. 方药范例

五积散、阳和汤加减。药如附子、熟地黄、鹿角胶、乌头、麻黄、细辛、肉桂、炮姜、白芥子、制南星、五灵脂、乳香、没药、地龙、当归等。

4. 辨治述要

癌毒若从阴化寒，最易伤及人体阳气。《素问·生气通天论》谓："阳气者，若天与日。"《素问·阴阳应象大论》说："阳化气，阴成形。"如人体阳气虚衰，阴寒内盛，则寒湿浊毒瘀滞，痰瘀互结，酿生癌毒，癌病由作。"至虚之处，便是容邪之所"，寒湿痰瘀，与癌毒互结，又可进一步耗损阳气，导致阳气日衰，阴寒日盛，形成恶性循环，变证百出。若偏寒实，肺气不宣，痰浊伏肺，常见寒凝气喘之象。若属虚寒，肾阳下虚，卫外不固，易感寒邪，进一步伤及心肾之阳，阳不化水，可出现水湿、痰饮征象。若阴寒进一步损及元阳，命火衰微，阴寒内盛，格阳于上，可演变为戴阳证；格阳于外，可形成亡阳虚脱等危候。

若寒湿偏重，胃脘痞满、食少，或有便溏、苔白腻者，可用附子理中丸加苍术、厚朴、半夏、白豆蔻、陈皮散寒化湿和中；若癌块顽固，日久难消，加炮山甲、莪术、制白附子、全蝎、僵蚕破血化痰消癥；阳虚气弱明显者，加生晒参、黄芪、仙茅、胡芦巴、淫羊藿温补脾肾阳气。

阳衰寒凝，首先要区分阳虚与寒凝的主次，或以温阳为主，或以破阴为急。其次要进一步明确阴寒伏结的性质，外寒宜温散，内寒宜温补。若寒凝经脉，气血不通，当温经散寒为法；若寒伤中阳，脘腹冷痛，呕吐下利，则以温运脾阳为急。

九、益气养阴（血）法

1. 适应证

气阴（血）亏虚证。

特异症：神疲乏力；少气懒言；口干咽燥；时有烦热；面色萎黄。

可见症：头晕目眩；喘促短气；盗汗；不思饮食。

相关舌脉：舌红或淡红，苔薄，脉细数或细。

2. 病性病位

病性属虚，或虚中夹实。气阴两虚以肺脾肾为主，气血两虚以心脾肝为主。

3. 方药范例

参芪地黄汤、八珍汤。药如黄芪、党参、白术、山药、麦冬、生地黄、熟地黄、山萸肉、当归、白芍、鸡血藤、甘草、砂仁、麦芽等。

4. 辨治述要

气阴两虚是诸多慢性疾病的常见证，有因虚致病和因病致虚的不同，治当辨证结合辨病。肿瘤属慢性疑难病证，尤当注意其特殊性。一般而言，癌毒伤正，首先耗伤元气及阴津，故多见气阴两虚。若正气受损严重，气血俱伤，可致气血亏虚。血属阴类，故亦可表现气血亏虚之候，进而言之，可见气虚及阳，血虚及阴之变。阴血虚者，病以肝肾为主；

阳气虚者，病以脾肾为主。同时，在肿瘤治疗中常因药毒伤正，如化疗、放疗，有毒中药及手术导致阴伤气耗、气血亏虚，因此益气养阴、扶正抗癌十分必要。临证当辨气虚、阴伤、血亏的主次配药。

若肺阴虚明显，干咳，少痰，加百合、沙参、紫菀、百部、桑白皮养阴化痰清热；肾阴虚明显，烘热盗汗，五心烦热加知母、玄参、鳖甲滋阴降火；脾气虚明显，纳差，便溏，腹胀等加白术、甘草益气健脾，茯苓、扁豆运脾化湿。若血虚甚者，酌加制首乌、楮实子、枸杞、桑椹子、丹参、黄精补血养肝。

针对肿瘤气阴两虚，采用益气养阴法，还当分气虚为主还是阴虚为主，辨脏腑不同病位，用药应有所侧重。若气血两虚证，当气血双补，重用黄芪、党参、当归等药，以达益气生血的目的。同时，补虚不忘治实，还应针对肿瘤所致气阴两伤证的特殊性，适当配抗癌解毒之品，扶正以祛邪，祛邪以匡正，药如半枝莲、蛇舌草、山慈菇等。

十、健脾和胃法

1. 适应证

胃气衰败证。

特异症：脘腹胀满、恶心、呕吐；食欲全无；乏力；面色无华；消瘦。

可见症：呕吐频作或泛吐清水涎沫；神疲倦怠；懒言，气短；自汗，食后胀甚；口淡无味；便溏或便秘。

相关舌脉：舌苔白腻，舌质淡胖或有齿痕，脉细弱或细滑。

2. 病位病性

病性以本虚为主，或本虚标实；病位在脾胃为主，涉及五脏整体。

3. 方药范例

六君子汤、益胃汤加减。药如党参、太子参、白术、茯苓、陈皮、鸡内金、玫瑰花、佩兰、砂仁、厚朴花、南沙参、北沙参、石斛、炒麦芽、焦山楂等。

4. 辨治述要

癌病的预后转归，每与人体胃气强弱有关。如胃气虚弱每多影响治疗用药的难度，一旦胃气衰败则诸法难施而预后不良，诚如李东垣所谓"人以胃气为本，胃气一败，百药难施"。由于脾胃为后天之本，气血生化之源，唯有胃气充盛，中焦气机调畅，升清降浊有序，才能有利于其他治癌之法的实施。

治癌应时刻把握邪正虚实之主次轻重、标本缓急，健脾和胃法应贯穿始终，尤其是中晚期肿瘤，或在手术放化疗治疗过程中，或采用攻毒解毒或益气养阴等治法时，皆当顾护脾胃，所谓"留得一分胃气，便有一分生机"。如以胃弱脾虚为主要表现者，皆当以益气健脾和胃为主，可配合升降气机、温阳运脾、滋阴养胃等法提高临床疗效。

健脾和胃法应强调运脾为主，治脾不在补而在运，重在调理和恢复脾胃纳化功能，改善人体虚弱状态，增强脾胃对水谷精微的消化吸收和输布作用，以促进气血之生化。若以胃气虚弱为主者，当补中益气兼以助运消导；以脾胃津伤为主者，则益阴生津兼以理气消导；若气阴两伤者，则又宜益气养阴、助运消导并施。至于具体选方用药，如脘腹拘急或疼痛、喜温、自汗、脉虚者，方用黄芪建中汤温养脾胃；若脘腹气多胀甚者，可加厚朴、枳实、砂仁、大腹皮等；泛酸者，可用左金丸加乌贼骨；泛吐清水较多者，可加茯苓、干姜、陈皮、半夏等；若湿盛，胃气上逆，呕恶频作者，酌加藿香、佩兰、法半夏、陈皮、竹茹等；如津伤过甚，则用麦冬、石斛配半夏、竹茹；脾虚气陷，久泻或脱肛，加黄芪、山药、升麻、葛根等；阳虚水停，尿少，肢肿，加附子、黄芪、白术、泽泻、茯苓等。

总之，健脾和胃法是其他各种治法的前提和基础，在肿瘤治疗整个过程中，应时时注意顾护胃气，确保脾胃不败，生化之源不竭，谨记"有胃气则生，无胃气则亡"。如早期以攻毒祛邪为主者，也应在处方中适当加顾护脾胃之品；晚期气血极度亏虚，脾胃衰败，进食量少或不能进食，呈恶病质状态者，更应以健脾和胃扶正为主。当然，健脾和胃法并非一味补益，应防滋腻碍胃。

以上十法，不外祛邪、扶正两端。诸法相合，可针对多种病理因素的因果演变转化而组方，随其所在脏腑病机特性而配药。邪盛正虚者可视脏腑阴阳气血之虚损而扶正补虚，消中有补，补中有消，主次轻重因人而施，灵活组合化裁。概言之，中医辨治肿瘤当以病机为主导，交叉复合，复法组方，既有规范，又要变通，如是审证求机，活化辨证，辨机论治，万举万当。由此可见十法之中，百法备焉。

（周仲瑛、郭立中、赵智强、金妙文、王志英、朱垚、金路、李柳、冯哲、朱敏为、叶放等执笔，周仲瑛、吴勉华、周学平、郭立中、赵智强、叶放等审定）

第四节 中医肿瘤防治的若干问题

恶性肿瘤在全世界范围内的发病率和死亡率逐年上升，给临床防治带来了严峻的挑战。近几十年来，中医药在肿瘤防治领域取得了长足的进步，显著提高了临床疗效，目前已成为临床肿瘤综合治疗方案中的重要组成部分。周仲瑛教授长期致力于中医药辨治肿瘤的理论研究与临床实践，率先提出肿瘤癌毒致病学说，历经数十载发展逐步形成了完善的中医肿瘤辨治体系，内涵丰富，源流清晰，在业内具有广泛的影响力。基于当前中医防治肿瘤的有关现状，周仲瑛教授进一步提出了八个方面的论点，以期进一步为中医肿瘤临床辨治提供指导，兹总结如下。

一、慎用攻伐，邪衰正耗

肿瘤是一种慢性、消耗性的疾病，治疗过程中的手术、放化疗等多重手段又会加速正气的消耗，过度治疗的情况普遍存在，引起相关并发症的例子也不少见。在肿瘤的中医药治疗中，软坚散结、化瘀消癥被列为常用治法，用药中常有攻伐、有毒之品，如斑蝥、蟾皮之类。若过度使用，虽然可使肿块暂时缩小，但同时又使气血津液耗伤殆尽，尤其是术后及放化疗后免疫力低下患者，过度治疗反致两败俱伤，病祛人亡。

《素问·五常政大论》言："大毒治病，十去其六；常毒治病，十去其七；小毒治病，十去其八；无毒治病，十去其九。"周仲瑛教授提出，在肿瘤防治用药中应秉持"祛邪不伤正，扶正不助邪"的基本原则。中医用药强调复法制方，不可走西医化疗药物之路；不仅要重视有毒药物的量效关系，更要重视扶正与祛邪的关系。人体内邪正的消长变化决定了肿瘤的发生、发展及预后，具体施治时要根据邪正盛衰、患者体质强弱及病期早晚，确定扶正与祛邪的主次轻重。如年老体弱者，当以扶正为主，酌情祛邪；年富力强者，当祛邪为重，邪去则正安。肿瘤早期邪不盛、正未虚，当以祛邪为主；中期邪渐盛、正渐虚，当扶正祛邪并重，消补兼施；晚期正虚明显，癌毒走注，当养正除积，补中寓消。中医的优势是集治人、治病、治证、治症于一体。因此，治疗切勿攻伐过度，徒损正气，过犹不及；也不可一味补益，姑息养奸，后患无穷。

二、解毒攻毒，主次有别

癌毒是肿瘤的特异性致病因子，因此祛除癌毒应当贯穿治疗始终。祛除癌毒有解毒、攻毒之别，两者可联合应用，但当有主次之分。

1. 解毒

邪盛生毒，风、火（热）、痰、瘀、湿、寒、郁等病理因素相互搏结，积渐生变，酿生癌毒。癌毒产生后又与上述病理因素相互复合，形成风毒、热毒、痰毒、瘀毒、湿毒、寒毒、郁毒等病机证素，表现出不同的临床特征。因此，抗癌解毒要针对具体病理因素的不同，分别予以搜风剔毒、清火（热）败毒、化痰解毒、祛瘀解毒、化湿解毒等法治之。

2. 攻毒

癌毒本身具有凶顽、多变、难消等特性，若癌毒伏里胶着，深入骨髓血脉，来势猛烈，病情顽固，病势险恶，走注流窜时，可考虑以毒攻毒。以毒攻毒指用一些本身有毒性的中药，来治疗毒邪所致疾病。在肿瘤治疗中，这些有毒中药通常是指虫类药和一些有毒草药。周仲瑛教授临床常用的攻毒药有全蝎、蜈蚣、土鳖虫、九香虫、露蜂房、守宫、蟾皮、红豆杉、马钱子等，适用于毒邪较甚且正气未虚者，取毒药性多峻猛的特点，搜毒、剔毒，以毒攻毒。

临证应用时，解毒与攻毒应联合应用，有主有次。首先要因人而异，邪盛正不虚者攻毒为先，体虚不能耐受者解毒为主。其次要根据具体病机的不同，选取对应的解毒法或攻毒法复合治之。最后，还要注意有毒中药的正确使用，攻毒不必祛邪务尽，而伤其正，同时应通过配伍达到减毒增效的目的。此举不仅针对攻毒药而言，解毒药使用不当亦可伤害人体。举例来说，鼻咽癌病机多属热毒壅结、气阴两伤，若辨证不当误用温补之法，伤阴尤速，反而导致人体愈益虚弱。

三、精准治疗，重视个体

精准医疗是以个体化医疗为基础的新型医学概念与医疗模式。周仲瑛教授提出基于辨证精准、详审病机的个体化、针对性治疗就是中医的精准治疗。在肿瘤的中医防治过程中，这种精准治疗主要关注以下几个方面：①不同患者素体的差异；②脏腑病位的不同；③病理因素的兼夹；④整体与局部的主次轻重缓急。

肿瘤种类繁多，病偏上焦，热毒壅结多见，如鼻咽癌、肺癌、乳腺癌，或风毒上窜，如脑瘤等；病居中焦，常见湿热瘀毒互结，如肝癌、胰腺癌、胆癌等消化道肿瘤；病偏下焦，湿浊瘀毒多见，如肾癌、卵巢癌、宫颈癌。临证应以病机为核心，根据个体气血阴阳的偏颇，结合脏腑归经遣方用药。个体化治疗的基础，是整体观念下的辨证论治，不是僵化的教条，这也是中医药疗效的优势所在，最终实现对患者的精准化治疗，以提高临床疗效。

四、多法综合，减毒增效

中西医结合的综合治疗，是肿瘤治疗领域的共识。辨病与辨证有机结合，将现代的诊查手段和技术作为传统四诊的延伸，更好地帮助临床判断病情。中医药在肿瘤治疗中是相当重要的环节。手术的患者，配合中医药治疗，可以提高免疫力，加快机体恢复；放化疗期间，加上中医药治疗，能起到减毒增效的作用；术后和放化疗后中医药的治疗，有助于防止复发、转移；晚期患者，中医药是主要的治疗手段，通过中医药治疗可以提高生存质量，延长生存期，这些均已得到临床证实。

就中医本身而言，除内服汤剂外，尚有针灸、敷贴、发疱、耳穴、灌肠、药浴等多种方法。《素问·异法方宜论》所谓"杂合以治，各得其所宜"。周仲瑛教授在临床中曾用斑蝥、威灵仙敷贴外治乳腺癌肿块，通过皮肤刺激发疱，激活机体的免疫系统，达到缩小肿块的目的。此即内病外治，使药物通过皮肤、黏膜、腧穴、孔窍等部位直接被吸收，发挥整体和局部的调节作用。这类方法对浅表部位的肿块、淋巴结肿大、疼痛、发热等肿瘤晚期出现的并发症有不错的疗效。

五、改恶从善，逆转病变

肿瘤"病始于无形之气，继成为有形之质"。从气机逆乱的超早期状态到有形可征的实质性包块，从功能性失调到器质性改变，从正常的细胞突变为癌细胞，这中间经历了漫长的时间。基于治未病思想，中医药在任何时间点的干预，都有可能逆转病变，做到未病先防、既病防变、愈后防复。

针对有家族史、癌前病变的患者，以理气解郁为基础，配伍病机用药和对症用药，防病于未然。针对肿块已成者，"瘤体是整体病变的局部征象"，在病机辨证的指导下，以提高机体自身正气为核心，灵活应用软坚散结、化癥消积诸法，使有形之质消散回归于无形，缓解临床症状、缩小瘤体进而达到临床治愈的目的。如一王姓慢性萎缩性胃炎患者，CA50 持续升高，西医检查并无异常发现，但 CA50 一度高于 150U/mL，2 个月内体重下降了 10kg，周仲瑛教授从补益扶正、理气解郁入手调治，2 年后 CA50 降至正常，未再反复。另如周仲瑛教授曾治一蒋姓脑瘤患者，因体虚未行手术及放化疗，经过 13 个月补益肝肾、搜风剔毒、化痰祛瘀的中药调治，头颅核磁共振检查对比显示瘤体较治疗之初缩小 2/3。由此可见，在审证精确，用药恰当的基础上，可以实现中医药干预下的逆转病变，或实现带瘤生存。

六、后续治疗，杜其复发

当前肿瘤综合治疗手段日益增多，临床生存率日渐提高，患者寻求中医治疗的目的不仅是治疗过程中的减毒增效，也为了防止复发与转移。防止肿瘤的复发与转移是肿瘤后续治疗中的重要环节，也是体现中医药优势的一大阵地。周仲瑛教授提出此阶段当以扶正抑毒为要，即养正除积、固本达毒。

1. 扶正

根据正气损伤的侧重点及程度的不同，以气血阴阳为纲，五脏为目，制定具体扶正之法。除素体气血、阴阳亏虚外，手术、化疗多伤气血，放疗常耗气阴，肿瘤晚期常有阴阳两亏的状况，因此益气养阴、补益气血、健脾和胃是常用的扶正之法，六君子汤、沙参麦冬汤、八珍汤、参芪地黄汤是周仲瑛教授常用的扶正基本方。正气存内，邪不可干，这是防止复发与转移的关键。

2. 抑毒

当重视化痰祛瘀和络，癌毒随血脉、经络流窜走注，在他处停积，依附痰瘀形成新的肿块。肿瘤转移多有特定的脏腑，故而应根据痰瘀所在部位的不同，结合痰瘀轻重、具体症情，选择化痰散结药或祛瘀软坚药。同样是祛瘀软坚，莪术辛苦温，归肝、脾经，刺猬皮苦涩平，归胃、大肠、肾经，因此周仲瑛教授在肝癌用药中常选用莪术，胃癌、肠癌中选用刺猬皮，即是通过药物的归经来加强治疗的针对性。

七、心身调护，增加信心

情志不畅，郁而不伸可以导致诸多疾患，肿瘤尤甚。肿瘤患者不仅有发热、疼痛、消瘦等各种疾病本身或治疗带来的症状，同时大多数人还会出现程度不一的精神焦虑或抑郁，身心的双重压力会严重影响患者的生活质量和疾病预后。

因此面对肿瘤临床辨治，不仅要着眼于治疗机体，还应重视精神调护在肿瘤综合治疗中的积极作用。一方面，通过加强肿瘤防治知识的宣传教育，正确引导患者，助其树立面对疾病的良好心态；另一方面，可以通过中药的有效干预来理气解郁。针对气滞、气郁明显或心理负担过重的患者，周仲瑛教授推荐在汤剂中适当配伍玫瑰花、绿萼梅、合欢花等花类理气药，此类药物质地轻柔，药性平和，既能调畅气机又不致过于温燥而伤及阴血。同时推荐适度的运动，如太极拳、八段锦等，加强人体气血流通，缓解不良情绪。

八、饮食宜忌，因人而异

脾胃为后天之本，气血生化之源。肿瘤的预后与人体胃气的强弱密切相关，胃气一败，百药难施，因此肿瘤治疗中要时时注意顾护脾胃，谨防攻毒解毒伤胃，也勿滋腻过度碍胃。不仅药物治疗要有所选择，日常饮食也应有所宜忌。但当前中医各家对肿瘤患者饮食宜忌见仁见智，常令患者无所适从，甚至达到无食可吃的地步。

周仲瑛教授提出"胃以喜为补"的观点。"喜"指身体需要往往是某种喜好的基础；"补"是补充、补其不足。对饮食的喜恶，首先反映在胃口上。根据喜好摄入相应的饮食，能起到事半功倍的补益效果。如果本身厌恶某些食物，强食后呕恶、反胃，反而对身体不利。

忌口是指某些能减低药物功效并可能会发生副作用的食物禁忌。常见如辛辣、刺激、生冷、海鲜类食物，有助长病邪、加重病情之虞。但不可一概论之，同样的饮食，因个体禀赋、疾病的不同而产生不同的效果。比如过食生冷会损伤脾胃阳气，偏于阴虚阳亢或胃有燥热者往往能够接受生冷食物，但偏于阳虚阴盛或脾胃虚寒者则必须忌生冷食物。因此，饮食宜忌，因人而异，要重视个体化差异和个人体质的不同，临证需要根据患者具体情况告之其饮食宜忌。

九、验案举隅

宁某，女，60岁，肺腺癌。

2012年5月11日初诊：患者于今年4月以来突发咯血，每日2~3次。至医院支气管镜检查见：右肺占位，病理检查结果为腺癌。曾并发右侧气胸，经治缓解，考虑择期手术。刻诊：自觉症状不多，胸部隐痛不舒，偶觉右肩背痛，胃脘怕凉。舌质边尖红，苔淡黄腻，脉细。病机：痰瘀郁肺，肺虚络伤，气阴两伤。处方：南沙参12g，北沙参12g，麦冬10g，太子参12g，焦白术10g，茯苓10g，炙甘草3g，生薏苡仁15g，仙鹤草15g，旋覆花（包煎）5g，茜草根10g，法半夏10g，泽漆20g，山慈菇12g，猫爪草20g，炙桑白皮12g，制南星10g，炙僵蚕10g，白花蛇舌草20g，半枝莲20g，地锦草15g，旱莲草12g，诃子肉10g。常法煎服。

2012年6月15日二诊：右肺占位手术后25天，手术过程顺利，术后病理：周围型结节型腺癌，中分化，大部分为黏液腺癌，累及胸膜下，淋巴结见转移癌。计划近期化疗。刻诊：咳嗽，恶心干呕，胸闷胃胀，口吐清水，时受凉后胃寒隐痛，食纳平平，二便尚调。舌质边尖红，苔黄薄腻，中有裂纹，脉细。病机：术后正虚，气阴两伤，肺胃不和。处方：初诊方去旋覆花、茜草根、地锦草、旱莲草、诃子肉，加苏子 10g，苏梗 10g，制香附 10g，陈皮 6g，竹茹 6g。常法煎服。

2012 年 10 月 26 日三诊：右肺腺癌Ⅲ_b期化疗 6 个疗程，其间不良反应较重，呕吐、脱发，出现骨髓抑制。刻诊：精神萎靡，疲劳心慌，间有咳嗽无痰，口吐唾沫，脘腹胀痛，厌食。舌质红，苔黄薄腻，脉小滑数。守初诊方进退。处方：初诊方去旋覆花、茜草根、地锦草、旱莲草、诃子肉，加苏子 10g，苏梗 10g，制香附 10g，陈皮 6g，竹茹 6g，砂仁（后下）3g，豆蔻（后下）3g，炒神曲 10g，生地榆 15g，鸡血藤 20g，红景天 12g。常法煎服。

2014 年 11 月 21 日四诊：右肺腺癌术后、化疗后 2 年，服用中药调治持续至今，每 2 个月 CT 复查 1 次，病情稳定。偶有咳嗽，少痰，口咽干，手足麻木，面部药疹。舌质红，苔黄薄腻，有裂纹，脉细滑。处方：初诊方去旋覆花、茜草根、地锦草、旱莲草、诃子肉，加天葵子 12g，冬凌草 20g，肿节风 20g，鱼腥草 20g，生黄芪 15g，鸡血藤 15g，砂仁（后下）5g，炒神曲 10g，天花粉 10g，知母 10g，天冬 10g，罗汉果 12g，土茯苓 25g。常法煎服。

按语：肺癌多见热、毒、痰、瘀等病理因素互结，根据患者的年龄、症情表现，周仲瑛教授归纳此例病机为痰瘀郁肺，肺虚络伤，气阴两伤。治疗上扶正与祛邪兼顾。第一阶段，手术之前，气阴两虚为本，痰瘀互结为标，辨病机用药取沙参、麦冬养阴生津，太子参、茯苓、白术、甘草、薏苡仁（四君子汤、参苓白术散）益气健脾，半夏、猫爪草、桑白皮、南星化痰祛浊，泽漆、山慈菇、僵蚕软坚散结，蛇舌草、半枝莲清热解毒。同时用旋覆花、茜草根（旋覆花汤）通络止痛，仙鹤草、诃子肉涩敛止血，地锦草、旱莲草凉血止血，辨症用药缓解刻下胸痛、咯血之苦。第二阶段，术后化疗之前，守法进退，去通络、止血之药，根据肺胃不和的新症情，加苏子、苏梗、香附、陈皮、竹茹（香苏散、橘皮竹茹汤）理气止咳，降气和胃。第三阶段，化疗期间，患者消化道反应和骨髓抑制明显，故在二诊方基础上加砂仁、蔻仁、神曲行气止呕、健脾开胃，生地榆、鸡血藤、红景天补益气血。此处亦吸收了地榆有升高白细胞功效的现代药理研究结果。第四阶段，化疗结束后续治疗，秉持祛除癌毒应当贯穿肿瘤治疗始终的理念，加天葵、冬凌草、肿节风、鱼腥草加强化痰散结、清热解毒之力；阴伤明显，加天花粉、知母、天冬养阴滋阴；黄芪、鸡血藤、砂仁、神曲益气养血、健脾和胃，顾护脾胃后天生化之源。另外，鸡血藤和血通络，用治手足麻木；罗汉果润肺止咳生津；土茯苓祛疮毒缓解颜面药疹，属对症用药。标本兼治，症情稳定。本案体现了周仲瑛教授立足病机辨证，复法制方的思路，化痰祛瘀、软坚散结、清热解毒、益气养阴、补益气血、理气和胃等诸法联用，辨病、辨证、辨症用药相互结合，执简驭繁。

（传承弟子李柳撰写，周仲瑛指导）

第五节　癌痛病机理论及辨治概要

癌性疼痛主要是指肿瘤细胞浸润、转移、扩散或压迫有关组织引起的疼痛，是癌症患者的常见症状，多见于癌症的晚期，是影响患者生存质量的重要因素。为了提高癌症患者生存质量，减轻乃至解除疼痛，各国学者都在努力寻找治疗癌性疼痛的新方法，以期将癌症患者从疼痛中解救出来。癌痛作为影响有效抗癌计划进行、影响生存质量的重要因素，已受到广泛重视，癌性疼痛的相关研究已成为全球性的重要研究课题。

对癌痛进行积极治疗是 WHO 癌症综合规划中的四项重点之一。应用 WHO 大力推广的"三阶梯药物止痛法"，控制癌痛的方案疗效虽然比较确切，但长期使用镇痛剂毒副作用大，成瘾性、依赖性强并受患者耐受性的限制，致使部分患者止痛效果欠佳。周仲瑛教授对恶性肿瘤的治疗和用药有独到的经验。近年来学者运用中医学独特的理论体系，积极开展中医药对癌性疼痛的治疗研究，采用中药内服、外用、针灸等方法，对癌性疼痛进行研究，取得了满意的进展。

一、理论源流

由于历史条件的限制，古代医家对癌痛的本质不可能有清楚的认识，所以在历代中医文献中，没有系统和专门论述癌痛的著作，但是散见于中医学各种病证名称之中的有关癌痛的论述却是非常丰富的。癌性疼痛在古代医籍中早有论述，如《素问·玉机真脏论》有"大骨枯槁，大肉陷下，胸中气满，喘息不便，内痛引肩项"的描述，极似晚期肺癌的癌痛症状。又如《灵枢·厥论》："真头痛，头痛甚，脑尽痛，手足寒至节，死不治。"颇似脑瘤引起的癌性头痛。《千金方》云："食噎者，食无多少，惟胸中苦塞，常痛不得喘息。"是对食道癌疼痛的描述。《济生方·噎膈》对食道癌疼痛形象地描述为"其为病也，令人胸膈，妨碍饮食，胸痛彻背"。在《诸病源候论》中"肝积……因热气相搏，则郁蒸不散，故胁下满痛而身发黄"很类似于肝癌疼痛。《证治要诀》云："脾积在胃脘，大如覆杯，痞塞不通，背痛心疼。"也是对肝癌疼痛的描述。又如《肘后备急方》"治卒暴癥，腹中有物如石，痛如刺，昼夜啼呼，不治之，百日死"，说明癌痛难忍以致患者"昼夜啼呼"，对患者的生存质量影响较大。又如《外科正宗》云："忧郁伤肝，思虑伤脾……致经络痞涩，聚结成核……日后肿如堆栗，或如覆碗，色紫气秽，渐渐溃烂，深者如岩穴，凸者若泛莲，疼痛连心。"论述了乳癌疼痛的病因及临床表现。《诸病源候论》不仅分门别类地论述了多种癌痛的临床表现，还探讨了其病因病机，认为"积者阴气，五脏所生，其痛不离其部，故上下有所穷已。聚者阳气，六腑所成，故无根本，上下无所留止，其痛无有常处。此皆由寒气搏于脏腑，与阴阳气相击上下，故心腹痛也"。可见中医在古代对癌性疼痛就早有认识，为后世研究癌性疼痛打下了良好的理论基础。

二、病因病机

目前，中医对癌痛的病因病机有着不同的认识。大致可分为两种情况：一为"不通则痛"，脉络闭阻、瘀塞不通，而致疼痛，常由气滞、血瘀、痰湿、热毒等引起；二为"不荣则痛"，气血阴阳虚损，功能失调，以致脏腑经脉失荣，而发生疼痛。又因癌症患者正虚邪实，虚中夹实，故其痛在临床上又常虚实相间出现。另有学者认为，癌痛的范围虽广，不外乎虚实两大类。实则由于机体受毒邪（致病因素）的侵袭，导致血瘀痰结、毒邪蕴热，积聚于脏腑经络或气血，不通则痛；虚则由于久病亏虚，脏腑受损，经络失养，气血不足，而致"不荣则痛"。

周仲瑛教授认为癌毒内郁、痰瘀互结、经络壅塞是癌性疼痛的基本病机，癌毒内郁是病机之关键。由于外感六淫邪毒、内伤七情、饮食劳倦等各种病因长期作用于机体使脏腑失调，阻滞经络，气血阴阳失和，痰浊瘀血内生，客邪留滞，积聚日久，邪盛变生"癌毒"。"癌毒"与痰瘀互为滋生，相互搏结，从而引发癌肿。癌肿为有形之邪，滞气碍血或癌毒直接侵犯经络，耗伤正气，皆可导致剧烈、持久之癌痛。

三、谨守病机，病证结合辨治

目前多数学者认为，对癌痛的内治应遵循谨守病机、标本兼治、攻补兼施的治疗原则，通过扶正祛邪，调理人体阴阳脏腑经络气血而达到治疗癌痛的目的。

针对癌毒致病特点，周仲瑛教授在长期临床过程中形成了独特的辨证经验和用药特色，总原则是以辨证为基础，抗癌解毒，扶正补虚。癌痛的病理过程虽异常复杂，但总由癌毒留著某处为先。癌毒一旦留结，阻碍经络气机运行，津液不能正常输布则留结为痰，血液不能正常运行则停留为瘀，癌毒与痰瘀搏结，则形成肿块，发生癌痛。瘤体一旦形成，则狂夺精微以自养，致使机体迅速衰弱或失调，诸症迭起。正气亏虚，更无力制约癌毒；而癌毒愈强，更加耗伤正气，如此反复，则癌毒与日俱增，机体愈益虚弱，终致毒猖正损，陷入难以回复之恶境。

治疗癌痛首先要消癌解毒，阻止癌毒为患。解毒祛瘀、化痰通络是癌性疼痛的基本治疗大法，消癌解毒是治疗癌性疼痛的关键。在辨证的基础上辨病治疗癌痛有助于提高疗效，化痰祛瘀应当贯穿治疗始终。本病以癌毒为首因，而痰浊、瘀血又是其两大基本病理因素，所以化痰祛瘀必须要贯穿治疗的始终。正气亏虚，痰瘀互结，易致癌毒的产生，而癌毒致病暴戾，病情顽固，病势险恶，且必与痰、瘀之邪相搏，化痰祛瘀一则可以辅助消癌解毒，使癌毒难以滋生，二则可以疏通经络，运行气血，"通则不痛"，阻止癌性疼痛的发生。

在针对局部痰瘀湿毒用药的同时，也应注意调理全身。周仲瑛教授治疗恶性肿瘤重视调畅气血。恶性肿瘤病机的一大特点就是阻滞不通，局部的阻滞不通势必会影响到全身气血津液的运行，从而生痰、湿、瘀、热。调畅气血是综合调治的另一重要方面，当机体出现了痰瘀湿热等病理因素时，又当配合化痰、祛湿、清热等药物。消食类中药具有助脾运化、开胃纳食之功，配合理气和胃、芳香醒脾、健脾益气等药物的使用，体现了周仲瑛教授在治疗恶性肿瘤时，重视顾护脾胃。脾胃为后天之本，不仅运化水谷，药物作用的正常发挥也有赖于脾胃的运化，故中医有"脾胃一败，百药难施"之说。由于恶性肿瘤病机复杂，施治时常为复法大方，药味较多，其中不乏有毒及苦寒败胃或辛辣刺激之品，会对脾胃造成一定的损伤，所以顾护脾胃对于维护机体正气、保证药物作用正常发挥具有重要的意义。

四、治法方药

团队基于周仲瑛教授经验，针对癌性疼痛"癌毒内郁、痰瘀互结、经络壅塞"的病机特点，采用解毒祛瘀、化痰通络法，筛选有效方药，研制成中药新制剂——癌痛平胶囊，分别予以 HAC 肝癌小鼠及针对人肝癌细胞株 SMMC7721 细胞的体内体外实验，观察得出癌痛平能明显减轻 HAC 肝癌小鼠的癌痛，提高 HAC 肝癌小鼠癌组织的坏死程度。体外实验亦显示癌痛平对人肝癌细胞株 SMMC7721 的细胞增殖反应具有显著抑制作用。表明癌痛平具有较好的抗癌作用。

五、总结

中医药的应用极大地丰富了一、二阶梯（非吗啡类药物）癌痛治疗的内容。首先，中药有升高痛阈，减低机体对不良刺激反应程度的作用；其次，中药可以改变精神内环境来延缓及减轻疼痛的发生。中医药治疗癌性疼痛有肯定的临床疗效，在众多的中晚期癌症患者中，中药止痛发挥了巨大的作用。中药止痛作用缓慢而持久，与西药止痛剂配合可减少西药的用量，并具有无成瘾性、耐药性及毒副作用少等优点。但也要看到，中药止痛仍存在着很多不足和一些亟待解决的问题，值得今后深化研究。

（传承弟子吴勉华撰写，周仲瑛指导）

第六节　中医辨治肿瘤临证思路

周仲瑛教授重视癌毒在恶性肿瘤中的发病因素，治疗注重解毒法的运用；强调辨证论治是中医治疗肿瘤的根本，适当配合辨病，依据癌前、术前、术后、放疗或化疗（中）后、终末期等各阶段特点分期治疗，权衡虚实主次、正邪所偏，倡导复法大方，综合调治。对脑瘤、肝癌、肺癌、胃癌、乳腺癌等恶性肿瘤的治疗及用药均有独到之处。周仲瑛教授对肿瘤疾病的病因病机、发病特点、治疗用药等有自己独特的观点，现就其治疗肿瘤的临证思路作一初步探讨。

一、阐发癌毒致病的重要性

周仲瑛教授认为癌毒是恶性肿瘤的一个重要致病因素，其形成与饮食、外感、情志有关，以上皆可导致癌病的发生，同时癌毒又可作为一个病理产物，进一步使病邪深重不解。癌毒一旦留结，阻碍经络气机运行，津液不能正常输布则留结为痰，血液不能正常运行则停留为瘀，癌毒与痰瘀搏结，则形成肿块，或软，或硬，或坚硬如岩，附于一处或数处，推之不移，形成癌体；或毒邪壅盛，充斥三焦，流注他处，累及脏腑，耗损正气。正气已虚，更无力制约癌毒，而癌毒愈强，又愈耗伤正气，如此反复，则癌毒与日俱增，机体更加虚弱，终致毒盛正损，气阴难复之恶境。周仲瑛教授指出，"解毒"治疗应贯彻整个治疗过程，以祛除原有病因，缓解病损程度。

二、辨证立法，参病选药

临床上有许多肿瘤疾病在古代文献中没有记载，没有现成的辨证规范可供参考，但同样可以根据其具体的临床表现，以中医理论为指导，根据临床的四诊资料，推类演绎，审证求因，加以辨治。如颅内肿瘤，主症为头痛、恶心呕吐、视力减退或视野改变、偏瘫、癫痫等，结合舌脉，周仲瑛教授将其定位在肝、肾、脑，病理因素归纳为风、痰、瘀、毒、虚，按痰湿凝聚、气滞血瘀、热毒内蕴、肝肾亏虚、阴虚风动等证型进行治疗，适当加入一些虫类搜风走窜、解毒抗癌的药物，临床上对控制主症，提高患者生存质量有较好的作用，个别病例甚至能达到消除肿瘤的良效。

周仲瑛教授指出，辨证论治是中医治疗癌症的优势所在，也是取得疗效的关键。每个患者的具体情况不同，病情有轻重，邪气有深浅，体质有强弱；同一种疾病发生在不同的患者身上有不同的临床证候，同一个患者在不同的发病阶段又会表现出不同的临床特点，是不可能用某一"经验效方"所能解决的。

在辨证的基础上，同时加上有效的经验用药，也是周仲瑛教授临证的一大特色。如肝癌选用垂盆草、半枝莲、狗舌草、八月札、虎杖、蟾皮等，胃癌选用白花蛇舌草、半边莲、石见穿、煅瓦楞子等，肺癌选用山慈菇、肿节风、露蜂房、泽漆、猫爪草等，乳腺癌选用漏芦、穿山甲、王不留行等，直肠、结肠癌选用薏苡仁、白花蛇舌草、蜣螂、凤尾草等，脑瘤选用制南星、全蝎、僵蚕、制白附子等。

三、权衡正邪轻重，分期用药治疗

周仲瑛教授在临证中，常将恶性肿瘤大致分为癌前、术前、术后、放疗或化疗（中）后、终末等期，各期治疗的方法和目的也不尽相同。对于癌前病变，如慢性胃炎的肠上皮化生、乳腺增生及腺瘤、甲状腺腺瘤等，周仲瑛教授一般针对湿、热、痰、郁、瘀、毒、虚等病理因素，予以辨证施治，以修复增生明显的细胞，起到防止恶性癌症发生的作用；术前治疗以消瘤抗癌、缩小肿块为目的，并尽可能地为患者创造手术条件，若患者全身状况良好，正气尚能耐受，应着重于祛邪，能攻则攻，或以攻为主；术后注重培补正气，提高机体免疫功能，减少复发；放疗或化疗（中）后期的治疗侧重于益气养阴，减轻毒性反应，并提高机体对放疗、化疗的敏感性，增加放疗、化疗的效果，同时可以适当配合消瘤抗癌；晚期癌症患者全身机能衰弱，或者癌细胞已经广泛转移，甚至出现恶病质，这时虽然肿瘤负荷很大，但患者正气已虚，邪气亦盛，攻补两难，此时治疗的重点已不是消瘤抗癌，而应注重整体功能的维护，以尽可能地提高患者的生活质量，延长其生存时间，若此时仍一味追求肿瘤体积的缩小，只能适得其反。

四、倡导复法大方，综合调治

肿瘤疾患往往具有多因素致病、多证候集成、多症状并存的特点，周仲瑛教授指出采用复合多种治法的大方是治疗本病的有效途径。复法大方融多种治法于一体，组方药味多，可起到综合调治的作用。弟子们曾对周仲瑛教授治疗的一组颅内肿瘤的临床资料进行分析，结果显示主要治法有补肾滋阴、活血化瘀、清热解毒、祛风化痰、化痰散结、利水祛湿、补益气血、温养肝肾、健胃助运、理气导滞、平肝息风等，平均使用药物为21味，最多达29味，最少为16味；最多治法有6种，最少2种，平均近4种。如此多的治法组合在一起，既有针对主证的主方、主药，又有针对兼证或协助主方发挥治疗作用的辅方、辅药，同时伍以佐方、佐药以减轻主方、主药的毒副作用。在分清标本缓急、虚实主次的大前提下，应对多种治法分层次、多方位有机组合，遣方用药做到主次分明，井然有序，如有的方药易于耗气伤阴，则佐以益气养阴的生脉饮；有的方药易于败胃伤中，则佐以六君子汤或五味异功散以健胃和中助运；有的方药易于壅气满中，则佐以香砂六君子汤、枳术丸等理气导滞。

五、肿瘤分治特色

1. 脑瘤

周仲瑛教授认为，脑瘤的主要病理因素为风、痰、瘀、毒、热、虚，其发病以风痰阻窍、瘀毒互结为标，肝肾亏虚为本；急则治标，缓则标本同治，治标重于治本，常用治法为培补肝肾、祛风化痰、行瘀解毒。周仲瑛教授尤其注重风邪在本病中的发病地位，指出其与痰、瘀、毒邪结聚，上扰颠顶，阻塞清窍。治疗常用虫类药搜风走窜、化痰解毒、通络定痛、活血消癥，缓解期则不忘扶正，以滋肾填髓。常用药物有蜈蚣、炙全蝎、露蜂房、牡蛎、炙僵蚕、土鳖虫、制白附子、制南星、山慈菇、法半夏、泽漆、天麻、钩藤、沙苑子、白蒺藜、枸杞、川石斛、鳖甲、泽兰、泽泻、川芎、漏芦、白毛夏枯草、地龙、石决明等。

2. 肺癌

肺癌的病理与其生理功能密切相关，肺受邪侵则津液不能正常输布，留结为痰，治节不能则血留为瘀，痰瘀结聚，酿毒生热，又致耗气伤阴，最终为气阴双亏，痰瘀交聚。故周仲瑛教授治疗本病多从益气养阴、化痰行瘀、清热解毒入手，常用药物有南沙参、北沙参、天门冬、麦门冬、炙鳖甲、法半夏、泽漆、陈皮、炒苏子、白芥子、山慈菇、猫爪草、白花蛇舌草、狗舌草、杏仁、生薏苡仁、大贝母、鱼腥草、羊乳、薜荔果、红豆杉等。

3. 肝癌

肝癌的发生与病毒性肝炎的关系比较密切，湿热留滞是本病慢性化的重要原因，湿热郁久成毒，化热伤阴。周仲瑛教授认为本病的主要病理因素为湿热瘀毒结聚，治疗以清化湿热、化瘀解毒为主，在此基础上加用散结消癥之品。常用药物有半枝莲、茵陈、白花蛇舌草、虎杖、垂盆草、鸡骨草、酢浆草、龙葵、蒲公英、柴胡、八月札、制香附、水红花子、苦参、莪术、石打穿、肿节风等，虫类药物多用炮山甲、土鳖虫、炙蟾皮等。

4. 胃癌

周仲瑛教授认为本病的特点多为气滞血瘀、湿聚痰凝、热毒内盛、胃失和降，故在治疗时特别注意疏理气机，在清热解毒、化痰散结等基础上不忘调畅胃腑。常用药物有白花蛇舌草、半枝莲、独角蜣螂、猫爪草、莪术、龙葵、陈皮、八月札等。痰涎较重者可加法半夏、制南星、瓜蒌等；脘痞、胁痛、纳差者配以辛开苦降之法，或酌加苏梗、制香附、佛手等；湿热明显者加黄芩、蒲公英、藿香、佩兰、石上柏等；疼痛剧烈者加九香虫、炒延胡索、失笑散（包煎）等。

5. 乳腺癌

本病多见于女性，多因肝气郁滞、气血不调、痰瘀癌毒凝阻乳络而致。古人云"女子以肝为先天"，说明肝气郁滞是乳腺癌发病的重要因素。故周仲瑛教授在治疗乳腺癌时非常重视肝气的条达，常在辨证基础上加用一些疏肝解郁之品，如柴胡、炒枳壳、白芍药、制香附、青皮、陈皮、枸橘李。周仲瑛教授治疗乳腺癌常用的解毒抗癌药物有漏芦、王不留行、八月札、穿山甲、露蜂房等。

六、验案举隅

徐某，男，65岁，2004年7月29日初诊。

患者有慢性乙肝病史多年，2004年5月体检发现左肝6.5cm×5.5cm肿块，2004年6月3日于某肿瘤医院手术切除左肝及胆囊，术后甲胎蛋白（AFP）从26μg/L上升至377μg/L，昨日复查AFP 928μg/L。患者目前自觉尚好，眠食俱佳，肝区不痛，二便正常，尿黄。周仲瑛教授辨证为湿热毒瘀互结，气阴两伤；治拟益气养阴，清化湿热毒邪。处方：炙鳖甲（先煎）15g，太子参12g，天门冬、麦门冬各10g，枸杞子10g，仙鹤草15g，炙女贞子10g，旱莲草10g，生地黄12g，川石斛10g，白花蛇舌草20g，半枝莲20g，漏芦15g，山慈菇15g，莪术6g，八月札12g，炙鸡内金10g，蜀羊泉20g，土鳖虫5g。

2004年9月27日复诊：自觉症状不显，食纳良好，二便正常。复查AFP 17.2μg/L，乙肝"二对半"病毒指标"大三阳"转为"小三阳"。后继续服用中药调理巩固。

按语：肿瘤的治疗有时无证可辨，本例患者术后无明显自觉症状，苔、脉、二便及眠食俱佳。周仲瑛教授指出此时宜从病因病机入手，认为肝癌的发病多与慢性肝病有关，疏泄失司、肝脾两伤、湿阻热郁、耗气伤阴为其总的病机，或有偏胜，或有兼证，虚实不明显者，以两调为主。本例术后正气已伤，AFP不降反升，有癌毒复萌之兆，故方中以益气阴补肝肾之鳖甲、太子参、麦门冬、枸杞、生地黄、女贞子、旱莲草等为主肝肾同补，气阴兼顾；以化痰散结、解毒抗癌之白花蛇舌草、漏芦、半枝莲、蜀羊泉为辅，以祛邪安正；配以八月札、莪术及土鳖虫理气活血。诸药相合，收效较好。本例为病因病机辨证、随因而治的案例。

（传承弟子霍介格撰写，周仲瑛指导）

参考文献

[1] 赵智强，李嘉.略论周仲瑛教授的"癌毒"学说及其临床运用 [J].新中医，1998（10）：7-9.

[2] 程海波，吴勉华.周仲瑛教授"癌毒"学术思想探析 [J].中华中医药杂志，2010，25（06）：866-869.

[3] 周仲瑛，吴勉华，周学平，等.中医辨治肿瘤十法 [J].南京中医药大学学报，2018，34（06）：541-548.

[4] 李柳，程海波，叶放，等.国医大师周仲瑛谈中医肿瘤防治的若干问题 [J].南京中医药大学学报，2020，36（03）：303-306.

[5] 吴勉华.癌性疼痛的中医药研究现状与对策 [J].中国中医药信息杂志，2005（05）：105-108.

[6] 程海波，吴勉华.癌性疼痛的中医理论探讨 [J].中华中医药杂志，2008（01）：50-52.

[7] 吴勉华.周仲瑛教授从癌毒辨治恶性肿瘤用药分析 [J].南京中医药大学学报，2010，26（04）：255-258.

[8] 吴勉华，许惠琴，周红光.癌痛平胶囊抗癌作用的实验研究 [J].南京中医药大学学报，2004（03）：162-164.

[9] 霍介格，顾勤.周仲瑛治疗肿瘤的临证思路探析 [J].上海中医药杂志，2007（01）：5-6.

授业篇

第一章
复法制方

第一节 《金匮要略》中复法思想的体现及运用

复法的学术思想源自《黄帝内经》，如《素问·至真要大论》在论述组方原则时提出"奇之不去则偶之，是谓重方"，即用奇方治病不效，就应当用偶方复合。周仲瑛教授对复法的定义为：复法是指两种以上治法的联合应用，它虽是治疗证候兼夹、病机错杂一类疾病的主要手段，但对单一的证有时也需通过复合立法、组方配药，使其相互为用，形成新的功用，进一步增强疗效。张仲景在治疗疾病过程中用复法甚多，在《金匮要略》中可以得到体现，现分析、整理如下。

一、治法复合体现

《金匮要略·脏腑经络先后病脉证》开篇即有多处复法思想体现，如"夫治未病者，见肝之病，知肝传脾，当先实脾"，就体现了"治肝法"和"实脾法"的辨证复合运用精神，不主张单用"治肝法"，这也是"治已病法"和"治未病法"的复合，也可以说是"治疗药物"和"预防药物"复合给药方法的隐性描述。其次，如"夫肝之病，补用酸，助用焦苦，益用甘味之药调之"，体现了治疗肝病选择药物从药性上的复合使用，书中所提"补肝""助肝""益肝"三法合用，即治肝所采用的"酸、焦、苦、甘"性味复合用药之法。再次，如"四肢才觉重滞，即导引、吐纳、针灸、膏摩，勿令九窍闭塞"，体现了外治诸法的复合使用对肢体经络病症的治疗和控制。"更能无犯王法，禽兽灾伤，房室勿令竭乏，服食节其冷、热、苦、酸、辛、甘，不遗形体有衰"，则着重说明日常生活护理与饮食疗法的复合使用对养生及预防疾病所起到的重要作用。

八纲辨证的"阴""阳""表""里""虚""实""寒""热"等因素及其对应治法在《金匮要略》中亦有体现。究其用药常依据八纲病性的虚实错杂、正虚邪实的不同，采取扶正祛邪并用，以达到邪去正安的目的，如《血痹虚劳病脉证并治》中的薯蓣丸、大黄䗪虫丸。而邪实之证，则因势利导，也常根据病位不同，就近引导，排出体外，避免伤正。如《痉湿暍病脉证并治》中的瓜蒌桂枝汤、葛根汤、大承气汤均治疗痉病，病位不同，因势利导。病在表者，瓜蒌、桂枝、葛根透表达邪，病从外解；病在里者，大承气汤攻下通腑，病从里除。表里双解法则属于八纲治法复合的代表，《金匮要略》方剂中运用此类复法的方剂较多。既解表又清里的方剂有大青龙汤、越婢汤；既解表又化饮的方剂有小青龙汤；既解表又温里的方剂有乌头桂枝汤；既解表又攻里的方剂有大柴胡汤、厚朴七物汤等。《水气病脉证并治》中提及治法"诸有水者，腰以下肿，当利小便；腰以上肿，当发汗乃愈"，按其本意是以腰以下肿，其病在下在里，属阴，当利小便，使潴留下部在里之水，从小便而出；腰以上肿，其病在上在表，当用发汗，使潴留上部在表之水，从汗而出。临床水肿患者有上下俱肿者，则应上下同治，表里双解，汗利并用，复法治之。

二、药物复法举隅

《金匮要略》组方用药时，注重药物经过配伍后的协同作用，既有中药七情中的相须、相使之意，也蕴含了药物复合使用、复法之意。以《金匮要略》方剂中麻黄的六种复合使用方式为例：麻黄本有发汗、平喘、利水之功，《金匮要略》中行表里之湿，常采用麻黄复合白术同治；对于风湿相搏于表，则用解表除湿、风湿并治的复法，常取麻黄复合杏仁、薏苡仁同治；对于风水相搏或哮喘等证，则用发越水气的复法，常取麻黄复合石膏同治；对于饮逆并作、咳而脉浮之证，则用散饮降逆的复法，常取麻黄复合厚朴同治；对于寒饮郁肺、喉中痰鸣如水鸡声的咳喘证，则用宣肺化痰的复法，常取麻黄复合射干同治；对于寒湿相搏、疼痛不可屈伸的历节病证，则用发散寒湿、温经止痛的复法，常取麻黄复合乌头同治。此类药物的复合使用之例在《金匮要略》中还有许多，凡所述"两因相搏"复合病机之处，必见有药物的复合使用，即寓复法方剂之意，从而增强药物疗效，扩大适应证范围。

三、方剂复法举隅

《金匮要略》中很多方剂本身就体现了复法的特点。如《痰饮咳嗽病脉证并治》中"病溢饮者，当发其汗，大青龙汤主之，小青龙汤亦主之"，治疗溢饮用发汗法，病情兼夹不同，汗法复合不同。若邪盛于表，兼有郁热，用大青龙汤复法治疗，发汗兼清郁热；若表寒里饮俱盛，用小青龙汤复法治疗，发汗兼温化里饮。治疗痰饮的其他方剂，很多也体现了复法治疗的思路，如脾阳不运所致的痰饮，用苓桂术甘汤治之，取健脾复合利水之意；如肾阳不足所致的痰饮，用八味肾气丸治之，取温肾复合化水之意；如膀胱气化不行所致的痰饮，用五苓散治之，取化气复合行水之意；如水停心下，胃气上逆所致的痰饮，用小半夏加茯苓汤治之，取利水复合降逆之意；如饮邪内聚成实所致的痰饮，用甘遂半夏汤或己椒苈黄丸治之，取攻水复合逐饮之意。以上数方，俱治痰饮，脏腑病机复合不同，临床证候兼夹有异，故治疗方剂也体现有不同复法。

王新陆指出，复杂病是指复杂因素造成的疾病，需由复杂药物进行治疗。复法大方在配伍方面以君臣佐使药物集束化为特点，在治疗方面表现为多种途径和方法进行多层次、多环节、多靶向的综合治疗。《金匮要略》中的鳖甲煎丸全方共计 23 味药，可谓多且杂，然细审其组合，皆有法度。取寒热并用，攻补兼施，行气化瘀，除痰消瘤等多法合用、多向调节，是《金匮要略》方中复法的代表性方剂，也是中医方剂中最早体现"复法大方"的代表方，是从多方面着眼，以应复杂病情之复方。

四、煎制复法体现

《金匮要略》中所载方剂的煎制方法亦有复法的体现。如治疗虚寒肺痿的方剂甘草干姜汤，其中干姜炮用，其药物的属性就受到炮制而改变，属于辛通之法复合苦降之法，有温上制下的独特效果，属于这一类药物煎制复法的先例。茵陈蒿汤煎药法中强调先煮茵陈，是为缓除热中之湿；而后入大黄、栀子两味，是为峻攻其热。本方针对黄疸湿热合邪，采用湿热并治之复法，而其煎煮过程中也采用了相应的先后复合煎煮方法，体现了煎制所蕴含的复法，对药物的药性起到了复合增效的作用，是复法在药物煎制方面的体现。

由上可见，复法是中医诊治疾病过程中常用的思维方法。周仲瑛教授及其弟子用复法诊治疑难杂症取得了良好的疗效，在中医临床复法理论构建和组方运用上做出了较大的贡献。在长期的医疗实践中用复法大方治疗肿瘤、慢性阻塞性肺疾病、溃疡性结肠炎等各类难治性疾病效果良好。

（传承弟子朱垚撰写，周仲瑛指导）

第二节　立足复法大方辨治恶性肿瘤

恶性肿瘤的治疗目前仍然处在探索阶段，周仲瑛教授善以复法大方治疗各种中晚期癌肿，现就复法大方在治疗恶性肿瘤中的运用作一探讨。

一、复法大方的含义及溯源

所谓复法大方指的是针对疾病的多重复杂病机，组合运用数种治法，处方药味数目超过常规的一种特别的治疗用药方法。复法大方所包含的治法一般在 3 种以上，处方药味数目在 15 味以上，常多达 20~30 味。

复法大方属七方之一，其学术思想实源自《黄帝内经》。《素问·至真要大论》在论述组方原则时提出："奇之不去则偶之，是谓重方。"即用奇方（相对而言属于小方）治病不效，就应当用偶方（相对而言属于大方）。而复法大方的实践则始于仲景《金匮要略》鳖甲煎丸（药用炙鳖甲、炒乌扇、黄芩、柴胡、鼠妇、干姜、大黄、芍药、桂枝、葶苈、石韦、厚朴、牡丹皮、瞿麦、紫葳、半夏、人参、炒土鳖虫、阿胶珠、炙蜂房、赤硝、炒蜣螂、桃仁等），全方寒热并用，攻补兼施，行气化瘀，除痰消癥。其后历代均有发展，其中有些仍为目前临床所使用，如防风通圣散（《宣明论方》），调营饮（《证治准绳》），大活络丹（《兰台轨范》）等。但由于古代病种及社会历史条件与现代的差异，复法大方多常用于急、慢性危重患者的抢救和治疗，并且常常制成丸药、散剂以便于临床运用，在肿瘤病的治疗上未得到充分的挖掘和发展。另一方面，由于古代医家所面对的患者以常见病为多，只要熟练掌握辨证论治方法，大多能收到预期的疗效，因而在历史上许多著名医家都曾反对滥用大方，特别鄙视那种不讲究辨证，靠堆砌药物以"广络原野，冀获一兔"的做法，提倡用药轻灵，小方治病，致使复法大方长时间受到冷落。直至近年来，在对疑难病的治疗研究中，在常法不效的情况下，复法大方又重新受到了许多有识之士的重视，如当代名老中医岳美中、裘沛然、乔保钧皆有类似的经验，认为对于病情非常复杂的疾病，要用许多药物组成大方来治疗，效果较一般常规的方法为好，体现了复法大方在治疗疑难病证中的地位。

二、复法大方运用于癌肿的理论基础

恶性肿瘤的发生发展是由于多种致病因素（外感六淫、内伤七情、劳逸失调、禀赋有异）长期作用于机体，使气滞血瘀，湿聚痰凝，正气损伤，癌毒内生所致，虽然各个具体脏腑组织器官的肿瘤有各自的特点，其症状各异，但邪毒互结，错综交织，虚实夹杂，多种病理因素同时存在是其共同的特点。医者在多年临床实践中，可以体会到对恶性肿瘤这种多因素复合致病的复杂疾病，希冀从某一点入手，以常法处方，难免顾此失彼或者病重药轻，难以逆转病势。因而认为在目前还没有能彻底有效地根治癌毒药物的情况下，针对恶性肿瘤发生发展的基本病机，效蝼蚁溃堤，如群狼食狮，集数法于一方，熔攻补于一炉，即用复法大方来治疗是一条值得探索的治癌之路，多年来的实践表明，这是一种有效

的、值得深入研究的治疗方法。

三、复法大方治疗恶性肿瘤的具体内容

治疗恶性肿瘤的复法大方其基本内容包括针对恶性肿瘤基本病理因素、病理机制的一些基本方法，如解毒抗癌法、化痰散结法、疏理气机法、活血消瘀法、化湿泄浊法、扶正培本法等等。

1. 解毒抗癌法

系针对癌毒之邪，运用能祛除消解毒邪药物的治法。笔者认为，癌毒是恶性肿瘤的主要病理因素，因而，解毒抗癌法是复法大方的最基本的治法，其中包括传统意义上的解毒消肿、清热解毒、以毒攻毒治疗方法，也包括运用现代药理认有抗癌作用的药物来抑制肿瘤生长的辨病疗法。常用药如白花蛇舌草、半边莲、龙葵、夏枯草、漏芦、菝葜、蛇莓、鱼腥草、金荞麦、败酱草、土茯苓、苦参、川连、黄芩、黄柏、龙胆草、石上柏、蜈蚣、全蝎、露蜂房、炙蟾皮、仙鹤草、生薏苡仁、藤梨根等。这部分药物从药性上来说，有的性味苦寒，因而兼有清热泻火作用，宜于火热较甚者，如川连、黄芩、黄柏、龙葵、龙胆草；有些兼有化湿作用，常用于下部病变，如菝葜、败酱草、土茯苓、苦参；有些药性较猛，或药物本身有毒性，宜于毒邪较甚，如肿瘤未能切除，或者复发转移而正气尚支者，如蜈蚣、全蝎、露蜂房、炙蟾皮、藤梨根等。现代药理研究表明，这一类药物大多有抗肿瘤作用，能不同程度地抑制小鼠移植性肿瘤或者体外培养的肿瘤细胞的生长。

2. 化痰散结法

系针对恶性肿瘤的有形和无形之痰，运用能化痰软坚，散结消肿的药物来进行治疗的方法。癌肿与痰之间有着密不可分的联系，痰是形成肿瘤的重要病理产物，盖因肿瘤患者基本上都有显见于体表或者深藏于体内的肿块。中医认为，凡人身之肿块，除与瘀有关外，还与痰有密切的关系，尤其是起病缓慢，皮色不变，无声无息之中而日渐增大者，更多责之于痰，如丹溪云："痰之为物，随气升降，无处不到。""凡人身上、中、下有块者，多是痰。"可以这么认为，痰是构成肿瘤组织的有形成分之一，其胶着黏腻之性是肿瘤之难以消散的重要原因。"结者散之"，所以，化痰散结也就必然成为恶性肿瘤的最基本治法。常用药如：制白附子、山慈菇、泽漆、漏芦、生半夏、生南星、茯苓、陈皮、白芥子、炙僵蚕、大贝母、瓜蒌皮、夏枯草、生牡蛎、海藻、昆布、瓦楞子、海蛤壳、广郁金等。其中生半夏、生南星化痰力强，但因其有毒，必须先煎半个小时以上。

3. 活血化瘀法

活血化瘀既是中医治疗癥积的传统方法，又是近几十年来研究较为深入的一种治法。在肿瘤治疗中，不仅用之破瘀，还冀通过活血化瘀，疏通经络，祛瘀生新达到止痛、消肿、恢复气血正常运行的目的。常用药如炙水蛭、炮山甲、紫丹参、当归、川芎、赤芍、桃仁、红花、三棱、莪术、乳香、没药、牛膝、鸡血藤、益母草、泽兰、马鞭草、鬼箭羽、土鳖虫、苏木、蒲黄、五灵脂等。近几十年来的研究表明，活血化瘀药物在肿瘤治疗中的作用是多方面的，除了部分活血化瘀药物有直接的抗肿瘤作用外，主要通过活血化瘀的药理作用来改善患者的一般状态，如减弱血小板的凝聚力，使癌细胞不易在血液停留聚

集、种植，从而减少转移；改善微循环增加血管通透性，降低门脉压力，使脾胃吸收好转；在与放化疗治法配合使用时，还能改善实体肿瘤的局部缺氧状态，提高放化疗的敏感性等。

4. 疏理气机法

此法不仅针对癌肿引起的气机阻滞，而且由于疏理气机的药物能缓解肿瘤所致的疼痛闷胀、纳呆食少等不适症状，运用颇广。临床运用时常根据病变部位的不同，结合脏腑的生理病理特点而选择用药。如病在肺者，宣降肺气，调畅气机，常用药如：杏仁、桔梗、苏子、苏梗、厚朴、沉香、降香、娑罗子、路路通；病在肝者，疏肝理气解郁，药如柴胡、香附、郁金、青皮、陈皮、香橼、枳壳、枳实、八月札、川楝子、绿萼梅、玫瑰花、广郁金；病在中焦胃肠者，理气和胃，消胀除满，药如苏梗、木香、藿香、厚朴、槟榔、枳实、大腹皮、甘松等，因土赖木疏，疏肝理气之品亦每多用之。

5. 化湿泄浊法

在肝癌及胃肠道、泌尿生殖系统肿瘤中运用较多，包括芳香化湿、苦温燥湿、淡渗利湿及具有化湿解毒作用的药物。常用药如藿香、佩兰、砂仁、白豆蔻、苍术、厚朴、草豆蔻、草果、茯苓、猪苓、泽泻、生薏苡仁、粉萆薢、蚕沙、车前草（子）、防己、冬瓜皮、赤小豆、玉米须、六月雪、土茯苓、败酱草等。

6. 扶正培本法

由于正气不足是恶性肿瘤病变过程中的一个重要方面，所以，扶正治疗也是复法大方的重要组成部分。肿瘤患者正气不足最多见者为气阴两伤，盖因癌毒耗正气自养，首伤气阴，而气滞痰瘀等郁结日久，亦每易化热伤阴；另外，西医之放化疗也是一种以毒攻毒之法，特别是放疗，实系一种火毒，伤阴尤速，因而扶正法中以益气养阴法运用最为普遍。常用药如：人参、西洋参、党参、太子参、黄芪、白术、怀山药、甘草、生地黄、熟地黄、山茱萸、何首乌、白芍、南沙参、北沙参、麦门冬、天门冬、石斛、玉竹、黄精、百合、枸杞、女贞子、墨旱莲、炙龟甲、炙鳖甲、桑椹子等。若气虚及血或阴虚及阳者又当兼以养血补血或温阳补肾，药如当归、熟地黄、阿胶、白芍、淫羊藿、巴戟天、肉苁蓉、杜仲、续断、补骨脂、菟丝子、沙苑子、狗脊、骨碎补、胡桃仁、冬虫夏草等。扶正培本是近几十年来中医药治疗肿瘤中的一个研究热点，有人总结其在治疗恶性肿瘤中的作用有以下几个方面：①提高疗效，延长生存期。②减轻放化疗毒副反应。③提高机体的免疫功能。④增强肾上腺皮质功能。⑤保护骨髓造血功能。⑥提高和改善机体的物质代谢。⑦具有双向调节作用。⑧某些扶正培本方药对实验荷瘤动物能抑制肿瘤的浸润和转移，同时预防肿瘤的发生和发展，扶正培本法应作为复法大方的一个组成部分，与祛邪法配合运用。

四、复法大方在治疗恶性肿瘤中的具体运用

1. 治疗基本原则与具体肿瘤关系的把握

复法大方是治疗恶性肿瘤的总的思路，基本原则，对各种不同脏腑部位的肿瘤，还要结合各自的病机特点以及患者的具体情况在治疗上有所侧重，灵活把握。如脑瘤，主要病理因素除痰、毒、瘀外，还多风，盖头为清阳之府，高颠之上，唯风可到，痰随风行，风

动痰应。故治疗之时除常用的解毒、消瘀法外，应重视祛风化痰法的运用。肺癌的病理因素以热毒痰瘀为主，病变过程中常见肺失宣通肃降、阴津受伤的病理变化。治疗中多用清热解毒、化痰散结之法，同时兼顾肺之宣降功能，顾护肺之阴津。肝癌多有湿热留连不去的一面，治疗肝癌时当注意清化湿热等。

2. 辨证与辨病关系的把握

恶性肿瘤在古代中医医著中之所以缺乏深入系统的认识，与其深伏脏腑，起病隐匿，早期无显见于外的征象有密切关系，而现在对恶性肿瘤认识的提高则得益于吸收、借鉴了现代医学的成果，通过现代医学的诊查手段延长了四诊。在运用复法大方时，对患者邪正关系的认识上，也应当辨证与辨病相结合，如有的患者，经手术治疗后肿瘤已经切除，但病理提示局部或者远处淋巴结有转移，或者肿瘤侵犯了邻近的组织器官，虽然患者此时已无肿块可查、无症状可辨，饮食二便正常，但从辨病角度出发，仍然认为患者体内有癌毒痰瘀存在，治疗上予以解毒抗癌，化痰散结以涤荡余邪，防止复发。另一方面，辨病又不脱离辨证，对患者表现出来的证候舌脉等应详加诊查，以辨别邪毒痰浊瘀滞之主次，气血阴阳之偏衰，如肺癌患者一般是热毒偏盛，多阴伤，治疗用药偏凉，但对少数有畏寒怕冷，舌淡苔白者，则表明其邪毒已从寒化，或者有阳气损伤的一面，治疗就当予温化或温清并施，这都体现了辨证与辨病的有机统一。

3. 复法大方的组方遣药要点

复法大方不是多种治法的简单相加和多味药物的罗列堆砌，而是针对某些病理机制复杂的一些特殊疾病而采用的一种变法，其包含的具体治法和方药是根据该疾病病理变化的各个方面有机地组合起来的，它仍然遵循中医治疗思想的基本原则，如治病求本，扶正祛邪，调整阴阳，调理气血等，所以说，复法大方同样是在辨证论治下进行的。在具体运用时还应当注意使主次分明，组合有序，尽可能一药多用，并注意顾护脾胃。

（1）主次分明，组合有序

复法大方，法多药杂，但复法中有主法，有次法，大方中有主药，有辅药，而主次的确定，系根据每一个患者具体情况、具体病情而决定，如病者癌肿未能切除，或术后复发而体质尚强者，当以攻邪为主，而攻邪之中，又应当根据各个不同的脏腑的生理病理特点而有差异，如脑部肿瘤一般又以风痰毒为主，则祛邪之治则当以祛风化痰解毒为主，化瘀清热扶正为次，如此等等。

（2）精选药味，一药多用

由于复法大方中每一治法下所涉及的药物均有多种，因而在药物的遴选上，从传统中医对药物性味功用认识出发，结合现代药理研究的成果选择用药，尽可能一药多用，如薜荔果既能抗癌，又能滋补；八月札既能疏肝理气，又能解毒抗癌；泽漆既能消痰利水，又善抗癌止咳；生薏苡仁既善健脾化湿，又善于抗癌解毒等等。

（3）顾护脾胃，以畅化源

脾胃是后天之本，气血生化之源，故古人有言"有胃气则生，无胃气则死"。由于复法大方的药味较多，药性猛烈，在运用复法大方时必须注意对患者胃气的保护，一方面可于当用方中配以半夏、陈皮、焦六曲、谷麦芽、西砂仁等和胃之品。另一方面，在遣药组方上，也应注意患者的脾胃运化情况，时刻存"顾护脾胃，畅通化源"之念于心中。如鳖甲为常用的软坚散结之品，又能养阴，临床常用，但对舌苔厚腻，中焦湿重者，则应"忍痛割爱"，以避其壅；干蟾皮解毒抗癌，对多种消化道肿瘤有效，但药后常令人呕吐，宜从小剂量开始运用，观察患者药后的反应，若无呕恶，则渐次加量，若有不适，则弃而不用，以免伤正败胃。

五、结语

复法大方是治疗恶性肿瘤的一种值得探索的方法，其处方用药规律需要深入去研究，本文旨在抛砖引玉，冀将这一有效的方法更好地用于广大癌肿患者。

（传承弟子张成铭撰写，周仲瑛指导）

第三节 立足复法制方思想辨治肝硬化

慢性肝炎所致肝硬化为临床常见难治病，常表现为进行性加重，除血瘀外，尚有湿、热、郁等多种病理因素致病，正虚与邪实夹杂，证候或显现于外或深隐于内，临床辨证分型论治或单一治法用药往往难以取得理想疗效。周仲瑛教授经过多年的临床实践与探索，创新性地提出"复合病机"新理论，以"病机十三条"为纲构建中医病机辨证新体系，在传统中医"八法"的基础上，倡导"复法制方"思路，现总结周仲瑛教授辨治肝炎肝硬化复法制方临床经验如下。

一、复法制方理论源流

复法制方是指两种以上的治法组合配伍、或两张以上的小方复合使用，或多法兼备并用而致药味众多者，或在基础方之外更增加其他药味者，多属于合方、大方、重方范围。

关于临证制方，古有七方、十剂之说。《黄帝内经》谓："气有多少，病有盛衰，治有缓急，方有大小。""奇之不去则偶之，是谓重方。"《素问·异法方宜论》又曰："故圣人杂合以治，各得其所宜，故治所以异，而病皆愈者，得病之情，知治之大体也。"说明古代医家已认识到疾病的复杂性及难治性，故需"杂合以治"。后者不仅是指不同治疗手段的联合应用，也常作为不同治则治法组合配伍的制方思路。

复法制方的具体应用，以经方为肇始。如东汉张仲景《金匮要略》中的鳖甲煎丸全方23味，结合了寒热并用，攻补兼施，行气化瘀，除痰消癥等法，寓有小柴胡汤、桂枝汤、大承气汤诸方合方之意。大青龙汤则寓有麻黄汤、麻杏石甘汤、越婢汤三方相合之意，麻黄升麻汤寓有越婢汤、桂枝汤、黄芩汤、甘草干姜汤、麻杏石甘汤之意，桂枝芍药知母汤寓有桂枝附子汤、甘草附子汤、麻黄加术汤及乌头汤之意等，皆属"复法大方"范围。又如柴胡汤、泻心汤等为针对寒热错杂、虚实并重的"复法小方"范围。表明复法制方在《伤寒杂病论》中皆有示范。

后世医家对复方制方虽无系统论述，但历代都有具体应用。除唐代孙思邈《千金方》和宋代许叔微《普济本事方》两部方剂名著中处方多是"杂合以治"外，元代朱丹溪明确表述"杂合邪者，当以杂合法治之"，明代喻嘉言《寓意草》谓："治杂合之病，必须用杂合之药。而随时令以尽无穷之变。""大病需用大药。"清代王孟英亦说："急病重症，非大剂无以拯其危。"何西池《医碥》说："凡品味庞杂者，必所治之证不一，丹溪所谓杂合之病，须用杂合之药治之也。"恽铁樵说："凡聚四五十味药浑和之，使之正负相消，宽猛相济，别出一总和之效方。"

当代名医张伯臾曾对《千金要方》别有感悟，认为："斯书医学理论纵然不多，而方证记录朴实可信，其上下、表里、寒热、补泻、通涩等药并用之方颇多。用心良苦，奥蕴在其中，所谓疑难杂症者，大多症情错杂，非一法一方所能应对，当须详细辨证，合法合方，方能奏效。"国医大师裘沛然教授指出："兼备法并不是一个杂凑的方法，其处方既寓有巧思，而配伍又极其精密，这是中医处方学上一个造诣很深的境界。"所言兼备法实则有复法大方的内涵。程、裘二老晚年都擅用"大方复治"，处方配伍往往广集寒热温凉气血攻补之药于一方，以取药性之相逆相激、相反相成的作用，常收到出奇制胜的疗效。

一般而言，对于急性病证，如病机相对单一，相应治法单纯，药量不宜过大，选药制方理应轻灵，为复法小方。如为急性重病，病机虽较单纯，药味不宜过多，但药力非量大不能奏效，属小方重剂。对于慢性疑难病证而言，以多病杂陈、病势演变、证型交错、多脏受累为特点，此时病机杂从，以单一立法难免顾此失彼，需要多法复合应用方能奏效。此即清代曹仁伯所言："每遇病机丛杂，治此碍彼，他人莫有措手者，必细意研求，或一方中变化损益，或合数方为一方而融贯之。"

二、周仲瑛教授复法制方论策略

1. 基于复合病机必然应重视复法制方

周仲瑛教授认为方与证之间的桥梁是病机，只有掌握病机才能更好地应用方证相应，两种思维模式又恰恰可以互补，两者结合运用有助于提高临床疗效。由于内科急难病证的共性病机特征是复合病机与病机转化，复合病机是指由于不同病因（如外感六淫，或者脏腑功能失调）所产生的病理因素之间相互兼夹、相互转化、复合为患，从而表现为复杂的致病特点，正因为此，临证制方必须重视"复法制方"思路。

周仲瑛教授临证常以虚实相因病机为核心，特别关注病理因素和脏腑病机，针对病机之主次轻重缓急复法制方，注重气机的升降出入、注重虚实寒热病机之间的从化、注重后天之本脾胃与其他四脏之间的生克制化关系，结合标本主次、三因制宜、五运六气等理论，随证制方，努力使患者从整体上实现阴平阳秘。既有扶正以祛邪，也有祛邪即寓扶正之意等理念的综合应用。据此所制之方多为复法制方，具体包括复法大方和复法小方两种类型。当然，针对复合病机的治疗也可以依据主次轻重缓急，针对其中的某一两个环节选方用药，同样可以取得某些效应。换言之，临床制方之际应是当大则大该小则小，小则为"复法小方"，大则为"复法大方"，善用复法小方也是其经验所在。

2. 周仲瑛教授复法制方经验

周仲瑛教授认为临证处方的大小并非中医治病水平高低的评价依据，关键在于能否"得其所宜""得病之情，知治之大体"，使得"病皆愈"，只要能够实现满意的疗效，不必视"杂合以治"为劣途。周仲瑛教授倡导的复法制方与张景岳主张处方应"精一不杂"的思想并非相左，所谓"有制之师不为多，无制之师少亦乱"，其奥妙在于"机圆法活，适事为故"。

应用复法制方思路，容易陷入"有方无法""对症用药""韩信点兵，多多益善"的杂乱无章状态。周仲瑛教授复法制方的具体经验是：升降结合、寒热并用、敛散相伍、异类相制、阴阳互求、表里相合、气血互调、多脏兼顾。周仲瑛教授常说："用药如布兵，君臣佐使各有职。""复法大方组合有序，独行应当药证合拍。""大方复治并不是杂凑的方法，其中实寓有巧思及严密的配伍，有制之师多而不乱，无制之师少亦无章。"

三、复方制法辨治肝硬化的理论基础

周仲瑛教授基于八纲辨证，结合临床经验，将"汗、吐、下、温、清、和、补、消"

八法融会贯通，提出"复法制方"理论，并运用到肺系疾病、肿瘤疾病等多种病证治疗中，对临床随证制方思路具有指导意义。

1. 多病机为患，法有侧重

从慢性肝炎发展至肝硬化过程中，不仅病因难除，情志失调、饮食不节、药毒所伤等因素也伴随其中，因此，周仲瑛教授在长期临床实践中提出"湿热瘀毒郁结复合病机是肝硬化病程进展的始动因素和关键环节"理论，认为瘀热病理因素贯穿肝硬化病程始终，提倡以凉血散瘀、清化湿热及解毒等法复合应用，依据瘀热、湿热、毒邪主次，兼顾扶助正气等法的综合配伍，随证制方。

2. 多脏腑受累，综合立法

肝硬化病位在肝，与脾、肾关系密切，同时涉及胆、胃、心、肺、脑、大肠等多个脏腑，可见肝胆湿热、肝胃不和、心肝同病、肺热不清、胃肠不和等多个病机复合类型。周仲瑛教授以整体观为指导，统筹兼顾。如肝胆湿热证抓住肝、胆互为表里，或治肝当需理肠，以"和解少阳"法为主，辅以清热利湿、运脾和胃；肝胃不和者治以疏肝和胃为主，避免香燥伤阴，补脾碍胃方能重点突出，总览全局。

3. 病势变化快，灵活用法

肝炎肝硬化常以门脉高压症为标志，一旦进展为失代偿期，患者出现消化道出血、腹水、肝肾综合征、脾功能亢进、肝性脑病等并发症，死亡风险明显增加。周仲瑛教授认为瘀热病机是肝硬化的关键病机，凸显于肝硬化晚期危重症中，具体表现为瘀热阻窍、瘀热血溢、瘀热发黄，此时患者病情表现为虚实夹杂、大实大虚。根据疾病病机演变规律，预见性使用凉血化瘀、通腑泄浊、利湿退黄法可减少疾病反复发作。凉血化瘀法是指运用具有清热凉血、活血化瘀等作用的药物，如丹皮、生地黄、赤芍、山栀、旱莲草、茜草、大黄、虎杖等，这些药物清热而不凝血，活血而不伤阴，肝硬化瘀热病机最当选用。

四、复法制方治疗肝硬化临床应用经验

1. 升降结合

升降是脏腑气机运动的一种形式，气机升降有序符合肝脏升发疏泄的生理特性。气机升降失调可见于气逆、气滞、气郁、气虚等多种形式，均能引起津、液、痰、饮、血疏泄失常，结合脏腑的生理特点表现各异。肝脏气机不畅，郁而不发可见肝郁气滞证，发而太过则肝阳上亢。肝阴肝血不足气化乏源则见气滞血瘀证，肝疏泄失司，水津输布障碍则见气虚水停证。肝硬化或气郁化火，症见胁肋胀痛、头面烘热、急躁易怒；或气滞血瘀、气滞水停见脾大、腹壁静脉显露、面部赤丝血缕。病程日久累及他脏，以肝郁脾虚、气虚血瘀或气虚不摄为主要证型，症以纳呆胃胀、疲劳乏力、肝区隐痛、消化道出血等为表现。

案例 1：肝失疏泄，脾阳不运案

王某，女，42 岁，2006 年 8 月 4 日就诊。患者患慢性乙型肝炎、肝硬化、脾大，诉右肋下不适，餐后胃有坠胀感，隐痛，夜间冷痛，大便溏烂不爽，苔薄黄，质暗红。

方药：潞党参 10g，焦白术 10g，炮姜 3g，炙甘草 3g，炒枳壳 6g，制香附 10g，青皮 6g，陈皮 6g，法半夏 10g，藿香 10g，苏梗 10g，广郁金 10g，砂仁（后下）3g，炒神曲

10g，炙桂枝 6g，炒白芍 10g，陈莱菔英 15g。

服用 7 剂后腹部胀痛基本缓解。

按语：本案肝硬化合胃痛、腹泻，患者中年女性，症见右胁不适，胃部坠胀，苔薄黄，质暗红，又有夜半胃脘冷痛，大便溏烂，考虑气郁化火，肝气乘脾，脾失健运致脾虚阳气不运，本方中以理中汤加减，合以桂枝、白芍理脾和中，缓急止痛；陈皮、青皮、香附、郁金、枳壳疏肝理气；半夏、藿香、砂仁化湿；神曲、陈莱菔英运脾。全方以疏泄肝气为主，肝气条达则脾气健运。故辨证需掌握疾病本身病机特点，在此基础上结合病机变化特点，否则即使短时有效久用必伤脏腑。若本病见胃寒、腹泻选用香砂六君或参苓白术加减日久则有温燥伤阴之弊，肝阴不足则肝火愈炽出现瘀热搏结证。

2. 寒热并用

寒、热既是病因又是病理因素，可单独致病又能互化互生，或见于同脏，或位于两脏甚至多脏，出现寒热夹杂之证，临床难以辨证。把握寒热的特异证更有助于指导临床。肝之寒证见于颠顶疼痛、呕吐清涎、面色发白、口唇青紫、水湿难化、肢体筋经酸痛、少腹冷痛，得温则缓。肝之热证有烦躁易怒、颜面潮红、咽干呛咳、鼻衄齿衄、面部赤丝血缕、口臭口干、便秘、尿黄。肝藏血主疏泄，阴血不足可致虚火内扰，气机郁滞则阳气不达，故需明辨虚实，辛温与苦寒合用，主次相伍，寒热平调。肝硬化合并慢性胃炎见肝胃不和、痰湿中阻证，病位在中焦，多有寒热互结，症见嗳气、痞胀、泛酸、胃寒怕冷、大便欠实、口水涎多，临证以半夏泻心汤加减。寒热复合病机亦多见于肝硬化后期并发腹水，常伴有热化或寒化或寒热并见，可出现低热、口干、皮肤瘙痒、鼻衄、便干、舌质红、苔少、脉弦滑等热象或有畏寒、肢冷、舌质淡、脉细弱之证，治以凉血养阴，佐以温化。

案例 2：肝阴不足，水停化热案

沈某，男，60 岁，2004 年 10 月 25 日就诊。患者患慢性乙型肝炎、肝硬化、脾大十年，近 3 个月低烧不退，体温波动在 37.8~38.5℃之间，1 周多发作 1 次，午后起热，间断外用退热药后体温降至正常，有腹水，鼻衄间作，肝区隐痛，腹胀如鼓，大便呈淡黄色，日行 2 次，肤不痒，足肿，咽中有痰不多，苔黄薄腻，质暗红，舌边有瘀，脉细兼滑。

方药：茵陈 15g，熟大黄 5g，黑山栀 10g，楮实子 10g，生白术 15g，泽泻 15g，猪苓 15g，茯苓 15g，泽漆 15g，大腹皮 15g，水红花子 15g，车前子（包煎）12g，白茅根 15g，陈葫芦瓢（煎汤代水）30g，肿节风 25g，炮姜炭 3g，沉香（后下）3g，水牛角片 20g，炙鳖甲（先煎）15g，银柴胡 10g，白薇 15g，青蒿（后下）10g。

药后腹泻，大便每日数十次，泻后腹水消减，下肢浮肿减轻，鼻衄未发，胁痛不著，尿黄。

按语：本案为肝硬化合并腹水，发热、腹胀，西医诊断"自发性腹膜炎"，常予抗感染、利尿治疗，部分患者仍会反复发作、缠绵难愈。周仲瑛教授认为腹水一旦形成，单一化湿药物力量难及，多合利淡渗利湿、攻逐水饮、利尿消肿之类，水湿内停日久可化瘀生热。方中仿五苓散温阳化气，合茵陈蒿汤利湿退黄，楮实子、车前子、白茅根、陈葫芦瓢、大腹皮均为利湿药，水红花子、肿节风、泽漆活血散结。因长期利尿剂的使用必伤及阴分，加用血肉有形之品炙鳖甲补肝阴。结合肝硬化后期肝肾阴虚的病机特点及低热、缠绵、夜热早凉的临床表现，辨证为阴虚发热。水牛角、银柴胡、白薇、青蒿清虚热凉血。但在一派清热养阴药物中，使用了温中散寒的炮姜炭3g，防止格拒，体现了寒热并用。

3. 表里相合

肝与胆相表里，少阳胆经为三阳之枢，邪犯少阳则居于半表半里之间，故寒热往来。少阳经络肝属胆，故见表里合病。枢机不和，症见咽痛、口干、鼻塞、胸胁胀痛、口苦纳呆。肝病日久，正虚不足，风邪上犯，肺气不利，症见咳痰、胸闷、咽痒、呛咳、乏力。表证日久入里伤及肝阴，治疗需兼顾表里，提高疗效。

案例3：湿热内蕴，枢机不和

蒋某，女，44岁，2001年4月16日就诊。患者有肝硬化、慢性乙型肝炎，现持续感冒近2个月，夜晚自觉发热，咽喉热痛，口干苦，肝区痛，尿黄，鼻塞不通，打喷嚏，苔黄薄腻，质暗，脉弦滑兼数。

方药：柴胡10g，炒黄芩10g，青蒿15g，苍耳草15g，藿香10g，法半夏10g，太子参10g，功劳叶10g，芦根15g，广郁金10g，炙僵蚕10g，南沙参12g，制香附10g。7剂。

药后诸症减轻，感冒已愈。

按语：本案为少阳枢机不利，以和解少阳为法，谨守病机，以小柴胡汤加减。柴胡、黄芩共解少阳之邪，太子参、南沙参益胃生津，半夏和胃降逆，功劳叶清虚热、苍耳草辛温解表、芦根甘凉生津共解内热咽干。香附、郁金疏肝理气，清热化湿，防止湿热之邪郁阻肝气，又合以辛凉之品养肝肺之阴而不伤正。

4. 敛散相伍

收敛固涩与宣发升散相伍使用，使肝气、肝阳与肝血、肝阴保持动态平衡。肝气升发太过则肝阳上亢，湿热瘀阻则肝阳升发不畅，故芳香之品虽能疏肝，更需避其燥热伤阴；久病阴血耗伤，治以酸甘柔肝养阴，行气活血养血，使其动静平衡。肝硬化又有肝肾阴亏证，水不涵木则虚阳上亢，肝风内动，此时疏风与平肝需相合为用。"诸风掉眩，皆属于肝"，无论内风、外风，凡是具有动摇、抽搐、震颤、眩晕、耳鸣、麻木主症的皆可从肝论治。若素体虚弱无力抗邪或脏腑阴阳失调日久，外邪久羁可出现邪气犯里或表里同病。治当调和表里以提高疗效。

案例4：肾虚肝郁，肝阳郁遏

刘军，男，40岁，1999年5月25日就诊。患者有肝硬化、慢性乙型肝炎病史，近1周来恶心胃胀，失眠多梦，腰膝酸软，遗精阳痿，阴囊潮湿，形寒怕冷，小便无力，身倦，耳鸣，舌质暗红，苔中黄腻，脉小弦滑。

方药：醋柴胡6g，龙胆草5g，淫羊藿10g，炒苍术10g，黄柏10g，片姜黄10g，法半夏10g，青皮6g，陈皮6g，苦参10g，丹参10g，石菖蒲6g，巴戟肉10g，肉桂（后下）2g，枸杞10g，夜交藤25g。14剂。

按语：本案肝硬化合并男科疾病，总览全方以清泄为主，补益为佐，理气通络为使。患者腰膝酸软，遗精阳痿有肾虚不足一面，但方中并未重用补肾壮阳之品，周仲瑛教授认为湿热瘀阻于肝，升发不畅则肝郁，肝主疏泄，肝肾阳气不达，故阴囊潮湿，形寒怕冷，小便无力，治以龙胆草、苍术、黄柏、苦参、姜黄、半夏清热利湿，以柴胡、青皮、陈皮行气疏肝，促阳外达。巴戟天、肉桂助火之源以益肾阳。姜黄、丹参、石菖蒲行气活血通络。对于肾虚肝郁者，既要敛肝肾之阴又要升发肝阳之气。

5. 多脏同治

周仲瑛教授将气血、阴阳、营卫、六经、脏腑等整体观具体细化，提出"以脏腑理论为基础，病理因素为纲，病机证素为条目，症状体征为依据，从病性、病势识演变，根据病理因素的多元交叉、因果转化，融多元辨证为一体，构建中医辨证论治新体系"。在治疗中注意脏腑、气血津液、卫气营血的传变关系，认识病机本质，注重内在因果联系。如肝硬化合并消化道出血、腹水时，仅输血、止血可致腹水胀满难消，瘀水互结易化热伤阴，可并发瘀热阻窍、瘀热发黄等变证，故治疗时肝脾肾同治，祛瘀化湿利水，清热凉血养阴，还需少量温阳药佐使以助利水。

案例5：多病杂陈，复法联合

巩某，男，52岁，2005年5月6日就诊。患者有肝硬化、脾大、食管静脉曲张、十二指肠球部溃疡病史，自2003年反复出现上消化道出血，呕血鲜红，黑粪。现面色晦暗，目睛微黄，胃脘饱胀疼痛，胃灼热，偶泛酸，口苦涩，近有齿衄，手触腹部胀满，便溏，每日2次，尿黄，足微肿，呛咳不愈，咽痒，痰不多，舌质暗红，苔薄黄腻。

方药：黄连4g，吴茱萸3g，炒神曲10g，炙苏子10g，广郁金10g，制香附10g，制乌贼骨15g，凤凰衣6g，藿香10g，佩兰10g，蒲公英15g，茵陈12g，炙鸡内金10g，北沙参10g，木蝴蝶5g，炙桑白皮10g，大贝母10g。7剂。

药后胃痛缓解，腹胀、咳嗽略好，痰不多，嗳气偶有带酸，咽痒，尿时黄，大便正常。

按语：该病案见肝硬化合呕血、胃痞、咽痒等症，但需紧紧抓住既往呕血、色鲜红主症，合并肝硬化湿热瘀毒郁结的病机特点。《素问·至真要大论》提到"诸逆冲上，皆属于火"，且患者胃脘饱胀、胃灼热、口苦、反酸、舌质暗红，苔薄黄腻，皆为火逆冲上之证。故以左金丸为基础平逆肝火，合以郁金、香附疏肝郁，乌贼骨制酸。尿黄、口苦、足微肿、便溏为湿热下注，蒲公英、茵陈清热利湿，藿香、佩兰清中化湿治脾土困遏，湿邪不化证。又有咽痒、呛咳不愈，木蝴蝶、桑白皮、大贝母清肺化痰。本案体现了肝火犯胃，木火刑金的病机演变，方中兼顾肝、胃、肺气机同调。

(再传弟子皇金萍撰写，导师叶放指导)

第四节 立足复法组方辨治脑瘤

脑瘤是我国常见恶性肿瘤之一。根据最新报道，中国每年新发脑瘤患者 10.60 万例，占肿瘤总发病数的 2.70%，位居第 9 位；同时每年死亡病例 5.63 万例，占肿瘤总死亡数的 2.41%，位居第 8 位，且脑瘤的负担有不断增加的趋势。周仲瑛教授在处理病机错综复杂、证候复合兼夹的疑难病证时，需要将两种及以上的治法联合使用，以取得多环节增效的目的，这种联合组方的方法就是复法。肿瘤是疑难病证的代表之一，周仲瑛教授在临床上善于病机辨治、复法组方治疗肿瘤，屡起沉疴。今将其复法辨治脑瘤的思路及经验总结如下。

一、详辨病理因素，明确复合、兼夹关系

周仲瑛教授提倡应用病机辨证论治体系指导临床，病机是辨证的核心，审证求机实质上是求病理因素，病理因素又是根据对内外症状、体征的分辨分析取得。脑瘤的临床表现多种多样，周仲瑛教授提出主要的病理因素不外癌毒、风、火、痰、瘀。

1. 癌毒

癌邪致病，必夹毒伤人，癌毒是导致肿瘤发生发展的特异性致病因子。脑瘤早期可无明显表现，脑内肿块一旦生成，长势迅猛，走注流窜，难以消散，体现出癌毒致病隐匿、凶顽、损正、流窜、难消的特性。

2. 风

患者常见头痛、眩晕、耳鸣、癫痫，或麻木、抽搐、行路不稳等肢体障碍，与传统风邪的致病特征类似，此当为内风、肝风，肝阳暴亢，风火上逆或肝阴不足，虚风内动所致。

3. 火

临床可见头痛、烦躁、口干、面红目赤、动血出血、便秘、舌红脉数等。头为诸阳之会，火性炎上，痰瘀等邪郁而化火，或因风化火，风助火势，风火相助为患。

4. 痰

临床可见脑内肿块深伏，逐渐增大，头痛昏蒙，呕吐痰涎，肢麻舌强，手足活动不利，苔腻脉滑等。脏腑功能失调，如肺失输布、肝失疏泄、脾失健运、肾失气化均可致津液凝聚为痰；或火热炼津蒸液成痰，痰郁亦化火，"痰即有形之火，火即无形之痰"。

5. 瘀

临床可见肿块坚固难消，头痛明显，痛有定处，面色晦滞，口唇紫暗，舌暗脉涩等。气滞、热蕴、痰阻脉道，或气虚无力行血均可致瘀。

周仲瑛教授指出病理因素是疾病发生的重要中间环节，是病机辨证的主体，决定着疾病的性质、病位、演变和转归。肿瘤是种复杂性疾病，诸多病理因素复合为患，多因复合，这是其病机特点之一。脑瘤病机之中，最具特征性的为风毒，此即前人所谓"颠顶之

上，唯风可到"。周仲瑛教授强调脑瘤是以风毒为基础，夹痰夹瘀结块，从无形之毒结为有形之物，必须依附痰瘀而成形。风火同气，皆为阳邪，风动痰升，内风夹痰，痰郁化火，痰热互结，是以形成脑瘤中常见的风痰上扰、痰瘀上蒙、瘀热阻窍、风痰瘀阻、风火痰瘀、风痰热毒瘀阻等复合病机。

脑瘤病程一般较长，亦可出现肿瘤之外的各种症状。如因体质虚弱，外受风热，出现肺热内蕴之咳嗽、咳痰；或饮食、药物不慎，出现胃失和降之胃痞、呕恶；或肝郁伤神，心肾不交之心烦、不寐等。相对于本病而言，肺热内蕴、胃失和降、肝郁伤神、心肾不交等均属于兼夹病机，并未对脑瘤病机本身产生根本改变。后期制定治则治法时，需要根据病程、病情、病势及患者体质，确定治疗的先后与主次。

二、辨析脏腑病位，多脏同治，补益肝肾为要

脑瘤病位在脑窍，与肝肾、脾胃密切相关，亦可涉及心肺，此即肿瘤病机的另一特点：多脏同病。因脑为髓之海，肾主骨生髓，肝肾同源，正常主要依赖于肝肾精血充盈髓海及脾胃运化水谷精微，输布气血上充于脑。若中焦脾胃虚弱，气血生化不足，而致清阳不升，脑髓失养；或肝肾阴虚，肝失濡养，水不涵木，易致肝阳上亢，动风化热。周仲瑛教授强调应多脏同治，重点关注脑窍与肝肾。有研究在对周仲瑛教授诊治的226例、1052诊次的脑瘤病案统计后，发现其中肝肾亏虚是最常见的病机条目，出现频率达68.58%。

同时，临证需结合脏腑病位生理特性分清气血阴阳亏虚。脑瘤中以阴虚、气虚多见。盖因肝肾不足，阴虚火旺，或痰瘀诸邪郁结化热。此外大部分患者经历了手术、放化疗等治疗手段，化疗耗气伤血，放疗伤阴尤速，患者常见疲劳乏力、少气懒言、口干、五心烦热、形体消瘦、面色少华等气阴两伤的表现。

三、审察病性虚实，定扶正祛邪主次先后

从病理性质而言，脑瘤是一种全身属虚，局部属实，本虚标实，虚实夹杂的疾病。因此扶正祛邪、攻补兼施是治疗的基本原则。临证根据正邪之间虚实的消长变化，病期的早晚和患者的体质强弱，动态调整扶正、祛邪的主次轻重。具体而言，脑瘤初期，大部分患者正虚不显，以肿块不断增长、头痛、呕吐、视力或肢体障碍为主，此时邪气不盛，当以祛邪为主，遏制癌毒的发展、流窜。晚期，患者体虚无力抗邪，消瘦，乏力，纳差，甚至出现恶病质表现，当以扶正固本为主，待体质转好后再兼以抗癌解毒之法。体质壮盛的患者，祛邪为重，"祛毒即是扶正"，积极治疗；年老体弱者，正不敌邪，宜采用扶正补虚为主的姑息疗法，以缓解症状，延长生存期为目标。因此，祛邪与扶正是统一的，或先攻后补，或先补后攻，或攻补兼施，当视虚实病性而定。既不能一味祛邪，攻伐过度，徒损正气，也不可纯用补益，姑息养奸，助长病邪。

四、复法组方，多法并举，多途增效

根据肿瘤多因复合、多脏同病的病机特点，周仲瑛教授提出复法大方多环节增效，是治疗肿瘤的基本对策。根据脑瘤的主要病机，常用治法包括：祛风搜毒法、化痰散结法、祛瘀软坚法、清热解毒法、补益肝肾法、益气养阴法。

1. 祛风搜毒法

周仲瑛教授常选择诸如天麻、钩藤、潼白蒺藜、豨莶草等药祛风，又遵"治风先医血，血行风自灭"，配合鸡血藤、白芍、熟地黄、当归等养血；肝阳化火生风，配伍龙骨、牡蛎、石决明、夏枯草、龙胆草等平肝清肝之品；阴虚动风，配伍鳖甲、龟甲、女贞子、墨旱莲、生地黄等滋水涵木。周仲瑛教授亦十分重视虫类祛风药的应用，"久则邪正混处其间，草木不能见效，当以虫蚁药疏通诸邪"。在辨证论治的基础上，常选僵蚕、全蝎、蜈蚣、露蜂房、地龙等药搜风剔毒止痛，提高疗效。

2. 化痰散结法

周仲瑛教授根据痰之兼夹，分别施治。风毒多夹痰为患，风痰宜散，常用僵蚕、白附子、制胆南星等祛风化痰通络；痰热互结，热痰宜清，常用泽漆、海藻、夏枯草、山慈菇、浙贝母、天竺黄等；寒痰宜温，常用法半夏、干姜、细辛等药；顽痰胶固不化，上蒙清窍，酌用石菖蒲、猪牙皂豁痰开窍。泽漆是周仲瑛教授针对痰毒的特色用药之一，《本草纲目》曰："泽漆利水，功类大戟。"周仲瑛教授更注重其化痰散结之功，常用剂量为10~20g。

3. 祛瘀软坚法

"瘀血留滞作癥"，祛瘀软坚是治疗肿瘤的常法之一。周仲瑛教授常用丹参、桃仁、红花、川芎、赤芍、泽兰、鸡血藤等活血化瘀之品，甚者酌配水蛭、土鳖虫、炮穿山甲等动物药增强破血祛瘀之效。强调根据病情轻重缓急的程度不同分别用药，防有动血、出血之虞。同时详析瘀血的成因，根据邪实致瘀或正虚血瘀的不同，合用行气、凉血、化痰、益气、养血、温经等诸法。

4. 清热解毒法

癌毒多属火热之毒，周仲瑛教授在脑瘤中常用白花蛇舌草、半枝莲、山慈菇、漏芦、肿节风、白毛夏枯草等清热解毒之品，这些中药往往同时兼有化痰、祛瘀、散结等功效。风火上扰者，配牛蒡子、葛根等疏风透邪；热毒伏营，瘀热互结者，用水牛角、生地黄、玄参、赤芍、牡丹皮、地骨皮清热凉血；津液耗伤，阴虚火炎者，常用知母、天花粉、白薇、鳖甲、青蒿等清虚热。

5. 补益肝肾法

肝肾阴虚，脑髓失养，虚热内扰，周仲瑛教授常选鳖甲、生地黄、女贞子、墨旱莲、枸杞等品补益肝肾。若阴虚动风，风阳内盛，见头痛、眩晕、耳鸣、肢体抽搐，加钩藤、石决明、白蒺藜平肝息风；肝火上炎，见烦躁、目赤、便秘，加夏枯草、牡丹皮、栀子清肝泻火。

6. 益气养阴法

阴虚气耗在脑瘤中十分常见，多为因病致虚。周仲瑛教授常选太子参、黄芪、天冬、麦冬、石斛、玄参、天花粉、女贞子、墨旱莲、熟地黄、枸杞、山茱萸、制首乌等益气养阴。临证还当结合脏腑病位所在及气虚、阴伤的主次用药。

其他如健脾和胃法、补益气血法、理气解郁法等，俱可根据实际病机，因人、因证、因症而施，组合使用。

五、验案举隅

李某，男，4岁，2007年12月5日初诊。脑胶质瘤术后。患者于2007年4月28日行左下丘脑肿瘤切除手术，病理查为星形胶质细胞瘤，手术仅切除大部分，后续放疗28次。现西医治疗结束，求诊于中医。

治疗经过大致分为3个阶段。第一阶段：2007年12月5日至2012年1月6日。此期间患者行走活动不利情况逐渐好转，语言流利，精神尚可，时有头痛，尿频或夜间遗尿，食纳尚可，大便偏干，口唇红。苔淡黄薄腻，质略暗，脉细滑。从风痰瘀毒不尽，肝肾亏虚未复，气阴两伤论治。予祛风搜毒，化痰祛瘀，益气养阴治疗。处方：制白附子6g，炙僵蚕6g，炙全蝎5g，制胆南星9g，山慈菇9g，炙蜈蚣2条，土鳖虫4g，泽漆9g，白毛夏枯草9g，熟大黄5g，桃仁9g，露蜂房6g，炒牛蒡子15g，川石斛9g，太子参10g，大麦冬10g，仙鹤草12g，炙女贞子9g，墨旱莲9g，半枝莲15g，海藻10g。复诊根据症情随症加减：头痛，加川芎10g，白蒺藜10g，葛根15g；尿频或点滴不尽，加煨益智仁10g，乌药9g；夜间遗尿，加炒桑螵蛸12g，覆盆子10g，山萸肉10g；口干唇红苔燥，加南、北沙参各10g，天冬10g；咳嗽有痰，加鱼腥草15g，浙贝母10g，冬凌草12g；食纳不馨，加焦山楂10g，焦神曲10g，炙鸡内金10g；便干，加知母9g，玄参6g。

第二阶段：2012年2月3日至2012年8月17日。此期间脑胶质瘤经治病情平稳，但出现反复感冒，咳嗽持续难尽，痰少难咳，咽喉肿痛，暗红充血，扁桃体大。苔黄薄腻，质红，脉小滑。此为虚体受感，改从风邪上受，肺热内蕴论治。治以疏风散邪，清肺养阴。处方：一枝黄花15g，桑叶10g，菊花10g，连翘10g，桔梗5g，生甘草3g，大贝母10g，重楼10g，炒黄芩10g，炒牛蒡子10g，金银花10g，泽漆10g，鱼腥草15g，光杏仁10g，前胡10g，太子参10g，南沙参10g。随症加减。上呼吸道感染缓解后，继以益气养阴，清热解毒，化痰祛瘀，健脾和胃等法治疗。处方：太子参12g，焦白术10g，茯苓10g，炙甘草3g，南、北沙参各10g，大麦冬10g，冬凌草15g，肿节风15g，炒牛蒡子20g，炙僵蚕6g，山慈菇9g，泽兰10g，泽泻10g，泽漆12g，白毛夏枯草10g，露蜂房6g，知母6g，半枝莲15g，白花蛇舌草15g，天冬6g，炒神曲10g，炙鸡内金10g，重楼10g。随症加减。

第三阶段：2012年11月16日至2015年2月13日。脑胶质瘤术后，长期中药调治，自觉症状稳定，头不晕，视物清楚，无恶心感，体重增加，偶有咳嗽无痰，稍有口干，二便尚调。学习紧张劳累时偶有头痛。苔黄薄腻，质红，脉细。病机：肝肾亏虚，气阴两伤，风痰瘀阻。治以补益肝肾，益气养阴，祛风化痰，化瘀通络。处方：炙鳖甲（先煎）15g，南、北沙参各12g，天冬10g，麦冬10g，太子参10g，川石斛10g，露蜂房10g，生地黄12g，白花蛇舌草15g，半枝莲15g，山慈菇10g，炙僵蚕10g，玄参10g，冬凌草12g，泽漆12g，制胆南星10g，炒牛蒡子15g，炙蜈蚣2条，重楼10g，泽兰10g，泽泻10g，鱼腥草15g，桑螵蛸12g，夏枯草12g，肿节风15g，海藻10g，川芎10g，白蒺藜10g，制首乌10g，制黄精10g。

本例患者每月复诊1次，定期复查。2008年12月复查颅脑MRI，提示鞍上池占位较初诊前缩小，此后复查基本与前相仿。

按语：本案体现了周仲瑛教授所提倡的病机辨证，复法组方辨治肿瘤的思想。

第一阶段，患者症状虽不多但脑瘤的诊断明确，肿块切除未尽，判定基本病机为风痰瘀毒不尽，肝肾亏虚未复，气阴两伤。患者虽年幼但恢复尚可，治疗以祛邪攻毒为主，扶正抑毒为辅，防止癌肿进一步发展。以牵正散（白附子、僵蚕、全蝎）、蜈蚣、土鳖虫为君祛风搜毒，制胆南星、山慈菇、泽漆、白毛夏枯草、熟大黄、桃仁、露蜂房、炒牛蒡子、海藻为臣化痰祛瘀，佐以川石斛、太子参、麦冬、仙鹤草、女贞子、墨旱莲益气养阴。以此祛风搜毒，化痰祛瘀，益气养阴的复法大方为基础方，根据患者出现的症状随症加减用药。

第二阶段，患者体虚受感，出现反复感冒、咳嗽。相对于原发病脑瘤来说，属于兼夹病机，治疗上急则治标，以刻下的主要矛盾为主，根据风邪上受，肺热内蕴的病机，转从疏风散邪，清肺养阴治疗。待感冒咳嗽缓解后，再转回对脑瘤的治疗。考虑到前期病情反复，肺热未清，气阴两虚，所以组方时以益气养阴，清肺化痰为主，兼顾化痰祛瘀，佐以健脾和胃。可见，疾病的兼夹病机在病程的某些时刻，也能成为治疗的主要目标，同时，复法组合根据病性虚实的变化，也相应有主次轻重的调整。

第三阶段，脑胶质瘤手术7年多，长期中药调治，症情稳定，治疗思路调整为标本同治，扶正祛邪并重，复法组合上补益肝肾，益气养阴，祛风化痰，化瘀通络诸法同用。全方以鳖甲散、沙参麦冬汤合增液汤化裁为君，臣以白花蛇舌草、半枝莲抗癌解毒，露蜂房、山慈菇、僵蚕、泽漆、蜈蚣、制胆南星祛风化痰，海藻、牛蒡子、泽兰、肿节风软坚消肿，消痰利水，佐以川芎、白蒺藜、制首乌、制黄精滋肝平肝，防止内风暗动。方药合证，用药精当，加上患者坚持中药治疗，收效甚好，基本与常人无异。

六、结语

脑瘤是常见肿瘤之一，病情复杂，多因复合，多脏同病。周仲瑛教授强调要立足于病机辨证，复法组方进行辨治，即根据常见癌毒、风、火、痰、瘀等病理因素的复合兼夹而组方，随其所在脏腑病位的特性而选药。时刻根据病机的演变转化，把握邪正虚实的轻重缓急，以确定祛邪攻毒与扶正抑毒的主次先后，将祛风搜毒、化痰散结、祛瘀软坚、清热解毒、补益肝肾、益气养阴等常用治法灵活组合，多法齐举，以达到多环节、多途径增效的目的。

（再传弟子夏飞撰写，导师吴勉华指导）

第五节　从痰瘀虚辨治 2 型糖尿病早期肾病

一、构建糖尿病早期肾病治疗方案的意义

糖尿病肾病（DN）是糖尿病最常见、最严重的微血管并发症之一，较其他血管并发症更具有意义，糖尿病患者并发 DN 的病死率是未并发 DN 者的 30 倍。我国 1 型糖尿病患者本病的患病率为 30%～40%，2 型糖尿病患者本病的发病率为 15%～20%。在西方国家，糖尿病肾病已经成为慢性肾衰竭进行血液透析与肾移植的首因，美国由于糖尿病肾病导致终末期肾病的患者约占全部终末期肾病病例的 40%，由于糖尿病肾病早期的症状不多，不易被察觉，多在有明显蛋白尿或出现浮肿时才被发现。遗憾的是，临床一旦发生 DN 则难以阻止其发展，大多数患者数年后转入慢性肾功能衰竭。因此，提高对糖尿病肾病早期病变的认识并尽早采取有效措施，是控制糖尿病肾病的关键，中医药在防治糖尿病肾病方面具有一定的优势，可以起到"未病先防，既病防变"的作用。但在糖尿病肾病不同阶段需要采用的治疗方法不同，即使在同一阶段由于患者体质和证候不同，治疗方法也不同，因此抓住共性，突出个性，构建糖尿病早期肾病治疗方案显得非常急迫而重要。从"痰、瘀、虚"构建糖尿病早期肾病治疗方案及其研究，旨在构建出糖尿病早期肾病的控制方案，并对方案进行研究以期证实方案的有效性。

二、构建糖尿病早期肾病治疗方案的理论基础

1. 西医糖尿病肾病的分型分期标准

（1）DN 的自然过程

DN 的临床前期一般不容易发现，技术手段要求高，多用肾穿刺或核素扫描检查，患者不宜接受。DN 的最早临床证据是尿白蛋白浓度轻度升高（$\geq$30mg/24h 或 20μg/min），被称为微量白蛋白尿，微量白蛋白尿即被认为已患早期肾病。约 80% 具有持续微量白蛋白尿的 T1DM，尿白蛋白排泄以每年 10%～20% 的速率增长，经过 10～15 年时间，最终发展为显性肾病，即临床白蛋白尿期（$\geq$300mg/24h 或 200μg/min），或临床期肾病。与此同时，血压相应升高。一旦进入临床肾病，肾小球滤过率即会逐渐下降，下降速率因人而异[2～20mL/（min·year）]，T1DM 临床肾病患者在 10 年内约 50%、20 年内约 75% 将发展成 ESRD。

T2DM 在确诊糖尿病后不久即能发现微量白蛋白尿或显性肾病，有的因 DN 在医院检查而确诊为糖尿病，这是因为糖尿病在确诊前可能已存在多年，症状隐匿，而且尿微量白蛋白对 DN 并不特异。如果不予特殊干涉，约有 20%～40% 的微量白蛋白尿 T2DM 患者可能发展成显性肾病，但在出现显性肾病 20 年后，仅约 20% 的患者会进展到 ESRD。患者肾小球滤过率下降的速率因人而异，不过，总体来看 T1DM 与 T2DM 间下降速率并无显著性差别。因年龄较大的 T2DM 患者多合并冠心病、高血压等，主要死因是并发冠状动脉疾病，患者过早死亡使得许多早期糖尿病肾病未能进展到 ESRD。

（2）DN 的分期

根据 DN 的病程和病理生理演变过程，丹麦学者 Mogensen 曾建议把 DN 分为以下 5 期：Ⅰ期：肾小球高滤过和肾脏肥大期。肾小球滤过率（GFR）高于正常的 25%～40%，肾脏体积增大约 20%，此期与高血糖水平一致，没有病理组织学损伤，血糖控制后可以得到部分缓解。Ⅱ期：正常白蛋白尿期。肾小球滤过率（GFR）高出正常水平，肾小球病理改变表现为肾小球基底膜（GBM）增厚，系膜基质增多。运动后尿白蛋白排泄率（UAER）升高（$>20\mu g/min$），休息后恢复正常（$<5\mu g/min$）。Ⅲ期：早期 DN 期，又称"持续微量白蛋白尿期"。尿蛋白排出率（UAER）持续升高 20～200$\mu g/min$（相当于 24h 尿白蛋白 30～300mg，或尿白蛋白/肌酐为 30～300$\mu g/mg$），这被称为"微量白蛋白尿"，GFR 开始下降到正常，出现肾小球结节样病变和小动脉玻璃样变。本期患者血压升高，降压治疗以及血管紧张素转化酶抑制剂或血管紧张素Ⅱ受体阻滞剂类药物应用可以减少尿白蛋白的排出，明显延缓肾病的进展。Ⅳ期：临床 DN 期。特点为持续性大量白蛋白尿（$>200\mu g/min$）或蛋白尿（$>500mg/24h$），约 30% 患者可出现肾病综合征。GFR 持续明显下降，病理上出现典型的 K-W（Kim-melstiel-Wilson）结节。患者一旦进入Ⅳ期，病情往往进行性发展。Ⅴ期：终末期肾功能衰竭。不积极加以控制，GFR 将平均每月下降 1mL/min，GFR<10mL/min。尿蛋白量因肾小球硬化而减少，尿毒症症状明显，最后进入透析治疗。上述分期标准主要针对 T1DM，尽管 T2DM 病程不易确定，但分期标准与 T1DM 肾病的分期标准相似，一般而言，Ⅰ～Ⅱ期之间界限不像 T1DM 区分那么明显，但Ⅲ～Ⅴ期与 T1DM 基本相同，所以，目前尽管 T2DM 肾病尚无分期标准，但仍可参照 Mogensen 的分期标准。

2.中医控制糖尿病肾病的理论依据

（1）古代文献论述

关于 T2DM 的命名问题：T2DM 隶属于中医的"消渴病"，但又不等于消渴病，由于现代的 T2DM 约 50% 的无症状，2/3 血糖异常者没有症状，85% 以上的肥胖或超重，与传统具有"三多一少"的消渴病具有本质的区别，可将其分为"显消病"和"隐消病"，也就是具有"三多一少"症状的称为"显消病"，无"三多一少"症状的称为"隐消病"，这样更切合临床实际，便于临床应用，T2DM"不止于消渴，亦不离乎消渴"，"不止于消渴"就是 T2DM 不能仅仅局限于消渴，"亦不离乎消渴"就是 T2DM 不能脱离中医消渴病理论，可以以中医消渴病理论作指导，但又不能局限于传统消渴病理论。

关于糖尿病肾病的命名问题：笔者主张把糖尿病肾病分为有水肿型和无水肿型两个基本类型，有水肿型当归属于中医的"水肿"，或消渴合并水肿，无水肿型仍当隶属于"消渴病"的范畴。在宋代《圣济总录》中就已经有关于消渴病后期出现水肿的记载，但是 DN 是一个渐进的自然过程，在 DN 不同时期或阶段，可能会有不同表现，因此，应从整体、动态、时态、立体把握 DN。一般而言，在糖尿病肾病早期阶段，无水肿，血压正常，只有尿白蛋白排泄率增高，患者可以出现口干，或口渴饮水不多，疲倦乏力，小便次数增多，腰膝酸软等，此时当属于"消渴病范畴"；在 DNⅣ期出现大量蛋白尿，而且蛋白尿由少到多，随着病程的延长而逐渐加重，此时患者小便浑浊，或带有泡沫，或夜尿增多，伴有高血压、水肿等症状，当属于"尿浊""水肿"的范畴；在 DNⅤ期，患者出现低蛋白血症、贫血、畏寒怕冷、小便清长、面色苍白等，此时当隶属于"消渴虚劳"；若出现大量胸腔积液、腹水等当属于中医"饮证"中的"悬饮"。若 DN 后期出现终末期肾病，出现恶心、呕吐、少尿或无尿等症状，当属"关格"。高血压、水肿、关格都隶属于消渴病的变证。

关于消渴病与合并肾病关系的记载，《圣济总录》云："消渴病久，肾气受伤，肾主水，肾气虚衰，气化失常，开阖不利，水液聚于体内而出现水肿。"明确指出消渴病日久可以导致水肿，病机为肾气虚衰，气化失常。《证治要诀》云："三消久而小便不臭，反作甜气，在溺桶中滚涌，其病为重更有浮在溺面如猪脂，此精不禁，真元竭矣。"指出消渴病久，可以出现精关不固，膏脂精微流出。

（2）现代文献论述

1）对于尿蛋白的理解

中医认为糖、蛋白和精液等属于精微物质，而汗、大便、小便属于糟粕废物，精微物质当敛藏宁谧，糟粕当及时、准时排泄。精微物质与两个脏器有关，即脾肾，因为脾主升清散精，也就是把精微物质上输心肺，营养周身，若脾不能散精，或脾气下陷，就会出现精微下注，尿中出现蛋白。其次，肾司二便，固摄精微，若肾气虚，肾精亏虚，或肾阴虚以及肾阳虚都可以导致精关不固，所以《诸病源候论》有"劳伤肾虚，不能藏于精，故因小便而精微出也"。

2）DN 的定位

DN 是在糖尿病的基础上形成的，在肾病症状尚不明显的情况下，主要按照糖尿病的方法进行定位和治疗，当出现肾脏表现时方按照肾脏病变进行治疗而兼顾糖尿病，此时应该根据肾病的轻重分期分段进行治疗。T2DM 定位在脾和肾，涉及心、肝、肺，当出现肾病时，病位在肾，而涉及肝脾等脏器，病情变得异常复杂，因此，DN 应明确脏腑定位。另外，在糖尿病时期，只有内生或兼夹第二病理产物，损害肾脏，才是导致肾脏病变的直接因素，此时可以牵涉全身整个微血管或大血管系统。中医学定位 DN 在"肾脏络脉"。肾有肾阴、肾阳、肾气、肾精等之分，DN 开始损伤肾阴，日久肾精、气、阳均衰，水湿浊毒内聚，形成 DN 的多样性。

3）DN 的定性

DN 具有糖尿病的特征，同时也具有肾病的特征，到后期主要是肾病的特征，T2DM 具有两种不同类型的体质，超重或肥胖类型的 T2DM 病性为标实本虚，以标实为主，兼有本虚，"肥者令人内热，甘者令人中满"主要为实证；正常或消瘦类型的 T2DM 主要为本虚，也可兼有标实，"五脏皆柔弱者，善病消瘅"，主要为虚证。当发展成 DN 时，病性会由实转虚，病变的脏腑也会发生转移，T2DM 病在脾肾，以脾为主，到 DN 病在肾脾，以肾为主。病变演变过程中，病性变得虚中夹实，实中夹虚，寒热并见，多个脏腑并病，疾病显得复杂难治。一般而言，糖尿病并发心、脑、下肢血管病变等大血管病变，属于血脉病变，糖尿病并发肾、视网膜等微血管病变，属于络脉病变。按照以往中医的治疗方法和研究经验，认为 T2DM 多属气虚，兼有阴虚，气虚多为脾气虚，阴虚多为肾阴虚。

4）DN 的病理因素

DN 的病理因素，既与糖尿病相同，又不完全一致，笔者基于《黄帝内经》中膏人

"纵腹垂腴"的特点以及古人"津液黏稠，血为之浊"的论述，提出了"膏浊"致病的理论，认为血脂异常，尿酸增高，血糖升高，以及血小板、纤维蛋白原等之增高，统统称为浊，膏入血为浊，浊沉积变膏，血脂异常为浊邪的代表，浊是介于膏和痰之间的一种物质。由于 T2DM 约 85% 的患者肥胖或超重，90% 伴高血压或血脂紊乱，肥胖和血脂异常都是病理因素，因此，T2DM 致病因素可归属于"膏浊"的范畴。由浊沉积生痰，由痰变瘀，痰瘀均可生热，甚至化火成毒，形成痰浊、浊瘀、痰瘀、痰热、瘀热、浊毒、瘀毒等各种病理因素，诸多因素可以相互搏结为病，而其中膏是根本，浊是前提、是基础，在此基础上变生痰瘀、浊瘀等阻滞或受伤肾络，出现肾小球硬化等病理改变。而对于消瘦或中等体型的 T2DM，主要在阴虚的基础上产生血瘀，也就是阴虚血瘀，"血行不利，脉络瘀滞"，但血瘀贯穿于始终，是 DN 及其他血管并发症发生发展的病理基础。"久病入络""久病多瘀"甚至"久病必瘀"，对于 DN 正属合拍，所以，有学者提出 DN 为"络脉癥瘕"，或"络脉瘀阻，津液痰聚""络息成积"，从微观和络病的角度认识 DN，使 DN 得理解进一步深化和具体化。T2DM 合并痰瘀或在 T2DM 基础上导致痰瘀，痰瘀在血管内沉积是糖尿病血管并发症发生发展的关键病理因素，其基本途径是：膏→浊（湿）→痰→瘀→热→火→毒。DN 主要是各种病理产物在肾脏沉积，损伤肾脏，肾络阻滞，精微外泄所致。

5）控制 DN 的常见药物分类

①补气类药物：生黄芪、西洋参、生晒参、太子参，可以根据气虚的程度适当选用。②养阴类药物：生地黄、麦冬、玄参、玉竹、石斛、女贞子、旱莲草，可以根据阴虚程度和部位选用。③滋补肝肾类药物：枸杞、山药、山萸肉、茺蔚子、楮实子等，根据肝肾亏虚的轻重选择。④温补肾阳类药物：菟丝子、补骨脂、淫羊藿、巴戟天、肉桂、制附子等，一般采用温润的药物。⑤活血化瘀类药物：丹参、当归、益母草、川芎、桃仁、红花、泽兰、鬼箭羽等，可以根据瘀血的程度选择 1~2 种。⑥活血通络类药物：路路通、王不留行、水蛭、土鳖虫、蜈蚣、地龙等，这类药物有通肾络、改善肾脏微循环的作用，但作用途径和力量不同。⑦清解肾毒类药物：蒲公英、连翘、黄柏、鱼腥草等，在正确使用其他类药物时可以适当加入以提高疗效。⑧清热凉血类药物：丹皮、赤芍、大黄等，可以清解肾脏瘀热，有助于养阴药物发挥疗效。这些种类的药物可以相互配合使用，针对证候或病机，以某一类或两类药物为主，其他类型的药物为辅佐，形成基本的药物配伍或组合。

6）DN 证候学研究

刘喜明等对 13 篇糖尿病肾病文献的中医辨证分型进行荟萃分析发现，脏腑分型中以肾虚为主共 671 例，占 84.5%，与其他脏腑比较存在显著性差异（P<0.005），其次是肝虚证和脾虚证。脏腑符合虚证以肝肾两虚、脾肾两虚居多，分别占 45.01% 和 30.10%，与其他各型存在显著差异（P<0.01）。阴阳气血虚损证以阳气不足和阴虚为主，符合虚损以气阴两虚证为主，与其他分型存在显著性差异（P<0.001）。结果提示整个分型以肝肾气阴两虚和脾肾阳虚、肝肾阴虚为主，并且糖尿病肾病的分型具有以肾虚为中心，相关脏腑阴阳气血复合虚损的特点。提出糖尿病肾病分型应结合西医分期，采用脏腑阴阳复合虚证治疗方案。

三、糖尿病早期肾病控制方案的构建思路与方法

糖尿病早期肾病控制方案的构建立足于以下几个方面：①中医证候学特征；②从大量临床报道中提取常见的治疗方法和药物；③对常见药物进行精细分类并研究作用特点；④临床实际用药经验；⑤年龄与性别；⑥兼夹疾病情况。

因此，糖尿病早期肾病定位在糖尿病肾病Ⅲ期，病机为气阴两虚兼夹血瘀或痰瘀，气虚以脾气虚为主，阴虚以肾阴虚为主，但有偏于气虚或阴虚的轻重，亦有气虚与阴虚并重。兼夹血瘀或痰瘀有隐性血瘀或显性血瘀的区别，隐性血瘀就是各种理化检查具有血瘀微观指标的异常，如纤维蛋白原和血小板凝聚性增高，眼底有出血点或出血斑等，显性血瘀有舌质和脉象的变化。基于此理念，笔者提出如下控制框架。通过对构建的控制方案进行验证研究，确立中医控制方案的时效性和作用特点，尤其是对 UAER 减少的力度和幅度，再优选出最佳方案，以便在临床推广应用。

（传承弟子刘喜明撰写）

第六节　从湿热瘀毒论治慢性肾脏疾病

慢性肾脏疾病是以原发性或继发性肾脏损伤为特征的一类疾病。水肿和小便异常是其主症，病情反复消长，缠绵难愈，多有免疫反应的参与。常见的疾病包括慢性肾小球肾炎、慢性间质性肾炎、IgA 肾病、肾病综合征、各种继发性肾病以及慢性肾功能衰竭等。慢性肾脏疾病属内科系统的难治性疾病范畴，其病程冗长，病证复杂，治疗较为棘手。在此类疾病的病理演变过程中，邪实方面早期往往以湿热为主要病机，晚期则以瘀热浊毒为主要病理因素，而从早期发病到晚期漫长的病理演变过程中，存在着湿热瘀毒互结这一共同的病理基础。因此，清利湿热瘀毒是慢性肾脏疾病的治疗大法，临床应用效果显著。兹择要介绍周仲瑛教授从湿热瘀毒论治慢性肾脏疾病的临床经验。

一、脾肾亏虚、湿热瘀毒互结为慢性肾脏疾病的主要病因

肾为先天之本，主水，先天禀赋不足或后天摄养不当，肾元亏虚则气化无权，水液停聚，进而易聚湿生热；脾为后天之本，主运化水湿，后天失养，脾失健运则水湿留恋，进而积湿化热。由于湿性黏滞，湿热最易阻滞气机，气滞则血瘀；加之脾肾两虚，推血无力，也易滞而为瘀。湿热与瘀血相互搏结，难解难分，蕴结日久则可酿生毒邪，从而形成湿热瘀毒互结的局面。前贤叶天士即常将湿热蕴结日久归属于"络脉中凝瘀蕴热""湿停阳瘀""瘀热久聚"等。

湿热瘀毒一旦形成并滞留于内，邪气嚣张，即可产生多种病理变化。①蛋白尿：湿热瘀毒留于体内，首先影响脾肾的统摄、封藏功能，脾不升清，肾关不固，精微下流则患者每有蛋白尿表现。②尿血：湿热瘀毒伤及血络，迫血妄行，或湿热瘀毒困脾伤肾，脾肾两虚，统摄无权，均可引起尿血。③水肿：湿热瘀毒内停，三焦气机壅滞，肺失通调，脾不运化，肾失开合，气化失常则可导致水液代谢失调而发生水肿。④高血压：湿热瘀毒久羁，灼伤肝肾之阴，肝阳上亢；湿热瘀毒停留，阻遏中阳，清阳不升，浊阴不降；湿热瘀毒阻滞气机，血脉壅塞不畅，阻力加大均可引起肾性高血压。⑤氮质潴留：湿热瘀毒留滞机体，病至后期脏腑体用受损，脾胃升降失司，清浊难分；肾不主水，膀胱气化失司，尿少尿闭，浊毒内蕴，形成氮质潴留，甚至出现下关上格之"关格"危候。

现代医学认为，肾小球疾病多属免疫介导类疾病，由于免疫复合物在系膜区和（或）毛细血管壁沉积，导致系膜细胞和系膜基质增生；以及补体活化，形成 C_5b_9 补体膜攻击复合物，致使上皮细胞受损。增生的系膜细胞和受损的上皮细胞释放出大量炎症介质以及活性氧、蛋白酶、细胞因子、生长因子、血管活性分子、细胞外基质等，肾小球基膜因此受到破坏而增厚，从而出现蛋白尿。免疫复合物沉积，系膜细胞和基质增生、基底膜增厚之病理变化可归于中医微观辨证之"瘀血"证；而补体活化，膜攻击复合物以及细胞因子、炎症介质的形成则属微观辨证之"湿热"或"热毒"之候。因此，可以说湿热瘀毒互结是慢性肾脏疾病的基本病机，也有着客观的生物学基础。

二、湿热瘀毒互结是慢性肾脏疾病的基本病理状态

慢性肾脏疾病的主要病理变化为脾肾亏虚，水湿留滞，日久化热入络，络热血瘀，湿热瘀毒胶结。湿热瘀毒是其反复难愈的主要病理因素，其主要临床表现为水肿反复发作，时轻时重，而且顽固难消；面色黧黑或晦暗，皮肤紫癜；腰痛部位固定，时作时止；尿有泡沫，蛋白尿反复发作；溺血有块，或镜下血尿持续；甚至也可出现烦躁不宁、神昏谵语，甚至发狂等神志异常的表现（尿毒性脑病）。舌质暗红或红紫，有瘀点或瘀斑，或全舌瘀紫，舌下脉络瘀阻；舌苔黄腻或干黄；脉细数、沉涩或沉实等。

从现代医学有关检测指标来看，患者多有血压、血脂、血糖、血尿酸升高；尿 FDP阳性；血流变学指标及凝血功能异常，血小板黏附和聚集性增高；肾活检病理可见肾小球节段/球性硬化、基质增宽、间质纤维化、球囊粘连等"微观癥积"表现。

三、清利湿热瘀毒为慢性肾脏疾病的治疗大法

各种慢性肾脏疾病尽管从西医学的观点来看，各个具体病种的病因、发病机理、临床特征等有所不同，但从中医学理论分析，各个病种的病变过程中都存在湿热瘀毒的共性病理环节，根据"异病同证同治"的原则，均可采用清利湿热瘀毒法进行治疗。

周仲瑛教授治疗此类疾病，常以《千金要方》犀角地黄汤、《医学心悟》萆薢分清饮作为基础方进行加减化裁。常用黄柏、大黄炭、萆薢、土茯苓、六月雪、丹参、鬼箭羽、泽兰、益母草、马鞭草、怀牛膝等组方。方中黄柏苦寒沉降，偏入下焦，清热燥湿之中，兼有泻相火、解热毒之长；大黄泻火解毒，凉血化瘀，炒炭入药不但可制其攻下伤正之弊，且兼有止血之长，尤宜于肾炎血尿的患者。二者合用，均有清热解毒之长，且同入下焦，一气一血，清化湿热瘀毒，用为君药。马鞭草味苦泄降，性凉清热，善于清热解毒，利咽消肿，兼能清利湿热，活血通经，散瘀利水；鬼箭羽苦辛行散入血，既能破瘀散结，又善活血消肿，凉血祛瘀；萆薢、土茯苓、六月雪均有清利湿热浊毒之长，兼能通利血脉，且萆薢偏于泌清浊、土茯苓偏于解湿毒、六月雪偏于凉血热，各有专长，故一并用为臣药。佐以丹参专入血分，凉血化瘀；泽兰、益母草活血利水。怀牛膝补益肝肾，利尿通淋，标本兼治的同时，又有引药下行之长，故用为使药。诸药合用，具有清热而不凝涩，利湿而不伤阴，化瘀而不动血，解毒而不伤正的特点，可广泛用于慢性肾脏疾病以湿热瘀毒内结为主要证候表现的患者。

四、清利湿热瘀毒与其他治疗方药的配合运用

清利湿热瘀毒虽为慢性肾脏疾病的治疗大法，但慢性肾脏病涉及病种范围多，证候多变，病程中尚可出现风毒上受、火热炽盛、气血失调、浊瘀阻闭、脾肾两虚等多种病理变化，临证需审其主次偏重，合理配合运用祛风解毒、清热凉血、调气和血、化瘀泄浊、补益脾肾等方药，方能进一步提高疗效。

1. 与祛风解毒法的配合应用

常用于慢性肾脏疾病因风邪热毒从口鼻而入，壅结咽喉，内犯于肺；或肌肤患有疮痈，风湿热毒从皮毛外侵，壅遏肺卫，内及三焦，导致慢性肾脏疾病急性发作的情况，临

床上常继发于感冒、喉蛾、丹痧或皮肤湿疹之后。若风热毒邪上受，咽喉肿痛，周仲瑛教授常在基础方中加银花、连翘、一枝黄花、荔枝草、土牛膝、板蓝根清热解毒利咽；若风遏水阻，颜面肢体浮肿明显，常酌配麻黄、苏叶、浮萍、桑白皮、车前草、白茅根利尿消肿；若湿热毒邪浸淫，身发疮痏，常配紫花地丁、蒲公英、野菊花、河白草、地肤子、苦参利湿解毒。

2. 与清热凉血法的配合应用

常用于慢性肾脏疾病因火热内炽，湿热下注，灼伤阴络；或气火及血，迫血妄行而致的肉眼或镜下血尿、或肌肤散发紫癜为主的病症，临床上常见于 IgA 肾病、过敏性紫癜性肾炎、狼疮性肾炎等。若血热炽盛，紫斑红赤明显，周仲瑛教授常加水牛角片、丹皮、赤芍、黑山栀、紫草凉血化瘀解毒；若下焦湿热明显，小便短赤，余沥不尽，可加滑石、萹蓄、瞿麦、荔枝草、石韦、冬葵子清利湿热；若血热阴伤，血尿顽固难消，酌加生地黄、女贞子、旱莲草、地锦草、苎麻根、白茅根凉血养阴止血。

3. 与调气和血法的配合应用

常用于慢性肾脏疾病肾性高血压气血失调证的头晕头胀、肢体窜痛或顽麻等症的治疗。若风阳上扰，血瘀络痹，症见头目眩晕，或血压长期居高不下，周仲瑛教授常加天麻、川芎、白蒺藜、僵蚕、地龙、红花平肝息风，活血通络；若肝肾阴伤，水不涵木，而见腰膝酸软、头晕耳鸣，酌加枸杞、制首乌、桑寄生、菊花、白蒺藜、磁石滋补肝肾，养阴息风；若气滞络瘀水停，症见肢体拘胀或麻木明显，可加天仙藤、路路通、鸡血藤、地龙、全蝎调和气血，通络利水。

4. 与化瘀泄浊法的配合应用

常用于慢性肾功能衰竭"湿浊瘀阻"证的治疗。病由肾病久延，脾失转输，肾失司化，湿浊内聚，或水毒潴留，瘀阻肾络，浊阴上逆，侮脾犯胃。若湿浊困脾，症以纳差食少为主，周仲瑛教授常加藿香、苍术、白蔻仁、砂仁、苏梗芳化湿浊，醒脾和胃；若湿浊化热，壅滞中焦，胃气上逆，症以恶心呕吐为主，可加黄连、苏叶、竹茹、陈皮、旋覆花、代赭石、法半夏、茯苓，另饲玉枢丹和胃降逆；若湿浊聚集成痰，痰瘀蒙神，症见神昏，反应迟钝，可加郁金、石菖蒲、远志、天南星、猪牙皂，另饲苏合香丸化痰开窍；若浊瘀阻闭，膀胱气化失司，症以尿少尿闭为主，可加制附子、沉香、台乌药、炮山甲、泽泻、车前子、琥珀理气化瘀利尿。

5. 与补益脾肾法的配合应用

常用于慢性肾脏疾病经年不愈或反复发作，脾气虚弱，转输无权，或肾元亏损，精失封藏之证。若以脾气虚弱，身倦乏力为主，周仲瑛教授常加黄芪、党参、炒白术、山药、茯苓、炒薏苡仁健脾化湿；若以肾阳不振，畏寒怕冷为主，可加制附片、肉桂、淫羊藿、菟丝子、补骨脂温阳补肾；若以精气亏虚，腰酸、耳鸣为主，可加熟地黄、山萸肉、山药、鹿角片、巴戟肉、苁蓉、当归滋补精血。

另外，慢性肾脏病临床上常大剂量使用激素、环磷酰胺、吗替麦考酚酯等免疫抑制剂及细胞毒药物，均可耗伤人体正气，易造成气阴两伤。同时，在慢性肾脏疾病治疗过程中，选方所用清利湿热之品也易有伤阴之嫌。因此，周仲瑛教授在慢性肾脏病治疗中还常根据具体情况，在基本方中酌情配伍太子参、潞党参、玉竹、西洋参、北沙参、石斛、麦冬等益气养阴之品。

五、医案选录

吕某，女，19 岁。

2007 年 6 月 28 日初诊：患者于去年 4 月感冒后，发现下肢浮肿，在他院检查诊为慢性肾炎。服雷公藤制剂 1 年，出现月经紊乱，且常易感冒。自诉双腿肿胀，下午加重，口干咽痛，尿黄多沫，腰酸，舌质暗红，舌苔黄薄腻，脉细。尿常规示：蛋白（+++），隐血（+++）。24 小时尿蛋白定量 1.01g。此乃气阴两虚，下焦湿热瘀阻。治当益气养阴，清利湿热瘀毒。处方：南、北沙参各 12g，生地黄 12g，麦冬 10g，太子参 12g，玄参 10g，金樱子 15g，芡实 12g，土茯苓 25g，六月雪 25g，荔枝草 15g，石韦 15g，大蓟 20g，生黄芪 20g，汉防己 12g，黄柏 6g，益母草 12g，地锦草 15g，鬼箭羽 15g，大黄炭 5g。

2007 年 7 月 19 日二诊：药后下肢浮肿减轻，尿沫减少，但仍尿黄，久坐腰痛，稍有咽痒。苔薄黄腻质暗红，脉细。尿常规示：隐血（+），蛋白（+）。初诊方加一枝黄花 15g，鹿衔草 15g，老鹳草 15g。

之后以上方为主，稍事加减，至 2007 年 9 月 6 日诸症俱减，尿常规检查无异常。续以初诊方加老鹳草 15g，鹿衔草 15g，菟丝子 15g，淫羊藿 10g，以进一步巩固疗效。

按语：本例慢性肾炎患者，因外感发病，迁延年余，久病多虚。肺气亏虚，卫外不固，则常易感冒。肾元受损，封藏失职，则症见腰酸，大量蛋白尿。肺肾两虚，上不宣发，下失蒸化，则下肢浮肿明显。从脉细、咽干、尿黄来看，已兼有阴伤表现；从舌暗红苔黄腻、咽痛来看，证属湿热瘀毒蕴结。治当益气养阴，清利湿热瘀毒，标本兼治。方中在用生黄芪、太子参、沙参、生地黄、麦冬、玄参益气养阴，芡实、金樱子固摄精气的同时，重用土茯苓、六月雪、黄柏、大黄炭、鬼箭羽、益母草，并加荔枝草、石韦、大蓟、防己、地锦草清化湿热瘀毒。祛邪扶正，攻补兼施，双管齐下。由于辨证准确，用药精当，终使年余之顽疾，病情得到明显缓解。

（传承弟子郭立中撰写，周仲瑛指导）

第七节　益气温阳活血法辨治原发性血小板增多症

一、病例介绍

李某，女，30岁。

2003年5月27日初诊：患者于2003年3月突觉胸闷，呼吸困难，稍有心慌，至南京市鼓楼医院经骨髓检查确诊为原发性血小板增多症，并见骨髓纤维化，血小板最高为$1300×10^9/L$，住院服用羟基脲0.5g，2次/日，注射干扰素1个月，仍难控制，1周须行2次血小板去除术。近2个月来月经逐渐减少，现1天即净，色暗黑，有块，经常形寒，怕风，胃寒腰冷，大便每日2~3次，成形，食纳良好，厌油腻，舌质暗红，苔薄黄腻，脉细。辨证：阳气不足，瘀血内阻。治法：温阳益气活血。处方：生黄芪20g，当归10g，赤芍10g，川芎10g，桃仁10g，红花6g，泽兰15g，炙水蛭5g，鬼箭羽20g，川牛膝10g，熟地黄10g，山茱萸10g，炙桂枝10g，砂仁（后下）3g。

2003年6月3日二诊：因查血小板为$850×10^9/L$而作分血治疗，近日查血小板$420×10^9/L$，已停用羟基脲，因注射干扰素反应较大，难以继续用药。现症：头胀胸闷均缓解，自觉舒适，食纳不佳，半月来体重下降3.5kg，气短，苔薄黄微腻，脉细。治从前法，加强温阳活血。处方：初诊方加鹿角霜10g，淫羊藿10g，炒谷芽、炒麦芽各10g，鸡血藤15g。

2003年6月24日三诊：查血小板$676×10^9/L$，白细胞$410×10^9/L$，再服羟基脲0.5g，2次/日，气短不能多言，稍有胸闷，呼吸困难不重，头晕，怕冷，尿频，食纳尚可，睡眠好，月经过期6天不潮，舌质暗有齿印、苔薄腻色黄，脉细。治从益气温阳活血。处方：党参15g，鹿角片10g，枸杞10g，丹皮10g，丹参15g，怀牛膝10g，淫羊藿10g，补骨脂10g，山茱萸10g，菟丝子15g，怀山药15g，砂仁（后下）3g，熟地黄10g，鬼箭羽20g，炙水蛭6g，肉桂3g，生黄芪25g，当归10g。

2003年7月3日四诊：复查血小板已控制在正常范围，白细胞$3.5×10^9/L$，停用羟基脲后血小板计数稍有波动，经潮，欠畅，稍有头痛，胸闷气短，二便正常，怕冷已不明显，舌质暗红，苔薄黄腻，脉细。仍从前法巩固。其后一直以此法治疗，病情控制平稳，血小板波动在$200×10^9/L$~$700×10^9/L$之间。

二、体会

原发性血小板增多症系骨髓增生性疾病，属于髓系的克隆性疾病，其特征为骨髓中巨核细胞过度增生，血中血小板数量异常增多，并可伴有质量异常。临床以持续性血小板增多，伴自发性皮肤黏膜出血、血栓形成、脾脏肿大为特征。本病的治疗，西医常以骨髓抑制剂如羟基脲、甲异靛、白消安等抑制和减少血小板生成，或予干扰素，或施血小板单采，或予抗血小板功能药物如阿司匹林、潘生丁等。周仲瑛教授根据四诊结果，认为该患者气虚、阳虚症状突出，肾主骨生髓，现代医学认为血小板增多使血液黏度加大，易于形成血栓，且患者舌质暗红，归属于中医的血瘀证，故采用益气温阳活血法治疗本病。方中党参、生黄芪益气，鹿角片、淫羊藿、补骨脂、菟丝子、肉桂温阳，川牛膝、熟地黄、山茱萸、枸杞等补肾，当归、赤芍、川芎、桃仁、红花、泽兰、炙水蛭、鬼箭羽等活血化瘀。本病的中医传统治疗以活血、破血、逐瘀为主，或用清热解毒，或用化痰逐湿。但普遍认为益气温阳之品刺激骨髓造血组织增生，增加血细胞数，在该疾病治疗当中属相对禁忌之品。而本病例却用益气温阳之品降低了血小板数，抑制了骨髓巨核细胞增生，推断可能是本方具有调节造血微环境或造血刺激因子的作用。本医案进一步表明，辨证论治才是运用中医药治疗疾病的根本法则，只有辨证准确，才能收到显著疗效。

（传承弟子杨月艳撰写，周仲瑛指导）

第八节 从风痰瘀论治颅内炎性肉芽肿致头痛

周仲瑛教授临床辨治倡导审证求机，重视病机辨证，针对复杂难治疾病采用复法立方，据此辨治颅内肿瘤百余例，每多获效。笔者有幸跟师多年，兹撷取周仲瑛教授治疗颅内炎性肉芽肿导致顽固性头痛验案 1 则介绍如下。

一、病历摘要

陆某，男，37 岁。

第一阶段诊疗：

2006 年 5 月 29 日初诊：患者 2005 年 11 月初出现复视，2 个月后出现头痛、恶心、呕吐、饮水量多，先后在多家医院检查，上海五官科医院活检病理提示：慢性肉芽肿性炎。行手术治疗，病灶未能完全切除，后遗左目失明。转而求治于上海华山医院，先后多次行头颅 MRI 检查提示：双侧海绵窦及鞍区异常信号，符合双侧海绵窦炎。曾使用多种抗生素及激素治疗无效，病情逐渐加重，出现双目失明，左耳失聪，右耳听力下降，血压升高。就诊时患者头额疼痛，恶心，饥不欲食，手足心热，夜晚出汗，尿黄，口不渴，大小便尚调，面黄不华，两侧瞳孔扩大。舌质紫，苔淡黄，有瘀斑，舌体右歪，脉细弱。辨证：风痰瘀阻，上扰清空，肝肾亏虚，清阳失用。治法：祛风化痰散瘀为主，兼以滋肾养肝。处方：天麻 10g，川芎 10g，葛根 15g，制白附子 10g，炙僵蚕 10g，制南星 10g，白毛夏枯草 10g，炙全蝎 6g，露蜂房 10g，石菖蒲 10g，川石斛 10g，枸杞 10g，泽漆 15g，海藻 10g，白薇 15g，天花粉 10g，炮山甲 9g（先煎），泽兰 15g，泽泻 15g，炙蜈蚣 4 条，法半夏 10g，陈皮 6g，炒六曲 10g。21 剂。每日 1 剂，水煎服。

2006 年 6 月 19 日二诊：患者头额疼痛有所减轻，汗出减少，手足心热亦减，口中渗水，开始进食但仍有恶心，尿黄。舌质暗红，苔薄黄腻，脉细弱。初诊方去川石斛，改川芎 15g，制南星 15g，加熟大黄 6g，桃仁 10g，制川乌、制草乌各 6g。14 剂。

2006 年 7 月 3 日三诊：患者近来头痛基本缓解，但有昏胀不舒，进餐时先呕吐反出，然后方能进食，干咳咽痒，夜晚流涎，寐差，大便 2 日一行。舌质暗红，苔薄黄腻，脉细。6 月 19 日方改法半夏 15g，加蔓荆子 10g，龙胆草 5g。18 剂。

2006 年 7 月 20 日四诊：患者近来头痛持续不休，痛甚呕吐，大便细，每日 1~2 次，量少色黄，双目失明，寐差。左耳失聪，右耳听力改善。怕冷，三伏天需穿羊毛衫。舌质暗，苔薄黄腻，脉沉细。仍从风痰瘀阻，清阳失用治疗，寒温并用，升降同调。处方：制白附子 10g，制南星 15g，炙僵蚕 10g，炙全蝎 6g，炙蜈蚣 3 条，制川草乌（各）6g，细辛 4g，川芎 15g，石菖蒲 10g，露蜂房 10g，桃仁 10g，熟大黄 6g，生黄芪 20g，泽兰 15g，泽泻 15g，炮山甲（先煎）10g，泽漆 15g，葛根 15g，鹿角片（先煎）10g，陈皮 6g，竹茹 6g，代赭石 20g。18 剂。

2006 年 8 月 7 日五诊：患者近来头痛逐渐缓解，夜晚进餐后恶心欲吐，寐差，大便偏干，2~3 日一行，睡眠中口中流涎。舌质暗，苔黄腻，脉细。7 月 20 日方改熟大黄 9g，加炒牛蒡子25g，炒延胡索15g，去鹿角片。10剂。

第二阶段诊疗：

2012年9月13日初诊：前诊药后患者头痛缓解至今6年。今年9月6日起头痛又作，痛在右侧头角，连及颜面牙齿，两目发胀，听力减退，右腿稍麻。舌质暗，苔淡黄薄腻，脉细。病机当属风痰瘀阻，清阳不用。仍先予治标以缓急。处方：天麻10g，川芎15g，葛根15g，蔓荆子10g，夏枯草15g，白芷10g，炙全蝎5g，炙僵蚕10g，制白附子10g，制南星12g，炙蜈蚣3条，生黄芪15g，白蒺藜10g，苦丁茶10g。21剂。

2012年9月27日二诊：患者药后头痛减轻，但尚难稳定，21日剧痛发作一次，两目发胀，寐差，彻夜不眠。初诊方加蝉衣5g，赤芍10g，夜交藤20g，改制白附子12g。45剂。

2012年11月1日三诊：患者近期失眠，自用枣仁泡茶饮后，诱发头痛，3日不解，停药后痛平。刻下：彻夜难寐，头部不舒，大便有便不尽感，口不干。舌苔黄薄腻，脉细。将2012年9月13日方去黄芪，加夜交藤20g，柏子仁10g，知母10g，牡蛎（先煎）25g、泽泻12g。35剂。

2012年12月6日四诊：患者头痛缓解，右头角侧卧有压痛，睡眠仍不佳，大便费力难尽。舌质暗红有裂，苔黄薄腻，脉细。2012年9月13日方去黄芪，改制白附子15g，制南星15g，加熟大黄6g，细辛4g，制川乌6g，制草乌5g，夜交藤25g。28剂。

第三阶段诊疗：

2014年11月27日初诊：前诊药后患者头痛缓解至今2年，此次头痛再发1月。左侧偏半头痛，头额颜面麻木，夜难入寐。舌质暗，苔黄腻少津多裂，脉细。病机归纳为风痰瘀阻，清阳失用，肝肾下虚。标急从权。处方：制白附子15g，炙僵蚕10g，制南星15g，炙全蝎6g，川芎15g，葛根15g，川石斛10g，法半夏10g，熟大黄6g，细辛4g，制川乌、制草乌各5g，炙蜈蚣3条。14剂。

2014年12月11日二诊：患者头痛不减，诱致呕吐，痛在头额、右颊、后脑，右目无力睁开。舌质暗紫有裂，苔淡黄薄腻，脉细兼滑。BP 230/180mmHg。病机为风痰上扰，瘀阻清空。2014年11月27日方去川石斛，改炙僵蚕15g，法半夏12g，细辛5g，加天麻10g，夏枯草15g，白芷10g，生石膏（先煎）20g、苦丁茶10g。14剂。

2014年12月25日三诊：上方服用7天，头痛方平，右侧头角眉棱稍有麻感，右目似有蚁行感，二便正常，口不干，寐差。舌质暗红，苔黄薄腻，脉细。BP 220/140mmHg。2014年12月11日方加野菊花15g，罗布麻叶30g，泽兰、泽泻（各）12g，川牛膝12g。14剂。服药后头痛又复缓解，停药至今。

二、讨论

颅内炎性肉芽肿是一种由细菌、结核杆菌、寄生虫等引起的慢性炎症形成的结节状病灶，主要由巨噬细胞增生形成，边界清楚，该病临床少见，治疗棘手。本案患者经手术治疗，病灶未能全部切除，多种抗生素及激素治疗乏效，故转而寻求中医治疗。前后治疗病程近十年之久，其间经历三次反复，2012年第二阶段就诊之时，患者前五诊病例已散失，经过对保留的电子病例比对后，发现6年前与6年后周仲瑛教授诊疗思路一致。在病历散失的情况下，周仲瑛教授遵循中医理论指导，均按"风痰瘀阻，肝肾亏虚，清阳失用"为主治疗，三个阶段均获效，体现了辨证论治的可重复性，为中医循证医学提供了可靠的依据。

1. 中医"头痛"诊断明确，病机以风痰瘀阻为要

根据患者临床表现，当属中医"头痛"之"内伤头痛"范畴，其病因复杂，可涉及西医颅内、颅外多种病变。周仲瑛教授初诊时根据患者头痛、失明、失聪、夜晚出汗、饥不欲食、尿黄、手足心热，一过性高血压，结合舌脉，将病机归纳为风痰瘀阻，上扰清空，肝肾亏虚，清阳失用，其核心病理因素不外风、痰、瘀三者。前人有谓"高颠之上，唯风可到"，风夹痰瘀阻滞窍络，互为胶结，不通则痛，治疗当以祛风化痰、消瘀散结为主，重在治标，兼顾其本，周仲瑛教授初诊选用大芎丸（《圣济总录》）、牵正散（《杨氏家藏方》）、白薇煎（《春脚集》）为基础方，祛风、化痰、行瘀，合制南星、白毛夏枯草、露蜂房、葛根、石菖蒲、泽漆、海藻、炙蜈蚣祛风止痛，化痰开窍；"血不利则为水"，予以白薇煎合泽泻行血络，通瘀透邪，兼以利水，控制颅内压，减轻脑水肿；配伍石斛、枸杞、天花粉养阴；法半夏、陈皮、炒六曲理气和胃止呕。药后即见症状减轻。在其后治疗过程中，若头痛剧烈，选用全蝎、僵蚕、蜈蚣、蜂房等虫类药物搜剔通络止痛；因火热内郁，阳不外达，寒热杂见，予白薇、熟大黄、生石膏、制川草乌、细辛、鹿角片等寒热并用；若清阳不用，加生黄芪、苦丁茶、蔓荆子等益气升清，清利头目；如阴阳失交，睡眠欠佳，增夜交藤、柏子仁、知母交通阴阳，养心安神，泻火除烦；如肝阳上扰清空，血压高，用野菊花、罗布麻叶、泽兰、泽泻、川牛膝平肝泻火降压。

2. 变法制胜，寒热并用，升降同调

对于病机复杂的难治性疾病，单一治法或常法往往不效，周仲瑛教授善于采用变法，在祛风化痰散瘀的基础上，通过寒热并用、升降结合，使壅塞之气血恢复流通，通则不痛。如第一阶段的第四诊时，患者出现病情反复，周仲瑛教授及时转方，常法基础上加用辛热燥烈之川草乌、细辛，甘大寒之石膏，与苦寒之大黄，温热之制川乌、草乌、细辛等药物温清并用，寒热同调，头痛方平。同时，通过调节脏腑气机之升降，调气活血，也可增强疗效，如大黄苦寒趋下，川牛膝引血下行，川芎辛温升散、上行头目，升降并用，则气血调和，止痛效佳。

3. 权衡标本，分清治病与治证的主次

"急则治标，缓则治本"是中医的基本治则。但如何把握标本缓急主次，则全在医者之临床体悟。周仲瑛教授擅长以病理因素为纲辨治急难疑重症，常言"治标重于治本""祛邪即寓扶正之意"，从另一个角度阐释了标与本的关系。本案虽为慢性久病，其本在肝肾，但病变在脑窍，每次就诊均以标实之头痛为急，故当以治标为主，兼顾其本。

本案西医诊断为颅内炎性肉芽肿，其病变性质为良性，但因其占位效应明显而引起颅内压增高，以头痛为主症。在西医治病无效的情况下，中医重点从证治之，审证求机，其头痛症状能获缓解，体现了治证与治病的辩证关系，也体现了中医临证辨治思路的灵活性。

（传承弟子方樑撰写，周仲瑛指导）

第九节　从瘀热论治特发性血小板减少性紫癜

特发性血小板减少性紫癜是由病毒、细菌、化学物质以及药物等引起，自身免疫性血小板抗体破坏血小板，从而导致血小板减少的一组疾病。临床表现为肌肤瘀斑、皮下出血点、牙龈出血、鼻衄、咯血、尿血、便血、女性月经量多等，患者甚则颅内出血，为临床疑难病证。兹择要介绍周仲瑛教授治疗特发性血小板减少性紫癜的学术经验。

一、病因病机责之阴伤气虚，瘀热血溢，血失归藏

根据特发性血小板减少性紫癜的临床表现，当属于中医学"血证""紫癜"范畴。《景岳全书·血证》云："血本阴精，不宜动也，而动则为病。血主营气，不宜损也，而损则为病。盖动者多由于火，火盛则迫血妄行；损者多由于气，气伤则血无以存。"又因心主血，脾统血，肝藏血，肾藏精化血，故病变责之心脾肝肾。历代医家认为其发病有火盛、血热、瘀血、阴伤、气虚、肝郁等不同病机。

周仲瑛教授认为本病病机多为肝肾亏虚，阴血不足；或脾肾气虚，统摄无权；同时均有瘀热内蕴，血溢脉外，血失归藏。瘀热致病因素贯穿疾病始终。周仲瑛教授在其专著《瘀热论》中针对出血性疾病提出瘀热血溢证，将瘀热血溢证的病理特点概括为4个方面：即因热致瘀或瘀郁化热，瘀热相搏，络损血溢；瘀热深蕴营血，伤阴耗血；多脏同病，部位广泛；瘀热内攻，易生他变。瘀热相搏，壅遏血脉，经脉损伤，而致出血。

二、治疗大法遵从止血、消瘀、宁血、补虚

清·唐容川《血证论》云："惟以止血为第一要法。血止之后，其离经而未吐出者，是为瘀血，既与好血不相合，反与好血不相能，……必亟为消除，以免后来诸患，故以消瘀为第二治法。止血消瘀之后，又恐血再潮动，则须用药安之，故以宁血为第三法。邪之所凑，其气必虚，去血既多，阴无有不虚者矣，阴者阳之守，阴虚则阳无所附，久且阳随而亡，故又以补虚为收功之法。四者乃通治血证之大纲。"周仲瑛教授治疗特发性血小板减少性紫癜借鉴《血证论》之学术思想，遵从"止血、消瘀、宁血、补虚"治血四法，同时又有创新。周仲瑛教授在《瘀热论》中针对出血性疾病瘀热血溢证，提出凉血化瘀之基本治疗大法。具体为清血分之热、散血中之瘀、解血分之毒和止妄行之血，并创立了治疗出血性疾病基本方药"丹地合剂"（水牛角、生地黄、丹皮、赤芍、大黄、山栀、煅人中白、紫珠草）。周仲瑛教授在长期临床实践中观察到，许多血小板减少患者病机本质在于瘀热阻络，正是由于络中瘀热阻滞，血液无法循于常道，溢于脉外而出于九窍，溢于皮下肌肤，停于脏腑，故治疗必当以凉血化瘀为基本大法，同时兼顾本虚及其他兼夹证情。周仲瑛教授同时提出治疗"血证"当概括为"塞流、澄源、固本"，塞流即先止血；澄源即消瘀宁血；固本即为补虚扶正。

三、按虚实阴阳、五型分治辨证论治

1. 瘀热相搏

临床表现为肌肤瘀斑、皮下出血点，色鲜红，出血量多，口鼻出血，或咯血，尿血或崩漏不止，多伴发热，身热夜甚，烦躁不安，口干欲饮，口咽糜烂，甚则神昏谵语抽搐，舌质红绛，脉细数。治法为凉血解毒化瘀，代表方为犀角地黄汤、丹地合剂。药用水牛角、生地黄、丹皮、赤芍、制大黄、山栀、煅人中白、紫珠草、肿节风、紫草、地锦草、凌霄花、生甘草等。

2. 阴虚血热

临床表现为肌肤瘀斑、皮下出血点，迁延难愈，牙龈出血，鼻衄甚则咯血，尿血或崩漏不止，面颧泛红，身热夜甚，盗汗失眠，手足心热，烦躁不安，腰酸耳鸣，口干欲饮，舌质红少苔，脉细数。治法为滋阴凉血，化瘀宁络，代表方为二至丸、茜根散。药用女贞子、旱莲草、生地黄、玄参、山萸肉、白芍、阿胶珠、茜草、水牛角、丹皮、白薇、功劳叶、石斛、花蕊石、生甘草等。

3. 气血两虚

临床表现为肌肤瘀斑、皮下出血点，迁延难愈，神疲乏力，面色萎黄，少气懒言，不思纳食，或便溏，舌淡有齿印，苔薄白，脉细弱。治法为益气养血，摄血化瘀，代表方为归脾汤、八珍汤。药用黄芪、党参、太子参、白术、茯苓、当归、熟地黄、白芍、鸡血藤、茜草、丹参、蒲黄、仙鹤草、红景天、花生衣、阿胶珠、炙甘草等。

4. 肝肾阴虚

临床表现为肌肤瘀斑、牙龈出血，或月经不调，形体消瘦，腰酸耳鸣，毛发枯燥，五心烦热，面色暗黑，舌质暗红少苔，脉细数。治法为滋补肝肾，兼以凉血化瘀，代表方为大补阴丸、六味地黄汤。药用龟甲、熟地黄、山萸肉、白芍、阿胶珠、制首乌、枸杞、菟丝子、石斛、山药、丹皮、紫草、肉苁蓉、女贞子、旱莲草、鹿衔草、茜草、景天三七。

5. 精亏阳虚

临床表现为肌肤瘀斑、皮下紫癜，迁延难愈，神疲乏力，面色无华，形寒肢冷，食少便溏，或月经不调，或阳痿不举。舌质暗淡苔白，脉沉细弱。治法为填精温肾固涩，兼以化瘀，代表方为右归丸、龟鹿二仙胶。药用鹿角胶、龟甲胶、熟地黄、山萸肉、山药、枸杞、菟丝子、杜仲、当归、肉苁蓉、淫羊藿、补骨脂、血余炭、仙鹤草、鸡血藤、茜草、景天三七、炙甘草。

四、病案举例

患者，女，28 岁。

2009 年 5 月 20 日初诊：1998 年患者出现鼻腔、牙龈出血，皮肤瘀斑反复发作。后诊断为"特发性血小板减少性紫癜"，曾用大剂量激素、免疫抑制剂等治疗，病情反复难愈。2009 年 3 月全身皮肤瘀斑、紫癜，化验 PLT 12×10^9/L，曾在当地医院使用大剂量泼尼松治疗 2 月余，PLT 仅升至 35×10^9/L，就诊时肌肤散见瘀斑，偶有齿衄，月经量多，神疲乏力，腰酸腿软，夜寐梦多，口干欲饮，二便尚调，舌质暗红，苔薄黄，脉细数。辨证：肝肾亏虚，阴血不足，血失归藏。治法：滋肾养肝，凉血化瘀。处方：生地黄15g，山萸肉10g，制首乌10g，白芍10g，黄精10g，阿胶珠10g，女贞子10g，旱莲草12g，地锦草15g，丹皮10g，肿节风20g，鸡血藤15g，茜草根10g，仙鹤草15g，血余炭10g，花生衣20g，炙甘草3g。每日1剂，浓煎，日服2次。上方连续服药2月余，停用激素治疗，皮肤瘀斑消失，无出血，月经正常，血小板逐渐上升至正常，2009年10月16日化验血小板计数 103×10^9/L。

2009年12月23日复诊：诸症已消，无出血及瘀斑，化验血小板计数 134×10^9/L，血甘油三酯及胆固醇增高。效不更方，继守原方加味，加山楂10g，决明子10g，泽泻12g以泄浊降脂。继续服药，临床随访观察中。

（传承弟子陈健一撰写，周仲瑛指导）

第十节　从瘀热血溢学说论治过敏性紫癜

周仲瑛教授提出"瘀热学说",深刻揭示了某些难治病临床辨证的特殊规律,丰富了中医学病因病机和辨证施治理论的内容。

瘀热证是由血热与血瘀互相作用形成的、具有新的致病因素特征的病理机制。瘀热的形成途径有外感和内伤两类。外感六淫化火,或温邪疫毒外侵,波及营血,或为气血壅郁,或为灼营耗液,血稠不畅,或为气血妄行,血溢脉外,留滞成瘀,即"离经之血便是瘀",两因相加,终致血热与瘀血相搏结,形成瘀热。外邪瘀热,多是由火致瘀。内伤致病,多属逆乱脏腑,气火偏盛,或因阴虚阳亢;或为五志化火;或为邪积化热;或为久病络瘀,内伤瘀热;或由因火致瘀;或因瘀血生热。总之,瘀与热是瘀热形成的病理基础。瘀包括血瘀和瘀血,临床表现为疼痛、发热、皮肤及黏膜的异常、积、肿块、出血;热为六淫病邪之一,临床表现为自觉或他觉的发热。在急性外感热病及某些内伤杂病(尤其是疑难病症)发展的一定阶段,血热与血瘀并见;而瘀热相搏证是指在急性外感热病或内伤杂病病变发展的一定阶段,火热毒邪或兼夹痰湿壅于血分,搏血为瘀,致血热、血瘀两种病理因素互为搏结、相合为患而形成的一种证型。鉴于目前许多学者将瘀热这一病机纳入"瘀热相搏"证,周仲瑛教授指出瘀热所致的病证多端,临床可见高热、血证、疫斑、昏迷、疫黄、癥积、厥脱等,如仅以瘀热相搏一证统之,恐有外延过大,内涵不清,缺乏针对性。为此,周仲瑛教授主张在"瘀热血证"门下列若干分证,如瘀热血溢证、瘀热阻窍证、瘀热水结证、瘀热发黄证等,从而使瘀热的不同病机、病证特点具体而明确,更利于辨证施治。

过敏性紫癜为一种常见的血管变态反应性疾病,因机体对某些致敏物质发生变态反应,导致毛细血管脆性及通透性增加,血液外渗,产生皮肤紫癜、黏膜及某些器官出血,可同时出现皮肤水肿、荨麻疹等其他过敏表现。本病多见于青少年,男性发病略多于女性,春、秋季发病较多,病因尚未完全阐明,不少患者很难确定具体的致病原因。已知病因为感染、食物及药物过敏,其他如药粉、尘埃、疫苗接种、农药、虫咬、接触苯、寒冷刺激、更年期以及精神因素等。本病临床可分皮肤型、关节型、腹型、肾型、混合型五型。

一、中医学对过敏性紫癜的认识

本病以反复发作性皮肤紫癜为主要临床表现,属于中医学"血证""斑疹""紫癜"范畴,又与"葡萄疫"及"肌衄"相似。

1. 历代对本病病因分析

饮食劳倦:《灵枢·百病始生》云:"卒然多食饮则肠满,起居不节,用力过度则络脉伤。阳络伤则血外溢,血外溢则衄血;阴络伤则血内溢,血内溢则后血。"指出饮食、劳倦因素可致出血,并言明出血乃络伤血溢所致。

伏邪发斑:巢元方又在《诸病源候论·温病发斑候》云:"夫人冬月触冒寒毒者,至春始发病，……毒气不散故发斑疮。又冬月天时温暖，人感乖戾之气未即发病，至春又被积寒所折，毒气不得发泄，至夏遇热，温毒始发出于肌肤，斑烂隐疹如锦文也。"明确指出伏邪引发紫斑。

火热炽盛：《丹溪手镜·发斑》谓："发斑，热炽也。舌焦黑，面赤，阳毒也。治宜阳毒升麻汤，白虎加人参汤。"认为发斑多由火热炽盛引起，如明代李梴《医学入门·斑疹门》曰："内伤发斑，轻如蚊迹疹子者，多在于足，初起无头痛身热，乃胃虚火游于外。"

外感六淫：明代陈实功将本病分为青紫斑、紫癜、葡萄疫等，在《外科正宗·葡萄疫》中云："葡萄疫，其患多生于小儿，感受四时不正之气，郁于皮肤不散，结成大小青紫斑点，色若葡萄，发在遍体头面，乃为腑症。邪毒传胃，牙根出血，久则虚人。初起宜服羚羊散清热凉血，久则胃脾汤滋益其内。"文中所述较为符合过敏性紫癜的病状，并且提出了致病因素和具体治疗的理法方药。

2. 历代医家对本病症状的描述

紫斑的形色泽：汉代张仲景《金匮要略·百合狐惑阴阳毒病脉证治》首次对皮肤发斑的形态、色泽进行了描述和分类，指出"阳毒之为病，面赤斑斑如锦文，咽喉痛""阴毒之为病，面目青，身痛如被杖，咽喉痛"即阳证发斑斑色紫红而鲜亮，阴证发斑斑色青紫而晦暗。

部位以下肢居多：清代《医宗金鉴》明确指出本病以下肢为多，如《外科心法·葡萄疫》谓"发于遍身，惟腿胫居多"。

预后：《诸病源候论·患斑毒病候》云："斑毒之病，是热气入胃，而胃主肌肉，其热夹毒蕴积于胃，毒气熏发于肌肉，状如蚊蚤所啮，赤斑起，周匝遍体。此病或是伤寒，或时气，或温病，皆由热不时歇，故热入胃变成毒，乃发斑也。凡发赤斑者，十生一死，黑者，十死一生。"指出发斑是由外感所致，斑赤者轻，黑色者重。这些描述均与过敏性紫癜相似。

3. 历代医家对本病病机的探讨

络伤血溢：《灵枢·百病始生》云："阳络伤则血外溢，血外溢则衄血；阴络伤则血内溢，血内溢则后血。""衄血""后血"与过敏性紫癜的皮肤黏膜出血及内脏出血相似。

血热妄行：《素问·六元正纪大论》谓："不远热则热至……热至则身热……衄衄……血溢血泄。"又如《济生方·吐衄》中云："血之妄行也，未有不因热之所发，盖血得热则淖溢，血气俱热，血随气上，乃吐衄也。"《丹溪手镜·发斑》谓："发斑，热炽也。舌焦黑，面赤，阳毒也。治宜阳毒升麻汤，白虎加人参汤。"描述了火热及血热妄行导致出血。

瘀血阻络：《血证论》云："且经隧之中，既有瘀血踞住，则新血不能安行无恙，终必妄走而吐溢矣。"指出了瘀血阻络，血液失其常道，而溢于脉外，导致出血。

气不摄血：《素问·示从容论》谓："夫伤肺者，脾气不守，胃气不清，经气不为使，真脏坏决，经脉傍绝，五藏漏泄，不衄则呕。"这便是后世"气虚不能摄血"理论的来源。

4. 本病的治疗原则

首推《血证论·吐血》提出之"止血""消瘀""宁血""补血"四大"通治血证之大纲"。

二、周仲瑛教授对本病的辨证论治观

周仲瑛教授认为，历代医家从不同侧面分析了疾病的特点与病机，对后世具有重要的指导意义，然而医之所治乃人与病之结合，人有阴阳之偏，病有虚实之分，人之所病所涉颇多，为多系统、多疾病之杂合，并非单一证候之表现，病机亦非单一，常为多种病机之复合。本病既非单一之"血热"，又非独立之"瘀血""血瘀"，故需综合立论，辨证是灵魂。为此创造性提出"复合病机学说"，本病虽有因虚致瘀，然火热病机占其大半，且气虚血瘀之后，又有因瘀生热，气郁化火之变，周仲瑛教授经反复临床实践，系统审证求机，创立瘀热学说，与单纯瘀血与血热不同，不是简单的"瘀血"加"血热"，而是瘀热互结的新的病机特征，瘀热相搏，胶结为患，致使病情复杂多变。结合本病"出血"特征，分入瘀热血溢证中，其治当以凉血化瘀为法。晋代《小品方》记载的芍药地黄汤和唐代孙思邈《千金要方》的犀角地黄汤为后世公认的凉血散血代表方，用于治疗多种出血、紫斑，广为流传。周仲瑛教授常以犀角地黄汤为基本方，方中犀角以水牛角代替，清热解毒、凉血止血为君药；生地黄滋阴清热、凉血止血，丹皮泻血中伏热、凉血散瘀为臣药；赤芍凉血和营、泄热化瘀为佐药。全方共奏清热解毒、凉血化瘀之功效，临证加减，每获良效。

三、重视复合病机学说，复合施治组合有序

周仲瑛教授在临证中强调"知常达变""药随证转"；重视病机动态变化，强调谨守病机，或取其方，或取其药，或取其义，灵活应用；以证为主，证病结合；尊重实践检验，及时修正方案。本病虽以凉血化瘀为基本法，但亦非固守不变，在"审证求机"基础上，形成了特色治疗用药。

1. 凉血止血

叶天士《温热论》云："入血就恐耗血动血，直须凉血散血。"提出了热入血分的治疗大法。方药中虽有犀角地黄汤凉血解毒止血，但对血热妄行重者，其凉血止血之力尚显不足，可加入紫草、玄参、茜草根、仙鹤草、白茅根、人中白等加强凉血止血之力。若出血甚时，又当急则治标。《血证论·吐血》谓："存得一分血，便保得一分命。"可佐加地榆炭、血余炭等炭类药，即所谓"红见黑即止"，以增加止血之力，并且不留瘀。用凉血止血药须注意两点：①在止血同时需防固涩留瘀，以免闭门留寇，而犯"实实之戒"。②单纯清热凉血往往加重瘀血阻滞，所谓"凡用清凉，须防冰伏，必佐活血通畅，恐凝滞气血"。

2. 活血化瘀

瘀血之因或因血热致瘀，或为"离经之血便是瘀"。唐容川《血证论》云："然既是离经之血，虽清血鲜血，亦是瘀血。"故于方中佐加丹参、赤芍、丹皮等活血之品。然本

方之中加用化瘀药亦寓有其他深意：①凉药易致瘀。叶天士云："热病用凉药，须佐以活血之品，始不致有冰伏之虞，益凡大寒大热病后，脉络之中必有推荡不尽之瘀血，若不驱除，新生之血不能流通，元气终不能复，甚有转为营损者。"②行血祛风。古人云："气行则血行，血行风自灭。"陈自明《妇人大全良方》又云："治风先治血，血行风自灭。"

过敏性紫癜多由风邪外袭肌表，影响脏腑气血所致，是故治血即是治风。但活血亦需注意：①凉血与化瘀需两法联用。吴又可所指"当咎在经瘀热，若专治瘀血误也"，若单纯活血化瘀又难以清解血分之热邪。②活血而不宜破血。本病多为瘀热血溢证，若以破血施之，反生出血不止，甚至出现亡血气脱之危象。

3. 疏风散热，助邪外达

"风能化火，火能生风"，风与火相互影响，紫癜往往有速发之风邪特征。周仲瑛教授常于方内加入祛风之苍耳草、浮萍、炒荆芥、防风、地肤子、白鲜皮、蝉蜕、炙僵蚕、蛇蜕等。其意有二：①风邪郁表，营血伏热，非风药不能透邪外出。②疏风透疹，使毒从表解。本病多有缠绵，其斑时隐时出，层出不穷，往往汗出症减，无汗瘙痒。故可借风药之走表，随汗而解。

4. 透热转气

叶天士云："入营犹可透热转气。""到气就可气营两清。"周仲瑛教授常于方中加入金银花、连翘之类。连翘清热解毒，能透肌解表，亦能泄化络脉之热；金银花善于清热解毒，两药芳香透达，轻宣透邪，合用能透营转气，使邪热转出气分而解。两药与君药配合，则增强清热解毒之功，与臣药合用养阴而透热于外。否则邪热进一步内陷，则有热闭心包或热盛动血之虑。

5. 清热解毒

程杏轩《医述》云："斑发于阳明。"阳明经热盛，毒热蕴结，迫血妄行，致血溢脉外，外发于肌肤而发紫癜。若阳明热甚，须当加强清热解毒之力。如黄宫绣《本草求真》云："其热不除，则血不止，其热既清，则血自安。"可酌加生石膏、知母清阳明气分热；栀子通泻三焦之火，导火热下行，使之从小便而去。若热毒甚，加五味消毒饮（金银花、野菊花、蒲公英、紫花地丁、天葵子）清解热毒；若有阳明腑实，可佐大黄以荡涤实热，若无腑实，可予熟大黄清腑泻热。

6. 结合现代医学观点

活血化瘀药如赤芍、丹皮、丹参等，能影响血流速度，降低毛细血管的通透性，减轻水肿，调整免疫功能，抑制或减轻变态反应性损害，抑制结缔组织代谢，防止肾脏纤维组织增生，促进病变的转化和吸收。祛风药如荆芥、防风、蝉蜕等，对炎症反应有明显抑制作用，荆芥还能降低毛细血管通透性，缩短出血时间，并有一定的抗过敏作用。蝉蜕也有免疫抑制和抗过敏作用；紫草、生地黄具有一定抗炎作用，并能抑制组胺引起的血管通透性增加；丹皮具有明显的抗变态反应作用。

7. 调摄宜忌

饮食忌发物，如葱、姜、蒜、海鲜、羊肉等，避免接触过敏原，注意休息，是防止疾病反复的重要措施之一。

四、验案举隅

患某，男，因饮食不当出现四肢皮肤紫癜，渐至全身皮疹，初时疹色鲜红，下肢为多，关节酸痛，但无红肿，就诊于某医，拟方犀角地黄汤以凉血止血。药后皮疹消退，后又发作，并见腹痛，大便不黑。学生疑惑，某医问道于周仲瑛教授，周仲瑛教授问其紫癜痒否，答曰痒，周仲瑛教授遂嘱加苍耳草 15g，紫草 15g，地肤子 15g，药后紫癜消退，腹痛消失，病愈。

按语：本例证属热入血分，血不归经，瘀热互结，法当凉血止血，活血退斑，方以犀角地黄汤凉血止血，解毒活血，如《温热论》云："入血就恐耗血动血，直须凉血散血。"药证合拍，故能取效。然疾病何以反复，而及于腑？此乃风邪未除，邪气循经入里，"脾风"是也。因"肺主皮毛""肺与大肠相表里"，风邪郁表，沿肺之表里经，下传入腑，气血不畅，不通则痛，而生腹痛。其治何以不重用活血理气止痛？乃因"风能化火，火能生风"，风邪郁表，营血伏热，非风药不能透邪外出，故于方中加苍耳草、紫草、地肤子，以凉血祛风，透邪外达。周仲瑛教授强调"审证求机""药随证转"，该病案抓了住疾病的核心，谨守病机，仅入风药而获奇效，可谓是神来之笔。周仲瑛教授之一病一方中往往体现多种学术思想，如本病的诊治过程中体现了"瘀热学说""审证求机""药随证转""复合病机论""复合施治论"，需要不断学习和体会。

（传承弟子季建敏撰写，周仲瑛指导）

第十一节 从瘀热辨治系统性红斑狼疮

周仲瑛教授以瘀热病机为核心，开展了多种急难病症的研究，认为瘀热是指瘀和热两种病理因素互相搏结、胶结和合所形成的具有新的特质的病理因素。其致病范围广，涉及外感、内伤，且多属急重、疑难之类。在多种内科难治病的病变过程中存在瘀热相搏这一共同的病理基础，因此瘀热学说有着普遍的临床指导意义。本文就周仲瑛教授从瘀热辨治系统性红斑狼疮（SLE）的临证思路与经验作一初步探讨。

一、系统性红斑狼疮的瘀热形成机制

与 SLE 相似的症状描述，首见于张仲景《金匮要略·百合狐惑阴阳毒病脉证治》中云："阳毒之为病，面赤斑斑如锦纹。""阳毒"不仅指证候属性，更指火毒是致病的主因。本病总由先天禀赋不足复加外感六淫、内伤七情所致，进而化生火毒而酿成瘀热。

本病好发于女性青春期及青壮年期，多与经、胎、产相关，先天禀赋不足是其发病基础。肝肾阴虚，阳气偏盛，阳盛则易内生火热；热伤营阴，耗灼津血，可致血涩不畅，滞而为瘀，瘀热相搏，胶结难化。五志过极，肝郁不达，气滞可致血瘀，气郁日久，又可化火，热与瘀相结，进一步阻塞气机、壅滞血络，终成瘀热相搏。如《重订广温热论》所言："血气郁蒸，无不生火。""因伏火郁蒸血液，血被煎熬而成瘀。"外感六淫之邪，壅于血分，郁而化毒。正如《医林改错·积块论》所云："血受热，则煎熬成块。"《瘟疫论》亦云："邪热久羁，无由以泄，血为热搏，留于经络，败为紫血。"热毒之邪消灼津液，津亏则血液稠黏，血行涩滞成瘀，或血受热毒煎炼而成血瘀，或因热毒迫血妄行，离经之血成瘀，即血"离络留而为瘀"（《临证指南医案》）。

总之，肝肾亏虚、阴血耗损为发病之本。阴血既耗，火热内起，化生风毒，毒热痼结，郁于血分；内郁之火，遇有日晒、情怀不畅、外感扰动，则热壅血瘀，瘀热相搏。瘀热或逼血妄行，或走窜经络，或郁结筋骨，或扰乱神明，种种变证由生。

二、系统性红斑狼疮的瘀热致病特点

瘀热是 SLE 病变过程中产生的病理因素，其致病特点主要表现为以下几个方面。

1. 缠绵难愈

瘀热互结，一阴一阳，如油入面，胶结难化，无形之热以有形之瘀血为依附，并相互搏结使邪热稽留不退，瘀血久踞不散，即所谓"热附血而愈觉缠绵，血得热而愈形胶固"（《温热逢原》）。瘀热痹阻经络、脏腑，久病不愈。

2. 多脏同病

血之流行，如环无端，无所不及。瘀热在血，随血流行，攻窜散漫，无处不到，易阻脏腑，易损经络。故表现为病位泛发，多症杂陈，主要与肾、肝、心、三焦等脏腑密切相关，可及肺、脾、脑、皮肤、肌肉、关节等全身各个部位。

3. 易致出血

血热内盛，迫血妄行；瘀阻血脉，血不循经，血热与血瘀相合，两者互为因果，更易致络伤血溢，在外表现为肌肤瘀点、瘀斑，在上表现为吐血、衄血，在下表现为便血、尿血。

4. 耗气伤津

瘀热如火之焚焰，如灯之汲油，既可导致阴血不足、津液匮乏，壮火又可散气、食气，导致元气的亏虚。故瘀热痹阻为患，易见神疲乏力、气短懒言、咽干口燥、潮热盗汗、舌红苔少、脉细数等气阴两虚之症。

三、瘀热痹阻的病机病证特点

瘀热痹阻是 SLE 活动期的基本病机。病情活动时常有发热持续不退，多属内伤发热，此乃瘀热搏结所致。瘀热互结，阻滞经络，浸淫筋骨，则关节肿痛；伤及血络，发于肌肤，则为皮肤红斑、疹点隐隐，或结节红斑、触之疼痛；瘀热郁而化火，循经上犯或下侵，则见口唇、下阴破溃。若瘀热深伏营血，势必内伤脏腑。瘀热壅遏，伤及肾络，则现尿血（血尿、蛋白尿），甚则导致肾气衰竭，表现为尿少、尿闭（肾功能障碍）；瘀热结于胸胁，"瘀血化水"（《血证论》），则胁下有水饮，咳唾胸痛（胸膜炎、肺炎）；瘀结胁下，湿热内蕴，表现为胁痛、腹胀、黄疸、胁下积块（肝炎、肝脾肿大）；瘀热上犯清窍，扰乱神明，出现谵狂（中枢神经系统的损害）；瘀热搏结不散，瘀血闭塞心窍，心营为热所动，心气为瘀所阻，则出现昏迷等重症。并呈现舌质深红、暗红或红紫，舌有瘀点、瘀斑，舌苔黄或焦黄，舌下脉络怒张，脉细数、沉涩、沉实等瘀热征象。

四、瘀热痹阻病证的基本治法及方药

1. 基本治法

SLE 以肝肾阴虚为本，瘀热、风毒痹阻为标，而瘀热痹阻是 SLE 病理机制中的重要环节，故凉血化瘀、祛风解毒是 SLE 活动期的基本治法。临床上以甘寒微苦、清解凉泄之药和辛苦微寒、散血消瘀之品同用，以凉解血分热毒、清热消瘀散血。通过凉血，可清解血分的火热，使其不至煎熬津血而成瘀；通过化瘀，可使热毒失去依附，不能与瘀血胶结而难解难清。两法合用，共奏清解血分火热、消散血中瘀滞的目的。同时根据证情，予以祛风、解毒，兼顾补益肝肾。在治疗时尚须注意凉血与化瘀的有机配伍。如果单纯清热凉血，往往会加重瘀血的阻滞，因为血得寒则凝。叶天士曾云："凡寒凉清火解毒，必佐活血疏畅，恐凝滞气血也。"而单纯活血化瘀又难以清解血分之热邪，热邪不除，瘀血难消。

2. 基本方药

凉血化瘀的常用主方为《千金要方》犀角地黄汤，常用主药有水牛角、生地黄、丹皮、赤芍、山栀、紫草等。方用水牛角、制大黄为君，水牛角功类犀角，味苦、咸，性寒，有清热凉血解毒之功。《陆川本草》谓："凉血解毒，止衄。"大黄味苦性寒，清热泻火，凉血逐瘀。《神农本草经》云："下瘀血，血闭寒热，破癥瘕积聚。"二药相合互补，更能加强君药的凉血化瘀作用。生地黄、丹皮、赤芍为臣，生地黄味甘性寒，入肝肾经，能滋阴清热，凉血止血，补益肝肾，通利血脉，除痹止痛。《神农本草经》曰："逐血痹，填骨髓。"《名医别录》云："生地黄为散血之专药。"《本草正义》谓："地黄散瘀是其特长。"丹皮泻血中伏热，凉血散瘀。《本草经疏》云："其味苦而微辛，其气寒而无毒，辛以散结聚，苦寒除血热，入血分，凉血热之要药也。"赤芍，味酸苦，性微寒，凉血活血、和营泄热。《神农本草经》谓："主邪气腹痛，除血痹，破坚积。"《名医别录》谓："散恶血，逐贼血。"三药相互协同，以增强君药的功效。佐以山栀，味苦性寒，清热解毒、凉血止血。《本草纲目》云："治吐血、衄血、血痢、下血、血淋、损伤瘀血。"取紫草为使，味苦性寒，入血凉血活血、解毒透疹，和诸药以加强凉血止血作用。《本草纲目》云："其功长于凉血活血。"《本草经疏》亦云："为凉血之要药。"诸药合用，共奏清热解毒、凉血散瘀之功。临床可在凉血化瘀治疗大法的指导下，灵活选用清热凉血和活血散瘀两类药物进行配伍，尤应注意选择具有清热凉血与活血祛瘀双重作用的药物。

3. 随证配伍

瘀热致病见症多端，病位各异，且患者体质有强弱，病邪有兼夹，故临床必须详辨同中之异，在选定凉血化瘀基本方药的基础上，进行随证配伍、灵活化裁。

（1）与解毒法的配伍

毒与瘀热关系密切，互为因果，热由毒生，瘀从毒结，瘀热蕴结不解皆可成毒，故临证凉血化瘀与解毒法常配合使用，凉血化瘀药如水牛角、大黄、紫草等本身即有解毒作用，毒邪亢盛之时，其力尚嫌不足等。临证如见热毒炽盛，斑疹鲜红，常加大青叶、漏芦、狗舌草、凌霄花清热凉血解毒；燥毒亢盛，唇干舌燥、口舌破溃、牙龈溃痛，常加青黛、玄参、白残花、人中白清热凉血，泻火解毒；风毒痹阻，皮疹瘙痒，常加秦艽、菝葜、僵蚕祛风清热解毒。

（2）与蠲痹通络法的配伍

风湿热邪痹阻经络，影响气血津液之运行，津凝为痰，血停为瘀，又可加重瘀热，故临证常配伍蠲痹通络药。如兼有风湿偏胜，关节游走疼痛，肌肉酸痛者，常加青风藤、海风藤、雷公藤等祛风除湿通络；兼有湿热偏胜，关节肿胀、灼热疼痛者，常加苍术、黄柏、络石藤、忍冬藤、土茯苓等清热除湿通络；关节痛甚者，可加广地龙、乌梢蛇、炮山甲、地鳖虫等以"搜剔络中混处之邪"。

（3）与补肝益肾、益气养阴法的配伍

肝肾亏虚、阴血不足为SLE的发病基础，瘀热互结又易耗伤肝肾之阴。阴血亏虚，脉道不充，艰涩成瘀；阴虚则生内热；瘀热又易耗伤元气，气虚运血无力，停而为瘀。故临床可因肝肾精血不足，无以主骨生髓、生精养血，出现脱发、血象减少、女子经少经闭等症状，又常见口干咽燥、潮热盗汗等阴虚内热之症及神疲乏力、气短懒言、易感外邪等气虚之症。对于肝肾不足者，可用平补肝肾之品，如枸杞、制黄精、首乌、女贞子、旱莲草等；对于阴虚内热者，常用功劳叶、白薇、青蒿、鳖甲等以滋阴退热；元气亏虚者，常用党参、太子参、山药、薏苡仁等补而不燥之品。

4. 常用药对

（1）鬼箭羽与凌霄花

鬼箭羽，又名卫矛，味苦、辛，性寒，归肝、脾经，既善破瘀散结，又善活血消肿止痛，兼能解毒杀虫，常用于女子经闭、癥瘕、痛经、产后瘀阻腹痛及风邪、热毒、虫毒浸淫肌肤之疾。《名医别录》云："主中恶腹痛，去白虫，消皮肤风毒肿。"《本经逢原》称其"专散恶血"。凌霄花，味辛、酸，性寒，归肝经，清热凉血，化瘀散结，祛风止痒。《本草求真》谓："凡人火伏血中，而见阳结血闭，风痒，崩带，癥瘕，一切由于血瘀血热而成者，所当用此调治。"两者相须为用，清热凉血、活血散瘀之力均有增强，且兼祛风止痒之功，常配合犀角地黄汤用于 SLE 斑疹焮红、瘙痒者。

（2）白残花与人中白

白残花，又名蔷薇花，味甘，性凉，清暑和胃止血，治暑热吐血、口渴、泻痢、疟疾、刀伤出血等。《医林纂要》曰："干之可罨金疮，去瘀生肌。"人中白，味咸，性寒，无毒，清热，降火，消瘀，常用治劳热、衄血、口舌生疮等。《本草正》云："大治诸湿溃烂，下疳恶疮，生肌长肉，善解热毒。"两者合用，取其清热凉血，化瘀生肌之功，以治瘀热所致之口腔溃疡，疗效颇佳。

（3）漏芦与狗舌草

漏芦，味苦、咸，性寒，入手足阳明经，具有清热解毒、消肿排脓、下乳、通筋脉作用。《神农本草经》谓其"主皮肤热，恶疮疽痔，湿痹，下乳汁"。狗舌草，味苦，性寒，具有清热解毒、利水杀虫之功，常用于治疗肺脓疡、肾炎水肿、疖肿、疥疮等。历代本草对之论述较少。《唐本草》云："主疗瘑疮，杀小虫。"《履巉岩本草》云："治髭痈，收疮口。"两者常相须为用，清热解毒力宏，用于 SLE 活动期效佳。

五、验案举隅

朱某，女，54 岁，工人。

1998 年 2 月 11 日初诊：患者于 1993 年确诊 SLE，长期服用泼尼松，最大用量 40mg/日，目前泼尼松用量 15mg/日，雷公藤片 2 片，病情仍反复，难以控制，查尿常规异常。刻诊：面颧红斑成片，色赤瘙痒，疼痛，有火热感，两目充血，周身关节疼痛，每日数次阵发性加重，发时面红目赤、烘热，脊柱、周身紧缩刺痛，口干苦，尿黄，大便尚调。舌苔黄薄腻，质暗紫，脉细滑。辨证：风毒痹阻，营血热盛，肝肾亏虚。处方：水牛角片（先下）12g，生地黄 15g，赤芍 12g，丹皮 10g，紫草 10g，白薇 15g，秦艽 10g，漏芦 12g，青风藤 15g，地龙 10g，甘中黄 6g，菝葜 20g，青蒿 20g，萆草 20g。每日 1 剂。

1998 年 2 月 18 日二诊：药进 7 剂，患者面部瘙痒、关节疼痛均有所减轻，但一时尚难控制，口干口苦，烘热，易汗。舌边尖红，苔黄腻，脉细滑。原法再进。处方：生地黄 15g，水牛角片（先下）12g，赤芍 15g，丹皮 10g，紫草 10g，白薇 15g，青风藤 15g，地龙 10g，秦艽 10g，漏芦 15g，甘中黄 6g，菝葜 20g，青蒿 25g，萆草 20g，土茯苓 20g，黄精 12g。每日 1 剂。

1998 年 3 月 18 日三诊：患者面部红斑陆续消退，潮热发作持续时间亦由 5 小时缩短为 2 小时左右，口干口苦，便溏，每日 2 次，尿黄。舌苔黄薄腻，质暗紫，脉弦滑。效不更方。处方：水牛角片（先下）12g，生地黄 20g，赤芍 15g，丹皮 10g，紫草 10g，青风藤 15g，秦艽 10g，功劳叶 10g，白薇 15g，青蒿 25g，漏芦 12g，菝葜 20g，土茯苓 20g，地龙 10g，炒苍术 10g，黄柏 10g，防己 12g。每日 1 剂。

1998 年 5 月 6 日四诊：上方加减出入 40 余剂，患者面热、潮红少发，陈旧性斑块色素渐减，关节疼痛缓解，皮肤痒感消退，目睛稍有充血，大便欠实，苔黄腻，质暗红，脉细滑数。祛风解毒，清热化湿，凉血散瘀继进。原方加制黄精 12g。鬼箭羽 12g。每日 1 剂。

1998 年 7 月 29 日五诊：患者面颧部大片红斑经治基本消退，关节疼痛亦平，仅手指小关节稍感不适，尿黄，便溏，日行 2 次，食纳欠香，守原意进退。处方：水牛角片（先下）12g，生地黄 20g，丹参 10g，紫草 10g，秦艽 10g，白薇 15g，青蒿 25g，青风藤 15g，菝葜 20g，土茯苓 20g，炒苍术 10g，黄柏 10g，防己 12g，制黄精 12g。每日 1 剂。

按语：SLE 病程较长，长期服用激素、免疫抑制剂等药物，病情仍难控制。临床多表现为虚实夹杂、本虚标实。急性活动期主要呈现风毒内蕴、营血伏热、瘀热痹阻的证候特点，但往往兼有肝肾阴虚，治以祛风解毒、凉血化瘀为主，尚需兼顾养阴。临床应以瘀热为治疗关键，把握邪正的主次，每可缓解病情。

（传承弟子周学平撰写，周仲瑛指导）

第十二节 从气阴两伤论治肺癌术后

肺癌是临床较为多见的呼吸系统恶性肿瘤。据统计，近年来我国肺癌的发病率呈逐年升高的趋势。手术及术后化疗属于目前临床治疗早期肺癌的首选，但从中医角度而言，化疗药物大多属于热毒之品，伤阴耗气，损伤人体正气，进而导致患者御邪力下降，脾胃运化功能失常，以致气阴两伤。现将周仲瑛教授从"气阴两伤"论治肺癌患者术后化疗的临证思路与用药经验介绍如下。

一、病机为癌毒内结，伤五脏六腑，耗气血阴阳

肿瘤的发生主要归结于癌毒致病，正气亏虚。由于外感四时不正之气，饮食不节，情志不遂等各种内外病因的综合作用，以致酿成癌毒，侵犯机体，耗伤脏腑气血津液，造成气滞、血瘀、痰凝、水饮等各种病邪聚集于局部，形成肿瘤。其中，正虚是肿瘤发生的基础，而癌毒侵犯则为必要条件。一方面，癌毒的性质与其诱发原因、侵袭部位以及患者体质等直接相关。具体来说，根据癌毒的性质可分为火郁、热毒、寒凝、痰聚、湿浊、水饮、气滞、血瘀等，上述因素既可单独致病，亦可相互兼夹，共同致病，如临床上可见湿热蕴结、寒湿瘀结等。另一方面，正虚则表现为机体气血津液的不足，而且肿瘤的发生与发展又具有一定的特异性，一旦癌毒侵袭机体，无论患者正虚的程度如何，均表现为邪毒嚣张，难以消除，正气更虚，预后极差。

周仲瑛教授认为，肺癌因虚而病，因虚致实，属于全身属虚、局部属实的疾病。正气虚弱，则机体脏腑功能失调，导致癌毒侵肺，进而造成肺气郁闭，宣降失司，集聚成痰，痰凝气滞，郁阻络脉，痰气瘀毒交结，日久形成积块。其中虚以阴虚、气阴两虚为主，实则为癌毒。肺癌术后化疗属于患者治疗的一个特殊状态，为患者在清除病灶后数月或一两年后又发生了远处转移。研究显示，很多病灶早在手术前就已经存在远处器官转移，这些病灶不易发现，若不进行干预，转移灶中的癌细胞继续增殖，导致肿瘤的复发。因此，临床上会根据患者的情况安排术后化疗，以清除或控制这些可能存在的微小转移病灶。但化疗药物在消灭肿瘤细胞的同时，灼伤患者精气，进一步加重乏力、气短、咽干口燥、大便干结、五心烦热等气阴两虚证候群。

二、治疗原则为抗癌消毒，祛邪扶正

根据肿瘤的病机，其治疗原则为抗癌消毒、祛邪扶正。可以分为攻邪与扶正两个方面。攻邪指化痰软坚、逐瘀散结、清热解毒等，扶正则指补益气阴、益气温阳等。周仲瑛教授强调，抗癌祛毒之法在治疗肿瘤中占主导作用，提出"祛毒即是扶正""邪不祛，正必伤"，认为抗癌祛邪属于主动的、进攻性的治疗措施，而扶正则属于积极的、防御性的疗法。特别处于肿瘤术后化疗的患者，不管是手术还是化疗，均能够导致机体气血津液的虚损。因此，攻邪的同时要兼顾扶正，而补益的同时不忘祛邪，要处理好扶正与祛邪之间的关系，防止"养奸存患"。

三、治疗用药特色

1. 审因用药，重视益气养阴不忘祛邪攻毒

祛邪方面，针对痰瘀互结，胶结难解，常选用化痰消瘀、软坚散结类中药，如泽漆、山慈菇、制南星、白花蛇舌草、石见穿等。肿瘤为慢性虚损性疾病，攻邪的同时应适当给予补益类药物，扶正以助祛邪。对于不同患者而言，正气损伤的侧重点以及程度是不同的，化疗药物大多属于热毒之药，可耗气伤阴，损伤人体正气，肺癌术后化疗患者多表现气阴两伤症状。因此，对于肺癌术后化疗患者，攻毒祛邪的同时还要重视益气养阴类中药的运用，如醋鳖甲、南沙参、北沙参、麦冬等。

2. 结合病位，益气养阴配合解毒攻毒之归经药

虽然肺癌病机错综复杂，但总归痰瘀毒胶结为病，因此，应结合患者的病变部位，在辨证论治的基础上选择合适归经的抗癌解毒药物。痰瘀为津血失于正常输化所形成的病理产物，痰瘀常兼夹同病，治痰必先理气，肺癌患者重在治肺气，应选取相应的肺经药，通过宣通肺气恢复肃降功能，津液正常分布则痰化瘀亦可消。肝郁失疏，气机不利，影响津液代谢，致痰瘀蕴肺，此时应配合使用疏肝理气之肝经药，肝气舒畅则津液难凝成痰。脾失健运，酿湿成痰，健脾助运，脾经药的使用有助于肺气宣降，化痰祛瘀。针对肺癌术后化疗患者痰瘀互结、气阴两伤的特点，治疗多使用化痰解毒、益气养阴药，如泽漆、山慈菇、猫爪草、蜀羊泉、平地木、半枝莲、半边莲等。现代药理学研究证实，上述药物除具有不同程度的抗癌作用外，同时还可提高机体免疫力。在此基础上，根据患者的具体情况，配合相应的归经药物，往往可取得较为满意的效果。

3. 气阴两伤同时瘀毒明显，重视虫类药物的应用

周仲瑛教授常用的虫类药物有蜈蚣、僵蚕、地龙、土鳖虫、水蛭、蜣螂、九香虫等，上述药物均具有祛瘀活血、搜风解毒、剔络止痛等功效。由于癌毒致病暴戾，病情凶险，且常与痰瘀相搏，虫类药物走窜力强，擅入络脉，因此，选择此类药物不仅能够引药力直达病所，还具有搜风、剔毒、通络、化痰之功，有利于临床疗效的提高。现代药理学研究发现，虫类药多具有降低血液黏稠度的作用，能够改善机体微循环。此外，虫类药还能够调节机体免疫功能与痛阈，对肿瘤细胞具有不同程度的杀灭作用。肺癌患者的辨证用药中重视虫类药的运用，与益气养阴药配合，在缓解癌肿引起的剧痛等方面效果明显，对患者生活质量的提高可起到关键作用。

四、验案举隅

患者，女，38 岁。

2014 年 10 月 10 日初诊：2014 年 9 月体检时发现左上肺占位病变，于当月 11 日手术切除病灶。术中发现淋巴结 5/20 转移。术后病理结果显示腺癌，Ⅲ$_a$ 期。刻诊：稍有咳嗽，无痰，咽痒，偶有胸闷，咽干口燥，五心烦热，夜间盗汗，活动后气短，食纳尚可，声音稍沙哑，面色少华。舌苔黄薄腻，质红略暗，中有裂纹，脉细滑。辨证：痰瘀郁肺，气阴两伤。治法：化痰祛瘀，益气养阴。处方：醋鳖甲 15g，太子参 15g，党参 15g，南沙

参 12g，北沙参 12g，天冬 10g，麦冬 10g，麸炒白术 10g，茯苓 10g，猫爪草 20g，泽漆 12g，羊乳 15g，肿节风 20g，藤梨根 20g，仙鹤草 15g，凤凰衣 6g，天葵子 10g，白花蛇舌草 20g，半枝莲 20g，陈皮 6g，砂仁（后下）3g，炙甘草 3g。每日 1 剂，水煎分早晚 2 次口服。

2015 年 1 月 16 日二诊：患者以初诊方为主方加减服用 3 个月，术后已接受 EP 方案化疗 4 个周期，有白细胞降低、恶心、脱发等化疗后反应，偶有咳嗽，无痰，声音沙哑基本复常，五心烦热，夜间盗汗较前明显好转。舌苔黄薄腻，质暗紫，舌中部有裂纹，脉细。守初诊方加地榆 15g，制黄精 10g。每日 1 剂，水煎分早晚 2 次口服。

2015 年 3 月 13 日三诊：患者以二诊方服用 2 个月，术后已接受 EP 方案化疗 6 个周期，无咳嗽、咳痰，自觉手术部位有牵引感，食纳均可，面色少华。舌苔黄薄腻，质暗，中有裂纹，脉细。辨证：气阴两虚，余邪未尽。治法：益气养阴，抗癌祛邪。处方：醋鳖甲 15g，太子参 15g，党参 15g，南沙参 12g，北沙参 12g，天冬 10g，麦冬 10g，麸炒白术 10g，茯苓 10g，炙甘草 3g，猫爪草 20g，泽漆 15g，黄芪 20g，炒僵蚕 10g，制天南星 10g，山慈菇 12g，羊乳 15g，肿节风 20g，藤梨根 20g，仙鹤草 15g，天葵子 10g，白花蛇舌草 20g，半枝莲 20g，陈皮 6g，砂仁（后下）3g，酒女贞子 12g，墨旱莲 10g，鸡血藤 20g，红景天 12g，灵芝 5g，地榆 15g，酒黄精 10g。每日 1 剂，水煎分早晚 2 次服用。

患者服药半年，近况稳定，症状好转，守法观察，定期复诊。

按语：肺癌术后患者的病机为本虚标实，其中气阴两虚为本，痰瘀毒胶结为标，因此，在治疗时应标本兼顾。组方时以养肺阴为主兼顾肝肾，清热利咽，抗癌解毒。取南沙参、北沙参养阴生津、清热、润肺止咳，且二药配伍润肺力量更强。天冬、麦冬均为甘寒清润之品，二者相须为用，麦冬入肺经，以养肺阴；天冬入肾经，以润肾燥，二药合用金水相生。鳖甲滋阴潜阳，养阴清热，散结消癥。周仲瑛教授认为阴虚多有火，故选取清热养阴润燥之品，燥热清则痰能化，阴津复则血得养，则无成瘀之患。以黄芪、太子参、党参等补气，意在寓通于补，使气旺痰消血行。僵蚕僵而不腐，得清化之气为最，其气味俱薄，轻浮而升，祛风清热，解痉止咳，化痰散结，通络止痛，既可治疗声音嘶哑又有止痛疗效。针对患者盗汗及五心烦热症状，加入黄芪、白术、茯苓等，黄芪具有升发之性，补肺气、泻阴火，治疗体弱表虚，自汗盗汗；白术、茯苓配伍治脾虚盗汗，白术健脾益气，茯苓健脾养心，二药合参，脾气健，元气充，阴火降，心神安，内无热扰，盗汗自无。肾为先天之本，女子以肝为先天，周仲瑛教授临证重视肝肾的调理，取女贞子、墨旱莲二药入肝肾，相须为用，既可补肝肾、强筋骨，又可清虚热，疗失眠，凉血止血。鸡血藤补血活血，补益肝肾，强壮筋骨，可增强患者体质，有利于化疗后患者正气恢复。针对肺癌痰瘀互结、胶结难解的特点，周仲瑛教授用药配合清肺化痰解毒药泽漆、山慈菇、天南星、猫爪草，并取半枝莲、白花蛇舌草、藤梨根合用，可清热解毒、利咽、化痰散结。诸药合用，共奏益气养阴、扶正固本、解毒抗癌之功。

（再传弟子李文婷撰写，导师吴勉华指导）

第十三节　相反相成法治疗原发性三叉神经痛

三叉神经痛是三叉神经分布区内反复发作的阵发性、短暂、剧烈疼痛而不伴三叉神经功能破坏的症状，又称痛性抽搐，从病因学角度可分为原发性三叉神经痛和继发性三叉神经痛。原发性三叉神经痛常于 40 岁后起病，女性较多。吴升平等调查显示，我国六个城市居民中，本病发病率为 4.7/10 万人，男女比 1∶1.4，40 岁以上者达 70%~80%。笔者受师周仲瑛教授临床经验的启发，采用相反相成法治疗原发性三叉神经痛深有体会，总结如下。

一、辨证思路

本病属"面痛""首风""脑风""头风""偏头风"范畴，《素问·风论》中对首风有"首风之状，头面多汗恶风……头痛不可以出内"的记载，同时伴多汗症状，"食则汗出……不能劳事"。《灵枢·经脉》有"目锐眦痛、颊痛"的描述。《张氏医通》"鼻额间痛或麻痹不仁，如是数年，忽一日，连口唇、颊车、发际皆痛，不能开口言语，饮食皆妨，在额与颊上常如糊，手触之则痛"的记载，对本病症状进行了详尽描述。

详循经旨，执简驭繁，可将病因分为外感内伤。外感者，多因风邪、寒邪所致。风为百病之长，《素问·骨空论》认为风是所有疾病的导引，风邪袭人，让人"振寒汗出"，伴有头痛、恶寒、身重等症，需"调整阴阳，补其不足，泻其有余"。《证治准绳》中记载本病"患颊车痛，每多言伤气，不寐伤神则大发……皆如针刺火灼，不可手触，乃至口不得开，言语饮食并废，自觉火光如闪电，寻常涎唾稠黏如丝不断，每劳与饿则甚，得卧与食则稍安"。

内伤者，则由痰、火、毒相兼，多为肝、脾、肾三脏功能失调。《素问·至真要大论》曰："诸痛痒疮，皆属于心。"明·王肯堂认为："面痛皆属火，盖诸阳之会皆在于面，而火阳类也。心者生之本，神之变，其华在面，而心君火也，暴痛多实，久痛多虚。"《景岳全书》中也有头痛与胃脉关系的记述，并认为头痛主要由火邪灼炼经络，气血受损，横逆作乱，其中又以足阳明经受邪为重，胃经火盛，引起头面疼痛。

头为"轻窍之府""诸阳之会"，五脏六腑之精华上会头面，猝发疼痛多因气机升降失常，表现为多虚多瘀特点，以风痰阻络，经气不利，气血不和，头面失濡为关键，由此治疗需得采用相反相成法辨治，取其相互制约、反佐或相激，发挥治疗作用。在具体应用中，结合辨病论治思想，灵活变通，舒筋活络，调畅气机，缓急止痛。据此，笔者自拟舒络颗粒，在病程中可有效控制发作次数，减轻痛感。

二、组方方义

舒络颗粒组方：天麻 10g，钩藤 30g，川芎 10g，徐长卿 15g，赤芍 20g，全蝎 6g，蜈蚣 1 条，僵蚕 10g，蔓荆子 10g，青礞石 30g，甘草 3g。

1. 升降结合

升降出入是气的运动形式，升降有序才能调畅气机，维持正常的生命活动。《素问·

本病论》曰："上下升降，迁正退位，各有经论。"《素问玄机原病式·火类》曰："人之眼、耳、舌、鼻、身、意、神识，能为用者，皆由升降出入之通利也，有所闭塞者，不能为用也。"李用粹认为："生死之机，升降而已。"方中川芎配伍天麻、钩藤、青礞石，川芎辛、温，归肝、胆、心包经，《名医别录》记载："除脑中冷动，面上游风去来，目泪出，多涕唾，忽忽如醉，诸寒冷气。"《医学衷中参西录》也有记载："其特长在能引人身清轻之气上至于脑，治脑为风袭头疼，脑为浮热上冲头疼，脑部充血头疼等。"天麻，无毒，味甘，平。《本草汇言》认为本品主头风，头痛，头晕虚旋，癫病强痉，四肢挛急，语言不顺，一切中风，风痰。《本草衍义》云："天麻需别药相佐使，然后见其功。"《宣明论方》中"川芎丸"即为天麻四两、川芎一斤组成，用治偏正头疼，首风眩晕等。钩藤甘、凉，《本草汇言》曰："祛风化痰，定惊病，安客忤之药也。"钱仲阳先生赞曰："钩藤，其性捷利，祛风痰，开气闭，安惊病于仓忙顷刻之际，同麻、桂发内伏之寒，同芩、连解酷烈之暑，同前、葛祛在表之邪，同查、朴消久滞之食。"为"至中至和之品"。青礞石甘、咸、平，"独入肝家，治惊痫痰涎胶黏不化，不外咸能软坚，重以镇邪之意"，《本草备要》中写道："能平肝下气，为治惊利痰之圣药。""尤以青色坚细，击开有白黑点之者为贵。"缪希雍取本品刚猛、体重而降的特性，用以消体内集聚痰结。

"治上焦如羽，非轻不举"，清轻宣散药有助宣畅气机、疏通血脉，并可挟他药直达头面病所。四药合用，升降结合，开发郁结，平和亢逆，气血和而邪气解。

2. 气血同调

风为阳邪，其性开泄，易袭阳位，手足三阳经循于头面，为诸阳之会，伤于风寒，致脉络痹阻，血脉失畅。风邪袭人，主因体内气血不足，无力御邪，而"医风先医血，血行风自灭"，气血旺盛，则外风不能侵，内风不能生。《素问·举痛论》载"百病生于气也""脉泣则血虚"，《温病条辨》云："善治血者，不求之有形之血，而求之无形之气。"赤芍味酸，性平微寒，功用破除瘀血，为肝家血分要药，陶弘景使用"芍药赤者"，用以止痛。《日华子本草》记录赤芍可"治风补劳、益气退热除烦"，治疗天行热疾、头痛目赤等。缪希雍常使用本品除血痹、破坚积，认为"赤者主破散，主通利""血瘀则发寒热，行血则寒热自止……故散恶血，逐贼血。营气不和则逆于肉里，结为痈肿，行血凉血，则痈肿自消"。蔓荆子疏散风热，清利头目，"主风头痛，脑鸣，目泪出，益气，令人光泽脂致""能疏风、凉血、利窍，太阳头痛，及偏头风、脑鸣、目泪、目昏"，《本草经疏》记载："蔓荆子，头目痛不因风邪，而由于血虚有火者忌之。"两者同与血中气药川芎合用，行气开郁，祛风燥湿，活血止痛。《神农本草经》记载川芎主中风入脑头痛，寒痹，《日华子诸家本草》见："治一切风，一切气，一切劳损，一切血。"

"气通则血活，血活则风散"，活血药能散能走，促使机体血行畅达，风邪亦可随血之运行而消散，有利于祛风药发挥作用，且如钩藤、蔓荆子之品，"少用，则风火易散，倘全不补阴，纯用以祛风散火，则风不能息，而火且愈炽矣"。

3. 辨病论治

在临床中病证兼顾，头痛反复发作，以虫类非常之药，行走通窜经络之中，搜风解痉，促使脑窍瘀阻的消散。叶天士云："阳气为邪阻，清空机窍不宣，考《周礼》采毒药以攻病，藉虫蚁血中搜逐，以攻通邪结。"在头痛中配伍虫类药，《医林纂要》记载"全蝎，辛酸咸，寒""形如水龟，八足而长尾，有节，色青，今捕者多以盐泥食之"，张秉成谓："全蝎色青善走者，独入肝经，风气通于肝，为搜风主药。"《开宝本草》用治"诸风瘾疹，及中风半身不遂，口眼歪斜，语涩，手足抽掣"。蜈蚣，归肝经，攻毒散结之力尤甚，常用治顽固疼痛。《医学衷中参西录》记载蜈蚣"走窜之力最速，内而脏腑，外而经络，凡气血凝聚之处皆能开之""性能入脑，善理脑髓神经，使不失其所司"。《雷公炮炙论》："凡使白僵蚕，先须以糯米泔浸一日，待蚕桑涎出如蜗牛涎浮于水面上，然后漉出，微火焙干，以布净拭蚕上黄肉毛并黑口甲了，单捣，筛如粉用也。"张元素认为僵蚕"可去皮肤间诸风"。《本草求真》谓僵蚕"祛风散寒、燥湿化痰、温行血脉之品。故书载能入肝兼入肺胃，以治头风齿痛，是皆风寒内入，结而为痰"，《本草纲目》中也有"散风痰结核、瘰疬、头风、风虫齿痛"的记载，三药均为血肉有情之品，临床常相须为用，共奏通络止痛之功，在《肘后备急方》《外台秘要》等书中广泛应用，三味研末吞服即有强效，配合调理气血之品服用更佳，经典方剂如撮风散等。三者同与天麻合用，"天麻吸至浊之气而禀玉润明净之体，生清浊中""僵蚕僵而不腐，得清化之气"，互相配伍，刚柔相济，用治日久不愈诸痛。

徐长卿味辛、温，古代用以"治跌打损伤，筋骨疼痛"，或"治一切痧症和肚痛，胃气痛，食积，霍乱"，《中国民间本草》中有"苗，浸酒漱口，可治牙痛"的记载。《常用中草药手册》认为本品可"祛风止痛，解毒消肿，温经通络。治毒蛇咬伤，风湿骨痛，心胃气痛，跌打肿痛，带状疱疹等"。本品对神经敏化所致头痛有抑制作用，且对啼哭、悲伤、恍惚等精神症状有一定镇静作用，对疼痛后抑郁能起预防性治疗作用，临床常辨病用药，效果良好。

三、验案举隅

魏某，男，56岁，因"阵发性右侧面部触电样疼痛2月余"就诊。

患者诉其右侧面部疼痛反复发作，呈电击样、阵发性，范围为右侧眼睑以下，痛处灼热感，每次持续时间约2~3分钟，寒冷、进食、说话、刷牙和情绪改变可触发，每日发作13~16次，发作时伴畏风，颧红目赤，口苦口干，发作后患者有乏力、厌烦感，纳食可，夜寐差，小便赤，大便2~3日一行。既往高血压病史10年，门诊测血压142/85mmHg。查体可见痛苦面容，舌红暗，苔黄，脉弦涩。辅助检查：颅神经MR薄层：右侧三叉神经与周围血管关系密切。目测类比定级法（VAS）评分：8分。

患者中年男性，平素嗜食辛辣、酒醴、肥甘，胃火循经上扰颜面，引发疼痛；火热亢盛，化而为风，阳明经津液受灼，伤及营血，血脉壅塞，血行不畅，不通则痛，结合舌脉，四诊合参，辨病当属面痛，辨证属风火瘀阻，治当平肝息风，清热泻火，活血通络，予舒络散。方药组成：天麻10g，钩藤30g，川芎10g，徐长卿15g，赤芍20g，全蝎6g，蜈蚣1条，僵蚕10g，蔓荆子10g，青礞石30g，甘草3g。7剂，每日1剂，水煎服。

7剂后复诊，面痛每日发作7~8次，持续时间约1分钟，VAS评分：2分，发作后仍见乏力、厌烦感，舌脉同前。方已中病，但药力尚轻，前方蜈蚣加量至2条，续服7剂。

三诊时，患者诉无明显疼痛感，每4~5日发作1次，持续时间约20秒，VAS评分：1分，嘱患者隔日服用本方，巩固疗效。随访6个月，患者疼痛未作，纳食夜寐佳，二便调畅，遂停服本方，嘱其调畅情志，避免外界刺激，适时复诊。

四、讨论

舒络颗粒中天麻、钩藤、蔓荆子和青礞石具有抗癫痫作用，可延长癫痫发生的潜伏期，减轻发作程度，缩短发作时间。在镇静镇痛方面，以上药物可调节中枢多巴胺系统，提高痛阈，并与剂量相关。天麻含有天麻素、天麻苷原、β-甾谷醇和胡萝卜苷等多种活性成分，天麻素具有明显镇痛作用，在偏头痛、紧张性头痛临床应用中取得了良好效果，在修复神经损伤方面，天麻素可抑制一氧化氮的合酶活性，通过下调半胱氨酸天冬氨酸蛋白酶 3 的 mRNA 表达，提高谷氨酸诱导的 PC12 细胞还原 MTT 的能力，抑制细胞中乳酸脱氢酶的释放，减少凋亡细胞。钩藤主要含有吲哚生物碱类，可通过调节中枢神经系统多巴胺含量，增高 5-羟吲哚乙酸含量，阻滞神经系统突触传递，两者联合可作为神经元保护剂，通过提高谷氨酸诱导的 PC12 细胞还原 MTT 的能力，抑制细胞中乳酸脱氢酶的释放，降低细胞凋亡率。天麻素还通过改善脊髓区域的微环境，对神经元生长有促进作用。天麻可针对疼痛后的焦虑、抑郁情绪产生调节作用，通过降低脑内多巴胺和去甲肾上腺素含量，抑制中枢多巴胺能神经末梢和去甲肾上腺素能神经末梢重摄取其递质，产生镇静效果。川芎、赤芍两药合用，共同发挥修复神经损伤、镇静镇痛、止痉、抑制中枢敏化和减轻受损神经根的水肿变性等作用，对多种因素引起的头痛均有良好的抑制效果。徐长卿主要有效成分为丹皮酚黄酮类化合物，可刺激下丘脑-垂体-肾上腺轴，抑制免疫反应。药理试验发现，丹皮酚还具有钙拮抗剂作用，并能抑制 H_2O_2 诱导 NF-κB 的活化，同时抑制淀粉样蛋白前体蛋白的表达，拮抗氧化应激损伤，取得保护神经元的作用。

全蝎、蜈蚣和僵蚕共同应用，全蝎提取物可通过降低大脑皮层 N-甲基-D 天冬氨酸受体活性，显著延长癫痫小鼠的发作潜伏期，蜈蚣含有组胺样物质和溶血性蛋白质，以及多种氨基酸，作用于脊髓，具有明显抗炎、镇痛和解痉的作用。僵蚕主要成分为蛋白质和多种氨基酸等，具有抗凝、改善循环、镇静和神经营养等作用，僵蚕中的磷脂和鞘脂类化合物可刺激神经生长因子合成，营养神经。三药合用，有效镇静中枢神经系统，效果为吗啡的 4~10 倍，并可促进神经再生。

中医治疗基础是整体观念和辨证论治，标本兼治，调和阴阳，"间者并行，甚者独行"，减轻疼痛程度，控制复发次数，改善伴随症状，并且在改善情绪、增强脑部代谢、促进脑部循环等方面具有显著疗效。综上所述，相反相成法治疗本病可减少疼痛发作次数，缓解临床症状，提高患者生活质量，是原发性三叉神经痛治疗的有效选择，值得临床推广应用。

（传承弟子顾锡镇撰写）

第十四节　阴阳并调复法辨治巨球蛋白血症

周仲瑛教授复法制方思路对中医后学提升临床水平具有重要的指导意义。现举周仲瑛教授辨治巨球蛋白血症效案 1 例，详审细析原案，结合周仲瑛教授复法医论，进行初步探讨。

患者孙某，女，62 岁。

2009 年 12 月 11 日初诊：患者于 2007 年 4 月因面色苍白无力，下肢肿胀，视物模糊，在苏州大学第一附属医院行骨髓穿刺后诊断为巨球蛋白血症，曾住院化疗 6 次，免疫球蛋白不降。现服美法仑、法欣、泼尼松等药物。刻诊：面色不华，视物模糊，双腿无力，足心热，纳差。舌苔淡黄薄腻，舌质暗，脉细滑。近查 IgM 35.1g/L，K 轻链 4320mg/L，WBC $2.2×10^9$/L，L $0.7×10^9$/L，RBC $3.0×10^{12}$/L，PLT $9.5×10^9$/L。有缺铁性贫血史。拟从肝肾亏虚，气阴两伤治疗。处方：炙鳖甲（先煎）15g，炙黄芪 25g，当归 10g，生地黄 15g，炙黄精 10g，菟丝子 10g，山茱萸 10g，川石斛 10g，生地榆 15g，炙女贞子 10g，旱莲草 10g，鸡血藤 20g，枸杞 10g，地骨皮 12g，炙甘草 5g，炒谷芽、炒麦芽各 10g，肿节风 20g，红景天 10g，灵芝 5g，炮山甲（先煎）5g，藿香 10g，佩兰 10g。28 剂，每日 1 剂，水煎服。

2010 年 1 月 15 日二诊：患者服用上方后视物模糊减轻，双腿无力，足心时热，食纳尚可。舌苔淡黄薄腻，舌质暗淡，脉细。肝肾亏虚，气阴两伤，精血生化少源。处方：炙鳖甲（先煎）15g，鹿角片 10g，当归 12g，生地黄、熟地黄各 12g，制黄精 10g，潞党参 15g，枸杞 10g，菟丝子 12g，山茱萸 10g，炙黄芪 30g，生地榆 15g，炙女贞子 10g，旱莲草 10g，鸡血藤 10g，地骨皮 12g，肿节风 20g，红景天 10g，淫羊藿 10g，骨碎补 10g，炒阿胶珠 10g，灵芝 5g，藿香 10g，佩兰 10g，炒谷芽、炒麦芽各 10g，炙甘草 5g，砂仁（后下）3g。28 剂，每日 1 剂，水煎服。

2010 年 3 月 26 日三诊：患者药后自觉症状稍轻，可以操持家务，食纳知味，面色萎黄不华。舌苔黄薄腻，舌质暗，脉细滑。2010 年 3 月 20 日查血常规 WBC $2.7×10^9$/L，RBC $3.27×10^{12}$/L，免疫球蛋白 IgM 16.8g/L。仍当补益肝肾，阴阳并调，益气生血。二诊处方加仙鹤草 15g，红花 3g，川石斛 10g，穿山甲 15g，麦冬 10g，紫河车粉（分吞）4g；去藿香、佩兰；改红景天 15g。28 剂，每日 1 剂，水煎服。

2010 年 5 月 7 日四诊：患者旬日来右侧头额疼痛，下颌部牙龈痛，足心灼热未发。2010 年 5 月 4 日查血常规：WBC $2.5×10^9$/L，L $0.7×10^9$/L，N $0.2×10^9$/L，RBC $2.7×10^{12}$/L，PLT $44×10^9$/L，免疫球蛋白 IgM 16.8g/L。二诊处方加川石斛 10g，麦冬 10g，玄参 10g，白薇 12g，穿山甲 15g，仙鹤草 15g；去鹿角片、灵芝、藿香、佩兰；改红景天 15g。28 剂，每日 1 剂，水煎服。

2010 年 11 月 12 日五诊：2010 年 10 月 9 日复查血常规：WBC 上升至 $3.5×10^9$/L，N $0.8×10^9$/L。近来两月牙痛未复发，轻微上呼吸道感染，咳嗽，腰痛，食纳知味，二便正常，面黄不华。苔淡黄，舌质暗，有齿印，脉细。二诊处方加补骨脂 10g，南沙参、北沙参各 10g，麦冬 10g，紫河车（分吞）4g；改炙女贞子 15g，红景天 15g。28 剂，每日 1 剂，水煎服。

2011 年 3 月 11 日六诊：2011 年 2 月 9 日查血常规：WBC 3.73×10^9/L，RBC 3.75×10^{12}/L，HB 123g/L，PLT 148×10^9/L，IgM 18.9g/L，K 轻链 1890mg/L，免疫分型：6.4% 的幼稚细胞群，见 0.4% 的异常浆细胞。近期感冒，咳嗽，面黄不华。舌苔薄黄，舌质略暗。脉细滑。二诊处方加南沙参、北沙参各 10g，麦冬 10g，补骨脂 10g，川石斛 10g，紫河车（分吞）4g；去藿香、佩兰、骨碎补；改炙女贞子 15g，红景天 15g。28 剂，每日 1 剂，水煎服。

2011 年 4 月 29 日七诊：患者近期因精神刺激情绪紧张，失眠，多思，有烦热感，食量尚可，大便偏软。舌苔淡黄薄腻，脉细滑。仍当补益肝肾，阴阳并调，益气生血。二诊处方加功劳叶 10g，熟酸枣仁 20g，知母 10g，南沙参、北沙参各 10g，麦冬 10g；去藿香、佩兰；改女贞子 15g，红景天 15g，紫河车粉分吞 4g。28 剂，每日 1 剂，水煎服。

2011 年 6 月 24 日八诊：患者近来睡眠好转，烦热减轻，食纳二便正常。苔淡黄薄腻，脉细滑。复查血常规：WBC 3.4×10^9/L，L 0.9×10^9/L，余正常。守法调剂。二诊处方加功劳叶 10g，熟酸枣仁 20g，知母 10g，南沙参、北沙参各 10g，麦冬 10g；去藿香、佩兰；改女贞子 15g，红景天 15g，紫河车粉（分吞）4g。28 剂，每日 1 剂，水煎服。

2011 年 9 月 16 日九诊：患者实验室检查已全部正常，精神良好，食纳知味，二便正常，视物清楚，足心不热，口干不显。苔淡黄薄腻，舌质暗紫，脉细滑。仍当补益肝肾，阴阳并调，益气生血。二诊处方加麦冬 10g，北沙参 10g，紫河车（分吞）4g；改女贞子 15g，红景天 15g；去藿香、佩兰。28 剂，每日 1 剂，水煎服。近期随访，患者病情缓解，3 年后中断治疗。

按语：巨球蛋白血症属于血液系统疾病，是一种侵犯正常情况下合成和分泌 IgM 的 B 淋巴浆细胞恶性增生性疾病，以恶性细胞合成并分泌大量单克隆免疫球蛋白致血中 IgM 增高为特征的一种病症。患者大多是老年人，目前确切的病因尚不清楚。病情隐匿的患者中位生存期约 3 年，20% 患者可生存 10 年以上。有严重高黏滞血症者，积极治疗，如血浆置换术、使用抗凝药，严重贫血者可输血或人体白蛋白，化疗有效者较无效者生存期明显延长。病死的主要原因为疾病恶化、贫血、出血、感染，也有的患者因发展为弥漫性大细胞淋巴瘤（Richter 综合征）、急性骨髓细胞白血病而死亡。

本例据其症状辨证属于"虚劳"范畴，面色不华、有缺铁性贫血史多为气血不足，目花视糊、腿软是为肝肾亏虚，足掌心热多因阴虚内热，但亦与血虚发热、气虚发热有关，故拟从肝肾亏虚、气阴两伤治疗。处方仿黄芪鳖甲汤、当归补血汤、二至丸之意补益肝肾气阴，适当配以运脾健胃之品。二诊视物模糊即能转清，可见补肝养阴有效，食纳改善，脾胃之气稍好。故在原方中加强补肾养血的作用，仿龟鹿二仙胶之意，进一步补养精血，龟甲易为鳖甲，以清虚热、阴火，滋阴潜阳。三诊因舌质暗，辨为久病络瘀，酌加少量红花，以达祛瘀生新之目的。之后主方未变，均为随症加减调整。

通过此案，可见周仲瑛教授辨治巨球蛋白血症注重多种复法的联合运用，着眼于以补肾为本，宗"肾为水火之脏""藏真阴寓元阳""阴阳之根"之理，采用阴阳并调之法。周仲瑛教授在其复合制方八法中论及"阴阳互求"之法，认为阴和阳在整个病变过程中，关系非常密切，一方虚损，往往可导致对方失衡，阴虚及阳，阳虚及阴，最终演变成阴阳两虚。治疗固需阴阳双补，而单纯的阴虚或阳虚，亦要从阴阳互根之义求之，尤其对肾虚病证更有实用价值。此即张景岳所云："善补阳者，必于阴中求阳，则阳得阴助而生化无穷；善补阴者，必于阳中求阴，则阴得阳升而泉源不竭。"周仲瑛教授临床在治疗中风后遗症、糖尿病、慢性支气管炎、阳痿、水肿等疾病时，往往体现阴阳互求的重要性。

同时，结合"气血互生"之道，采用复合制方八法中的"气血互调"之法。气与血是人体生命活动的重要物质基础，相互资生为用，多互为影响为病。气与血的不足，失于温煦、濡养，固需益气以生血，或补血以益气，然在补气血药中，参以活血行血，更有助于增强疗效。至于气与血运行失常所致的病变，尤当注意气血互调，如治疗咯血、吐血、咳血，除针对病机辨证止血外，表现有气滞、气逆者，还应注重行气、降气药的应用，配青皮、沉香、枳壳、香附、川楝子等；在治疗郁证、胃痛、胁痛等气机郁滞一类疾病时，亦应重视血分药的运用，配伍川芎、赤芍、丹参、失笑散等。

本案属虚劳重症，故周仲瑛教授在临证辨治时参入血肉有情之品，以补肾填精，加强疗效。周仲瑛教授在《虚证辨治杂谈》一文中曾有论述虚证用补，必须针对阴阳气血病损性质的不同，采用不同补法，故有温补、清养、峻补、平补之分，临床多用于肝肾虚证。而精血虚者宜峻补，取厚味填精之品以生血化气，此即《黄帝内经》所说："精不足者，补之以味。"除一般草木药外，要采用血肉有情之品补其不足，如熟地黄、枸杞、山茱萸、桂圆、大枣、鹿角、紫河车、龟甲、阿胶、海参之类。

该案辨治过程中，三诊辨证有瘀象，周仲瑛教授稍加祛瘀之品，活血生血，以祛瘀生新。祛瘀生新之法是通过治病使其正气得复，此即张仲景治疗虚劳干血瘀结用大黄䗪虫丸缓中补虚之意。周仲瑛教授认为，血瘀是一种基本病理状态，常贯穿某些疾病的整个病程。因此，适当采用活血化瘀通络法，能够祛瘀生新，"瘀血去则新血生"。张子和解释为"癥结尽而营卫昌"。周仲瑛教授临床常用此法辨治重症肝炎、肺结核、肿瘤恶病质、慢性白血病等难治之疾。

本案全程治疗中周仲瑛教授非常注重顾护脾胃，以助生化之源。脾胃是后天之本，气血生化之源，古人有言："有胃气则生，无胃气则死。"此理习中医者皆知，但在诊治过程中，有时常会被忽略。在一些久病重症的治疗中，当始终注意保护，以保生化之源不竭，脾胃不败。注意健运脾胃，使气血生化源源不断，是整体治疗的基础，也为其他治疗提供良好的时机。同时，周仲瑛教授在复法制方中曾提及复法大方的药味较多，药性猛烈，在运用复法大方时必须注意患者胃气的保护。一方面可于方中配以半夏、陈皮、焦六曲、谷芽、麦芽、砂仁等和胃之品；另一方面，在遣药组方上，也应注意患者的脾胃运化情况，时刻存"顾护脾胃，畅通化源"之念于心中。

纵观全案，周仲瑛教授在辨治过程中采用阴阳并调、气血互生之法，并参入血肉有情，补肾填精之品，稍加祛瘀药物，活血生血，治疗全程顾护脾胃，以助生化之源。滋阴、温阳、益气、养血、化瘀、健脾、开胃等诸法并举，协同奏效。治方虽为复法但组合有序，制方妙法值得深思精研。

（传承弟子朱垚撰写，周仲瑛指导）

参考文献

［1］　朱垚，吴洁，郭立中.《金匮要略》中复法思想的体现及运用［J］.中医杂志，2013，54（22）：1900-1901.

［2］　张成铭，周仲瑛.论复法大方在治疗恶性肿瘤中的临床运用［J］.湖南中医药导报，2004（05）：1-4+6.

［3］　皇金萍，叶放.国医大师周仲瑛基于复法制方思想辨治肝炎后肝硬化临床经验［J］.辽宁中医杂志，2022，49（06）：37-40.

［4］　夏飞，李柳，沈泽怡，等.国医大师周仲瑛复法组方辨治脑瘤经验［J］.中医学报，2022，37（06）：1204-1208.

［5］　刘喜明.从"痰瘀虚"构建2型糖尿病早期肾病治疗方案的思路和方法［J］.辽宁中医杂志，2010，37（12）：2305-2307.

［6］　郭立中，陈四清，赵金荣.周仲瑛从湿热瘀毒论治慢性肾脏疾病的临床经验——周仲瑛瘀热论学术思想临证应用之四［J］.江苏中医药，2010，42（10）：12-14.

［7］　杨月艳.周仲瑛益气温阳活血法治疗原发性血小板增多症验案1例［J］.江西中医药，2007（12）：8.

［8］　方樑，叶放，周学平，等.周仲瑛从风痰瘀论治颅内炎性肉芽肿致头痛验案赏析［J］.江苏中医药，2017，49（09）：45-47.

［9］　陈健一.周仲瑛从瘀热论治特发性血小板减少性紫癜学术经验［J］.北京中医药，2010，29（12）：903-904.

［10］　季建敏，史锁芳，董筠.周仲瑛"瘀热血溢学说"论治过敏性紫癜［J］.中国中医急症，2009，18（09）：1463-1464+1482.

［11］　周学平，吴勉华，潘裕辉，等.周仲瑛从瘀热辨治系统性红斑狼疮的临证思路与经验［J］.中国中医基础医学杂志，2010，16（03）：232-234.

［12］　李文婷，於丙寅，吴勉华.周仲瑛从气阴两伤论治肺癌术后患者经验［J］.中医杂志，2016，57（08）：643-645.

［13］　李昀泽，顾锡镇.顾锡镇教授相反相成法治疗原发性三叉神经痛经验［J］.辽宁中医药大学学报，2015，17（06）：229-232.

［14］　朱垚，周仲瑛.国医大师周仲瑛阴阳并调复法辨治巨球蛋白血症临床思路［J］.中华中医药杂志，2015，30（10）：3540-3542.

常法活用

第一节　外感热病五大证

近年来，周仲瑛教授回顾多年来中医应对外感热病的临床经验，结合中医应对非典、重症流感等的辨治体会，发表《热病辨治勾要》一文，提出"热、痉、厥、闭、脱为外感热病五大证"，并总结出"热辨证型，痉察虚实，厥分寒热，闭为热痰瘀，脱为气阴竭"的辨治热病五大要领，对中医应对急性外感热病具有重要学术意义，但因内容过于简练，未经深入阐述，不易理解其内涵。本文拟从外感热病五大证的内涵及辨治思路进行具体分析和阐释。

一、外感热病五大证的内涵

1. 热

热作为五大证之首是外感热病的必有表现，尤其以高热为多见。同时发热往往贯穿疾病的始终，代表着疾病的发生和持续状态。发热的程度和特点提示疾病的病因及相应病机。高热往往提示病情程度重，其基本病机为邪毒炽盛，正邪相搏，误治或治疗不及时，往往变证迭出，影响预后。如在《伤寒论》中就记载了大量因误汗、误吐、误下导致结胸、心下痞，甚至加速六经传变的不良结局。热象不解、持续缠绵往往意味着病因、病机更加复杂，为治疗带来困难和挑战。这在某些烈性传染病或湿温类疾病中屡见不鲜。此外，寒热往来、日晡潮热、身热不扬、发热夜甚、夜热早凉等发热类型，均对辨证具有特指作用。

2. 痉

痉是指肢体拘挛强直或手足抽搐，可表现为手足抽搐，牙关紧闭，两目上视，颈项强直，甚则角弓反张。发痉多为肝风内动所致，是外感热病发展过程中病情危重的标志。其发生机制为热毒炽盛，引动肝风，风火相扇，熏灼筋脉，或热盛伤及津液，筋脉失养，最终导致筋脉拘急或抽搐。在外感热病中，痉证多分为热盛动风、阴虚生风两种类型。热极生风之热常源于心火、肺火、肝火、胃火等；阴虚生风则为热伤阴津，筋失濡养，虚风内动所致。前者多在疾病初期或极期，而后者多在疾病的后期。

3. 厥

厥也是外感热病病程过程中的重症，为疾病发展过程中出现四肢厥冷、清冷不温的阶段，重者昏愦，不省人事。前者为肢厥，后者为昏厥。其病机多为外邪内犯，郁闭气机，可使气机逆乱，阴阳之气不相顺接，发为昏厥。正如《伤寒论·辨厥阴病脉证并治第十二》言："凡厥者，阴阳气不相顺接，便为厥。"其他也可因病程过长导致津伤气耗，阳气亏损而出现四肢清冷。另外，大汗亡阳亦可致厥，不可不察。外感热病的厥证与内伤有所不同，如内伤疾病中的厥证多为气厥、血厥、痰厥等。

4. 闭

闭为邪气壅盛，蒙蔽心神所致。外感热病由外感六淫、疫气侵袭人体而致病。从伤寒而论，寒从热化，闭证多在阳明经发生；从温病（包括瘟疫）而论，多从卫气营血传变，闭证多在气、营分，血分也不少见。因此，无论伤寒、温病，闭证的发生，多由热盛所致。然而单纯热闭心包不多见，往往为热伤阴津，炼液为痰，或热灼阴血，化而为瘀，热、痰、瘀互结为患，终致蒙蔽心包。需要指出的是，闭证和厥证均有神机失用的临床表现，如神昏、不省人事，但两者的病机不同。前者为有形之痰热、瘀热蒙蔽心包，后者为气机紊乱，气滞络瘀，阴阳不相顺接。两者病机不同，需要加以区分。

5. 脱

若邪气旺盛，正气持续损耗，一旦正气衰竭，气不内守，可致由闭转脱，汗出不止，神志不清，面色苍白，气息衰微，而成脱证。脱证是疾病发展的最终阶段，救治不及时，预后凶险。外感热病的病因可分寒热之邪，而从临床来看，热邪多而寒邪相对偏少。即使寒邪为患，入里往往化热，因此病程的极期往往以热毒亢盛为病机的主要方面。一方面邪热为患，伤津灼液，导致阴液大伤，成亡阴之证；另一方面身体机能过度消耗，一旦衰竭，从阴脱而致阳亡，固摄无权，而成气脱之证。

周仲瑛教授把热、痉、厥、闭、脱作为外感热病的五大证，是基于以下三个方面考虑：第一，病情危重。痉证、厥证、闭证、脱证均是疾病发展过程中出现的危重阶段，或神明失主，或机能衰竭，提示预后不良。虽然发热不能等同于病情危重，但是发热的某些情况，如高热或发热持续不退，也提示病情深重。第二，病情急骤。发热的出现往往可以没有先兆，痉证、厥证、闭证和脱证多为突发，常扰乱已定诊疗方案，对病情演变带来不确定性。第三，诊疗不当，预后不良。五大证本身属于危重证，治疗必须及时准确，一旦诊疗不当，一方面不能快速控制病情发展，另一方面有可能进一步加重病情。

可见五大证的出现往往代表疾病的发生、加重，以致病机进一步复杂化，同时对治疗带来新的问题和挑战。因此，这五大证，尤其是痉、厥、闭、脱是外感热病发展过程中的急重证，必须加以重视。深入探讨其发生演变规律，对进一步提高相关诊疗水平具有重要的理论意义和临床价值。外感热病五大证的证治要点前已述及，外感热病五大证若治疗准确，可使邪去毒解正复，扭转险象，否则证情险变丛生，正气溃败。因此，及时准确阻断病情发展与疾病的预后和转归密切相关。

二、外感热病五大证的辨治要点

1. 热辨证型

发热往往是邪正交争的结果。从病因来看，外感六淫及疫疠之气均可引起发热；从病位来看，发热可以从六经、卫气营血、三焦、八纲、脏腑等多个角度来认识和理解；从病性来看，发热又有寒热虚实之分；从病势来看，伴随病情进展可以出现多种发展趋势和变证。因此诊治发热首先要辨证型，即从病因、病位、病性及病势等多个角度进行分析判断。患者体质不同，辨证也会有所差异，对病势发展也会产生一定影响。若素体阴虚，热病伤阴的程度更重，阴虚火旺，更易导致肝阳上亢，因此要时时顾护阴液，如使用加减葳蕤汤；素体气虚，治疗时稍佐益气，可达扶正祛邪之目的，使用如人参败毒饮、参苏饮；素体阳虚，在治疗时则注意适当应用温少阳开太阳之法，使用如桂枝加附子汤、麻黄附子细辛汤。辨证还应考虑地域因素，如北方多燥，南方多湿；北方多寒，南方多热。为此，因时、因人、因地三因制宜，综合分析病机，方能做出较为准确的判断。

证型的不同可以反映发病特点。以高热为例，肺胃热盛表现为面赤气粗，烦渴喜饮，汗多不解；燥热内结表现为午后热甚，腹满胀痛，大便秘结；湿热蕴蒸表现为身热稽留，汗出热势稍减，但继而复热，恶心，痞满；热入心营表现为身热夜甚，心烦不寐，斑疹隐隐，神志不清；热伤真阴表现为夜热早凉，手足心热，虚烦不寐等。方药的应用亦需要结合辨证。如银翘散作为"辛凉平剂"治疗风温客表；三黄石膏汤治疗里热外寒证；五虎汤、宣白承气汤治疗痰热闭肺证；清营汤、清瘟败毒饮治疗热入心营证；甘露消毒丹治疗湿温时疫，邪在气分，湿热并重之证；连朴饮治疗湿热郁阻证等。

总之，发热的诊治，关键在正确认识病机并确立相应的证型，在此基础上立法组方，方能保证应有疗效。

2. 痉察虚实

痉证的辨治早在《金匮要略·痉湿暍病脉证治第二》中便有述及，该书将痉病从虚实分为柔痉和刚痉，使用治疗风邪在表，筋失濡养的栝楼桂枝汤和治疗风寒表实的麻黄汤。周仲瑛教授认为痉察虚实，实为热盛动风，虚为阴伤，虚风内动。除了外感风寒，温病的痉证更为常见。温邪致痉亦分虚实。所谓实，多为热邪炽盛，心火、肺火、胃火引动肝风，或肝火生风。所谓火性急速，实证之痉往往发病急，多在病程的中期和极期，表现为颈项强直，牙关紧闭，角弓反张，抽搐频繁有力等，可谓一派实象，当清肝泻火，息风止痉，代表方为羚角钩藤汤；若邪热久羁，真阴亏耗，多表现为手足瘛疭或蠕动，时作时止，神疲脉弱，当养阴柔肝，息风止痉，代表方为大定风珠。

前已述及，热盛动风之实证，可由心火、肺火、胃火、肝火引动，因此要注意根据具体证型兼清心火、肺火、胃火、肝火。虚证应注意根据津血亏虚程度的不同，适当调整方药。

3. 厥分寒热

厥首分寒热，也是辨治过程中容易混淆之处。寒厥为气阴耗竭，气脱阳亡，临床表现为面色苍白，神疲气弱，手足逆冷，舌淡脉微等一派虚象，代表方可根据气虚和阳虚的偏重选择生脉饮、参附汤和四逆类。热毒内陷，阳气被遏，不能透达四末，阴阳之气不相顺接，则热深厥深。如《温病条辨·中焦篇》言："阳明温病，面目俱赤，肢厥，甚则通体皆厥，不瘛疭，但神昏，不大便七、八日以外，小便赤，脉沉伏，或并脉亦厥，胸腹满坚，甚则拒按，喜凉饮者，大承气汤主之。"即为典型的热厥证。对于热厥可选择四逆散加减。某些不典型病证往往表现出真热假寒或真寒假热的情况，可用试探法稍稍用药，根据患者的反应，进一步确定寒热。同时从病势而言，热厥为闭之兆，寒厥为脱之象，应当于此处预防病势进一步加重。

4. 闭为热痰瘀

前已述及，闭证多为实证。病机为热、痰、瘀交互为患。痰、瘀多由热耗津液，炼而成痰，或热邪伤及营血，灼损血络，进而成瘀，热、痰、瘀蒙闭心神，神明失主，而为闭证。《温热论》言："温邪上受，首先犯肺，逆传心包。"即言温热之邪，可通过肺经而直犯心包络。周仲瑛教授对火的性质提炼为"火性急速"。可见热邪传变迅速，闭证往往起病急，发病快。治疗上应尽快采取治疗措施，以防不治之结局。治法为清热、豁痰、化瘀、开窍。临床应根据热、痰、瘀的程度轻重立方用药。具体而言，以热重窍闭，可选有清热开窍为胜的安宫牛黄丸；以痰昏谵，可选用化痰开窍为胜的至宝丹；若烦热昏狂，用紫雪丹；毒盛可用神犀丹，若瘀闭明显，可在上方基础上，加用凉血散瘀之品，酌情应用清营汤或犀角地黄汤。

此外，闭证虽多为热证，但尚有寒闭证，不可不察，其病机可为寒邪直中，昏沉不语，而无发热症状，因此可为外感热病的一种特殊类型，治以芳香开窍，行气豁痰，方用苏合香丸。

5. 脱为气阴竭

其中气主要是指阳气，阴主要指阴液。气阴竭主要指阳脱和阴脱两证。阳脱、阴脱皆属危症，多由高热、痉、厥、闭等证转化而来。亡阴多为高热、急剧而大量的出汗、吐泻、失血或久病耗伤阴血所致。亡阳既可由阴竭阳无所附所致，也可因邪盛骤伤阳气而成。因此脱证的治法为益气养阴，收敛固摄。生脉饮、桂枝加龙骨牡蛎汤、参附汤、四逆汤、四逆回阳散等可以选用。必要时为争取抢救时间，可以选择相应的针剂注射，如生脉注射液、参附注射液等。

热、痉、厥、闭、脱五证中，应高度重视对高热的及时诊治。高热若不能及时复常，痉、厥、闭、脱往往在所难免，而诸证之间又常交互并见，导致危重结局。因此，在治疗外感热病时不但需要防患于未然，一旦出现，要采取及时、有效的诊治方法，方有挽救之机。

此外，外感热病五大证既独立又可兼夹复合。从外感热病五大证的病机来看，各证均有特定的病机，可单独出现。如在疾病的发展初期，多以发热为主要临床表现。疾病过程中，痉、厥、闭、脱也可单独出现，此时病情虽重，但病机相对明确突出，辨治往往相对专一有重点。

同时，外感热病五大证更多是兼夹复合。发热是外感热病的一般见症，痉、厥、闭、脱则为外感热病的变症，是周仲瑛教授知常达变思维的具体体现。动风发痉，常伴有神志不清、肢体厥冷。发病时间上可先有痉，后伴厥，或厥后发痉，或痉厥并见，两者常常相伴而生，因此临床常以痉厥并称。厥为脱之因，脱为厥之果，厥证往往又常和脱证并见，称为厥脱。大汗是脱证的必有症状。大汗淋漓，持续不解，无论阴竭还是阳脱，均可阳随汗脱，终致亡阳。厥证不解，气血不畅，心失所养，神机失用，而导致脱证。因此，厥为脱之轻症，脱为厥之后果。

五证中，痉、厥、闭、脱均有神志障碍，但病机不同。具体而言：痉证为肝火扰心，神无所主，故可称为神明失主；厥证为气血不畅，气滞络瘀，心神之用不达四末，故为神明失司；闭证为热、痰、瘀蒙闭心窍，困阻心包，故称神明失用；脱证为气阴衰竭，心神不得所养，故称神明失养。四者既然均为心神功能障碍，因此四者均可兼夹复合。如在疾病发展过程中，热、痰、瘀蒙闭心包，同时机体气血运行不畅，便可出现神明失用、神明失司兼具的厥闭证。若各证兼具，则可出现热、痉、厥、闭、脱共现的急危重症。治疗上也当清热、息风、开窍、补益、调畅气机兼顾，方可达到应有疗效。

三、验案举隅

患者某，在校大学生，因发热、咳嗽、胸痛于 1998 年 8 月 26 日于本地某医院住院治疗。西医诊断为重症肺炎、胸膜炎，先后应用多种抗生素及支持疗法，发热不减，进而出现呼吸困难。胸片显示：右侧气胸，双侧胸腔积液。血培养提示金黄色葡萄球菌及霉菌生长。9 月 30 日出现中毒性休克及多脏器衰竭。遂延周仲瑛教授会诊。症见高热、神昏、痉厥、喘息等危重表现，病情极为凶险。中医诊断为闭证，辨为痰热壅盛，闭塞肺气，内陷心包，引动肝风，伤阴耗气，而致内闭外脱。治以扶正固脱，清化痰热，平肝息风，开窍醒神，数法并用，以期脱固、窍开、热清、风定、喘平。药用安宫牛黄丸、紫雪丹、羚羊角粉、猴枣散等。

二诊：热毒仍盛，有正气外脱之势，加重清透之力，祛邪以防脱，加用金银花、连翘、淡竹叶、青蒿等药物。

三诊：鸱张之势得以遏制，外脱之正气得以顾护，峰回路转。继续予以清化、固脱、开窍、息风，危候得解，窍机渐开，脱象得固。

四诊：邪热之势渐缓，身热渐平，神志已清，痰热、肝风、气阴受损成为主要矛盾，遂在原方中减去大队清热之品，加重平肝息风、清化痰热、补益气阴之力。

按语：本案是一则周仲瑛教授回顾病案，具体内容不够详细，但具体过程及理法方药均已具备。该案患者是一名在校学生，发病急骤，很快出现神昏、痉厥等危重证候，病情复杂，既有痰热为患，又有气机闭塞，累及心、肝、肺三脏，合并气阴耗伤。从治法来看，急则治标，以固脱、开闭为原则，加以清热、息风、平喘，主次分明，疗效显著，待内闭外脱之势得以遏制，则法随证变，再以平肝息风、清化痰热、补益气阴为主进行善后。周仲瑛教授在谈急难症的救治体会时，强调越是急危重症，越能体现中医辨证论治的特色，虽然并不排除西医疗法的作用，但不能轻视中医自身的优势。由此案可见一斑。

中医治疗急症具有一定的特色，数千年的发展也积累了丰富理论和临床经验。周仲瑛教授在长达 70 余年临床、教学、研究中对外感热病的辨治达到了很高的造诣，并提出了诸如"多元辨证""外感热病分为肺系和胃系两方面"等重要学术思想，在具体疾病如流行性出血热等病毒感染性疾病方面又提出了如"病毒感染性高热病理中心在气营，重点在营血"等理论观点，丰富和发展了外感热病的学术研究。周仲瑛教授对外感热病急重症的治疗有丰富的临床经验。基于此总结提出外感热病五大证的概念具有丰富的内涵和研究意义，为进一步拓展和深化相关认识，在指导相关诊疗工作方面具有重要意义。首先，明确将热、痉、厥、闭、脱并列为外感热病五大证，其意义强调了五者在外感热病证治过程中的地位，若治疗不及时或误治，往往导致疾病的进一步加重，愈后不良。处理及时得当，则可有效阻止病情进展，为进一步治疗提供时机。其次，对外感热病五大证之间的相互联系进行细致分析，深化了对其病机的认识，为进一步相关研究提供了一定的理论基础。因此，对于外感热病五大证的学习和体会具有较强的临床意义，值得进一步探讨和研究。

（传承弟子郑志攀撰写，周仲瑛指导）

第二节　非典型肺炎

周仲瑛教授在分析非典型肺炎的临床表现及收集有关信息、资料的基础上，对该病的病因病机、发展演变、辨证处方、预防等提出了独特的见解。现就周仲瑛教授辨治非典型肺炎的学术观点作一初步整理归纳，以冀对提高本病的防治水平有所裨益。

一、病因病机探析

目前西医学初步认为非典型肺炎（SARS）是由病毒引起的一种呼吸系统传染病。根据其初起表现为发热、头痛、周身酸痛、干咳、少痰、气促等肺卫症状，且有强烈传染性、流行性的特点，当归属于中医学"温疫""春温""风温"等范畴。

1. 感受"非时之气"是发病的主因，又与伏邪相关

非典型肺炎初起之时，冬季应寒而反暖，春季应暖而反寒，且雨水偏多，气候变化无常，寒温失调，而致时邪疫毒自口鼻而入，触犯人体则发病，并呈现地域性流行。即如王叔和所说："非其时而有其气，是以一岁之中，长幼之病每相似者，此则时行之病也。"因气候反常，寒温失调，不仅有利于邪毒的滋生，亦可使人体抗病能力低下，六淫时邪、疫毒、体虚三者相因，而致本病流行。但从本病具有潜伏期、病情重、传变快、成年人多发等特点来看，其发病似与感受"非时之气"（六淫时邪）、先有伏邪在肺相关，后又新感而引发；亦可因伏寒化温，肺热内伏，复感时邪疫毒而发病。六淫时邪之中多以风邪为主，随地域或季节的不同，风邪每易夹寒、夹热、夹湿，与疫毒杂感伤人。

2. 病变由表入里，顺三焦传变

本病因肺有伏热，复加外感时邪疫毒，风邪夹寒、夹热、夹湿束表，引动伏邪所致。故病变极易入里，由轻转重。初起多有卫表见证，以上焦肺卫病变为主。外邪束表，卫阳被遏，营卫不和，则发病之始有发热、头痛、周身酸痛等短暂的卫表症状；"温邪上受，首先犯肺"，肺热内伏，外有时邪疫毒，内外相召，两阳相合，则有干咳、少痰、气促等肺气不利症状。从病机演变来看，主要表现为三焦传变过程，一般由上焦肺经开始，顺传中焦阳明，终至下焦肝肾。此即吴鞠通所说："温病由口鼻而入，鼻气通于肺，口气通于胃。肺病逆传，则为心包；上焦病不治，则传中焦，胃与脾也；中焦病不治，即传下焦，肝与肾也。始上焦，终下焦。"顺传阳明，则现肺胃热盛，湿浊内蕴；重症则现肺热腑实，痰浊瘀阻。热毒炽盛，亦可逆传心包，甚则邪陷正脱而致内闭外脱，或气阴、阳气外脱，更属危笃重症。病之后期则耗劫下焦肝肾阴液。

3. 病变主脏在肺，病性属实，可由实致虚

肺主气，司呼吸，肺开窍于鼻，温邪从上而受，时邪疫毒自口鼻侵犯于肺，则肺失宣肃，升降失常，肺气上逆而为咳嗽、气喘。正如《三因极一病证方论》所云："夫五脏皆有上气、喘咳，但肺为五脏华盖，百脉皆取气于肺，喘既动气，故以肺为主。"重证可涉及胃、肠（阳明经、腑）、心、肾。因肺与大肠相表里，肺胃热盛，则湿浊内蕴或肠腑燥

结；心主神明，脑为元神之府，重症患者热毒逆传心包，心脑受邪，则神机失用；正虚邪陷，气阴耗竭，元阴、元阳外脱，则病及下焦肝肾。因本病为外感疫毒，起病急骤，发展快速，以邪实为主，故其病理性质属实；热毒深重，邪气过盛，正气不支，则正虚邪陷，阴伤气耗，由实致虚，可形成邪实内闭、正虚外脱之虚实并见（内闭外脱）证候，此时热毒痰瘀壅肺与气阴耗竭夹杂。

4. 主要病理因素为热毒、湿毒、瘀毒

本病总由邪毒壅盛所致，热毒、湿毒、瘀毒交织为患，使肺脏发生实质性损害，功能严重失调。热毒、湿毒既可外受，又可内生，如外感疫毒（天地间异气），随时邪而入，而成热毒、湿毒；邪热壅盛、湿浊内蕴亦可酿毒；而瘀毒为内生之邪，由热毒、湿毒壅阻气机，气滞血瘀，瘀热酿毒。内外毒邪交互影响，又可进一步加重病情的发展，并成为病势顺逆转归的决定性因素。病之初期以热毒为主，中期以热毒、湿毒为主，极期又以热毒、瘀毒为主。热毒表现为高热、烦渴、面赤气粗；湿毒表现为壮热不已、时起时伏、神昏、苔浊腻；瘀毒表现为高热不退、胸闷、胸痛、面暗、唇甲青紫。

二、辨证施治

对于本病应以三焦辨证为主导，结合卫气营血辨证，根据病情分期、分度、分证施治。从整个病变过程来看，可分为早期、中期、极期、恢复期 4 期。临证应针对不同病期及主症特点，制定相应的治法，依法选药组方，形成系列专方专药，以适应实际需求，从而发挥中医药辨证论治的优势。一般而言，早期病在上焦，以肺热内郁、风邪束表为主，病情尚轻，应及时治疗，加以阻断；中期病在上、中二焦，以肺胃热盛、湿浊内蕴为主，或见肺热、痰浊瘀阻的证候，病情较重，预后较差，若积极救治，尚可逆转；极期可见逆传心包，邪入下焦，病及心肾，则以内闭外脱、气阴耗竭为主，病情危重，预后多凶。至于恢复期，则以气阴两伤，余邪未尽为特点，治疗当重在补其不足，兼清余邪。

1. 表寒里热证

临床表现为发热，恶寒，头痛，周身酸痛，口干，干咳，少痰，无汗或少汗，舌边尖红，苔薄白或微黄，脉浮数。此为风邪束表，疫毒袭肺，肺热内郁，表寒里热，肺卫不和。治当宣肺解表，泄热透邪。方用银翘散合三黄石膏汤加减。若风热夹湿，兼有脘痞腹胀，或有腹泻，苔白腻或黄腻，脉濡数者，用藿朴夏苓汤疏表化湿，宣畅气机。此时不宜用大剂苦寒，当表里双解，清透并用。

2. 热盛湿蕴证

临床表现为壮热不已，或起伏不定，干咳，少痰，或痰中有血丝，舌质红，苔黄腻，脉滑数。此为肺胃气分热盛，邪热犯肺，气失清肃，兼有湿浊内蕴。治宜清热化湿，轻宣透达。方用银翘白虎汤、苍术白虎汤。湿热内郁者，用蒿芩清胆汤清热化湿；湿浊偏甚，邪伏膜原者，用达原饮开达膜原，辟秽化浊，清热解毒；湿热郁蒸，蕴而化毒者，用甘露消毒丹利湿化浊，清热解毒。

3. 肺热腑实证

临床表现为发热或高热，热势较甚，喘急气促，痰涎壅盛，呛咳，面红烦躁，汗出，口渴欲饮，胸满腹胀，大便秘结，苔黄腻，质红，脉滑数。此因肺胃热盛不解，邪热壅肺，蒸液成痰，痰热郁阻，与肠腑燥屎互结，热结积滞，腑气不通，肺热腑实。治以苦寒泻下，通腑泻热。方用宣白承气汤、陷胸承气汤。通过清泻肺热，通利阳明，清热化痰，通腑开结，使邪从腑去，则肺气肃降有权，此即上病下取，釜底抽薪，脏腑合治之意，对肺实质炎症有较好的消散、吸收作用。若出现胸部憋闷，胁肋胀痛，心慌动悸，面暗唇甲青紫，由热毒闭肺，肺气痹而不用，心血瘀而不畅，痰浊瘀阻为患，可用《温病条辨》桃仁承气汤合葶苈大枣泻肺汤逐瘀泄热，泻肺平喘。此时治疗极为重要，若处理及时得当，则可顿挫病势，病情减轻，否则病邪极易逆传内陷。

4. 内闭外脱证

临床表现为高热持续，咳逆，气急，喉中痰鸣，痰中带血，烦躁不安，时有谵语，甚至昏迷，口舌干焦；或体温骤降，额出冷汗，面色苍白，唇青肢冷，呼吸短促，咳而无力，喉中痰声如鼾，神志模糊或躁烦，甚至昏迷，舌质红绛，脉细数无力或细微欲绝。此证多由上述两证发展而来，邪毒炽盛，逆传心包，心失所主，毒侵脏腑，热闭神明；甚则邪热内陷，正不胜邪，阴竭阳脱，正虚邪陷。邪入心包，窍闭神昏者，宜用开窍醒神之安宫牛黄丸、紫雪散、清开灵注射液、醒脑静注射液。痰热闭肺，用猴枣散。邪陷正脱者，治当益气救阴，回阳固脱，方用生脉散、参附汤扶正以祛邪；同时清热解毒，化痰开窍，祛邪以安正。

5. 气阴耗伤证

临床表现为低热，手足心灼热，口干舌燥，气短乏力，语声低微，动则汗出，舌质红少苔，脉细数。此为正胜邪退，余邪未尽，虚热内生，气阴两虚。治宜益气养阴、清泄余热，方用生脉散加味或沙参麦冬汤加减。脾虚者用参苓白术散。

上列各证既有其独立性，各证之间又有兼夹、演变关系，可先后交替发生或合并出现，故临床应根据证的兼夹情况权衡其主次处理。

三、中医药辨治非典型肺炎应注意的几个问题

1. 把握邪正之间的关系

本病因肺经伏热，外感时邪疫毒触发，若体质尚强，邪气亢盛，则邪正交争剧烈，病情较重；若体弱表虚，腠理卫表不固，正不胜邪，正气无力与时邪疫毒抗争，则病势传变迅速，极易内陷，呈现内闭外脱、正虚邪实之候，喘脱、厥闭并见。就瘟疫而言，其发病以外邪疫毒为主导，故临证施治总以祛邪解毒为要，不能固守前言，拘泥于"邪之所凑，其气必虚"的论述，单纯强调正虚的一面，而过早、过用补虚之剂。扶正补虚治法的应用，当视病情而定，若在病邪传变过程中，正虚邪陷，内闭外脱，则当扶正补虚以助达邪，然此时亦需兼顾祛邪，以防留邪。

2. 密切观察证候变化，灵活应用辨证施治

由于本病病势传变迅速，在病变过程中，尤其是病之中期、极期，阴阳表里寒热虚实转化极快，往往变生顷刻，且各证候相互交叉重叠，故临床既应辨证，但又不可守证，必须随其病机动态变化予以相应处理，更要掌握病机转化时的错综兼夹情况灵活施治。其发

病后卫表阶段甚短，邪毒由表迅即入里，由上焦病及中焦，表现为表里同病，故治应表里同治，按其主次倾向配药；若邪毒已有内陷趋势，即应相机配以扶正，助正托邪，起到截断病势的作用。此外，在病之危重阶段，随着病机的演变转化，多种病证可同时出现，呈现多证相关，如高热、暴喘、昏迷、厥脱等每多兼夹合并，应即刻作出相应的处理。

3. 预防应以清养肺气、芳香辟秽为原则

从中医学理论来分析，本病的流行由温热疫毒所致，其病性属热、属实，初起病位在表，根据"在卫汗之可也""治上焦如羽，非轻不举"等治疗原则，应因势利导、轻清宣透伏邪，即便扶正亦应以清养肺气为主，若用甘温补益之品，恐有助热生火之弊，而大队清热解毒药的应用，其性苦寒沉降，也有"药过病所"之嫌。故对于本病的预防，内服药应以清养肺气、清瘟解毒为原则，可选用轻清透达、芳化和中、清热解毒之品，如太子参、南沙参各 10g，苏叶、荆芥、藿香各 6g，野菊花、贯众、大青叶各 10g，水煎服用。上述药物也可制成气雾剂，用于公共场所集体预防或居室内空气消毒。若以黄芪等甘温补益之品或用蒲公英、鱼腥草、败酱草、板蓝根等大队苦寒药内服，虽从现代实验研究结果来看，均有增强人体免疫功能及抗病毒的作用，但与中医理论似有脱节，服用后可见上火、泄泻等反应，故尚有进一步探讨的必要。外用当以芳香辟秽解毒为原则，可选用藿香、苍术、白芷、草果、菖蒲、艾叶、冰片、重楼等制成香袋，佩挂胸前；或制成搐鼻剂给药。

4. 扬长补短，发挥中西医结合优势

对于本病的治疗，应权衡中西医学之间的长短，发扬中医学之长处。千百年来，中医药在治疗病毒感染性疾病方面已积累了丰富的经验，如新中国成立后对乙脑、麻疹、脊髓灰质炎、痢疾、流感、流行性出血热等的有效防治，关键是要抓住其病证规律和病机的核心，找准重点突破口，而临床分证又不宜过繁，若证型繁多则难以突出要领，不利于把握辨证施治的规律。中医药治疗既具有针对病邪的特异性作用，另一方面又能提高机体的抗病能力，通过调整人体功能状态而起到非特异性的治疗作用，达到病证结合施治。在治疗上要多剂型并举，多途径给药，多疗法配套，如除口服给药外，采用针剂注射、雾化吸入、合剂灌肠等，更能充分发挥中医药辨证、综合救治的特色和优势。

总之，中医学是一门实践性极强的学科，在治疗急性感染性疾病方面既有坚实的理论基础，又有丰富的临床实践、潜在的优势。在指导非典型肺炎的治疗与预防，以至恢复期的善后康复中，均有系统的理论认识，而西医学从明确病原至研制预防疫苗及有效的治疗药物尚需要一个过程。因此，采用中西医结合的方法救治显得尤为重要，可以取长补短，提高临床疗效。实践已初步证明中西医结合治疗可缩短发热时间、改善全身中毒症状及免疫功能、促进肺部炎症吸收、减少激素用量及其副作用、降低病死率。可见通过一定数量临床病例的观察，总结行之有效的辨治规律，结合西医学的救治手段，可使临床防治水平居于国际领先。今后中西医工作者之间应加强交流，共同参与，勇于实践，大胆探索，不断创新，从而促进中西医结合医学的研究，为人类健康事业的发展做出贡献。

（传承弟子周学平撰写，周仲瑛指导）

第三节　甲型 H1N1 流感

在甲型 H1N1 流感在全球不断蔓延扩大的今天，如何充分发挥中医药治疗优势，积极开展中医对甲型 H1N1 流感防治的探索及研究工作尤为重要，兹将周仲瑛教授近来对该病的思考与看法介绍如下。

一、病因

造成甲型 H1N1 流感大范围流行的主要原因，周仲瑛教授认为关键是"非其时而有其气"，即冬天应寒而反暖，春天应暖而反寒；或寒温失调，忽冷忽热，气候变化无常，造成"疠气"（甲型 H1N1 流感病毒）流行，自口鼻而入，触犯人体而发病。

由于甲型 H1N1 流感主要通过近距离空气飞沫和密切接触传播，具有较强的传染性，且人群普遍易感，结合患者病初主要表现为发烧、咳嗽、疲劳、食欲不振、腹泻或呕吐等中医肺卫、脾胃症状，本病应属于中医"风温""湿温"等病范畴。

从甲型 H1N1 流感患者有一定的潜伏期，病情重，传变快，儿童、成年人多发等情况来看，周仲瑛教授认为该病很可能是先有伏邪，后因新感而引发。即在素禀阴虚、肺有伏热的基础上，加之外感时邪疫毒而发病。其中外感时邪以风邪为主，随地域或季节的不同，风邪可以夹寒、夹热、夹湿、夹燥，与疫毒（疠气）杂感伤人。

二、病机

通过上述分析，可以认为甲型 H1N1 流感主要为新感引动伏邪而发病。肺热内伏，若外感风热疫毒之邪，内热与外热相合，加之风邪的鼓荡，风助火势，火动生风，风火相扇，相互转化，互为因果，则为病更烈，从而决定了甲型 H1N1 流感，特别是重症患者病机的易变、速变、多变的特性。风温疫毒之邪犯表，或夹寒夹燥夹湿，卫阳被遏，营卫不畅则发病之始就有发热、头痛、咽痛，周身酸痛等卫表症状。因肺有伏热，外有风温疫毒，内外夹击，肺失宣肃则以咳嗽、咯痰、呼吸急促等呼吸道症状为主；因肺脾同属太阴，手足相传，肺热及脾，脾失运化，湿浊内生则以恶心、呕吐、腹痛、腹泻、周身困倦等消化道表现为主。当然，临床上也存在湿热疫毒从口鼻而入，直趋中道，内困脾胃而致湿热中阻的可能。或温毒夹湿同时伤人，则肺、脾同时受病，而见肺失宣降和湿热中阻合病共见的证候表现。

周仲瑛教授认为该病病机演变以三焦传变为多见。从上焦肺到中焦脾胃，重者既可逆传心包，也可出现邪入下焦，病及肝肾。若从卫气营血辨证来看，首先是卫气同病，温热疫毒从口鼻而入，首先犯肺，肺失宣降，肺卫不和，而见温毒犯肺症状；若湿热疫毒从口鼻而入直趋中道，内困脾胃，则见湿热内蕴证。温毒夹湿伤人，肺胃同病，则温毒犯肺、湿热中阻两证复合并见。如疫毒深重，邪热从气传入营血，则见气营热盛的变证。其中该病病位中心在肺脾，变证在心肾。病理特点主要在气分，重则深入营血。传变一般顺传，重证可以出现逆传。

三、中医治疗方案

1. 基本方案

基本治则：解表清肺，化湿和中。若发展到变证、逆证，随证治疗。

基本方药：清瘟颗粒。

主药：连翘 10g，黄芩 10g，藿香 10g，紫苏叶 10g，桔梗 5g，重楼 12g。

加减：热盛加金银花 15g，湿阻加厚朴 6g，咳甚加苦杏仁 10g，腹泻加苍术 10g，身痛加白芷 10g。

2. 辨证论治方案

（1）温毒（热）犯肺证

见恶寒、高热、有汗或无汗、鼻塞、流涕、头痛、咽痛、咳嗽、气急，舌苔薄腻，色微黄，脉浮数等。

治法：解表清肺。

代表方：银翘散、麻杏石甘汤加减。

主药：麻黄 5g，苦杏仁 10g，石膏 20~30g，黄芩 10g，金银花 15g，连翘 15g，桔梗 5g，牛蒡子 10g，甘草 5g。

（2）湿热中阻证

见身热不扬、汗出不畅、热势缠绵，伴见恶心、呕吐、腹痛、腹泻稀水样便、纳呆、疲乏、周身酸疼，口干不欲饮，舌苔黄腻，脉濡数。

治法：化湿和中。

代表方：藿香正气散、王氏连朴饮加减。

主药：藿香 10g，紫苏叶 15g，连翘 10g，茯苓 15g，法半夏 10g，厚朴 5g，黄芩 10g，苦杏仁 10g，白蔻仁（后下）3g。

（3）温热夹湿证

见高热、咳嗽、少痰难咯、胸痛、憋气喘促、汗出热难退、恶心、腹痛、腹泻稀水样便、纳呆、疲乏、口干不欲饮，舌苔黄腻，质红，脉濡滑数。

治法：清宣肺气，芳化湿浊。

代表方：银翘白虎汤、藿朴夏苓汤加减。

主药：金银花 15g，连翘 15g，桔梗 5g，苦杏仁 10g，石膏 20~30g，藿香 10~15g，茯苓 15g，法半夏 10g，青蒿（后下）20g，厚朴 5g，黄芩 10g。

（4）疫毒内陷证

见身热肢厥、烦躁不安、神昏不清、呼吸气粗、咳喘息促、喉中痰鸣、尿黄量少，舌苔黄燥少津，质红，脉细数。

治法：清热解毒，开闭固脱。

代表方：黄连解毒汤、生脉散、牛黄清心丸加减。

主药：黄连 5g，黄芩 10g，连翘 10g，丹参 15g，麦冬 10g，沙参 12g，郁金 10g，远志 5g，石菖蒲 10g，莲子心 3g。

加减：阴伤明显，加玉竹 10g；气阴两虚，加西洋参 6g，五味子 5g；汗多明显，加煅龙牡各 25g；喘促明显，加桑白皮 12g，葶苈子 15g，另服猴枣散 0.6g，每日 2 次。

若出现昏迷，可选用清开灵、醒脑净注射液；出现厥脱，选用生脉散、参附汤加山茱萸；喘脱多为虚实夹杂证，既有正气外脱，又有邪热闭肺，当开闭与固脱并用。若患者出现其他特殊危急证候，除辨证施救外，还应注意针灸、放血、刮痧等中医其他综合救治措施的发挥。

四、预防

对于甲型 H1N1 流感的预防，周仲瑛教授认为应分为两个层次，区别对待。

第一层次是针对大众预防，应重在芳香辟秽、化浊解毒，可选用藿香 100g，苍术 100g，白芷 100g，草果 100g，菖蒲 100g，艾叶 100g，贯众 100g，冰片 50g，重楼 50g。共研细末，制成香囊，佩挂胸前，作为大众预防方。上述药物也可制成气雾剂，用于公众场所集体预防或居室内空气消毒。第二层次是针对密切接触者预防，应重在轻清透达，芳化和中，清热解毒。可选用苏叶、荆芥、藿香各 6g，野菊花、贯众、大青叶各 10g。水煎服，每日 1 剂，连服 3 天。适用于易感人群及与甲型 H1N1 流感患者接触者。

至于对甘温益气之品及大剂清热解毒药的应用，若从增强人体免疫功能及抗病毒等方面讲，实无可厚非，但从中医理论来看，造成甲型 H1N1 流感流行的主要是温（湿）热疫毒，病性本身属热、属实，初起病位在表，根据中医"在卫汗之可也""治上焦如羽"等治疗原则，理应因势利导、轻清宣透伏邪为是，即使"邪之所凑，其气必虚"，扶正亦应以清养肺气为主，而甘温补益之品恐有助热生火之嫌；大队清热解毒药的应用也可能有"药过病所""苦寒败胃"之弊，均有进一步探讨的必要。

同时，周仲瑛教授反复强调"中医医人"，中医对甲型 H1N1 流感的治疗一方面是针对病邪，另一方面更着重于人整体抗病功能，即使具有特异性治疗作用，也更重视通过调整整体机能状态而使其非特异性治疗作用得到充分发挥。因为中医并不单纯是针对病毒而治，而是始终针对患病的"人"，强调整体、辨证及个体化治疗。

最后，周仲瑛教授再次呼吁应以甲型 H1N1 流感防治为契机，进一步重视并加强中医对急性病毒感染性疾病辨证救治规律的探索，积极开拓并延伸中医急症研究领域，通过以症带病、病证结合、多剂型并举、多途径给药、多疗法配套等手段，充分发挥中医辨证施救、综合救治的优势，为早日扭转"西医治急症，中医治慢病"的片面认识而不懈努力。

（传承弟子郭立中撰写，周仲瑛指导）

第四节　新型冠状病毒感染

周仲瑛教授从医 70 年来，先后诊治过疟疾、乙型脑炎、麻疹、水痘、猩红热、大头瘟、流行性出血热、病毒性肝炎、重症流感等多种传染性疾病，并曾指导弟子辨治传染性非典型肺炎（SARS）、甲型 H1N1 流感均取得良好的疗效，积累了丰富的治疫经验。自本次新型冠状病毒感染疫情以来，周仲瑛教授亲自带领学术团队整理分析新型冠状病毒感染患者的临床资料，反复研讨，拟定推荐辨治方案，经江苏省中医药局的专家论证，已作为"江苏省新型冠状病毒肺炎中医辨治方案（试行第三版）"向省内外推广。

一、新型冠状病毒感染属外感热病范围

热病的内涵较广，类别不一，多以发热为主，病名上又有温、热、火和瘟的不同。温为热之始，热为温之渐，火为热之极，这提示热病有初期、进展期、极期不同的临床表现。其中，温主要指四时温病，或称为时病；瘟主要指传染性极强的一类急性热病（瘟疫、疫病），"一气自成一病"，但多夹风、夹寒、夹热、夹湿、夹燥等致病因素；火多为热病的极期，六气皆可化火，火有内外之异。

本次新型冠状病毒有"乖戾之气"的特性，其传染性极强，病者症状相似，属"瘟疫"范围，符合《素问·刺法论》"五疫之至，皆相染易，无问大小，病状相似"、《温病条辨》"温疫者，疠气流行，多见秽浊家家如是，若役使然"所云。为此，周仲瑛教授认为今后临床应以"热病"为名，规范统一，有必要据此重新构建中医热病理论体系，以应对临床需求。

二、病因属"瘟毒上受"

依据患者临床证候特点，结合发病的运气、地理等因素，有专家推测为本次新型冠状病毒属于"寒湿疫""湿毒疫"或"伏暑晚发（冬瘟）"等。周仲瑛教授认为新冠状病毒多从口鼻而入，属"瘟毒上受"。但感邪之后是否发病，或病情轻重如何，取决于邪正两个方面，所谓"其感之深者，中而即发，感之浅者，而不胜正，未能顿发""其年气来之厉，不论强弱，正气稍衰者，触之即病"（《温疫论》）。

三、病机钩要

宗"审察病机，无失气宜"（《素问·至真要大论》），周仲瑛教授特别强调临证要审证求机，知常达变。将本病的基本病机概括为"湿困表里，肺胃同病，如遇素体肺有伏热者，则易邪毒内陷，变生厥脱"。感受瘟毒（因有湿邪之性，称为"湿毒浊气"）是发病的关键因素，"肺有伏热"则是感邪后病情加重的主要病理基础。

1. 基本病机为湿困表里，属肺胃同病

本次"疠气"（新型冠状病毒）的传染性强、潜伏期长、起病隐伏、病状怪异，发则多直中肺胃，大多以低热或身热不扬、乏力、干咳为主，伴有头痛、肌肉酸痛、咽痛和纳

差、泛恶、腹泻、舌苔厚腻等临床症状，卫表证候不显，符合感受湿毒浊气，从口鼻而入，既上犯肺卫，又直趋中道，内困脾胃的致病特点。盖湿邪与脾胃同气相感，内外相召，湿邪必归于脾胃。故基本病机为"湿困表里，肺胃同病"。如"温病由口鼻而入，自上而下，鼻通于肺，始手太阴"（《温病条辨》）、"湿多者，湿重于热也。其病多发于太阴肺脾"（《重订广温热论》）。

2. 病机传变因人而异，多兼夹复合

据临床观察，本次瘟疫患者大多症状较轻，但有少数患者一周左右病情重症化，资料显示这些患者多伴有高血压、糖尿病、心脑血管病等痼疾，病毒感染之后，可引发顽固性低氧血症、严重的全身性炎症反应等并发症。从中医而言，"夫百病之生也，皆生于风寒暑湿燥火，以之化之变也"（《素问·至真要大论》），感受病邪虽同，但人体阴阳气血体质不同，病邪从化与传变则因人而异。

（1）湿毒浊气为疠气，病机传变有多端

本次疠气属湿毒浊气，湿性黏滞，易于凝聚，起病缓慢，隐匿难察；多易郁滞气机，升降失常；湿无定体，常随五气而从化；湿邪化浊，则更为臭秽黏稠，轻则化热，甚则酿毒伤正，变证丛生。

湿毒浊气从口鼻而入，肺胃同病，以肺为主。初期，湿邪由表入里，湿遏肺卫，可见低热，干咳，倦怠乏力，肢体酸重；湿热相合，湿遏热伏，故身热不扬，口干不渴，舌质红苔黄腻；湿阻气机，阳气不达四肢，则四肢发凉，倦怠乏力；湿热郁于少阳，可见寒热起伏，呕恶口苦，心烦，胸胁胀满；如湿邪直犯中焦，湿困脾胃，可见纳差呕恶，脘腹痞满，大便黏滞不爽等。中期，湿热蕴蒸，胶着难解，疫毒闭肺；偏于热毒者，为肺胃热盛；偏于湿毒者，为湿毒壅肺。重症期，发病周余，湿热毒蕴，化火、化燥，即"寒郁之久必兼火化，湿郁之极必兼燥化"（《重订通俗伤寒论》）；甚则传入营血，内陷心肝，或动风或蒙蔽清窍，轻则伤阴耗气，重则内闭外脱。恢复期，在气阴两伤的同时，浊瘀阻络，为本虚标实之证。

（2）肺有伏热为基础，病机传变更迅速

"伏热"一词源于《素问·本病论》，多指热邪深伏于体内。本病初起之时，武汉等地气候应寒反温，具肺有伏热的外在因素，即"每逢冬令太温，一遇感冒，表分虽有外寒，内有竟多伏火"（《重订广温热论》）。年高体弱者，阴气自半，多为肝肾亏虚，相火燥热素盛之体质；若同时痼疾在身，痰湿浊瘀等伏邪郁结于内，成为肺有伏热的内在因素。

湿毒浊气从外入里，邪正交争，引动伏邪，内外病邪相搏，兼夹复合，每致气机逆乱，病机传变迅速，变证丛生，病情危重。如素为阴虚之体，肺有伏热者，湿毒多易化火、化燥，湿浊生痰阻络，或热毒闭肺，或湿毒浊瘀壅肺，气机逆乱，发为厥脱；如素为阳虚之体，湿毒每从寒化，寒湿困脾，或痰饮停肺，病情迁延。此外，对于素有痼疾者，每因多种药物并用，可致湿毒、药毒与伏邪相搏，加速耗伤正气。

四、治则治法

中医辨治瘟疫强调祛邪为第一要务，有关治法方药良多。周仲瑛教授提倡为达到多环节祛邪，多治法增效之目的，可用汗、和、清、下四法联用，既谋求阻断病邪传变，又能先安未受邪之地。

1. 汗法

湿邪困表当以微汗为度，如过汗伤津，不仅表湿难除，反助里湿化热化燥。《湿热条辨》："湿温发汗，昔贤有禁，此不微汗之，病必不除，盖既有不可汗之大戒，复有得汗始解之治法，临证者当知可变通矣。"一般以辛凉为主，复入辛温之品，如银翘散、麻杏石甘汤。湿困表里者，周仲瑛教授选用藿香、苏叶、淡豆豉、羌活等疏风祛湿，解表发汗，透邪外达；苍术、厚朴苦温辛燥，增强祛湿化浊之力，与清法合用也可避免过汗。

2. 和法

对于瘟疫用和法，戴天章所论最详，"寒热并用之谓和，补泻合剂之谓和，表里双解之谓和……凡此和法，虽名为和，实寓有汗、下、清、补之意，疫邪尤有宜和者"（《广温疫论》）。周仲瑛教授对于热病见有肺胃同病，表里不和，或湿热郁于少阳者，常用柴胡、黄芩与青蒿配伍，和解少阳郁热，宣湿化浊，以阻断病机传变。

3. 清法

周仲瑛教授强调，清法对于肺有伏热者尤宜，所谓"医必识得伏气，方不至见病治病，能握机于病象之先"（《重订广温热论》）。对于湿毒入里化热，早期予清透里热之品，轻则用银花、连翘，重则苍术白虎汤、三石汤，肺胃热盛者，用麻杏石甘汤；烦躁不安者加栀子、黄连；小便不利者加六一散；入营则加大青叶、丹参等。

4. 下法

湿热相合，黏腻胶滞，如湿毒浊气郁遏肺胃，早期开通肠腑，有利于透邪外达，寓下于清，即"肺胃大肠一气相通……温热以大便不闭者易治，为邪有出路也"（《温热经纬》）。若非阳明燥结或夹食者，下之宜轻，如配伍少许制大黄或生大黄。

五、分期辨治方案

1. 初期（湿困表里，肺胃同病）

临床表现：恶寒发热，身热不扬或身热起伏，咳嗽痰少，汗少不畅，乏力或身痛，头胀痛，咽干咽痛，口干口苦，腹胀，便溏不爽。舌苔白腻或罩黄，舌边红，脉濡数。

治法：表里双解，肺胃同治。

建议处方：藿香15g，苏叶15g，淡豆豉15g，羌活10g，炒苍术15g，厚朴10g，前胡15g，杏仁10g，柴胡15g，炒黄芩10g，青蒿（后下）20g，金银花15g，连翘15g。

按语：本方辛凉、辛温、芳香与苦泄同用，融汗法、和法、清法和透邪法于一方，以开达肺卫郁闭为主，肺胃同治，表里双解，避免邪热传变。

2. 中期（疫毒闭肺证）

（1）热毒闭肺证

临床表现：高热或往来寒热，烦渴喜饮，喘咳，胸闷气粗，咳痰色黄黏稠，咽痛，腹胀，便秘。舌质红或绛，苔黄腻或黄燥，脉滑数。

治法：清热化痰，宣泻肺气。

建议处方：炙麻黄 6g，杏仁 10g，生石膏（先煎）30g，生甘草 6g，藿香 15g，苏叶 15g，淡豆豉 15g，苍术 10g，厚朴 10g，前胡 15g，柴胡 15g，黄芩 10g，青蒿（后下）20g，金银花 15g，连翘 15g，生大黄（后下）6g。

按语：肺有伏热之体，感邪之后，多易湿遏热郁，邪连肺胃，内外合邪，多见肺胃热盛，用前方加麻黄、生石膏、生甘草，进一步加强辛凉宣泄，清肺平喘之力；另加生大黄少许，有"湿邪内搏，下之宜轻"意。如阴伤化燥者，可加知母、沙参、石斛之类。

（2）湿毒壅肺证

临床表现：身热不甚，胸闷气粗，喘咳，咳痰黏稠量少，疲劳乏力，咽干，腹胀，大便不爽。舌苔白浊腻，舌质偏暗，脉滑。

治法：宣肺化湿，祛痰开痹。

建议处方：炙麻黄 9g，杏仁 10g，葶苈子 20g，桑白皮 30g，炒黄芩 15g，冬瓜子 20g，法半夏 10g，厚朴 10g，苏子 15g，白芥子 10g，瓜蒌皮 15g，旋覆花（包煎）9g，香附 10g，郁金 10g，桃仁 10g，生黄芪 20g。

按语：对于湿毒壅肺为主者，治疗重点在宣肺化湿。周仲瑛教授用炙麻黄与杏仁、葶苈子、桑白皮配伍，为开泄并举；厚朴与黄芩配伍，为化湿清热同用；更用降气化痰、开通郁闭、宣畅气血等法合用，令湿浊瘀毒自有出路。且诸药多兼有缓下之功，可泄浊于肠腑；稍加黄芪，旨在顾护正气，避免肺脾之气耗伤太过；如见燥湿同病者，治当兼顾。

3. 重症期（邪陷正脱证）

临床表现：呼吸困难，动辄气喘，伴神昏或烦躁不宁，汗出肢冷。舌质紫暗，苔厚腻或燥，脉浮大无根。

治法：益气回阳，开闭固脱。

建议处方：人参 15g，制附片（先煎）10g，石菖蒲 10g，郁金 10g，山萸肉 10g，炒玉竹 10g，麦冬 10g，五味子 10g，干姜 10g，炙甘草 10g。

按语：对于重症期，患者多经过多种救治方法，邪盛正伤，临证要详辨热病常见五大主症（包括热、痉、厥、闭、脱），以正气不败为关键。方案仅对于邪陷正脱证，建议使用益气回阳、开闭固脱治法，为举例用，临证当随证变法。

4. 恢复期

（1）气阴两伤证

临床表现：气短，倦怠乏力，纳差，呕恶，痞满，大便无力，便溏不爽。舌淡胖，苔白腻，脉细。

治法：益气养阴。

建议处方：党参 10g，茯苓 15g，炒白术 10g，北沙参 15g，麦冬 10g，五味子 6g，陈皮 10g，竹茹 10g，合欢皮 15g，炒谷芽、炒麦芽各 15g，炙甘草 6g。

（2）肺脾两虚，浊瘀阻络证

临床表现：精神不振，疲劳乏力，胸闷憋气，呼吸不畅，有时干咳，纳少。舌淡或暗，苔白腻或浊腻，脉细滑。

治法：扶正化浊。

建议处方：党参 20g，炙黄芪 20g，炒白术 15g，茯苓 10g，胡桃肉 6g，制黄精 15g，北沙参 12g，麦冬 10g，旋覆花（包煎）6g，茜草根 10g，郁金 10g，生薏苡仁 15g，冬瓜子 20g，桃仁 12g，苏子 10g，降香 3g，炙甘草 6g。

按语：热病恢复期，患者多以气阴两伤为主，调治重在益气养阴，健脾和胃；如发病时肺部损伤严重，多为本虚标实，治疗应以补益肺脾，化浊通络为主。

5. 中医药预防

对于本次瘟疫的预防，重在针对上焦而言，强调用药重在清养肺气，轻清透达，芳香辟秽。

建议处方：生黄芪 10g，太子参 10g，南沙参 10g，苏叶 6g，荆芥 6g，藿香 6g，野菊花 10g，重楼 6g。常法煎服，连服 5 天。可以统一煎煮，分发给有潜在接触史的个人服用。

按语：周仲瑛教授认为预防方应避免大剂补益温养之品，也不提倡预防阶段使用过多辛温苦燥或苦寒药物。

六、结语

综上，在中医整体观、病证结合和三因制宜思想指导下，周仲瑛教授认为新型冠状病毒感染病邪虽涉上中二焦，甚或三焦，但总以肺为主，临证当审证求机，以化湿浊、开肺气为中心，用药不宜过重，当随证变法，方能取得更好的临床疗效。

在中医历史长河中，对热病的辨治，承先启后，代有发展，名医辈出，积累了丰富的理论及实践经验。周仲瑛教授常感叹医道无穷，对于今后中医药防治瘟疫的研究，他建议应从创新疫病理论的高度，在理论体系上传承古今名医经验和学术思想；应突出中医药"治人、治病、治证和治毒并重"的疗效特点与自身优势，重视中医药能够提高人体综合抗病能力的效应特点与机制，从而达到应对病毒种类的多样性、病毒变异性和耐药性等诸多问题。

（传承弟子叶放撰写，周仲瑛指导）

第五节　外感咳嗽

外感咳嗽是临床肺系疾病中最常见的病症，其发病之初可以伴有外感表证，病程大多较短，亦可表证不明显，仅以咳嗽为主症，反复迁延，经久不愈，如虚体受邪、陈寒伏肺等，均属外感咳嗽范畴。《景岳全书·咳嗽篇》云："夫外感之咳，必由皮毛而入，盖皮毛为肺之合，而凡外邪袭之，则必先入于肺。""六气皆令人咳，风寒为主"，周仲瑛教授认为在外感咳嗽中，六气皆可致咳，但风为先导、为六淫之首，且易夹他邪为患，致肺气不宣而咳，治疗以疏风宣肺为先。在诊治上，尤强调细致入微辨证，即通过辨咳、辨痰、辨个体素质、辨全身状况等综合判断，这是提高临床效果的基本保证。以下介绍周仲瑛教授辨治外感咳嗽的一些经验。

一、辨证当"审证求机"

"审证求机"是周仲瑛教授重要的学术思想，抓住了病机，即是抓住了疾病的实质，治疗才有更强的针对性。外感咳嗽病因不外乎六淫，但对六淫的认识不能单纯理解为不正之气，而应从病机上着眼，是六淫作用于人体后在病理过程中的一组反应，它与个体差异、地域时限密切相关。

1. 喉痒欲咳是外感咳嗽的重要特征

"风胜则痒""寒主收引"，风寒犯肺，肺闭不宣，咳多不畅，咽痒作咳，白天多于夜间，声重痰稀不多，舌苔薄白，脉浮而紧；在阳旺之体若咳痰不稀而质黏，虽苔色白者，则提示风寒有化热之势，不可纯按风寒论治。如咳声气粗，咽痛或干痒，舌苔薄黄者，多为外感风热；干咳无痰或痰少胶黏，多为风燥伤肺，亦需区别温凉之差异。所以辨外感咳嗽的特征（如咳嗽的时间、节律、性质、声音）以及苔脉等对辨其证候属性非常重要。

2. 邪滞鼻咽，常是外感反复不愈的重要因素

外感咳嗽，反复不愈，需注意邪恋肺窍致肺气不畅所致，此类患者的特点，咳痰常表现为用力咯痰而出，而并非肺部咳痰，或晨起鼻涕喷嚏不休者，或鼻流浊涕，头昏头痛者。顽固性咳嗽中，慢性喉源性咳嗽是常见的病症之一，此类患者亦多初次外感之后，反复不止，视其咽部多为暗红充血，或咽后壁滤泡增生，或咽多有疼痛、干燥痒而咳，或咽中痰滞感，咳而不爽，多为肺津阴伤；咽中有痰滞感，咳而不畅，提示有痰气交阻。

3. 用药不当，邪遏不宣，咳嗽不愈

临床上一些顽固性咳嗽的患者，常因病始用药不当，或因寒而凉润，或早用收敛，如克咳胶囊、念慈庵枇杷止咳糖浆、神奇枇杷止咳露等一些中成药，每致邪恋于肺，咳嗽顽固不愈，表现为陈寒伏肺或肺郁不宣等证。临床亦可见到因服用抗生素等，脾胃受损，痰湿内生，腹胀便溏，咳痰量多，胸闷苔腻等脾虚痰湿内蕴，肺气不宣者。

4. 注重时令、季节、气候因素对咳嗽的影响

四时六淫，邪各有侧重，夏令暑热袭肺，或夏暑贪凉，肺气不宣，或暑湿熏蒸，肺气

不清，均会导致咳嗽；秋令天干气燥，最易伤肺耗津，所以秋令外感咳嗽多以燥咳居多；冬季天寒地冻，风寒之邪犯肺，多致肺闭不宣；春天风木当令，风邪袭肺，肺失宣畅，更易兼夹它邪为患等等，可在辨证的基础上，酌情加减用药。

二、治疗重在宣通肺气

外感六淫，从口鼻或皮毛而入，侵袭肺系。多因起居不慎，寒温失宜，或各种原因导致肺的卫外功能减退或失调，以致在天气冷热失常，气候突变的情况下，六淫外邪或从口鼻或皮毛而受，内舍于肺，肺气不宣、肺气上逆而致咳嗽。治疗当以祛邪气利肺、因势利导，使肺气宣畅则咳嗽自止。周仲瑛教授常用炙麻黄、杏仁、桔梗、前胡、白前、枇杷叶、大贝母、橘皮、金沸草等，命名"宣肺止嗽汤"。宣肺药首选麻黄，麻黄药性辛散宣通，既可宣通肺气之郁闭，用于治疗肺气不宣之咳嗽；又具苦降之性，可平肺气之上逆，故对肺气壅遏，宣降失司之咳嗽更为适合。杏仁、桔梗、前胡、白前、大贝母、橘皮、金沸草宣降肺气，化痰止咳，与麻黄相伍，共奏宣肺止咳之功。临证配伍，如表寒明显配苏叶、荆芥；肺热内郁配生石膏、知母；痰热蕴肺配黄芩、桑白皮；咳嗽迁延配百部、紫菀、款冬花；咳逆痰壅配苏子、莱菔子；痰稠胸闷配半夏、厚朴等。

外感咳嗽中，因初始误治失治，常迁延反复，时轻时重，遇冷则加重，咳声不扬，胸闷不畅，咳痰色白，舌淡苔白，这类患者，周仲瑛教授称之为"陈寒伏肺"，亦属外感咳嗽的范畴，治疗仍当以宣散为要。曾治一患者，感冒后反复咳嗽，迁延2个月有余，按张锡纯内伤虚损咳嗽治之，药用山药、沙参、玄参、白术、陈皮、牛蒡之类，结果药后反致闷咳，咳声嘶哑，后用宣通肺气法，以麻黄为主方（宣肺止嗽汤），药进两付，咳嗽很快缓解，提示外感咳嗽，特别是陈寒伏肺，虽病程较长，若从内伤虚损治疗，必致邪闭不去，"伤风不愈久成痨"。外感咳嗽用药宜动不宜静，静则变生他病。

三、风为主导，疏风为先，兼顾夹寒夹热，客寒包热之证

风为六淫之首，故外感咳嗽，常以风为先导，或夹寒、或兼湿、或夹热、或夹燥，上受犯肺，因于风寒者疏风宣肺散寒，兼湿者又当配伍燥湿化痰之品，因于风热者疏风清热肃肺，因于风燥者疏风清肺润燥，邪祛咳自止。临证应注意寒热二者的相关性。如风寒客肺，未能及时宣散，郁而化热，而表寒未解，或肺有蕴（痰）热而外感风寒，表现"外寒内热证"者，即所谓的"寒包热""寒包火"，则当解表散寒、清肺泄热并施。正如《类证治裁》卷二云："寒包热，热郁肺俞，遇秋冬寒凉辄发咳，寸脉坚，声音窒，但解其寒而热自散。麻杏石甘汤或金沸草散。"他如风寒化热者，应转清肃，风热化燥伤津者，当转清润。肺热蒸液成痰，痰热郁肺者，当转清化。

风邪致病，其临床特点多表现为喉痒、阵咳、反复发作，时轻时重，遇感触发，风邪这一致病因素的含义，周仲瑛教授认为，除了六淫中的特定含义外，还应包括了多种的过敏致病因素，如吸入花粉、烟尘、异味气体、尘螨、动物毛屑等，治疗仍当宣散、疏风，中医之祛风药，寓有抗变态反应作用者颇多，如麻黄、苏叶、防风、荆芥、蝉蜕、苍耳草等，临证之时均可酌情选用。

四、燥邪伤肺，当别温凉差异

"燥胜则干"，燥热灼津，肺失清润，为共同病理特点，但其发病又有温燥与凉燥之不同，正如俞根初所言："秋深初凉，西风肃杀，感之者多病风燥，此属凉燥，较严冬风寒为轻；若久晴无雨，秋阳以曝，感之者多病温燥，此属燥热，较暮春风温为重。"一般以属热者为多，表现为燥邪与风热并见，临床称为"温燥"，多发于初秋，治应疏风清肺润燥。另一方面，又当理解"燥病属凉，谓之次寒，病与感寒同类"（《温病条辨》），临床称为"凉燥"，表现为燥证与风寒并见，多发于深秋、初冬，治当辛苦温润，用药以温而不燥，润而不凉为原则，此即《温病条辨》所说："若伤燥凉之咳，治以苦温，佐以甘辛。"

周仲瑛教授曾治一患儿，7岁，于冬月十二月就诊，咳嗽1周，痰少质黏，咳吐困难，无明显发热，微有鼻塞，口干咽干，胃纳可，二便尚调，舌苔薄黄而少津，脉浮。周仲瑛教授认为，此乃属燥咳，辨证属外感温燥、邪在肺卫之证。燥邪袭人，肺先受之，肺失清肃，温燥灼液，故咳嗽少痰，痰黏难咳，咽干口干；肺合皮毛，感邪轻浅，故身热不显，且有鼻塞表现。予清宣温燥之剂。处方如下：蜜炙麻黄3g，桑叶10g，光杏仁10g，桔梗4g，灯心草3g，大贝母10g，前胡10g，南沙参10g，佛耳草12g，炒牛蒡子10g，枇杷叶（去毛蜜炙）10g，一枝黄花15g。7剂。二诊时咳嗽明显减轻，大便欠实。原方去炒牛蒡子继服7剂，咳嗽痊愈。

五、重视整体、内外合治、脏腑兼顾

周仲瑛教授治疗外感咳嗽，还非常重视整体，对于有内伤基础的顽固性外感咳嗽的治疗，采取内外合治、脏腑兼顾的原则。

气虚外感咳嗽，多时轻时重，遇风、受凉咳嗽加重，舌质多偏淡，脉多浮而重按无力；一部分则表现为因感冒后遗留迁延性咳嗽，反复不愈。治疗在宣肺化痰止咳的基础上，多伍用太子参或党参、黄芪等品以扶正祛邪。可酌配陈皮、枳壳，防止参芪补气之壅滞。亦有营卫不和者，咳嗽多兼有畏寒、易汗、脉弱而数等营卫不和证候。治疗可用桂枝加厚朴杏子汤加减。若兼寒热往来，少阳证并见，则桂枝汤与小柴胡汤合方，在调和营卫的基础上再随症投以桔梗、牛蒡、紫菀等宣肺透邪之品以取得好的效果。

阴虚外感咳嗽，该类患者平素易上火，易感受温燥之邪。外感咳嗽时多表现为干咳、痰少质黏不易咯出，尤其秋燥当令，往往咳嗽最为明显。治疗当注意慎用燥药，并伍用养阴生津之品，轻者加芦根、梨皮、沙参等品，若阴伤较重，可加用麦冬、玄参、生地黄等品，或用清燥救肺汤为主方加减。若阴虚之体，风邪留恋，伴有咽干咽痒、目痒等，可酌加功劳叶、玄参。若属阴虚夹痰湿者，可加用苍术、玄参、藿香、菖蒲等以养阴祛湿。气阴两虚者，可加用生脉散。

阳虚外感咳嗽，该类患者对寒邪敏感，往往遇寒咳重而遇暖咳减，咯痰清稀量多，多伴有畏寒怕风，或后背自觉有凉气等表现。临床多见于慢支患者以及肾病患者，治疗可加用干姜、细辛、五味子。若阳虚明显，可加用麻黄附子细辛汤。

痰浊湿阻，复感外邪而咳嗽，多为素体痰湿壅盛之人，易表现为肺胃同病，咯痰色白、黏稠、量多，易咳出，尤其是晨起、饭后量多，并多有大便不畅或胃气不降的表现，苔多厚腻，或根部独厚，或苔虽薄腻但黏腻难化，可加用二陈汤或三子养亲汤加减；如痰热壅肺，腑气不通，可加用枳实、大黄、苏子等；若中焦湿浊明显，可加用藿香、佩兰、杏仁、白蔻、薏苡仁等品；若兼胸中痰浊痹阻，可加用仲景瓜蒌薤白半夏汤或枳实薤白桂枝汤以化痰浊，通胸中痹阻之阳气。

女性适值经期或有月经不调者，可加用养血疏肝，调摄冲任之品，如当归、香附等；瘀血内阻，复感外邪咳嗽，多见于素有肺系疾患急性发作、胸痹复感外邪等，表现为痰瘀互阻，治疗当宣肺达邪兼以化痰通瘀，可加用桃仁、杏仁、薤白、旋覆花、丹参和郁金等品。

六、治则用药心法

1. 治宜表散，忌寒凉收敛

因外邪犯肺，壅遏肺气，宣肃失常，必须宣肃肺气，疏散外邪，因势利导，邪祛则正安，用药宜动不宜静，忌用苦寒润降及敛肺止咳药，误投反致肺气郁遏不得宣畅，不能达邪外出，邪恋不去，久咳伤正，变生他病。

2. 掌握药性，正确药用

如病势向上，咳而呕者，宜选降逆下气之品，如前胡、枇杷叶、半夏、竹茹等；伴有大便溏烂者，滋阴凉润之品不宜用，如玄参、麦冬、牛蒡子、瓜蒌等。

3. 四季之变，因时制宜

人与自然，息息相关，治疗用药亦当考虑四时节气变化的因素，如春令木气升发，治咳宜兼降，可选前胡、杏仁、枇杷叶、瓜蒌仁等；夏令暑热蒸嗽，治宜兼清暑热，可选竹叶、石膏、薄荷、香薷等；暑邪夹湿，咳而痰稠，胸闷溺涩，治宜兼祛暑化湿，可选藿香、厚朴、滑石、通草等；秋令燥气乘金，治宜清润，可选沙参、玉竹、贝母、杏仁、阿胶、百合、枇杷叶，或以温润，如蜜炙麻黄、苏叶、陈皮、紫菀、款冬等；冬令风寒凛冽，治宜温散，可选苏叶、桂枝、麻黄、佛耳草等。

4. 辨证整体与局部相结合

咳嗽反复不愈，伴有咽部充血，或有咽痛咽痒，可配清利咽喉化痰之品，如挂金灯、泽漆、金果榄、土牛膝、玉蝴蝶、青果、诃子及南沙参、玄参、一枝黄花、桔梗等。过敏体质，伴有过敏性鼻炎、皮炎者，或酌加蝉蜕、防风、僵蚕、苍耳草、苏叶、地龙、地肤子、白鲜皮等。

由此看来，人的衰老甚至死亡是由于气机出入运动影响到人体气机升降运动，进而导致气机升降的失衡甚至崩坏，失去生命存在的基础而发生的。人与人生存环境中的各个小"器"以及包容这些的大"器（天地）"的和谐是人体衰老进程中的决定因素。

（传承弟子朱佳撰写，周仲瑛指导）

第六节 哮 喘

周仲瑛教授辨治哮喘颇具特色，兹将其辨治哮喘经验整理如下。

一、因主风痰

哮喘是一种发作性的痰鸣喘咳疾患，其发作突然，传变迅速，具有"风性善行而速变"的特性。痰作为哮喘反复发作的"夙根"，常由风邪而引发。故周仲瑛教授提出风痰伏肺是本病的主要病因，风引痰动，痰随气升，气因痰阻通畅不利，肺失宣肃，发为哮喘。

哮喘发作之前，患者常有眼、鼻、咽、耳等处瘙痒，或鼻流清涕、打喷嚏等，继而出现呼吸急促，喘憋气逆等症。无论外感风邪（风寒、风热）或内伤饮食过敏（古称脾风），中医认为皆与风邪有关。治疗常以祛风化痰之麻黄、苏叶、僵蚕、杏仁、地龙、蝉衣等药。现代药理也证实祛风化痰之药有扩张支气管、祛痰、消炎、抗过敏，调节自主神经系统等综合作用。如麻黄所含麻黄碱能兴奋β受体，活化腺苷酸环化酶，使环磷酸腺苷含量增加，进而松弛支气管平滑肌，减轻支气管黏膜水肿和充血，在总体上对哮喘有防治作用。在古今治哮方中，麻黄的出现率约为58.6%，为哮喘用药之首。《滇南本草》记载苏叶"消痰利肺，和血理中，止痛定喘"，现代研究证实苏叶能平喘，抗过敏，抑制IV型变态反应，调节免疫功能，尤其是苏叶能促进干扰素产生和促进吞噬细胞的吞噬作用，对多种细菌和病毒均有抑制和杀灭作用，苏叶尚能解鱼虾蟹毒，对饮食过敏者尤为适宜。

二、证分四哮

哮喘证候复杂，变化多端，周仲瑛教授执简驭繁，以冷、热、痰、虚四哮概括。

1. 冷哮

风痰夹寒，阻塞气道，肺失宣畅。症见喘憋气逆，呼吸急促，喉中哮鸣，胸闷如塞，咳痰稀薄，面滞带青，喜热饮，形寒怕冷，苔薄白滑，脉弦紧。治以祛风化痰，散寒平喘。方用射干麻黄汤或小青龙汤加减。

2. 热哮

风痰夹热，塞阻肺气，肺失清肃。症见气粗息涌，痰鸣如吼，胸高胁胀，咳痰黏稠，烦躁汗出，口渴喜饮，苔黄微腻，脉细弦滑。治以祛风化痰，清热平喘。方用定喘汤或越婢加半夏汤加减；外寒内热者，宜小青龙汤加石膏出入。

3. 痰哮

风痰阻肺，肺气塞实，肺气不降。本证寒热不著，症见喘息胸满，痰涎壅盛，喉如拽锯，痰黏难出，苔白厚浊，脉弦滑实。治以祛风化痰，降气平喘。方用三子养亲汤加减。

4. 虚哮

肺肾亏虚，痰浊壅盛，肺失肃降。本证多见年老体弱，反复发作，甚则哮喘持续。喉中痰鸣，声低气短，咳而无力，咯痰不爽，精神疲惫。汗出心慌，爪甲青紫，舌紫苔薄，脉虚无力。治以祛风化痰，补肺益肾。方用苏子降气汤或平喘固本汤。

三、治辨虚实

哮喘发作一般以发时治标，平时治本为原则。周仲瑛教授提出发作未必治标，平时未必治本，关键在辨虚实。

如周仲瑛教授曾治一女子剖宫产后诱发哮喘，症见气短息促，动则为甚，吸气不利，心悸失眠，痰吐味咸泡沫，脑响耳鸣，神倦乏力，苔薄质淡，脉细无力，周仲瑛教授拟金水六君煎加祛风化痰药调之，三剂而愈。再如一男童，劳累后诱发哮喘，症见口渴喜饮，气短息促，咳痰不爽，夜寐盗汗，胸闷心慌，苔薄质红，脉细数，周仲瑛教授选用生脉饮加祛风化痰药，五剂喘平。可见哮喘发作时未必治标。正虚者仍当固本，尤其是哮喘大发作欲作喘脱者，更应回阳救脱，急固其本，若拘泥于发时治标之说，则失其救治良机。

哮喘缓解期，调补正气，从肺脾肾三脏着手，以减轻或控制发作，无可非议。但绝不能忽视"风痰伏肺"这一潜在的特殊致病因素；在哮喘发作前的过敏阶段或扶正方中，运用祛风化痰药物有利于哮喘的防治。

四、药随证转

周仲瑛教授临证用药紧扣病机，组合严谨又灵活多变，药随证转。以麻黄为例，有人认为麻黄苦辛温、宣肺平喘，发散表邪，无纳气平喘之力，故肾虚者不宜。《名医别录》就曾指出麻黄"不可久服，令人虚"。《药品化义》亦记载"元气虚弱，及劳力感寒，或表虚者，断不可用"。周仲瑛教授则提出，麻黄是治哮喘的首药，只要配伍得当，可用于各类哮喘。如麻黄配石膏，解表清里，用于表寒里热之证（寒包火证）；麻黄配黄芩、桑白皮，清热肃肺，用于痰热郁肺，无表证者；麻黄与石膏、黄芩相配，用于表寒轻，肺热重者；麻黄配桂枝，解表散寒，用于表寒重而无里热者；麻黄配细辛、干姜、半夏温肺化饮，用于外寒内饮者；麻黄配葶苈子、苏子泻肺平喘，用于肺气壅实，水气停滞者；麻黄配五味子、乌梅、白芍收敛肺气，用于肺虚气逆，汗多者；麻黄配紫菀、款冬、杏仁，止咳化痰，用于咳嗽较著者；麻黄配知母、贝母、海蛤粉清化痰热，用于痰热内盛，稠黄难咯者；麻黄配大黄、芒硝，通腑利肺，用于肺气郁痹，肠腑燥结者；麻黄配五味子、坎脐、紫石英，敛肺补肾，用于肺肾两虚之咳喘、虚哮等。由此可见，麻黄一药多能，适应范围广，只要辨证准确，配伍得当，均有助于提高疗效。

五、验案举隅

高某，男，14岁，就诊日期1995年1月18日。

幼年即发哮喘，常易感冒。此次因食河虾诱发哮喘，一周来哮喘不能平卧，曾用西药抗生素、沙丁胺醇、激素等，哮喘难以缓解。喉中痰鸣如吼，气粗息痛，痰黏难咯，烦躁汗出，口渴喜饮，纳谷不香，苔薄腻微黄，脉细滑。

辨证：风痰伏肺，蕴久化热，阻遏肺气，宣肃失司。

治法：祛风化痰，泻肺平喘。

　　方药：定喘汤加减。炙麻黄 5g，淡黄芩 10g，知母 10g，炙桑白皮 10g，竹沥 10g，半夏 10g，杏仁 10g，苏子、苏叶各 10g，僵蚕 10g，地龙 10g，蝉衣 3g，射干 6g，陈皮 6g。

　　服药 5 剂，哮喘渐平，口渴喜饮，纳谷欠香，痰少难咯，舌红苔薄，脉细数，转从补肺健脾兼祛风痰治疗。太子参 10g，大麦冬 10g，炒白术 20g，茯苓 10g，南、北沙参各 10g，僵蚕 10g，蝉衣 10g，苏叶 10g，炙麻黄 5g，地龙 10g，陈皮 6g，炙甘草 3g。

　　调治 10 剂，诸证悉除，随访，至今未发。

（传承弟子吴敏撰写，周仲瑛指导）

第七节　慢性阻塞性肺疾病

慢性阻塞性肺疾病（慢阻肺）属于中医肺胀、痰饮、咳喘等病证范畴。其发生常因咳嗽、哮喘、痰饮、肺痨等慢性肺系疾患迁延失治，肺虚卫外不固，外邪反复侵袭，诱使本病反复发作。主病之脏在肺，可累及脾、肾和心，病理性质多属标实本虚、寒热错杂，病机病证特点为肺虚痰瘀。发作期偏于标实，以邪实为主，缓解期偏于本虚，多属脏气不足。在病程中往往发作与缓解交替，虚实互为因果，痰瘀兼夹同病，多脏交互影响。因此，治疗较为棘手。周仲瑛教授在辨治慢阻肺方面亦积累了丰富的经验，兹总结如下。

一、内外合邪，审外受内生

慢阻肺多因外感内伤合而致病，如《症因脉治·喘证论》谓："肺胀之因，内有郁结，先伤肺气，外复感邪，肺气不得发泄，则肺胀作也。"在急性发作阶段，可以表现风寒、风热病证，需按照其寒热属性治疗，同时外感势必触动内伏之痰浊，而致内外合邪，同气相召，互为关联影响。如寒痰（饮）蕴肺者易为风寒所乘，表现外寒内饮证，治当解表散寒，温肺化饮，方如小青龙汤；痰热郁肺者，易为风热所伤，治当解表清里，清肺化痰，方如越婢加半夏汤、麻杏石甘汤；若外寒束表，肺热内郁，客寒包火，又当加重辛散解表药的药味和用量，如小青龙加石膏汤；若寒邪入里化热，则当清肺化痰，如桑白皮汤。一般而言，急性发作时多以外邪为主导，而缓解期则内生之邪已经成为持续发病的重要条件，治法方药当审外受内生。

二、标本相兼，把握缓急

慢阻肺病机复杂，总属虚实夹杂之证，肺胀病久，卫外不固，则易受邪侵，邪犯于肺则肺气更伤，促使病情恶化。急性期虽多以邪实为主，但由于反复感邪的病理根由是正虚，在标实的同时每亦寓有本虚，因此即使在急性发作期，治疗既应遵循发时治标的原则，采用祛邪宣肺法，但又不能忽视正虚的一面，注意祛邪不忘扶正。如慢阻肺咳喘长期持续发作，用化痰、平喘、宣肺、泻肺治标诸法，喘不能平，辨证属肺肾阴虚，痰热内蕴者，用滋养肺肾，佐以清化痰热之品，反可控制发作。

缓解期虽以正虚为主，但痰瘀等邪气仍然存在，往往表现为虚中夹实，治应扶正祛邪，治本顾标。如受感急性发作，应祛邪扶正，标本兼顾，以治标为主。此时虽然虚实夹杂，而又有主次的不同，治疗时亦有不同。周仲瑛教授认为，对慢阻肺标本虚实及治有主次的处理，宜灵活对待，治有主次重点是要善于注意并把握疾病的标本缓急。

此外，慢阻肺的标本虚实夹杂也可表现为上盛下虚之证，其因肺虚，气不化津为痰，痰浊上逆壅肺；肾虚不能助肺纳气，以致肺肾出纳失常。治当化痰降逆，宣泄其上；补肾纳气，培益其下，区别上盛与下虚的主次，针对具体病理表现施治。上盛，因痰气壅结者，降气化痰宣肺；因寒饮伏肺者，温肺化饮；因痰热郁肺者，清肺化痰。下虚，因肾阳虚者，温养下元；因肾阴虚者，滋填肾阴。方选自制平喘固本汤（由党参、冬虫夏草、五味子、胡桃肉、坎脐、沉香、磁石、苏子、款冬、半夏、橘红组成）。

三、寒热错杂，注意转化

慢阻肺每多寒热错杂，且寒热之间又可转化。如痰浊阻肺者，每因新感而致痰浊化热。若反复病久，则可出现痰浊转从寒化，气不布津，停而为饮，形成寒饮伏肺证；若肺脾气虚，阳气渐衰，甚至及肾，而成肺气虚寒证。又如痰热内蕴，风寒外束者，可以表现外寒内热的寒包热证；寒痰内蕴久郁也可化热，尤其在感受外邪引发、继发感染时，更易如此。

而且寒热的错杂每与内在宿邪及体质有关，阳虚寒痰蕴肺者，外邪易从寒化而表现为中外皆寒，甚至因机体对外邪的反应能力低下，虽为感受邪热，仍可见邪从寒化者；阴虚痰热郁肺者，外邪又易从热化，表现为表里皆热。临证当衡量寒与热的主次及转化进行相应处理。

四、顽痰阻滞，涤痰利肺

痰浊是慢阻肺病程中的重要病理因素。病初由于肺气郁滞，脾失健运，津液不化而成。日久肺虚不能化津，脾虚不能转输，肾虚不能蒸化，痰浊潴留，成为不易蠲除的夙根。慢阻肺在感受外邪，诱致急性发作时，每因外邪引动肺中伏痰而致痰浊壅阻气道，肺气不利，痰涌气闭，导致咳喘气憋危候，此时痰的性质黏稠浊腻、难化难消，属于顽痰、老痰一类，涤痰利肺是治疗慢阻肺，缓解病情的重要治法之一，如能及时祛除气道的胶痰，通过吐利荡涤排出，则窒息之势自可逆转。周仲瑛教授治痰常用六安煎、三子养亲汤、葶苈泻肺汤加减，药如半夏、白芥子、桔梗、莱菔子、葶苈子、海浮石、礞石、泽漆、皂荚等，寒痰可加干姜、细辛，热痰加知母、黄芩、竹沥，肺热腑实加大黄、风化硝。并伍沉香、苏子、陈皮、厚朴顺气导痰，这是周仲瑛教授治痰常以理气为先的经验。

五、痰瘀并治，尤重化瘀

慢阻肺后期可致痰浊潴留，肺失治节，心血营运不畅；或痰瘀阻碍肺气，瘀滞心脉，而致肺病及心。正如《丹溪心法》所云："肺胀而咳，或左或右，不得眠，此痰夹瘀血碍气而病。"提示因痰致瘀的特点，临床既见喘咳短气，痰多色白黏腻，舌苔浊腻，脉小滑数等痰浊壅肺证，又见心慌不宁、胸闷，颈脉动甚，面唇、甲爪、舌质暗紫，脉来三五不调等心脉瘀阻之候，或血瘀水停而身肿；或血瘀络损而咯血。周仲瑛教授认为治疗不仅要痰瘀同治，且应重在治瘀。治当化痰行瘀，降气平喘，可予杏苏二陈汤合桃红四物汤加减。药如苏子、白芥子、葶苈子、法半夏、杏仁、桃仁、降香、苏木、泽兰、丹参、泽泻、泽漆等。其中的代表药物是苏木和泽漆。苏木咸能入血，辛能走络，功能活血祛瘀消肿；泽漆用治喘咳痰多、身肿，《金匮要略》之泽漆汤即以泽漆为主药。苏木与泽漆合用，活血化瘀，祛痰散结，行水消肿，相得益彰。

六、多脏同病，重视相关

慢阻肺主病之脏在肺，由于肺、脾、肾三脏在生理、病理上互有联系与影响，故临床每多错杂并见，表现为肺脾、肺肾气虚，或肺肾阴虚、脾肾阳虚等不同证候，治疗上应区别主次，适当兼顾。以补肺健脾益肾为主，分别给予益气、养阴或气阴兼调，或阴阳两顾。若气虚可配党参、黄芪、太子参，阴虚可配沙参、麦冬、知母。其中尤以补肾为要，因肾为先天之本，五脏之根，肾之精气充足则根本得固。药用熟地黄、山萸肉、五味子、补骨脂、紫河车等。心脉上通于肺，病则互为因果，故肺胀病久可累及于心，后期可因肺不主气、肾不纳气、命门火衰、心阳失用导致喘脱。临证时应注意脏腑的相关性，多脏同治。若由喘致脱，邪实正虚，又当补肺纳肾、益气固脱。

七、验案举隅

秦某，男，55岁。

咳喘5年，冬夏易发。此次于2004年10月复发，迁延2个月，经用西药抗生素、平喘止咳等药治疗减不足言，上月因外感而加重，乃予入院。症见气急咳喘，不能平卧，胸膈满闷，喉有水鸡声，痰多色黄，咯吐不易，汗多怕冷，大便溏薄，舌苔薄黄，脉细滑数。

西医诊断：慢性喘息性支气管炎急性发作，肺气肿。

中医诊断：肺胀。

治疗经过：先从痰浊阻肺、肾不纳气论治，予三拗汤、三子养亲汤、二陈汤加南沙参、熟地黄、沉香、坎脐，同服黑锡丹，并予吸氧，配用氨茶碱等治疗，经9天，病情迄无好转，喘甚时头汗多，痰黄稠如脓，舌质红，舌苔黄，中后光脱，脉细数（110次/分）。此属痰热伤阴，拟麻杏石甘汤加味。处方：麻黄3g，杏仁6g，石膏30g，甘草3g，黄芩10g，桑白皮10g，川贝母10g，苏子10g，蛤粉12g，射干3g，竹茹5g。

药后喘急缓而头汗少，越日能停止吸氧。上方加鱼腥草、芦根，又经4天，脉静（90次/分），喘递减，仍服上方，1周后喘平。但咳痰稠黄难咯，口咽干，舌红少津，脉细滑。阴虚之象已露，转予养阴清化痰热，药用南沙参、北沙参、天冬、五味子、白芍、蛤粉、知母、贝母、白前、杏仁、苏子、生甘草、瓜蒌皮。经治半月，症情得解，继予六味地黄汤加味，巩固后出院。

按语：本案始起虽因感寒而作，并见汗多怕冷、便溏、动则喘甚等肾不纳气之症，但痰多色黄、舌苔薄黄、脉数等症，提示病有化热趋势。先投以温化寒痰、补肾纳气等药，效均不显；后改予清化痰热治之，方合效机；终投滋养肾阴而使病情稳定。

（传承弟子王志英撰写，周仲瑛指导）

第八节　间质性肺疾病

间质性肺疾病发病在我国呈明显增加的趋势，以老年人居多，男多于女，且以特发性肺纤维化及结缔组织病相关间质性肺疾病多见。本病多数类型病程较长，肺功能逐渐恶化，最终发展为肺纤维化或蜂窝肺，导致呼吸功能衰竭。目前西医尚无特效治疗。中医学对缓解本病的临床症状，稳定病情，具有一定优势。周仲瑛教授认为本病复合与兼夹病机证素主要有虚、痰、瘀，病属本虚标实，以肺肾亏虚为本，痰瘀互结痹阻肺络为标，现概要列述如下。

一、病机探析

1. 邪干肺虚

《辨证录》曰："肺气受伤，而风寒湿之邪遂填塞肺窍而成痹矣。"临床该病可由肺脏原发和其他系统疾病继发，后者以结缔组织疾病相关性间质性肺疾病最常见。不论肺脏自病还是他病及肺，邪干肺虚是间质性肺疾病的始动因素，肺气虚贯穿本病病程始终。"邪干"既可是外感六淫、放射线照射或吸入毒物，又可是内生五淫、慢性消耗，从而损伤肺之气津。"肺虚"，初起多见肺气虚，肺失宣降出现津液不归正化变生痰涎，痹阻肺络而出现咳嗽、喘息；若素体阴虚，易从阳化热，肺阴亏虚清肃之令不行，煎灼津液痹阻肺络而出现咳喘少痰之证。临床"邪干""肺虚"常相互为患，"邪干"可致"肺虚"，而"肺虚"又可增加"邪干"的概率，循环往复，恶相叠生。

2. 痰浊蕴结

《证治汇补》云："人之气道，贵乎清顺，则津液流通，何痰之有……营卫不清，气血浊败，熏蒸津液，痰乃生焉。"清代陈修园述："痰之本，水也，原于肾。痰之动，湿也，主于脾，余又从而续之曰：痰之成，气也，贮于肺。"该病初起肺失宣肃，脉络壅塞，津液失于流行，难酿气血，反聚为痰，痰阻肺络，又反碍气化，表现咳嗽痰多色白黏腻，久延痰从寒化成饮，则痰呈泡沫状，继则由肺及脾肾，出现寒饮伏肺和肺气虚寒证候；痰郁化热或复感风热则表现痰热蕴肺之证；痰浊久留，肺气郁滞，心脉失畅，则血郁为瘀，致痰瘀并见。

3. 瘀血内停

该病常因肺气郁滞、痰浊阻滞或肺气亏虚而致血瘀。气为血帅，外邪干肺，肺失宣降，气滞胸中则血行不畅；或肺气虚推动无力，致血行迟缓。另则肺为娇脏，不耐寒热诸邪，或寒邪入侵，寒凝血瘀；或邪热入血，煎灼血液；或痰浊阻络，血滞成瘀。瘀血的成因虽多，但概而言之，不外邪实与正虚，实者为寒热痰浊之邪侵扰，虚者为肺气与肺阴血不足，以致气血运行失调，滞而为瘀。瘀血虽属有形实邪，其本质常兼夹正虚，肺气虚常与痰浊、瘀血相错为患。瘀血乘肺，气化失调，饮聚痰生，痰瘀互结，阻碍肺气升降，且暗耗肺气肺阴，往往加重喘促咳逆诸症。

4. 肺络痹阻

《灵枢·脉度》云："经脉为里，支而横者为络。"肺络由肺之经脉发出，纵横网络肺叶，分为气络和血络，以运行气血，联络脏腑，相当于现代医学中具有通气换气功能的呼吸性细支气管、肺泡管、肺泡囊和肺泡及进行气血交换的肺内毛细血管网络。病邪侵袭损伤人体正气，正虚不运，肺失宣降，津血输布障碍，津液停聚成痰成饮，营血滞留成瘀，痰瘀痹阻肺之气络和血络，则肺主气司呼吸与肺朝百脉主治节的功能同时受损，出现咳嗽、喘息甚而紫绀见症。痰瘀痹阻肺络是本病迁延进展的关键，也是肺间质纤维化形成的内在机制。

5. 多脏同病

《仁斋直指方》言："肺出气也，肾纳气也，肺为气之主，肾为气之藏。"本病病变初起在肺，进而可由肺及脾、肾、心等脏。肺虚日久，子盗母气，脾气亦开始虚衰，则可兼见胸闷脘痞、疲乏肢困等脾失健运见症；肺虚母病及子，肾气虚耗，肾失摄纳，可见喘促、短气不足以息等症；久病累心，心血瘀阻则面色晦暗、唇舌及指趾末端发绀；甚者心阳虚衰可发生心悸、水肿、喘脱等变证，此时病情重笃，预后不良。

二、治疗对策

1. 复法合治

基于本病具有虚、痰、瘀等病理因素交叉复合、因果互化的特点，治疗难以一法突破，当复法合治，多途径增效，熔解表祛邪、扶正培本、调畅气机、化痰散结、活血通络等治法于一炉，杂合以治，随症加减。

2. 扶正祛邪

本病以肺肾亏虚为本，痰瘀互结痹阻肺络为标，疾病进展期还可兼见六淫侵袭，当以扶正祛邪为治疗大法。具体而言：培补肺肾之气阴，外祛风、寒、暑、湿、燥、火诸邪，内消痰浊、瘀血之痹阻，以期肺络调畅、肺肾纳摄相得。扶正祛邪还当辨邪实与正虚的主次消长，或扶正为主，或祛邪为重，或祛邪与扶正并重。

3. 因病制宜

本病可由肺脏原发和其他系统疾病继发。临床既要把握肺间质病变的共性，又要根据其原发病灶及临床表现的不同，治疗各有偏重，即当因病制宜。前者夙根在肺，咳、痰、喘显著，后者往往喘闷显著，咳嗽、咳痰少见，并伴见原发病的各种见症。病变主脏先后主次有别，当据此同中求异，因病制宜。

4. 组方要领

通过多法合用，可以起到寒热互制、气血并调、多脏兼顾、扶正祛邪的综合效应。复法制方须做到相须、相使、相制、相畏，互为协调，以归于平。祛邪不伤正，扶正防助邪，理气不伤阴，化痰防耗气，活血不破血。至于用药的选择，药量的配比，亦因证而异，不可固定不变。

5. 选药范例

解表祛邪法，本病的反复发作多由感受外邪诱发，本法是快速改善患者喘闷症状的必要手段，选药如麻黄、荆芥、防风、细辛、桑叶、银花、薄荷等。扶正培本法，肺脾肾虚损是本病病程中的一个重要方面，临床气阴两伤多见，故而益气养阴法运用较为普遍，选药如黄芪、太子参、南北沙参、天麦冬、玉竹、黄精、百合、龟甲、鳖甲等。调畅气机法，此法针对本病特有的通气功能障碍、渐进性劳力性气促颇效，选药如桔梗、杏仁、苏子、苏梗、葶苈子、莱菔子、厚朴、沉香、降香等。化痰散结法，痰是肺络痹阻形成纤维化的重要病理因素，其胶着黏腻之性也是患者反复喘咳的原因，选药如白附子、泽漆、皂荚、白芥子、僵蚕、半夏、大贝、鱼腥草、蛤壳等。活血通络法，此法通过恢复肺部正常气血交换来控制纤维化进展，选药如穿山甲、鬼箭羽、老鹳草、丹参、三七、桃仁、鸡血藤等。

另因痰瘀痹阻肺络是本病迁延进展的关键，宣通肺络确保肺主宣发肃降及肺朝百脉的生理功能正常运行至关重要，具体而言包括祛风通络、化痰通络、化瘀通络、搜剔通络等。叶天士云："非辛香无以入络。"故在采用上述治法时，用药可优先考虑辛味药，如辛温之桂枝、细辛，辛润之当归、桃仁，辛平之半夏、全蝎等。

三、验案举隅

患者女，40岁。2012年11月1日初诊。

患者原有多发性皮肌炎，因肺间质病变伴感染，住南京鼓楼医院ICU治疗，并见左下肢深静脉血栓，经治病情基本缓解，出院。目前行走活动后仍有气喘，吸气困难，偶有咳嗽，无痰，左上腹痛，查有慢性浅表性胃炎，夜间烦热，掌心热，尿不黄，大便日行3~4次，先干后软。面黄少华，舌苔淡黄薄腻，质暗淡，有齿印，脉小弦滑。出院时复查肺部CT：两肺弥漫性肺泡渗出伴间质增厚；两肺下叶陈旧性病变，右上肺结节。西医诊断：结缔组织相关间质性肺疾病。中医诊断：肺痹（痰瘀阻肺、肺热内蕴、气阴两伤）。处方：南沙参、北沙参各12g，麦冬10g，太子参15g，炒玉竹10g，五味子3g，知母10g，炒黄芩15g，鱼腥草20g，冬凌草20g，老鹳草20g，炙桑白皮15g，葶苈子15g，泽漆20g，丹参15g，桃仁10g，苏子10g，金沸草10g，法半夏10g，陈皮6g，厚朴花5g，西洋参（另煎兑入）5g。

患者坚持上方加减治疗近1年，喘促较前明显改善，病情基本控制，但觉疲劳乏力，咳嗽不多，痰少，口干不欲饮，纳差，转从脾虚肺弱、气阴两伤论治。处方：南沙参、北沙参各12g，麦冬10g，太子参15g，炒玉竹10g，五味子4g，鱼腥草20g，老鹳草15g，苏子、苏梗各10g，潞党参12g，焦白术10g，茯苓10g，炙甘草3g，生黄芪30g，羊乳15g，平地木20g，西洋参（另煎兑入）5g，炙百部15g，仙鹤草15g，砂仁（后下）5g，法半夏10g，陈皮6g，六曲10g，桃仁、杏仁各10g，穿山龙30g，三七粉（分吞）4g，诃子肉10g。后随诊1年余，病情平稳，偶有行走时稍感气短。

按语：周仲瑛教授治疗疑难杂症主张治有主次、机圆法活、以平为期。此病患的病机矛盾是肺肾气阴两伤，兼有痰瘀郁热为患。前期虚实兼顾，重在泻实通络，清肺化痰平喘，少佐沙参、麦冬等益气养阴，其中，老鹳草可谓治疗本病的"奇兵"，《本草纲目拾遗》载其"去风，疏经活血，健筋骨，通络脉；治损伤，痹症，麻木，皮风，浸酒常饮"，用在此处既活血通络，又兼顾多发性皮肌炎。随后病情控制则侧重补虚固本，在益气养阴、平调肺脾肾三脏的同时，少佐鱼腥草、桃仁、杏仁、平地木、三七粉等兼治痰瘀郁热。全程布局严谨，谨守病机，复法制方，多方兼顾。从本病案的诊疗中可以看出本病往往虚实夹杂，迁延难愈，需守法长治。

（再传弟子孙明月执笔，导师王志英指导）

第九节　心　悸

心悸，指自觉心中急剧跳动、惊慌不安、不能自主，或脉见参伍不调的一种证候，乃心系之常见病、急重症。本病可因情绪激动、惊恐、劳累等而诱发，时作时辍；或可终日觉心中悸动不安、稍劳尤甚。现代医学之各种原因引起的心律失常，如心动过速、心动过缓、心房颤动与扑动、期前收缩、房室传导阻滞及部分神经官能症等，有本病表现者，可归属为心悸范畴。历代医家对本病论述颇多，或以"气虚""停饮"而为，或言血虚致病，或从瘀血立论，治法选方也不尽相同。吾师周仲瑛教授辨治心悸，常从痰瘀同证着眼，屡屡应手，独具匠心。

一、心悸之病，本虚标实，痰瘀同证，常是关键

周仲瑛教授认为，心悸总属本虚标实是也，心气、心阳、心阴、心血亏虚为本；痰浊、瘀血阻滞心脉为标。其中，痰瘀同证常是此病中重要的病理环节，尤在心悸加重、发作之时愈加明显。心气、心阳不足，不能输化津液，则聚而成痰，不能推动血行，则滞而成瘀。心阴亏虚，虚火灼津，炼液成痰，血液受热煎熬，结而成瘀。痰瘀之间亦可互生互化，痰浊阻滞脉道，妨碍血液循行，则血滞成瘀；瘀血阻滞，脉络不通，影响津液正常输布，或离经之血瘀于脉外，气化失于宣通，以致津液停聚为痰。"痰亦可化为瘀""血积既久，亦能化为痰水"。痰阻则血难行，血凝则痰易生。痰停体内，久必成瘀，瘀血内阻，久必生痰，终致痰瘀共证，心脉阻滞的病理变化。

二、临证辨识，四诊为纲，察舌切脉，甚为详要

心悸病者以心慌不宁，自觉心跳加快，难以自控为主症，并可伴见诸多兼症。周仲瑛教授指出：临证识辨心悸之痰瘀同证，当以四诊为纲。痰瘀同证的临床表现不仅是痰、瘀的各自证候，而且应是两者在病机上互为因果所致的综合征象。如望其面色，油光多脂，或晦暗、青、紫、黧黑；望其唇龈，可见口唇青紫、唇部黑斑、唇肥厚、齿龈暗红发紫；望其爪甲，可见爪甲青或紫，甲床下多瘀点、瘀丝，指甲菲薄、翻甲。又如问诊患者多在中年以上，特别是老年人，女性多体肥而月经失调、不孕者。患者性格郁闷、久坐少动，嗜烟好酒，喜食辛辣、酸、咸味。心悸病史较久，反复发作，可伴有胸膺部闷塞隐痛，或痰喘咳，伴寐梦多，失眠，甚则彻夜不寐，腹胀纳少，或伴恶心，口不渴，或渴而不欲饮，或渴而饮水不多，或但漱水而不欲咽等等。四诊之中，周仲瑛教授认为以察舌切脉最为紧要，舌为心之苗，心之外象可从舌诊上表现；心主血脉，血行脉中，"脉者血之府"。临证可见患者舌体胖大有齿印，或有裂纹，舌色暗红、青、紫，有瘀斑瘀点，舌苔厚腻、浊腻、水滑，舌体运转不灵。切脉为滑、涩、沉、弦、结代等，合参四诊，则痰瘀同证昭然。

三、攻邪治标，化痰祛瘀，症分主次，治有先后

见痰治痰，见瘀治瘀，痰化瘀散则病自已。此对应性治疗虽属治标之计，实寓治本之

道，因"邪去则正安"，既有利于心的气血阴阳功能的恢复，又可阻断痰瘀所致的心脉痹阻。周仲瑛教授认为：由于痰瘀的相伴为患，在具体治疗时尚须分清二者先后及主次关系，确定化痰、祛瘀孰主孰次，孰先孰后，或是痰瘀并治。周仲瑛教授选用化痰之药常为广陈皮、法半夏、云茯苓、炙远志、石菖蒲、郁金、全瓜蒌、炒枳实、川厚朴等；祛瘀之品常用紫丹参、抚川芎、川红花、燀桃仁、景天三七、京莪术、赤芍、血竭、降香等。治痰治瘀虽然主次有别，但痰化则气机调畅，有利于治血；瘀去则脉道通畅，而有助于痰清。此即所谓"痰化瘀消""瘀去痰散"之意。若痰瘀并重，则当兼顾合治，分消其势，使其不致互相为患。周仲瑛教授还告诫：用药不可孟浪过剂，宜"中病即止"，以免"耗伤气血阴阳，变生坏病，选药以平稳"，慎用毒猛辛烈之品。

四、从本图治，养心通脉，调顺气机，助消痰瘀

心悸之病，心之气血阴阳亏虚、心神失养为本；"君主之官"功能失调，津血不归，正化变异可生成痰瘀，痹阻心脉，此为标。周仲瑛教授认为，扶正补虚，养心通脉，治本之道十分重要，此即古人所谓"不治痰而痰化，不治瘀而瘀去"之意。周仲瑛教授临证在心悸发作加重期，在化痰祛瘀、攻邪治标的同时，仍不忘消补兼施、标本共治。常审证选用太子参、潞党参、南北沙参、炒玉竹、大麦冬、炙甘草、生黄芪、全当归、功劳叶、生地黄等补益之品。在标邪渐祛及心悸发作间歇期时，周仲瑛教授更为重视养心治本，以冀气血冲和，心脉流畅，而无生痰停瘀之患。

此外，因为痰瘀是津血停聚而成，津血赖气化以输布，所以调畅气机，则可助消痰瘀，周仲瑛教授常酌情配以适量理气药，行滞开郁、条达气机，"气行则痰行""气行则血行"，如配用醋柴胡、制香附、薤白头等，这即是"善治痰者，不治痰而治气，气顺则一身津液亦随之而顺矣""凡治血者必调气"之意。

五、验案举隅

鲍某，男，50岁。

初诊：患者近3个月来心中惊惕阵作，住本市某医院近2个月，多次心电图、24小时动态心电图检查，提示"频发房早""房室逸搏""部分导联S-T、T波改变"，拟诊为"冠心病、心律失常"。服心可舒、心元胶囊、静脉滴注生脉注射液等，病情一度稍见好转而出院。目前患者仍时作心慌、夜寐不酣，多梦早醒，动则易汗，心烦口干，饮水较多，胃纳尚可，苔黄薄腻有黏沫，舌质暗红，脉结而涩。辨证：心经郁热，痰瘀内阻，心神失宁。治法：清热化痰，祛瘀活血。方药：川雅连4g，法半夏10g，石菖蒲12g，紫丹参15g，抚川芎10g，赤芍12g，苦参12g，功劳叶10g，娑罗子10g，煅龙牡各25g，熟枣仁15g。7剂。

二诊：患者证情稍减，仍自觉心跳快，心烦，寐差早醒，苔脉同前。周仲瑛教授予原方中加入广陈皮6g，炒竹茹10g。

三诊：病家自诉，心慌有时发作，但程度较前大为轻减，夜寐改善。心中有虚悬、下沉感，动则易汗，口干饮水较多，食纳知味，苔黄薄腻，质暗红，脉细涩而数。周仲瑛教授告知，此乃气阴两虚为本，痰热内扰、心营不畅未尽，遂改拟方药用太子参15g，大麦

冬 10g，炒玉竹 10g，炙甘草 5g，五味子 4g，煅龙牡各 25g，川雅连 5g，莲子心 3g，苦参 10g，石菖蒲 6g，娑罗子 10g，熟枣仁 20g，功劳叶 10g，炙远志 5g，紫丹参 12g，法半夏 10g。

再诊时，患者诸症俱平，复查心电图未见心律失常，此后用药常以生脉饮为主，增损调治。

（传承弟子顾宁撰写，周仲瑛指导）

第十节　高血压、高脂血症

周仲瑛教授专题研究高血压、高脂血症多年，临证用药善于配伍，收效卓著，颇有独到之处，兹撷要介绍。

一、肾亏肝旺，首乌、蒺藜益肾平肝

高血压、高脂血症常以头痛昏蒙、面赤升火为主症，属中医眩晕、头痛等范畴。其病机责之肾之精气不足、肝经气火上逆。诚如华岫云所说："精血亏耗，水不涵木，木少滋荣，故肝阳偏亢，内风时起。"周仲瑛教授认为：肾精亏虚，可致肝风内动，血压升高，而肾气不足，蒸化无力，脾气失于输运，精化为浊，痰浊入血，又可导致血脂升高。临证以首乌配蒺藜，标本同治，效果较好。首乌补肝肾，益精血，除风眩，《本草正义》谓其"专入肝肾，补养真阴……与下焦封藏之理符合"，以其性味淳厚温和，功擅填益阴气，平秘阴阳，故能和翕内风，益智除眩。现代药理研究证明本品有一定的降压消脂作用。周仲瑛教授临证对肾亏甚者配黄精、山萸肉、桑椹子。黄精"平补气血而润"（《本草从新》），其性偏走，与首乌合用，能使精中生气，对精气俱亏者较宜；山萸肉"收敛元气，振作精神，固涩滑脱"（《医学衷中参西录》），其性偏守，配何首乌则宜于虚火内风逆走清空者；桑椹补肝益肾，息风滋液，甘寒除热，凉血益阴，其性偏清，宜于肾中精亏，龙雷妄动，虚热内生者。白蒺藜性平，《本草再新》谓其"镇肝风，泻肝火，益气化痰，散湿破血"。周仲瑛教授认为本品轻清疏利，搜风通络，对肝气郁滞、肝风内动、上犯清空、旁走肢节均有作用。动物实验表明有本品明显的降压利尿作用。配何首乌则一走一守，一消一补，降压消脂，益肾平肝，息风止眩，疗效殊佳。临床对肝阳上亢、头痛目赤者，配天麻、菊花以疏风凉肝；内风上扰、清窍不利者，配决明子、蔓荆子以清降利窍；肝风内动、呕逆震掉者，配赭石、珍珠母以镇肝息风。

二、浊瘀闭络，僵蚕、山楂降浊行瘀

血脂过高多由饮食偏嗜，过食肥甘，或痰湿之体，运化失调，水谷精微不归正化，内聚而成，也可由于阴亏之体，火热灼津为痰所致。常见络阻窍闭，变生胸痹、眩晕、肢麻诸疾。周仲瑛教授认为，浊邪闭络，久必成瘀，浊瘀胶着，痼结难解，治当化浊行瘀并投。常用僵蚕配山楂。僵蚕味平，祛风解痉，化痰散结，《本草思辨录》谓其"劫痰湿而散肝风"，周仲瑛教授认为蚕喜食桑，禀其清冽芬芳之气，性偏清凉，凉而清热，芳可泄浊，故能入血搜浊，消痰通络。清凉祛风则能平息肝脏躁动之性，而内外风俱宜，散结化痰则能防其浊痰瘀滞内生，而湿浊痰皆治，对肝风暗动，浊邪壅盛者殊佳。山楂酸甘，《日用本草》认为其"化食积，行结气，健胃宽膈，消血痞气块"，较之僵蚕，其化浊之力虽稍逊，而活血通脉之力稍强。本品活血和络，消痰化浊，擅治浊瘀闭络，以其性味酸甘，善化阴气，故活血而不伤阴，诚为血分良药。实验研究也证实其有降压消脂等多方面药理作用。配僵蚕则又能健胃消食，理气化痰，源清流洁，浊瘀并治，各有所司。周仲瑛教授临证对浊痰显者常以陈胆星配僵蚕，胆星清火化痰，"借胆以清胆气，星以豁结气"，其豁痰消脂峻猛无俦。对瘀滞甚者则常配以川芎、山楂、茺蔚子，配川芎、山楂上通脑府，下行血海，中理心胃气滞血瘀，茺蔚子则活血行气，"主明目、益精、除水气"。

三、肝火冲激，金雀根、罗布麻清肝降压

高血压高脂血症肾亏肝旺，常因情绪波动引起肝火冲激，出现眩晕耳鸣、面赤升火、性情急躁。周仲瑛教授认为临证当明辨其虚火实火，实火在肝胆、宜清宜泻，虚火在心肾，宜滋宜潜。无论虚火实火均可用金雀根和罗布麻叶配合使用。金雀根苦辛性平，清肺益脾，活血通脉，《天宝本草》载其"治头晕、咳嗽、哮喘、五劳七伤、衄血"，以其性至平缓，而具较强的降压作用，故较宜于虚证。周仲瑛教授认为金雀根擅治气火逆上，不以苦寒直折，亦非寒凉冰伏，其清肺益脾，即清降肺经逆气，顺其中土敦厚阜平之性，故逆者顺，升者伏。罗布麻叶甘苦而凉，清凉泻火，强心利尿，降血压，前人甚少使用，现代研究证明其有稳定可靠的降压作用。周仲瑛教授认为本品两清心肝，较宜于实火，配金雀根则药性平稳而加强降压力量，无论虚实均可使用。临床经验表明此二味对某些顽固性高血压效果较好。

四、络阻水停，楮实子、天仙藤疏导利水

高血压高脂血症的基本病机均有阴虚阳亢，浊瘀互结。痰浊瘀血滞于脉络，水津不归正化，泛于肌肤，乃为水肿。周仲瑛教授治此在益肾平肝、化浊行瘀的同时，常使用楮实子配天仙藤疏导行水。楮实子甘寒，滋肾清肝，疏利水气，《药性通考》谓其"水肿可退，助腰膝，益气力，补虚劳，悦颜色，壮筋骨，明目"。现代研究证明本品有调整内分泌的作用，对某些高血压、高脂血症均有治疗作用。周仲瑛教授认为，楮实子益阴气，平肝阳，疏水湿，符合老年人之生理特性和病理特点，故较宜于更年期血压和血脂升高者。《本草再新》认为天仙藤"凉血活血，去风利湿，走经络"，《本草正义》认为其能"宣通经隧，导达郁滞，疏肝行气"，治疗子肿的名方天仙藤散正是取其疏肝行水之功。楮实子配天仙藤滋肾养肝，理气活血，化气行水，药中病机，常获捷效。惟天仙藤降气祛湿，长于旁走肢节，对肢浮胫肿者较宜，而楮实子上走头目，中及胸腹，对面目浮肿、胸腹积水者更佳。临床上，水肿甚者配较大剂量泽泻以加强利水，见阴伤者加生地黄、白薇，火逆甚者加大小蓟。

五、虚风内动，牡蛎、珍珠母介类潜镇

高血压、高脂血症患者常因劳倦过度、情志怫郁引动内火，导致虚风内动。周仲瑛教授认为，高血压病风邪内生应细辨为上冒和旁走，上冒则昏眩呕恶，旁走则震掉麻木。对虚风内动上扰清空者应分轻重区别对待。轻者目眩耳鸣，夜寐不安，面如蚁行，重者头昏眩晕，恶心呕吐，治宜镇肝息风。牡蛎咸涩，性凉，功擅敛阴潜阳，镇摄浮火虚风，《名医别录》谓其主治"虚热法来不定，烦满，止汗，心痛气结"，以其咸敛下降，故对面赤升火、烦躁盗汗、惊悸震掉者较宜。珍珠母咸凉，功能息风定惊，《饮片新参》认为其"安神魂，定惊痫"，对肝阳上亢，肝风内动之眩晕、耳鸣、惊悸失眠有较好疗效。珍珠母

两清心肝，且强胆气，故对心肝火旺，或见精神症状者尤宜。临证应用对呕逆者加赭石，失眠者加磁石，兼呕吐者配青黛，夹阴伤者加淡菜。

六、内风窜络，豨莶草、鹿衔草疏利搜风

众所周知，风邪有外受和内生两途。高血压、高脂血症患者肝肾不足，肝阳妄动，易于变生内风，内风既生，可夹痰浊水湿流注经络肢节，导致肢体游走疼痛。周仲瑛教授尝云："治风之法，种种不同，内风夹痰滞于肢节，宜疏利搜邪，风痰并治。"豨莶草配鹿衔草可谓的对之品。豨莶草祛风除湿，利筋骨，《本草图经》载其"治肝肾风气，四肢麻痹，骨间疼，腰膝无力者"。周仲瑛教授认为：豨莶草凉燥，搜风通络，燥湿行血，内外风俱宜，且能入于肝肾，兼养阴血，平降冲逆，并具降压作用；鹿衔草甘苦而温，补虚益肾，祛风除湿，活血通经，药理研究也证实本品有强心降压作用。二味相伍，益肝助肾，搜剔经脉，利水除湿，温凉相使，寒温皆宜。对湿热痰浊盛者加虎杖，阳虚寒痰滞络者加石楠藤。按：石楠藤逐诸风，除湿痰，《医林纂要》认为其"润肾补肝，壮命门火"，临床用之，高血压、高脂血症肢体肿重者疗效亦佳。

（传承弟子施建勇撰写，周仲瑛指导）

第十一节　慢性肝炎

兹将周仲瑛教授对于慢性肝炎辨证治疗的经验特色整理如下。

一、坚持辨病与辨证论治的统一观

如何提高中医治疗慢性肝炎的疗效一直是临床关注的课题。周仲瑛教授认为，从几十年来研究的经验和教训来看，在西医不断推出新药的同时也带来许多新的问题，近期前景并不乐观；许多中成药的疗效较为一般，极少能经得起临床疗效考验；筛选抗病毒中药的体外实验研究也未能如愿给临床带来很多帮助，诸多问题不胜枚举。因此，中医还是需要从提高临床辨证论治的水平入手，同时兼顾辨病，把握共性与个性的关系，进而提高疗效。

周仲瑛教授提出，辨证论治本身也要充分利用现代科学的新技术、新手段。人类真正认识慢性肝炎如乙肝、丙肝只有几十年，但人类治疗本病的历史却有千百年以上。随着现代科学分子、免疫、组织病理学的高速发展，使得人类对乙肝、丙肝病毒感染及其慢性化的机制有了深刻的认识，例如重叠感染、病毒变异、免疫紊乱、癌变、肝纤维化等等。中医师掌握这些病的特异性知识，能扩大中医治疗慢性肝炎的范围和深度。例如，疗效的判定不仅要以证的改善为标志，还需要恢复肝功能、抑制病毒复制、改善肝组织损伤、防治肝纤维化及癌变等多方面内容。又如，乙肝携带者什么时机需要医治，慢性乙肝患者肝功正常或（和）症状消失后如何治疗，丙肝的症状较少且肝功能异常不显著，但不少患者肝实质损伤较重如何施治等等，这些都需要借助现代医学的检查方法与手段给辨证论治提供新的思路。

周仲瑛教授在强调辨证论治的重要性的同时，还特别强调必须掌握辨中医的"病"，认为后者有利于提高和掌握辨证论治的规律性。如黄疸、胁痛等中医病症，最常见于急慢性肝炎、肝硬化、肝癌病中的各个阶段，但在其他肝病、胆囊炎及全身疾病中也有可能出现。不同病情阶段的治疗和预后完全不同，此时辨中医之病、辨西医之病和辨证论治三者需充分结合，才有助于提高临床疗效。

二、慢性肝炎"湿热瘀毒"证治探微

20 世纪 80 年代初，周仲瑛教授曾提出慢性肝炎治疗五原则：即"清热重于化湿、治血重于治气、治肝重于治脾、祛邪重于扶正、养阴重于益气"。进而又提出慢性肝炎"湿热瘀毒证"概念，创立清化瘀毒法和扶正化瘀法。

1. 灵活掌握慢性肝炎"湿热瘀毒"致病的共性和个性

人们普遍认为"邪实正虚"是慢性乙型肝炎的基本特点，"湿、热、郁、瘀、毒、虚"是主要病理因素，其实这些只是慢性乙型肝炎的共性。周仲瑛教授依据多年的临证心得，把慢性肝炎邪气实概括为"湿热瘀毒"，认为湿热瘀毒互结贯穿于整个慢性肝炎病程的始终。或湿重，或热重，或湿热并重，或在气，或在血，并有偏于肝胆或脾胃之别。随着慢性肝炎病程的发展，由于瘀热在里、血分热毒的持续存在，血瘀、瘀毒逐渐形成。因此，"湿热瘀毒互结"存在于不同患者的各个病程阶段，只是不同患者和肝炎不同阶段各个因素之间量和比例有异，此即具体患者的个性。因此，在临证之际，只要把清热化湿、凉血解毒作为共同治法治疗，再根据患者的具体情况随证加减、灵活应用，注意共性和个性的统一，才能提高慢性肝炎论治的准确性。

周仲瑛教授认为慢性肝炎如何由湿热疫毒逐步发展为瘀毒直至癌毒，是中医肝病临床和理论都需要深入研究的问题。以乙肝病毒携带者为例，尽管大多数患者无症状，肝功能正常，但仍然有部分患者转化为肝纤维化、肝硬化和肝癌。周仲瑛教授认为此乃湿热疫毒隐伏血分，毒邪胶着肝体，日久耗气伤阴而变生瘀毒或癌毒。对于这部分患者有必要及早实施治疗，治疗关键一是要清化瘀毒，二是要调理其脏腑气血阴阳。

2."毒"的内在含义探析

周仲瑛教授认为甲肝、戊肝等的发病具有传染性、流行性等特征，符合中医"疫毒"致病的特点，包含疫毒为患的含义。但将慢性肝炎的病因称为"疫毒"则有些勉强，至多属于"伏气"致病。慢性肝炎之病毒与湿、热、瘀胶结为患，具有其特殊性；慢性肝炎的各种病理因素又有凶险、顽固、胶着、难治、兼夹等特点，又具备"毒"的性质。由于湿性黏滞，湿热易阻滞气机，气滞则血瘀；湿易化热，血热则瘀；瘀毒能化热、生湿，热毒可致瘀热。诚如仲景所谓"热之所过，血为之凝滞"。因而，慢性肝炎属于湿毒、热毒、瘀毒相互作用共同致病。不同患者在疾病的不同阶段，湿、热、瘀、毒的轻重各不相同，部位有深浅之别，单独祛除某一邪很难愈病，加上正气本虚，所以偏执一方一药常易顾此失彼，这可能也是中成药疗效差的原因之一。

3.清化瘀毒法的灵活应用

周仲瑛教授提出"清化瘀毒"法要灵活掌握。首先，慢性肝炎的病因为湿热疫毒侵袭，在慢性肝炎的早期或者活动期，湿热毒邪蕴于气分，或气分血分两端，常表现为脾胃湿热、湿热中阻，横犯肝胆，临床见纳差恶心、口干苦而黏、脘腹胀满、身热困倦、便溏不爽、尿黄、苔黄腻等症，并常伴有肝功能明显异常。治当清化湿热，但要分清湿热轻重和部位，灵活采用清热祛湿法，兼以凉血化瘀。具体用药常依据湿热在脾在胃、在肝在胆，偏于在中上焦还是中下焦的不同。在分别采取清利、分消、疏肝利胆、健脾和胃等法的基础上，佐以丹参、败酱草、虎杖等具有凉血活血作用的药物。其次，病程日久，邪气深入血分，则瘀滞肝络、湿热瘀毒交结，可见面色暗红、胁肋胀痛、口苦咽干、颈胸血痣隐现和面部赤色血缕、肝脾肿大、出血倾向、舌质偏紫等症，提示"瘀毒"的形成，宜凉血活血解毒治之。

临证之际，周仲瑛教授对于慢性肝炎偏于实证者，常以清化瘀毒基本方加减治疗，方由虎杖、平地木、半枝莲、土茯苓、垂盆草、田基黄、败酱草、片姜黄等组成。加减原则是尽可能一药多效：如兼有痤疮发作或皮肤瘙痒者，周仲瑛教授认为属肝经湿热上犯肺经表位，常加用炙桑白皮、夏枯草、野菊花、地肤子、白鲜皮等药；脘腹胀满者加厚朴花、枳壳、藿梗、莱菔子、大腹皮等；转氨酶居高不降有湿热者应用垂盆草、鸡骨草、蒲公英、田基黄等，瘀毒重者加制大黄、丹参、赤芍、虎杖等，湿热不显时可选五味子、乌梅、枸杞、二至丸等；兼有胆囊炎或胆石症者，常加郁金、鸡内金、海金沙、金钱草、路路通等；肝区疼痛者选片姜黄、炒延胡索、九香虫、失笑散等；伴有肥胖、高脂血症则加决明子、泽泻、生山楂等；伴有泛酸、胃痞则加黄连、吴茱萸、蒲公英等；头痛头昏者加白蒺藜、夏枯草等；有出血倾向者加茜草、仙鹤草、白茅根、大蓟、三七等。

4. 尤重瘀热毒邪，以防病证传变

周仲瑛教授在临证时又特别重视热毒、瘀毒或瘀热毒邪，认为慢性肝炎重症化的主要特征就是湿热壅盛、热毒化火夹瘀，深入营血、内陷心肝、充斥三焦，多脏受累，变证丛生。慢性肝炎湿热久羁血分，湿毒既可阻滞气机，也有易于化热之性。气滞则血瘀，热毒则化瘀。正如朱丹溪所说："血受湿热，久必凝浊。"而瘀毒久羁亦反助化湿生热，慢性肝炎如果失治、误治，均可能引发湿热瘀毒炽盛，变生重度肝炎、肝纤维化、肝硬化。因此慢性肝炎不能只扶正而忽略祛邪，有邪首先当予祛邪；要防止单用温补助热变毒。对慢性肝炎要及早给予"清化瘀毒"（包括清热、凉血、解毒、化湿、化瘀等）法治疗，有助于防患于未然。本法把偏于苦寒的清热解毒药与偏于辛散的凉血化瘀药同用，可以防止单独使用前者而有"血得寒则凝"之弊，所谓"凡用清凉，须防冰伏，必佐活血疏畅，恐凝滞气血"。

具体选方用药，依据周仲瑛教授经验，偏于热毒者常选蒲公英、野菊花、白花蛇舌草、土茯苓、垂盆草、鸡骨草、败酱草、酢浆草、老鹳草等；偏于瘀毒者则选水牛角片、丹参、虎杖、紫草、赤芍、大黄、丹皮、鸡血藤等药；瘀毒而聚积者则用桃仁、土鳖虫、炙鳖甲等；有腹水者加泽兰、泽泻、马鞭草、防己、黄芪等。用药之法周仲瑛教授亦常仔细斟酌，如用大黄，或生用或熟用，或量多或量少，或同煎或后下，灵活掌握，分别取其清泄热毒、通下退黄、凉血解毒、化瘀止血等多种功用，因其能入气入血，"通利结毒"，逐"血分之结热"之故。

随着慢性肝病病情的迁延，湿毒、热毒又成为瘀毒不断加重的主要原因，这是慢性肝病发展到肝纤维化尤其到肝硬化阶段的主要病理改变，后者以瘀毒为中心，常伴有湿热未尽和正气消耗，治疗更为棘手。因此，在这一阶段即使没有明显血瘀指征，周仲瑛教授也伍以不同剂量的凉血活血药，如赤芍、丹参、鸡血藤、熟大黄等，即"既病防变"之意。

三、辨正虚分为肝脾两伤和肝肾阴虚两端，各有侧重

肝炎的慢性化无疑与正气亏虚有关，同时病程的迁延，邪毒的持续存在，包括不恰当的治疗用药以及吸烟、饮酒等不良习惯等，都在不断地消耗着患者的正气；同时，正气的虚衰又是内生邪气（周仲瑛教授提倡"第二病因"说）的主要因素。因此，合理应用补法是治疗慢性肝炎的重要原则，周仲瑛教授提出应用补法重在调理脏腑功能，重在调养、轻柔、滋润。针对正虚，周仲瑛教授依据经验，认为肝脾两伤和肝肾阴亏两型最为常见和重要。

1. 灵活掌握调养肝脾法

慢性肝炎尽管是肝炎病毒羁留于肝脏，肝功能异常，但其临床却表现为全身性疾病，尤其是脾虚症状最为早见、多见。多数患者以疲劳乏力、纳差厌油腻、胁肋脘腹痞胀或痛、口苦口干、便溏尿黄、苔白黄腻为主症，多数可以按中医胁痛、黄疸辨治。周仲瑛教

授认为，临床所见肝脾两伤证，不仅包含了肝郁脾虚这一常见病证，还包括肝热脾湿、肝脾气虚、肝胃不和、气虚湿停、气滞血瘀、气虚血瘀和肝脾统藏血液失职等多种含义。慢性肝炎的病位主要在于中焦肝（胆）、脾（胃），恢复肝脾功能有助于祛除湿浊，气血调和，疾病向愈。而治疗肝脾两伤关键不仅仅是疏肝健脾，还需应用养肝健脾、柔肝醒脾、益气和血、健脾祛湿等调养肝脾之法。伴湿热者兼以清利，瘀热毒蕴者佐以清化瘀毒，肝肾不足者兼以柔肝滋肾等。

周仲瑛教授用药配伍时极为精致，疏肝如醋柴胡、制香附常与白芍、枣仁、枸杞、百合等柔肝之药结伴使用，以疏泄柔养并举；对于脾胃气虚，常是党参和太子参同用，黄芪、焦白术与炒枳壳并举，藿香、苏叶（梗）与茯苓同施等。因为慢性肝炎多见有肝气郁结，后者常常是在肝损伤引起肝气不足基础上的肝气郁结，疏泄太过更易耗气伤阴，肝阴不足又是慢性肝炎病变的转折点，故周仲瑛教授用药特别重视维护肝阴，体现了"治肝重于治脾"。如喜用疏理肝气的柴胡、青皮、佛手等，但用量却仅为6g左右，而调理中焦气机的炒枳壳、藿梗、莱菔子、桔梗等药用量则在6~15g。周仲瑛教授提出此型在调养肝脾的基础上必须配合清化瘀毒法，即"疏泄清化"，常用醋柴胡、赤芍、制香附、广郁金、青皮、陈皮、太子参、焦白术、茯苓、炙甘草、苦参、虎杖、平地木、贯众、白花蛇舌草、藿梗等药。

2. 适时运用滋养肝肾法

肝肾阴虚多见于肝病日久，特别是到了肝纤维化、肝硬化中晚期，或者合并糖尿病、肺结核、各种肿瘤等其他病症。周仲瑛教授常告诫我们，慢性肝炎早期用药尤当慎用温燥之品，肝肾阴虚证常常是慢性肝炎预后不良的早期征象，较肝脾不调、脾胃气虚更难调治，医者应提早重视"养阴重于益气"。并且，慢性肝炎肝肾阴虚证极少单独出现，常常与湿热瘀毒未尽、肝脾两伤、肝脾血瘀等证兼见，治疗选药每多棘手。此类患者多见有肝区隐痛、两目干涩或视物模糊、腰酸下肢软、失眠多梦、手足心热、苔少质红隐紫，甚则遗精、盗汗、衄血等，但不需要诸证具备，"但见一证便是"。治当祛邪与扶正法并用，滋养肝肾之阴、清化湿热瘀毒并重，即"养阴清化"。

周仲瑛教授常选一贯煎、六味地黄丸、滋水清肝饮等方加减。有虚热者用生地黄、石斛、沙参、麦冬、地骨皮、丹皮、知母、黄柏之类。伴有肝脾肿大、腹水者加炙鳖甲、水红花子、泽兰、泽泻、陈葫芦瓢等。"养阴清化"法的常用药物有太子参、黄精、生地黄、枸杞、女贞子、墨旱莲、五味子、制首乌、桑寄生、当归、丹皮、丹参、川楝子、桑椹子、姜黄、醋柴胡、制香附、虎杖、苦参、夏枯草、炒枣仁、桑寄生、紫草、野菊花、苍术、黄柏等。

四、结语

慢性肝炎属于难治性疾病，病程久、疗程长、治愈率不高。周仲瑛教授认为，中医治疗本病要强调运用中医的整体观念，既要对于每位患者详加交代饮食、起居、精神、四时调养宜忌，还要强调治疗的长期性、整体性、辨证性，鼓励患者坚持用药。西医抗病毒治疗慢性肝炎的疗效差异很大，主要原因在于机体免疫状态的个体差异性，对此中医辨证论治更能体现优势。

　　周仲瑛教授还谓，采取灵活的辨证论治不仅有利于改善症状、恢复肝功能、抑制病毒等临床疗效，更有利于促进机体恢复免疫自稳功能，减少或延缓肝纤维化等并发症的产生，使病情趋于稳定，提高生活质量。周仲瑛教授还提出，今后中医治疗慢性肝炎应做到辨证的灵活性、准确性、规范性的统一，选方用药的针对性、有效性、整体性的统一。

（传承弟子叶放撰写，周仲瑛指导）

第十二节　病毒性肝炎

就病毒性肝炎而言，在湿热疫毒之邪导致肝炎的发生发展过程中，常有复杂多变的病理演变，出现诸多临床表现，故病情表现有标本主次的不同，治疗上亦有先后缓急的区别。周仲瑛教授临证时非常重视疾病过程中证候表现的标本缓急，认为只有详审病机，视具体病情分别标本缓急的不同，采取相应的治疗对策，才能有的放矢，收效显著。兹将其运用标本缓急理论治疗病毒性肝炎之临证经验分述如下。

一、肝炎初起，湿热疫毒壅盛，宜治其标

周仲瑛教授认为病毒性肝炎初起之时，总由湿热疫毒之邪伤人所致，就机体方面而言，正气尚盛，临床多表现为湿热疫毒之邪壅盛的证候，此时治疗，当以祛邪为主，祛邪即寓扶正之意。祛邪及时、得当，可防邪盛伤正，正不抗邪，邪恋成为慢性病变。

在祛邪的具体运用上，周仲瑛教授强调尤当注意辨别湿热疫毒病邪的性质。偏于湿盛者，应予祛湿为先，或投淡渗，或投苦温，或投芳化，兼以清热解毒；偏于热盛者，或清气分热，或清营凉血，或凉血通瘀，辅以祛湿解毒。治标之法，总以直折病势、邪去为度，不可过用苦寒而伤中、过于清利而耗伤气阴。

验案举隅

患者，男，19岁。

2001年6月18日初诊：既往无肝炎病史。6月2日自觉腿酸乏力，腹胀，纳差，继见面目发黄，尿黄，去某医院就诊，拟诊为肝炎，予西药保肝、退黄等对症治疗，病情无明显好转，转请中医诊治。6月17日查肝功能提示：ALT 1358U/L、AST 2087U/L、TBIL 96μmol/L、DBIL 71μmol/L；肝炎病毒血清学标志物检查：HBsAg（＋）、HBeAb（＋）、HBcAb（＋）；抗-HAV·IgM（－）；抗-HCV（－）。诊断为：病毒性肝炎，乙型，急性黄疸型。刻诊：面目、皮肤明显黄染，尿色深黄，肝区胀痛，身困乏力，口干，食纳欠馨，腹胀，大便稍溏，舌质暗红，舌苔薄白腻罩黄，脉濡滑；肝区叩痛（＋），腹水征（－）。湿热疫毒壅盛，宜清热祛湿解毒，先治其标。处方：茵陈15g，熟大黄5g，黑山栀10g，炒苍术10g，黄柏10g，炒黄芩10g，厚朴6g，苦参10g，广郁金10g，垂盆草30g，田基黄20g，鸡骨草20g，车前草15g，藿香10g，橘皮6g。7剂。

2001年6月25日二诊：病情减轻，黄疸消退近半，肝区疼痛减轻，纳增，下肢皮肤稍痒，仍有身困乏力、口干等症，舌脉同前。原方加白鲜皮15g，酢浆草15g。14剂。

2001年7月9日三诊：病情显著减轻，自觉症状不多，精神、食纳均好，肝区不痛，但偶有不适，大便正常，小便色黄转淡，面目稍有黄染，舌苔薄黄，舌质暗，脉濡滑稍数。二诊方加制香附10g。14剂。

2001年7月23日四诊：症状消失，无不适感，实验室检查：ALT 48U/L，AST 56U/L，γ-GT 72U/L，TBIL 22.7μmol/L，DBIL 17.4μmol/L，HBsAb（＋）。临床已告病愈，再予三诊方14帖以善其后。

按语：本案患者为急性乙型肝炎，疾病初起，邪毒壅盛，治当及时祛除病邪，使邪去正安。鉴于患者的临床表现，湿、热之象均较显著，周仲瑛教授在辨证的基础上，选用茵陈蒿汤、二妙散等加味，组方融淡渗、苦温、芳化、清热解毒等法为一体，径折其病势，故收效甚捷。

二、重肝势笃，瘀热相搏为患，急则治标

周仲瑛教授认为，重型病毒性肝炎的发生多为湿热疫毒之邪深入营血，火热与血相互搏结所致，病理表现复杂，病情笃重，常出现多种危候，可有瘀热阻窍、瘀热发黄、瘀热动血、瘀热水结、络热血瘀等危急之变，若不及时救治，常威胁患者生命。因此，治疗应根据"急则治其标"的原则，依其出现的证候不同，在凉血通瘀的基础上，分别佐以醒神开窍、解毒退黄、凉血止血、化瘀行水、通络化瘀等方法以治其标，冀能挽救生命。

验案举隅

患者，男，14 岁，学生。1992 年 7 月 24 日入院。

两旬前开始感觉乏力，纳差，食量较正常减少一半，恶心厌油，上腹饱胀隐痛，尿色黄似浓茶，面目皮肤黄染逐渐加深，经当地医院治疗，病无好转，昨来本院。查肝功能异常，ALT 520U/L，TBIL 362.52μmol/L，收住入院。既往无肝炎病史。查体：体温37.4℃，心率 88 次/分，呼吸 22 次/分，血压 127/65mmHg，精神萎靡，皮肤深黄，巩膜呈金黄色，肝肋下 2cm，剑突下 3cm，轻度压痛、叩痛，脾不肿大，腹软，无移动性浊音。拟诊为急性黄疸型肝炎（病原待定）。用苦黄、肝炎灵、丹参等注射剂，并给保肝药治疗。5 天后病情加重，高度乏力，神情萎靡，恶心，低热（37.8℃），黑便 1 次，约 500g，皮肤、黏膜黄疸进行性加深，肝肋下触及，剑突下 2cm，无压痛，腹水征（-）。复查肝功能：ALT 318U/L，ALP 156U/L，TBIL 382μmol/L，考虑为亚急性重型肝炎，在一般基础治疗的同时，加用中药清肝解毒注射剂。

辨治经过：从瘀热内蕴营血，肝脾两伤，肝胆失于疏泄，胆汁外溢肌肤发为疫黄辨证，治予凉血化瘀、解毒退黄。用清肝解毒注射液 40mL，加入 5% 葡萄糖液 250mL 中静滴，每日 1 次，经 4 天病情好转，精神、食纳改善，低热能平，肝区痛减，腹胀不著，肌肤黄染减退，小便转淡。用药 7 天后，因危急症状已缓解，改用口服中药清肝解毒汤剂，配合保肝药。8 月 24 日查肝功能：ALT 80U/L，TBIL 47.02μmol/L；病原学检查：HBV-M（-），抗-HAV·IgM（+），抗 HCV（-）。确诊为：病毒性肝炎，甲型、亚急性重型。共住院 41 天，于 9 月 3 日出院继续调治，直至肝功能复常。

按语：本例患者，系湿热疫毒之邪深入营血，瘀热在里，壅遏肝胆，发为疫黄。瘀热相搏，病情迅速传变，已见动血之象（黑便），且有内闭之势，非一般清热祛湿之法所能奏效，必须凉血化瘀方能达到治疗目的。在辨证的基础上，采用周仲瑛教授历时多年研制的清肝解毒制剂，直清血分之热，解血分之毒，散血分之瘀，方克有济，终于力挽狂澜。清肝解毒制剂系周仲瑛教授潜心多年研制的治疗瘀热相搏证病在肝胆、营血的特色制剂，由水牛角、生地黄、丹皮、赤芍、大黄、黑山栀、茵陈、血余炭、人中白等组成，有凉血通瘀之功效。根据本案患者危急病证的特点，势笃时采用注射剂，势缓时运用汤剂，体现了中医药治疗急症的特色。

三、慢肝急作，邪实正虚并见，标本兼顾

慢性病毒性肝炎，系湿热疫毒之邪久羁为病，病程较长，正气受损，若正不抗邪，或邪郁日久，与痰、瘀等病理因素相合，可表现为急性发作。与初发的急性肝炎所不同的是，慢性肝炎急性发作，既有急性肝炎的临床表现，又有正气受损的临床表现，即邪实与正虚并见。周仲瑛教授认为，慢性肝炎的急性发作，治疗应标本兼顾，一方面调养肝脾，匡正以祛邪；另一方面清化湿热瘀毒，祛邪以扶正，宜将扶正与解毒两法复合应用，相反相成，标本兼治。临床运用时，则应辨明湿、热、毒、痰、瘀以及气虚、血虚、阴虚、阳虚等的主次与兼夹，分别脏腑而治之。

验案举隅

患者，女，14岁。2001年1月22日初诊。

慢性乙型肝炎，肝功能经常损害，平素易感冒。1月21日查HBV-M：HBsAg（+）、HBeAg（+）、HBcAb（+）；肝功能：ALT 105U/L，AST 109U/L，GGT 95U/L。自觉疲乏，肝区有不适感，但无明显疼痛，腹稍胀，食纳欠馨，大便正常，尿黄，鼻炎发作，涕多，多嚏，鼻塞，嗅觉尚可，口微苦，舌苔薄，舌质红，脉细滑。慢性肝炎急性发作，邪实正虚，治予调养清化。处方：太子参10g，焦白术10g，茯苓10g，炙甘草3g，北沙参12g，大麦冬10g，丹参12g，虎杖15g，矮地茶20g，苦参10g，炒黄芩10g，藿香10g，白鲜皮15g，贯众12g，垂盆草30g，白花蛇舌草20g，丝瓜络10g。

上方稍事加减，连续服用近2个月，至2001年3月16日复诊时已无明显自觉症状，眠、食俱佳；复查HBV-M：HBsAb（+），余项（-）；肝功能全部正常。

按语：本例患者，为慢性乙肝急性发作，既有疲乏、食纳欠馨、易于感冒等正气不足表现，亦有肝区不适、腹胀、尿黄、鼻炎发作、口苦等邪实症状，故治疗上一方面予太子参、白术、茯苓、炙甘草、北沙参、大麦冬等调养肝脾，扶助正气，匡正以祛邪；另一方面予虎杖、矮地茶、苦参、炒黄芩、藿香、白鲜皮、贯众、垂盆草、蛇舌草、丹参等清化湿热瘀毒，祛邪以扶正，标本兼治，终于使肝功能恢复正常。

四、邪毒蛰伏，耗伤人体正气，缓则治本

湿热疫毒之邪蛰伏体内，留恋不去，若机体正气强健，则不易发病，但邪伏于内日久，由于机体阴阳的偏盛偏衰，邪毒或从寒化，或从热化，或阻滞气机，或弥漫三焦，或产生诸多病理因素，终可耗伤人体的气血阴阳，导致正气不足，进而发病。故周仲瑛教授强调，邪毒蛰伏体内，虽暂不发病，但却能耗伤正气，治疗时应根据"缓则治其本"的原则，调养正气，兼以祛邪，可避免其发病，或带"毒"延年。周仲瑛教授则在长期临证的基础上，进一步认为在扶助机体正气时，调养重于温补，且以养阴为主，补气为次。

验案举隅

患者，男，48岁。2001年5月7日初诊。

乙型肝炎病史5年，肝功能经常轻度异常，选用中西药病情难以控制。近复查B型超声提示慢性肝损害；HBV-M：HBsAg（+）、HBeAg（+）、HBcAb（+）；前S2基因（Pre-S2）（+）；肝功能示：ALT 98U/L，AST 75U/L。肝区、胁背部隐痛不适，尿黄，时有口

干，两目干涩，脉细弦，舌苔薄黄腻，舌质暗红。肝肾阴伤，湿热瘀滞，肝失疏泄。处方：北沙参 12g，大麦冬 10g，生地黄 12g，枸杞 10g，当归 10g，丹皮 10g，丹参 10g，川楝子 10g，炒延胡索 10g，片姜黄 10g，醋柴胡 5g，制香附 10g，白蒺藜 10g，炒黄芩 10g，苦参 10g，夏枯草 10g，九香虫 5g，桑寄生 15g。

上方化裁，连续服用半年余，2002 年 1 月 21 日复诊，除两目仍有干涩外，症状基本消失，复查肝功能正常，HBV-M：HBsAg 转为（-）、仅 HBcAb（+）。仍从原法治疗，以巩固疗效。

按湿热疫毒之邪留恋，瘀郁日久，耗伤肝肾之阴，治当调养正气，兼以祛邪。周仲瑛教授据证选用一贯煎、金铃子散加减，调养肝肾，疏泄肝胆，兼用黄芩、苦参、夏枯草、丹皮、丹参等药清化湿热瘀毒，祛内蕴之邪，病程虽久，经调养清化，缓图其本，尤获佳效。

五、癥积鼓胀，证候表现复杂，权衡缓急

癥积是湿热疫毒之邪久羁、肝脾功能失调、气血凝聚、脉络痹阻、留着胁下的结果。癥积形成后，或变生黄疸，或导致出血，或转为鼓胀，证候表现极为复杂。周仲瑛教授认为癥积的治疗，一方面须根据癥积形成的不同阶段，分别予攻伐、攻补兼施、补虚培本等法治疗；另一方面，对于癥积的变证，须权衡其缓急：黄疸一时难以消退，且无危象者宜缓图；出血（尤其是大出血）者，常危及患者生命，当以止血为先；鼓胀者，应察其二便是否通利、神志是否清醒等，若病情危急，以挽救生命为先，若无危象，则仍应缓治其本。

验案举隅

患者，男，33 岁。初诊日期：2001 年 1 月 2 日。

乙肝、戊肝病史 3 年，一年前 B 型超声查有早期肝硬化、脾大，曾出现腹水 1 次，经西药治疗后消退。近查肝功能：ALT 220.8U/L，AST 110.2U/L，GGT 99U/L，TBIL 39.4μmol/L，DBIL 16.3μmol/L，TP 84.9g/L，ALB 46.3g/L，A/G = 1.2，HBV-DNA（+）。肝区时痛，有灼热感，齿衄间作，尿黄，两目干涩，舌苔薄黄，舌质暗红，脉细弦；目睛轻度黄染，颈胸部有蜘蛛痣多枚，肝掌明显。湿热瘀毒互结，肝阴脾气俱伤。处方：醋柴胡 5g，赤芍 10g，茵陈 12g，鸡骨草 15g，金钱草 20g，片姜黄 10g，田基黄 20g，垂盆草 30g，苦参 6g，蒲公英 15g，旱莲草 12g，炙女贞子 10g，楮实子 10g，太子参 10g，焦白术 10g，丹皮 10g，丹参 10g。以上方为基础方加减，同时服用鳖甲煎丸（5g，2 次/天），2001 年 9 月 4 日复诊时，症状多半消失，B 型超声检查提示：慢性肝损害，脾大，慢性胆囊炎，未见肝硬化；查肝功能：ALT 50U/L，AST 72.9U/L，TBIL 26.7μmol/L，TP 69g/L，ALB 44.7g/L，A/G = 1.8。继续予上方加减治疗。2002 年 2 月 8 日复诊时，除手掌鱼际稍有红赤、颈胸部仍有数枚蜘蛛痣外，余症均除，复查肝功能全部正常，HBV-DNA（-）。原法出入，继续治疗，一般情况良好。

按语：该患者病情系湿热疫毒之邪久羁，肝脾功能失调，气血凝聚，脉络痹阻，留着胁下形成癥积的结果，且已有耗伤肝阴脾气和变生鼓胀之患，证候表现复杂。但尚无危急之象，故一方面选用汤药清化湿热瘀毒、调养肝脾，另一方面选用鳖甲煎丸软坚消癥，消

补兼施，旨在缓图。经过 1 年余时间治疗，病情终于平稳缓解。

　　由于病毒性肝炎的证候表现多种多样，病理变化极为复杂，病变过程有轻重缓急的不同，不同时间、地点及患者机体自身特点对肝炎的病情变化亦有不同的影响，故病毒性肝炎的治则治法，应在中医学整体观念和辨证论治精神指导下灵活运用，不可拘泥于一方一法。

（传承弟子陶夏平撰写，周仲瑛指导）

第十三节 肠易激综合征

肠易激综合征（IBS）系以肠道运动功能紊乱为主的临床综合征，是一种常见的消化系统功能性疾病。现将周仲瑛教授治疗本病的用药经验整理如下。

一、脾阴虚损，补脾益阴忌用温燥

禀赋薄弱或因病伤脾，脾阴不足，机体适应能力下降，则脾胃不耐重负，稍食油腻生冷，辄易溏泻、腹胀。《药鉴》云："脾阴足，诸邪息。"正是强调脾阴在机体防御功能方面的作用。肠易激综合征脾阴虚证多表现为：大便溏泻，进食生冷油腻加重，不思饮食，食后腹胀，口干唇燥，或形体消瘦，五心烦热，舌红而干或有裂纹、苔少或光剥，脉细。治宜补脾阴，健脾运，禁用香燥温药。常用药如：太子参、山药、白扁豆、石斛、炒白芍、炙鸡内金、生麦芽等。肝气乘侮，加玫瑰花、炒延胡索；兼夹肠腑湿热者，加败酱草、生薏苡仁等。

验案举隅

张某，女，66 岁。1992 年 10 月 31 日初诊。

患者有慢性腹泻 5 年，大便少则每日 3~4 次，多则 7~8 次，进食生冷油腻易于诱发或加重，经肠镜等检查未见明显异常，多方治疗效果不显。刻诊：腹泻便溏，无脓血，腹胀肠鸣，兼见下肢浮肿，口干欲饮，饮不解渴，偶有鼻衄，舌紫红有裂纹，苔中部黄腐腻，脉细弦。

辨证：久泻脾虚阴伤，肝气乘侮。

处方：山药、苍耳草、炒白芍各 12g，炙甘草 3g，炙鸡内金、乌梅、石斛、木瓜各 6g，玫瑰花 5g，太子参、南沙参、白扁豆各 10g。水煎服，每日 1 剂。

服上药半月，大便基本转为正常，每日 1 次，但腹中仍有鸣响，腹胀、口干减轻，苔中腐腻已化，舌质干红好转，脉仍细弦。证属肝强脾弱，仍当酸甘养阴，两调肝脾，原方加生麦芽 10g，继服 14 剂，竟收全功。

按语：本例久泻，从脾阴虚论治，处方以补脾阴、健脾运为主，佐以敛肝之品，获效迅捷。方中苍耳草一味，系导师经验用药，对与过敏因素有关之泄泻，每多用之。

二、虚实夹杂，理中清肠寒热并用

本类泄泻纯虚纯实者少，虚实夹杂者多。周仲瑛教授认为，脾虚与湿盛是本病的两个主要方面。《景岳全书》云："泄泻之本，无不由乎脾胃。"脾气虚弱，清阳不升，运化失常则生飧泄，治疗可用参苓白术散、理中汤等。若脾虚生湿，或外邪内侵，引动内湿，则虚中夹实，治当辨其湿邪夹热与夹寒之不同。临床一般以肠腑湿热最为常见，药用败酱草、红藤、黄柏、樗根皮、凤尾草、猪苓、茯苓等。寒湿偏重则用苍术、厚朴、肉桂、辣蓼等。

验案举隅

柳某，女，59 岁。1994 年 6 月 14 日初诊。

腹泻年余，反复发作，每因进食生冷而诱发，大便溏薄，每日 2~3 次，便前腹痛、肠鸣、矢气较多，食欲不振，腹部畏寒，舌苔薄黄腻，脉弦。

辨证：脾虚不健，肠腑湿热，肝木乘克。

处方：党参、炒白芍、焦山楂、焦神曲、炒延胡索、焦白术各 10g，炮姜炭、黄连、炙甘草各 3g，吴茱萸 1.5g，败酱草 12g，诃子、玫瑰花各 5g。水煎服，每日 1 剂。

服药 14 剂，大便逐渐成形，每日 1 次，但近日因气候炎热进食生冷，致使大便又溏，每日 2 次，腹痛、肠鸣不著，腹部怕冷，舌红、苔右半黄腻，脉弦滑。此属脾寒肠热，肝邪乘侮，治拟理中清肠，抑木扶土，予原方去炒延胡索、诃子、玫瑰花，加炒黄芩 5g，肉桂（后下）2g，石榴皮 10g。继服 7 剂，大便转常，诸症消失，随访至今未复发。

按语：该患者脾虚木乘与肠腑湿热并存，寒热虚实错杂，治以理中清肠，寒热并投，药证相合，故取良效。周仲瑛教授针对该型患者寒热并见之特点，常用寒热药物相配的药对，如黄芩与炮姜炭、黄连与吴茱萸等，取芩、连以清热燥湿，炮姜温中散寒，正合寒热错杂之病机，故寒热并行而不悖。

三、肝脾不和，抑肝扶脾兼调情志

脾胃素弱，复加情志怫郁，精神紧张，则肝失疏泄，横逆乘脾，脾气益虚，运化失职而致泄泻，即叶天士所谓"阳明胃土已虚，厥阴肝风振动"，治宜抑木扶土，方用痛泻要方、四逆散化裁。常用药如：焦白术、炒白芍、陈皮、防风、甘草、乌梅、炒枳壳、玫瑰花、苍耳草等。兼失眠多梦者，加黄连、肉桂；肠腑湿热者，加红藤、败酱草；腹部冷痛者，加炒延胡索、花椒壳等。对此型患者，临诊尤需言语开导，畅其情志，并嘱其平日自我调适，切忌情绪过激。

验案举隅

吴某，女，41 岁。1986 年 7 月 22 日初诊。

患者有慢性腹泻病史多年，每因情志因素或饮食不当而诱发或加重，此次发作持续已近 4 个月，经数家医院检查未能明确诊断。刻下肠鸣便溏，腹痛即泻，泻下物呈不消化状，腹部怕冷，矢气较多，寐差失眠，口干苦，舌质偏暗、苔薄白腻，脉细弦。

辨证：肝脾不和。

治法：抑肝扶脾。

处方：焦白术 10g，炒白芍 12g，甘草、黄连、花椒壳、玫瑰花各 3g，陈皮、防风、炒枳壳各 5g，肉桂（后下）、吴茱萸各 1.5g，乌梅 6g，苍耳草根 15g。水煎服，每日 1 剂。并嘱其调畅情志，切忌恼怒。

服上方 20 剂，腹泻基本控制，大便每日 1~2 次，尚能成形，腹胀、肠鸣趋向缓解，腹痛不著，夜寐略有改善，腹部仍有冷感，舌脉如前。原方去苍耳草根，加山药 10g，改肉桂 3g，续服 14 剂，大便转常，余症基本消失。

按语：本例证属肝脾不调，投痛泻要方加味，方中白芍、乌梅与甘草相配，酸甘合用，酸以制肝，甘以健脾。黄连配肉桂，意取交泰而安神；黄连又配吴茱萸，则苦辛寒热同用，调和肠胃。复加花椒壳、炒枳壳以理气，苍耳草根止泻，玫瑰花开郁。全方泻木安土，调中止泻，配合情志调适，遂收良效。

（传承弟子李振彬撰写，周仲瑛指导）

第十四节　大　肠　癌

大肠癌是最常见的恶性肿瘤之一，近年来随着城市化进程及生活水平的提高，我国居民食谱中高脂肪高蛋白饮食比例增加，大肠癌发病率明显上升。2007 年第十届全国临床肿瘤大会公布，2006 年中国男、女性恶性肿瘤发病前十位中，大肠癌分布为第 5 位和第 4 位。周仲瑛教授在长期恶性肿瘤的防治研究中积累了丰富的临床经验，擅长应用"复法大方"治疗各种肿瘤，尤其是在大肠癌领域，可极大地提高肿瘤患者生存质量，延长生存时间，减轻放化疗毒副作用，改善症状等。现就周仲瑛教授治疗大肠癌的临证思维、治法治则介绍如下。

一、病因病机

大肠癌属传统医学"积聚""肠澼""脏毒"等范畴，《外科正宗·脏毒论》云："又有生平性情暴急，纵食膏粱，或兼补术，蕴毒结于脏腑，火热流注肛门，结而为肿。"阐明情志不畅，饮食失节，以致脾胃受损，运化失司；脾虚则湿毒内蓄，蓄久化热，湿热毒邪流注肠道，导致局部气血运行不畅，湿毒瘀滞凝结而成癌肿。《灵枢·水胀》："肠覃何如？寒气客于肠外，与卫气相搏，气不得荣。因有所系，癖而内著，恶气乃起，瘜肉乃生。"指出大肠癌外邪入侵、营卫失和的病机。另外起居不节也与大肠癌的发病有一定的关系。如《灵枢·百病始生》曰："起居不节，用力过度，则络脉伤……阴络伤则血内溢，血内溢则后血。肠胃之络伤，则血溢于肠外，肠外有寒，汁沫与血相搏，则并合凝聚不得散，而积成矣。"《景岳全书·积聚》则云："凡脾肾不足及虚弱失调之人多有积聚之病。盖脾虚则中焦不运，肾虚则下焦不化，正气不行则邪滞得以居之。"周仲瑛教授认为大肠癌的发病与体质、饮食、情志等关系密切，加之饮食不节，或恣食肥甘厚腻，或正气不足，或忧思抑郁，以致脾虚、气滞、血瘀、痰凝、热毒等证候要素出现，诸邪久聚，相互交结于肠道而生肿瘤。癌毒一旦蕴结，阻隔经络气血正常运行，掠夺水谷精微正常滋养，导致五脏六腑失去气血津液濡润，正气亏虚，更无力制约癌毒，而癌毒愈益耗伤正气，如此恶性循环，癌毒与日俱增，机体愈益虚弱，毒猖正损。

二、临证思维

周仲瑛教授认为，大肠癌属多因素复合致病的复杂疾病，希冀从某一点入手，以常法处方，难免顾此失彼或者病重药轻，而致疗效不佳。目前在没有完全彻底有效地根治癌毒药物的情况下，宜针对大肠癌发生发展的基本病机，集数法于一方，融攻补于一体，即用复法大方来治疗癌肿。

复法大方，是周仲瑛教授长期临床精髓的体现，专指针对某些难病顽疾的多重复杂病机，组合运用数种治法，处方药味数目超过常规的一种特别的治疗用药方法，其所包含的治法在 3~4 种以上，处方药味数目在 15 味以上，常多达 20~30 种。复法大方属七方之一，其学术思想实源于《黄帝内经》，《素问·至真大论》论述组方原则时提出"奇之不去则偶之，是谓重方。"即在奇方（小方）治疗不效时，就当用偶方（大方）。

治疗恶性肿瘤的复法大方其基本内容则包括了针对恶性肿瘤病理因素、病理机制的一系列基本方法，周仲瑛教授以复法大方图之，融益气养阴、化痰散结、活血化瘀、解毒抗癌等治法于一方，最多时用药至 30 味，药后患者病情稳定，虽然最终癌肿不免复发，但能带瘤生存，状况良好，同时，复法大方注重不同治法的协同作用，升降结合，补泻兼施，寒热并用，敛散相伍，阴阳互求，气血互调，表里相合，增效减毒，取得了较好的延年减症的治疗效果。正如《素问·宜法方宜论》所说："杂合以治，各得其所宜，故治所以异，而病皆愈者，得病之情，知治之大体也。"

三、治则治法

周仲瑛教授认为，根据大肠癌的病机而确立治则为扶正祛邪，解毒抗癌。盖因"邪之所凑，其气必虚"，故在临床实践中，扶正、祛邪必须贯穿始终，为不可或缺的基本治则，但具体到不同的患者，主次轻重则有所不同。病之初起或手术之前，邪盛正不虚，故抗癌解毒配合化痰软坚、逐瘀散结等治法为主；中期或者手术、化疗之后，兼有脏腑功能失调，可适当伍入调理脏腑功能之品，顺理气机；晚期患者，正虚明显，出现不同的并发症，此时则需补益气血、滋阴温阳，兼顾抗癌解毒、软坚化痰、散瘀消肿等辨证处理。尤当注意的是，"六腑以通为用"，遣方用药当始终注意行气通腑，药如枳实、瓜蒌仁、木香、槟榔、莱菔子、大腹皮等可穿插运用，以防邪恋不去。

1. 抗癌解毒法

大肠癌的发生与邪毒内侵密切相关，癌毒是大肠癌的主要病理因素，故而抗癌解毒法的运用穿插于大肠癌治疗的全过程，尤其是在未行手术和复发的患者，周仲瑛教授常运用白花蛇舌草、山慈菇、制南星、土茯苓、龙葵、漏芦、半枝莲、藤梨根、白毛夏枯草等。

2. 清肠利湿法

大肠癌的主要病机是湿毒内蓄，蓄久化热，湿热毒邪流注肠道，导致局部气血运行不畅，湿毒瘀滞凝结而成癌肿。故周仲瑛教授在治疗时注重使用清肠利湿解毒药，如红藤、败酱草、凤尾草、椿根皮、马齿苋、石上柏等。因湿毒瘀滞常致腑气不利，所以在清肠化湿时常配合行气通腑之品以加强疗效。

3. 软坚散结法

大肠癌患者，脏腑气机失调，津液代谢失常，故而极易于体内化为痰湿，痰湿日久凝结成块，形成肿瘤，故周仲瑛教授常选用莪术、夏枯草、浙贝母、八月札、制大黄、炮穿山甲、海藻、路路通等软坚散结。

4. 搜剔解毒法

有些肿瘤患者在常规抗癌解毒法的运用中，不能有效地抑制肿瘤的增殖，这时候，需要在清热解毒的基础上用虫类药搜剔解毒，周仲瑛教授常选九香虫、制僵蚕、蜈蚣、露蜂房等。

5. 活血化瘀法

活血化瘀法是中医治疗癥积的传统治法，不仅用之破瘀消癥，还冀通过活血化瘀，疏通经络，祛瘀生新，达到止痛、消肿、恢复气血正常运行的目的。周仲瑛教授常用桃仁、红花、丹参、赤芍、三棱、莪术、鬼箭羽、穿山甲、土鳖虫、蒲黄等。

6. 益气养血法

大肠癌患者，脾失健运，气血生化功能受阻，时常表现为气血亏虚的证候，而气血亏虚，更易加重脾运不健。周仲瑛教授常选用太子参、黄芪、党参、熟地黄、当归等平补之剂益气养血。

7. 健脾助运法

在益气养血法的基础上，周仲瑛教授常选用茯苓、半夏、生薏苡仁、白术、砂仁、苏梗等健脾助运之剂以增强气机的调畅。因大肠癌患者，常常邪毒耗气伤津，阻碍经络畅达，这些药可以缓解肿瘤所致的疼痛闷胀、纳呆食少等不适症状。

8. 温肝补肾法

大肠归属下焦，大肠癌患者多气滞血瘀，故需要在健脾助运法中加温肝补肾法，可以很好地提高疗效。周仲瑛教授常选用肉桂、细辛、淫羊藿、肉苁蓉、枸杞等温肝补肾。

9. 滋阴生津法

大肠癌患者，常因手术、放化疗及疾病本身的发展和恶化，耗竭人体的气血津液，故而周仲瑛教授认为，滋阴生津是确保阴阳平衡时非常关键的要点，他常选用石斛、麦冬、沙参、生地黄等滋阴生津。

四、验案举隅

刘某，男，58岁。

2007年5月25日初诊：患者结肠癌术后右上腹平脐旁侧隐痛不舒3年，腹泻，每日2次，大便形态变细，无明显脓血，口苦。于当地医院肠镜：升结肠癌；病理：结肠腺癌Ⅳ级；胸腹部CT无明显异常。苔淡黄腻质紫，脉细兼滑。

病机：肠腑湿毒瘀结，传导失司。

方药：桃仁10g，土鳖虫5g，熟大黄5g，九香虫5g，失笑散（包煎）10g，椿根白皮15g，生薏苡仁20g，仙鹤草15g，独角蜣螂2只，莪术9g，威灵仙15g，炒莱菔子15g，白花蛇舌草20g，泽漆15g，红藤20g，败酱草15g，土茯苓20g，龙葵20g，炙刺猬皮15g，红豆杉12g，炒六曲10g，炙鸡内金10g，生黄芪15g。28剂。

2007年6月22日二诊：患者服药后右腹疼痛十减其五，大便细，矢气增多，食纳增多，舌苔薄黄腻，质暗紫，脉细滑。故加炒玄胡12g，水红花子12g，炙蜈蚣2条。40剂。

2007年8月2日三诊：患者诉最近疼痛无明显增减，食纳良好，时有腹胀，大便溏，每日1~2次，舌苔黄薄腻，质暗紫，脉细滑。初诊方加炒玄胡15g，水红花子12g，莪术9g，冬瓜子15g，诃子肉10g。50剂。

2007年11月2日四诊：患者诉右侧腹痛持续难尽，喜温腹胀，大便不实，每日2次，舌苔黄薄腻，质淡紫，有瘀斑，脉细滑。初诊方去威灵仙，加炒玄胡15g，诃子肉10g，制附片9g，荜澄茄6g。50剂。

按语：该患者结肠癌术后，右上腹平脐旁侧隐痛不舒，苔淡黄腻质紫，脉细兼滑，其病机属肠腑湿毒瘀结，传导失司。故周仲瑛教授治疗上以活血化瘀联合清热解毒为治疗大法，其中，桃仁、土鳖虫、独角蜣螂、莪术等活血化瘀，消积退肿，《长沙药解》记载蜣螂善破癥瘕，能开燥结，泽漆利水豁痰，九香虫温通助阳、搜剔解毒，红藤、败酱草、椿根白皮善清肠中湿热，炙刺猬皮、白花蛇舌草、龙葵、红豆杉清热利湿及抗癌解毒。《本草经疏》道："猬皮治大肠湿热血热为病，及五痔阴蚀下血，赤白五色血汁不止也。"《救荒本草》谓龙葵具有"拔毒"之功，配合炒六曲、炙鸡内金、生黄芪、生薏苡仁健脾消导，攻补兼施，极大地提高了患者的生存质量。

（传承弟子何煜舟撰写，周仲瑛指导）

第十五节　便　秘

一、病历摘要

白某，女，16 岁。

2009 年 9 月 30 日初诊：患者便秘 3 年，近年加重，必须服用导泻药，否则不能自主排便。全消化道造影检查提示十二指肠淤滞，回盲部低位，肠蠕动缓慢，横结肠下垂。下消化道钡剂造影检查摄片提示直肠前突，耻骨直肠肌痉挛。肠镜检查提示慢性结肠炎。现腹胀腹坠，腹中多气，不能矢气，大便成条，粪质不干，经闭半年，咽喉常感阻塞不舒，口不干，胸不闷。舌苔淡黄薄腻，舌质暗淡，脉小弦。

辨证：气秘，腑气通降失常。

处方：生白术 30g，炒枳实 30g，全瓜蒌 30g，槟榔 20g，炒莱菔子 20g，沉香 3g（后下），威灵仙 15g，当归 10g，桃仁 10g，赤芍 15g，光杏仁 10g，炙紫菀 10g，桔梗 5g，独角蜣螂 2 只，乌药 10g。14 剂，每日 1 剂，常法煎服。

2009 年 10 月 14 日二诊：服药 3 天后大便通畅，日行 3 次。但药服八九天后又见便秘，须用开塞露导泻，便意不尽，但无结块，矢气不畅，食欲良好，小腹坠胀，怕热喜凉饮。初诊方去桔梗，加郁李仁 15g，石斛 10g，厚朴 5g。14 剂。

2009 年 10 月 28 日三诊：便秘改善，便意不尽，基本成形，开始 3 天偏烂，脘腹气胀，有振水音，舌苔淡黄薄腻，质暗淡，脉细缓，月经 20 日来潮。初诊方去桔梗、独角蜣螂，加晚蚕沙（包煎）10g，郁李仁 15g，石斛 10g，厚朴 5g。14 剂，以善其后。

二、讨论

便秘是指大肠传导功能失常，导致排便周期延长，或虽不延长但每次排便困难，粪质干燥而难以排出，或粪质并不干硬，甚则溏烂，时有便意但排出困难为主要特征的病变。周仲瑛教授认为其治疗采用大黄、芒硝、番泻叶等导泻药物虽有速效，但长期应用易耗伤患者气血，反致便秘越来越重，且还有导致大肠黑变病之虞，因此为医者当尽力避免长期使用此类药物，而应以辨证论治为主。

中医临床一般将便秘分为虚、实两大类，实者由邪热、寒积、气滞引起邪滞胃肠，壅塞不通，虚者由阴阳气血不足造成肠失濡润，推动无力。总属由大肠传导失职而成，同时与肺、脾、胃、肝、肾等脏腑的功能失调有关。综合本患者四诊，可知属于气滞所致的气秘。

气秘的原因，首责脾胃。脾胃为气机升降的枢纽，脾虚不能升清，中焦升降失常，精微不能上升而浊阴不能下降，则大肠无力传送糟粕，糟粕滞留肠道，因虚致实，则致便秘。故本案处方以枳术丸为主导。枳术丸是由《金匮要略》中枳术汤衍变而来，原方主治"心下坚，大如盘，边如旋盘，水饮所作"。张元素针对脾虚气滞食积证，变换枳实、白术用量，重用白术，补重于消，以补为主，再易汤为丸，治以缓消。本案生白术和枳实用量均等，均为30g，意在消补兼施。

气秘的原因，常与肝气郁结有关。本案患者经闭半年，说明其有肝失条达，气机郁滞、冲任失调之机，故方中有四磨饮子中槟榔、沉香、乌药，再加枳实，疏肝理气，又有四物汤中当归、赤芍、桃仁活血化瘀调经。《本草备要》记载当归"血滞能通，血虚能补，血枯能润，血乱能抚"，当归与桃仁合用，有活血祛瘀又兼润肠通便之妙。

气秘的原因，还常与肺气的肃降失常有关。唐宗海在《医经精义·脏腑之官》中说："大肠之所以能传导者，以其为肺之腑。肺气下达，故能传导。"肺为五脏六腑之华盖，便秘与肺的功能失调密切相关，一是由于肺主治节和通调水道，《素问·经脉别论》曰："饮入于胃，游溢精气，上输于脾，脾气散精，上归于肺，通调水道，下输膀胱。水精四布，五经并行。"肺的通调水道能使津液输布全身各个脏腑，大肠得到津液的濡养，则排便通畅；另一方面，肺与大肠相表里，大肠气机的调畅有赖于肺气宣降功能的正常，肺气的清肃下降，有助于大肠传导糟粕。若肺气失于宣布，津不下达，则大肠津亏，而致肠燥便秘；肺气失于肃降，腑气不通，大肠传导失职，而致便秘。故本案处方中既用桔梗升提肺气，又遣全瓜蒌、杏仁、莱菔子肃降肺气，还有紫菀润肺滋阴，诸药合用，上窍开则下窍自通。

本方中还用了软坚散结之威灵仙、润燥通腑之郁李仁、滋养肝肾之石斛、行气之厚朴，均为加强他药功效之对症处理药物。值得一提的是，方中的"独角蜣螂"一药，为周仲瑛教授治疗慢性顽固性便秘的经验用药。蜣螂味咸，性寒，归肝、胃、大肠经，张仲景的"鳖甲煎丸"中用之治疗"疟母"，现代人因其煎煮后有异味和有小毒而少用之，其实该药有"破瘀，定惊，通便，散结，拔毒去腐，主癥瘕、惊痫、噎膈、反胃、腹胀、便秘、痔漏、疔肿、恶疮"等多种功效。其治疗便秘，全赖其虫类药之攻窜、推陈破瘀之功。《太平圣惠方》记载用本品一味，研末热酒冲服，治大肠闭塞；《万病回春》中列有"蜣螂散"治大便不通；清代王孟英最善使用本品，常用治便秘吐粪、热毒便秘不通及气结津枯之便秘不通等症。笔者也曾屡用恩师经验，以蜣螂治疗多类顽固性便秘，均获殊效，诚为医者之一妙药也。

（传承弟子陈四清撰写，周仲瑛指导）

第十六节　慢性肾衰

周仲瑛教授治疗慢性肾衰颇具特色，现实录其治疗本病病案 4 则进行分析。

一、慢性肾炎并肾衰

吴某，女，58 岁。就诊时间 2012 年 6 月 13 日。

患者有慢性肾炎病史 10 余年，3 年前检查发现肾功能异常。最近查血生化：尿素氮（BUN）22.2mmol/L，肌酐（Cr）279μmol/L，尿酸（UA）579μmol/L，总胆固醇（CHO）7.9mmol/L，甘油三酯（TG）1.59mmol/L；尿常规：蛋白（+），潜血（+）；B超：双肾体积缩小，符合慢性肾脏损害，左肾多发性囊肿。目前患者双下肢浮肿，双侧腰部酸痛，寐差，夜尿 3~4 次，多泡沫，大便正常，口干，舌质嫩红，苔淡黄，脉细。测血压 150/90mmHg。

辨证：脾肾两虚，湿浊瘀阻。

处方：黄芪、鬼箭羽、猪苓、茯苓各 20g，汉防己、泽兰、泽泻、桑寄生、炒杜仲、白术各 15g，淫羊藿、肉苁蓉各 10g，土茯苓 40g，六月雪 25g，生地黄、菟丝子各 12g，熟大黄 5g，炙水蛭 3g。14 剂，水煎，每天 1 剂，分 2 次服下。

此方基础上加减调治 2 月余，下肢浮肿渐消退，肾功能稳定。

按语：慢性肾衰可由多种肾脏疾病发展所致，慢性肾炎是最常见病因之一。周仲瑛教授认为肾虚湿热瘀毒是本病的基本病机环节，肾虚是诸脏虚损的核心，湿热瘀毒是病情演变的重要病理因素。本案以下肢浮肿、腰部酸痛、夜尿增多为主症，当属"水肿""虚劳"范畴；结合苔脉，辨证为脾肾两虚，湿浊瘀阻。处方以防己黄芪汤合五苓散化裁。方中黄芪、防己益气走表，利水消肿；白术、泽泻、猪苓、茯苓健脾淡渗利湿；淫羊藿、肉苁蓉、桑寄生、杜仲、菟丝子补肾摄精壮腰；重用土茯苓、六月雪解毒泄浊；配以小量熟大黄通腑泄浊；鬼箭羽、泽兰、水蛭活血化瘀；因其舌质嫩红、口干，提示阴分不足，故佐以生地黄养阴清热，并防温肾药与利水药伤阴之虑，为此五苓散方也未用桂枝。诸药合用，共奏益肾健脾、利湿泄浊、活血祛瘀之功。全方标本兼治，补虚泻实，温而不燥，补而不滞，利水不伤阴，血行则水行，冀脾气健运，肾气充沛，湿浊去，瘀血消，诸症可减。本案选方、用药、配伍及剂量之精当，值得吾辈认真体会与揣摩。

二、痛风性肾病并肾衰

许某，男，64 岁。就诊时间 2013 年 9 月 11 日。

患者痛风病史 10 多年，多发于手指关节、足踝关节等部位，局部肿胀变形，红肿热痛，口干不苦，查血 BUN 9.4mmol/L，Cr 125.6μmol/L，UA 478.5μmol/L，尿蛋白（+++），潜血（++）伴有高血压，舌苔中部薄黄腻，舌质暗，中有裂纹，脉弦滑。

辨证：湿热痹阻，痰瘀互结，肝肾阴伤。

处方：炒苍术 9g，黄柏 10g，薏苡仁、山慈菇、汉防己、络石藤、制南星、威灵仙、千年健、鬼箭羽、豨莶草各 15g，川牛膝、生地黄各 12g，土茯苓 60g，六月雪 25g。14 剂，水煎，每天 1 剂，分 2 次服下。药后关节疼痛缓解，红肿消退。

按语：痛风性肾病病位在肾、经络与关节，涉及肝、脾，为本虚标实证，本虚以气阴两虚多见，标实多为湿热、热毒、痰瘀。本案手足关节肿胀变形，红肿热痛，口干，舌苔中部薄黄腻，舌质暗，中有裂纹，脉弦滑，属"痹证"。辨证为湿热痹阻，痰瘀互结，肝肾阴伤。治方选四妙丸健脾燥湿，清利下焦。防己苦泄辛散，利湿消肿；制南星化痰散结，消肿定痛；鬼箭羽破瘀散结，活血止痛；络石藤、威灵仙、豨莶草、千年健清热祛湿，舒筋活络；生地黄养阴清热；山慈菇、土茯苓、六月雪解毒泄浊。全方功效专一，重点在清热祛湿、化痰活血、蠲痹止痛，以缓解关节红肿热痛症状，冀祛邪以安正。方中土茯苓能降低血尿酸，山慈菇含秋水仙碱有助于缓解痛风发作，制南星、鬼箭羽、威灵仙、千年健均有较好的止痛作用。处方用药在符合辨证的前提下结合现代药理，可明显提高疗效。

三、骨髓瘤并肾衰

许某，男，47 岁。就诊时间 2013 年 9 月 25 日。

患者 1 年前因疲劳乏力，住院经骨髓穿刺诊断为多发性骨髓瘤（λ 轻链型 III 期 B 组），当时查肾功能：BUN 17.7mmol/L，Cr 664.3μmol/L。行化疗 5 次，肾功能有好转。3 天前查肾功能：BUN 20.58mmol/L，Cr 368.8μmol/L；血常规：RBC 3.64×10^{12}/L，Hb 113g/L，WBC 7.3×10^9/L，BPC 188×10^{12}/L。自觉疲劳乏力，小腿时有抽筋，足跗水肿，大便干结，尿有泡沫，舌淡苔黄腻，质略暗，有齿印，脉细。

辨证：肝肾亏虚，气阴两伤，痰瘀互结，湿浊内蕴。

处方：炙鳖甲（先煎）、生地黄、炙龟甲（先煎）、火麻仁、鬼箭羽各 15g，山茱萸、当归、炒白芍、炙女贞子、旱莲草、制黄精、牡丹皮、泽兰、泽泻各 10g，六月雪 25g，土茯苓 30g，黄芪 20g，土鳖虫、熟大黄各 5g，炙甘草 3g。14 剂，水煎，每天 1 剂，分 2 次服下。药后排便顺畅，诸症减轻。

按语：本案肾功能减退由多发性骨髓瘤所致，病位主在肝肾，病机为肾虚伏毒，痰瘀互结，酿生湿浊。周仲瑛教授认为，对于放化疗患者，当侧重益气养阴，健脾和胃，以减轻放化疗的毒性反应，提高机体对放化疗的敏感性，同时适当配合消瘤抗癌。本案化疗后疲劳乏力，足跗水肿，大便干结，舌淡苔黄腻、质暗、有齿印，脉细，证属肝肾亏虚，气阴两伤，痰瘀互结，湿浊内蕴。治当以益气养阴、调补肝肾为主。故药用黄芪补气；炙鳖甲、炙龟甲、制黄精滋阴；女贞子、旱莲草、山茱萸养肝肾之阴；白芍、甘草酸甘化阴，兼以柔肝；生地黄、牡丹皮养阴清热；当归养血活血；土鳖虫、鬼箭羽活血通络；泽兰、泽泻活血利水；六月雪、土茯苓解毒泄浊；火麻仁、熟大黄润肠通腑泄浊。其中鳖甲滋阴软坚散结，为周仲瑛教授临床常用的抗癌药，但舌苔厚腻、湿困中焦者一般不用，以免助湿碍胃。黄芪、黄精为放化疗患者所常用，能够提高机体免疫功能，改善体质。熟大黄、六月雪、土茯苓、鬼箭羽为针对慢性肾衰"湿热瘀毒"而治。

四、输尿管占位性病变并肾衰

孔某，女，85 岁。就诊时间 2013 年 12 月 4 日。

患者于 2 月前突发血尿，曾住本市某医院检查诊断为右侧输尿管占位性病变、肾功能不全，经治疗肾功能有好转。最近查肾功能：BUN 14.65mmol/L，Scr 198.2μmol/L；尿常规：潜血（++），白细胞 56U/L。自觉腰酸，不能久站久行，尿次较频，夜尿 4~5 次，无痛感，尿多泡沫，色黄，口干，大便多秘，舌苔黄，中部薄腻，舌质暗，脉细。

辨证：肾虚阴伤，下焦湿热。

处方：生地黄、地锦草、炙龟甲（先煎）、金樱子各 15g，炙刺猬皮、山茱萸、牡丹皮、茯苓、泽泻、知母各 10g，旱莲草 12g，炒黄柏 9g，苎麻根 30g，白花蛇舌草、半枝莲各 20g，土茯苓 25g，熟大黄 5g。14 剂，水煎，每天 1 剂，分 2 次服下。

1 月后随访，诉药后腰酸明显好转，尿次减少，大便通畅，精神振作。

按语：本案属中医学尿血范畴，脉症合参，辨证属肾虚阴伤、下焦湿热。肾阴亏虚，癌毒内蕴，酿生湿热，伤及肾络，发为尿血；腰为肾府，肾虚腰失所养，故腰酸，不耐久站久行；肾虚固摄无能，故尿频；肾虚阴伤，故尿黄、口干；阴虚内热，肠燥腑气不通，故大便多秘。选方知柏地黄丸化裁，以补益肾阴、清利下焦湿热（因患者大便秘结，故去方中山药）；炙龟甲滋补肾阴；旱莲草、地锦草养阴清热；金樱子、苎麻根、炙刺猬皮补肾固精，收敛止血；熟大黄通腑泄浊；白花蛇舌草、半枝莲解毒抗癌；土茯苓清热利湿。诸药合用，共奏滋阴补肾、清利止血、解毒抗癌之功，旨在扶正祛邪抗癌，缓解症状，提高生存质量。本案虽舌苔黄腻，但尿黄、口干、便秘，是为阴虚湿热之候，故清化湿热与养阴并举，既予炙龟甲滋阴补肾，又用土茯苓清热利湿，熟大黄通腑泄浊。通补兼施，使滋而不腻，泻不伤正。

五、体会

综上可见，周仲瑛教授治疗慢性肾衰的思路有以下几方面：①重视运用脏腑理论，强调五脏整体观，以肾虚为本。慢性肾衰病变主脏在肾，肾藏元阴元阳，五脏功能的正常发挥有赖肾之精气的充养与推动，故肾虚是诸脏虚损的核心。肾气亏虚可及他脏，反之，五脏之伤，穷必及肾，因此，治肾必须兼顾五脏。②湿热瘀毒是重要病理因素，因虚致实，标实本虚互为因果。古人有"肾无实证"之说，此源于钱乙《小儿药证直诀》："肾本虚，无实也。"认为肾主封藏，受五脏六腑之精而藏之，肾病多虚证，宜守不宜泻。但事实上"肾实证"是存在的。早在《黄帝内经》就有关于"肾实证"的记载，如《灵枢·本神第八》云："肾气虚则厥，实则胀，五脏不安。"所谓"实则胀"，即指肾脏病邪盛。对于慢性肾衰，"肾实"主要指湿热瘀毒等病理因素，肾虚气化失司，水湿内停，酿生浊毒，蕴而生热，病久络瘀，致湿热、浊瘀、水毒交结为患，愈实愈虚，缠绵不解。③泻实补虚，治当兼顾。由于慢性肾衰以肾虚为本，湿热瘀毒为标，临证时当首辨标本虚实缓急，急则治标，缓则治本，或标本兼治，而补肾泄浊、解毒化瘀是基本治则。如案 1 病情为稳定阶段，脾肾亏虚为本，湿浊瘀阻为标，故标本兼治，补虚泻实，予益肾健脾、利湿泄浊、活血祛瘀治之；案 2 手足关节红肿热痛急发，急则治标，故予清热祛湿、化痰活血、蠲痹止痛治之；案3化疗后气阴亏耗，故予益气养阴培其本，旨在扶助正气。④结合辨病，同中有异。临证时在掌握中医基本治则的基础上，还应根据不同疾病的病机特点选方用药。如案2痛风性肾病，病机以湿热、热毒、痰瘀为特点，方选四妙丸加味，同时结合辨病选用土茯苓、山慈菇等品；案4输尿管占位性病变伴尿血，辨证结合辨病，选方知柏地黄丸化裁，并以白花蛇舌草、半枝莲解毒抗癌，炙刺猬皮收敛止血。

（传承弟子盛梅笑撰写，周仲瑛指导）

第十七节　震颤麻痹

一、主因肝肾亏虚

震颤麻痹属中医学"颤证"范畴，大多发于中老年，肝肾亏虚是其发病本源。究其成因，又有两途：一则为生理性虚衰，中年之后肝肾自亏，更兼劳顿、色欲之消耗，而致阴精虚少、形体衰败，即《黄帝内经》所谓"年四十而阴气自半也，起居衰矣；年五十体重，耳目不聪明矣"；二是病理性肝肾虚损，高年多病重叠，或久病及肾，致使肝肾亏虚。脑为髓海，肾虚则髓减，本病患者 CT 及 MRI 等影像学检查多提示为"脑萎缩"，病理解剖提示多巴胺神经元变性可为脑髓不充佐证。临床常见头昏神短、痴呆健忘、迟钝少欲、耳聋耳鸣、腰酸腿软、不耐疲劳、夜卧多尿等症状以及肌张力增强，也都是肝肾不足的表现。

二、标在内风痰瘀

本病以震颤、动摇为主症，是为肝风内动之征。然肝风之起，乃由肝肾亏虚所致，故内风实为发病之标。同时，在肝肾亏虚的基础上，痰瘀内生，阻滞脑络，更加剧了内风暗动。在本病与他病重叠时痰瘀交阻表现尤为突出，如高血压、高脂血症、高黏综合征、动脉硬化症、冠心病、糖尿病等，痰瘀成为促使病情发展变化的重要病理环节。从上可知，肝肾亏虚固为根本，但内风暗动、痰瘀交阻实为重要的病理因素，故震颤麻痹总属虚实夹杂为病。

三、治重权衡标本

针对本病主要病机特点，治疗首当培补肝肾、化痰通络，据此立方遣药，权衡标本主次。一般而言，虚为本，风为标；震颤较甚，风象为著者，宜着重平肝息风，治标为先；震颤不甚者补虚为要，治本为主，肝肾得养，肝风自平。其次，当辨风、痰、瘀的兼夹与主次，适当兼顾，由于痰瘀阻滞每可激发和加重病情，故必要时又当着重化瘀、祛痰，兼顾息风培元，综合治理。有时重用活血祛瘀即可达到息风宁震的目的，此乃"治风先治血，血行风自灭"之理。其三，本病多属内伤积损而来，又常有多病重叠，治疗颇费时日，既要有方有守，不能频更方法，但又宜根据症情的发展做适当调整，相机变通。

四、方药灵活变通

震颤麻痹患者临床常有怕热、多汗、烦躁、便秘、舌红、脉弦细等阴虚见症，故治法多以滋肾柔肝、平肝息风为主。可仿地黄饮子立方。

基本方：地黄 12~15g，石斛 15g，白芍 15~30g，肉苁蓉 10~15g，续断 15g，白蒺藜 15g，海藻 12g，僵蚕 10g，炙鳖甲（先煎）15g，煅龙骨、煅牡蛎（先煎）各 20g，石决明（先煎）30g，炮山甲（先煎）10g。

　　加减法：①震颤显著时，宜重镇息风，方中可加珍珠母、天麻，亦可酌加方中鳖甲、龙骨、牡蛎、石决明之量；此类药品又能镇心、宁神、止汗，对兼有心悸、失眠、多汗之症者尤为合拍。②筋僵、拘挛，肌张力较高，可选木瓜及大剂白芍、甘草柔肝解痉，也可重用地龙、全蝎息风通络解痉。③舌质紫暗、脉来细涩、面色晦滞，宜重用祛瘀药，如有中风，手足麻木、半身不利，则选水蛭、当归、鸡血藤、路路通；如兼胸痹心痛，可用丹参、檀香、赤芍、桂枝；如颈僵肩臂疼痛，宜入葛根、姜黄；糖尿病则宜加鬼箭羽。④痰浊内盛、舌苔厚腻或血脂较高时，可重用僵蚕、胆星、海藻，并增荷叶、苍术。⑤内热偏盛、面赤舌红，可酌予白薇、功劳叶、女贞子、墨旱莲、槐花、夏枯草、黄柏、漏芦等滋阴泻火两顾。⑥阴精亏损、体虚显著时，可重用枸杞、首乌、黄精、杜仲、牛膝、桑寄生、楮实子、麦冬；阴损及阳或阳气本虚，可配巴戟天、淫羊藿、黄芪、锁阳之温润，忌用刚燥之属。⑦失眠、心悸、紧张，除用重镇之品外，尚可加五味子、茯神、玉竹、熟枣仁养心宁神或参用桂枝加龙骨牡蛎汤通阳宁神。⑧反应迟钝、记忆不敏，可重用首乌、续断、石菖蒲、远志、五味子以补肾荣脑，化痰开窍。

五、验案举隅

病案一

张某，男，73 岁。

1991 年 6 月 15 日初诊：患者右手震颤 2 年余，伴反应迟钝半年。来诊时右手不停震掉，如搓丸数票；平时不能持筷拿物，经常打碎碗碟；步态不稳，起步维艰，两年来逐渐加重。精神不振，反应迟钝，近事过目即忘。腰软足麻，小便淋沥，夜尿频多，面色暗红而枯槁。舌质暗红，苔薄黄，脉细滑。脑 CT 提示"脑萎缩、腔隙性脑梗死"；脑血流图示"两侧供血不平衡，左侧血流速度及流量下降，脑血管外周阻力增大"。患高血压病、高脂血症、糖尿病、腰椎病多年。辨证：高年体虚，多病交织，肝肾亏虚为本，风痰瘀阻为标。治法：息风潜阳、化痰祛瘀为主，兼顾培补肝肾。处方：炙鳖甲（先煎）15g，生石决明（先煎）30g，牡蛎（先煎）25g，炮山甲（先煎）10g，炙水蛭5g，赤白芍各12g，炙僵蚕 10g，广地龙 10g，制首乌 12g，生地黄 12g，制黄精 12g，川石斛 10g，怀牛膝 12g。

服药 7 剂，诉精神较前振作，腰膝酸软亦略好转，遂嘱原方连服 2 个月。

1991 年 9 月 1 日二诊：右手震颤较往昔减轻，但仍难控制。病情不再进展，且有好转之势。原方去炮山甲，加枸杞 10g 以加重培本之力。

1991 年 10 月 27 日三诊：服药 4 个月来，精神良好，反应灵敏，舌色改善，面容亦稍丰泽，右手震颤明显减轻，有时已不抖动，生活也已自理，唯下肢仍然时有麻木。二便正常，舌淡红苔薄，脉细滑。原法有效，因风象大减，转以培补肝肾为主。处方：生地黄15g，制首乌 15g，制黄精 10g，枸杞 10g，赤白芍各 12g，潼白蒺藜各 10g，黄芪 15g，炙鳖甲（先煎）15g，生石决明（先煎）30g，制南星 10g，水蛭 5g，川芎 10g，丹参 12g。又服 2 个月，右手震颤基本消失，唯激动或紧张时抖动。遂以本方稍事加减，予以巩固。连续服药近 5 年，震颤已完全不发，其他自觉症状也均消失，血压平稳，糖尿病等兼病也得到控制。

病案二

肖某，女，72岁。

1995年10月11日初诊：患者两手震颤伴心悸5年余，加重1月。5年来一直有心动过速，心慌动悸，夜寐不佳，且两手震颤时作时休，每因悸甚而震颤加著，服西药虽可控制，但停药后复发。诊见两手颤抖不休，紧张尤著，如点钞票，胸闷气憋，心慌动悸，烦躁寐差，心嘈似饥，头晕，口干。舌苔黄薄腻，质红，脉小滑数。血压204/96mmHg。

辨证：肾阴不足，心肝火旺，心神失宁，内风暗动。

治法：滋阴泻火，宁神息风。

处方：功劳叶10g，太子参10g，天冬、麦冬各12g，生地黄12g，川百合12g，莲子心3g，黄连5g，夏枯草12g，知母10g，龙骨、牡蛎（先煎）各20g，珍珠母（先煎）30g，熟枣仁12g，竹沥半夏10g。

1995年10月25日二诊：服药14剂，头晕手抖减轻，心慌间作，口干亦减；心胸不畅，夜半为甚。舌红苔黄，脉细弦滑。血压190/98mmHg。前法酌加平肝息风之力，原方去竹沥半夏、太子参，加罗布麻15g，钩藤15g。

1995年11月22日三诊：前药服之近1个月，效果较著，头晕心慌现仅偶发，手抖也已不著，夜寐转酣，口干消失。舌质暗红，苔黄薄腻，脉来细弦稍数。诚为心肾阴虚，水不济火，木失滋涵而然。

处方：功劳叶10g，麦冬10g，北沙参10g，生地黄15g，玄参10g，枸杞10g，稽豆衣10g，黄连5g，夏枯草12g，罗布麻15g，钩藤15g，珍珠母（先煎）30g，煅龙骨（先煎）20g，煅牡蛎（先煎）25g。

1995年12月27日四诊：药服70多剂，诸症基本消失，除非紧张、劳累，心悸、手抖基本不发；睡眠亦好，口干不著，血压170/74mmHg。遂嘱服用杞菊地黄丸、天王补心丹巩固善后。1996年3月9日随访，震颤、心悸等症完全消失。

（传承弟子樊蓥撰写，周仲瑛指导）

第十八节　干燥综合征

干燥综合征（SS）是一种以侵犯唾液腺、泪腺为主的慢性系统性自身免疫疾病，为临床疑难病症之一。全国著名中医内科学家周仲瑛教授从事中医临床50余载，学验俱丰，治疗疑难怪病灵活多变，颇具特色。今就周仲瑛教授治疗干燥综合征的经验撷其精要介绍如下。

一、阴亏液耗为本，当别肺胃、肝肾之主次

本病初起，病者常以异常口干、咽干、唇干、眼干、肤干等各种干燥之征为第一主诉而求诊，实验室检查可见唾液、泪液分泌明显减少，腮腺造影可见腺体破坏、导管扩张或狭窄等形态学改变。审症求因，病之根本乃在于阴津亏耗，化生、输布异常，不能正常滋养濡润脏腑筋骨、四肢百骸、经络九窍。究其病因多因先天不足，素禀薄弱，复加感受外邪，或后天调摄失当所致。任何原因导致的阴津损伤、亏耗都会影响其濡养作用，而产生一系列病理反应。然而由于患者脏腑的强弱不同，所受损害的轻重有异，故不同患者所表现的症状也不尽相同。有以口咽干燥为主者，有以目干涩痛为主者，亦有以疲乏无力、反复感冒为主者。

周仲瑛教授认为，治疗总宜养阴生津，但需区分肺胃、肝肾阴液亏耗之主次。一般而言，病程短，口咽干燥为主，无明显系统损害者，病位主要在肺胃，治疗以甘寒培补、养阴生津为主，代表方如沙参麦冬汤、麦门冬汤，常用药物如南沙参、北沙参、麦冬、天冬、玉竹、石斛、芦根、天花粉等。病程久，体弱，多脏同病，真阴受损者，病及下焦肝肾，当予咸寒滋润，补肾填精，方用六味地黄丸、大补阴丸、左归饮、增液汤、二至丸，药用生地黄、熟地黄、山茱萸、何首乌、黄精、枸杞、女贞子、旱莲草、龟甲、鳖甲、阿胶、知母等。然而人体是个有机整体，五脏之阴液皆相互联系、相互影响。上焦肺胃之阴赖于下焦肝肾先天之阴的培补，下焦肝肾之阴亦有赖于肺胃之阴的滋养，肺胃阴伤易下及肾阴，肝肾不足必然累及其他脏腑，故在临床应用时甘寒、咸寒每多兼顾，只是有所侧重而已。此外，酸甘能化阴，在遣方用药时若合以白芍、乌梅等酸敛之品，常可收到较好的疗效。葛根一药作用独特，清热滋阴，生津升清，可结合辨证选用，药量一般在15~20g。

二、湿阻热郁，每多兼夹为患

在本病的病变过程中，阴津亏耗是其基本病理改变，但多数患者并非单纯阴虚一证，而往往兼夹湿阻热郁之候。阴液亏损，脏腑组织失于濡养，则不能行使正常的生理功能，肺虚失于通调，脾虚运化失职，肾亏水失所主，均可使人体水液的代谢发生障碍，造成异常之水湿停滞体内，而出现一方面"水液不足"，一方面"水湿过盛"。反之，湿浊内停，又可进一步阻碍脏腑功能，影响气血津液的化生，而使阴伤更甚。这样虚虚实实，互为因果。此外，湿盛水停，津液不归正化，而致阴液"相对不足"。由于水液的"绝对不足""相对不足"与"过剩"并存，因而在临床上常见患者表现有口干不欲饮或饮不解渴，口

甜，口中黏腻，胃脘痞胀，便溏质稀，苔腻等湿邪内困之象。"阴虚生内热"，湿邪久郁，从热而化，是本病一个重要的病理特点，患者常有目睛红赤、畏光、刺痛，口舌生疮，烦躁，多梦，手足心热，胃中灼热，小便黄赤，舌质红等火热之象。

湿阻热郁，缠绵不解，虚实夹杂，治当兼顾，周仲瑛教授每于益气养阴的同时，兼以清热化湿，常用黄连、黄柏、栀子、藿香、佩兰、蔷薇花、厚朴花、法半夏、茯苓、泽泻、砂仁、白豆蔻、车前草、土茯苓等。肝经火毒盛者，可加龙胆草、苦参。临证选用此类药，须防止苦燥伤阴，苦寒败胃。并尽量避免辛燥之性较强的药物，如苍术、厚朴、草果之类。但对于体质壮实，湿热内盛明显者，亦非绝对禁忌，重在掌握养阴与清化的尺度，合理配伍，方可虚实兼顾，切中病机。

三、阴津亏耗，久致气失所养

干燥综合征患者，症见干燥诸症的同时，往往伴有气短、倦怠乏力等气虚之象，部分患者甚至以长时间不明原因的乏力为第一主诉。究其病机，乃阴亏津耗，化源不足，气失所养，终致阴伤气耗，气阴两虚。因此，治疗当在滋阴增液的同时，合以益气，气阴双补。这既符合疾病之病理变化，又寓生津于补气之中，况且在一派阴柔之剂中酌加补气升清之品，推动药力，阳生阴长，生生不息。周仲瑛教授临证喜用太子参、党参、黄芪、白术等，但用药宜轻，防止壅补滞气，尤应注意与养阴药的配伍关系，或适当配用健脾和胃助运之品，如鸡内金、谷芽、麦芽等。

四、久病及血，不可忽视瘀象

本病起病缓慢，病程迁延，由于气血津液的长期亏耗，脉道涩滞，血行不畅，加之湿阻热郁，气机不利，脉络瘀滞在所难免。临床常见关节疼痛、肢体活动不利，指端青紫，舌质紫暗、有瘀点瘀斑等症状。治疗时应适当配以活血化瘀之品，周仲瑛教授习用赤芍、牡丹皮、泽兰、丹参、凌霄花，或蒲黄、鬼箭羽、桃仁、红花等药。前者具凉血活血之性，尤宜于湿热久郁，血分有热者。若瘀血明显者，亦可配用蜈蚣、蜂房、地鳖虫等虫类药，但峻猛攻伐之品当慎用，以防进一步耗气伤阴。

五、阴阳互根，注意阴伤及阳

干燥综合征患者中，部分患者因素体阴阳俱亏，或病延日久，或年老体衰，而呈现阴阳两虚的表现。除有阴津亏虚的表现外，还可见畏寒怕冷、四肢不温、手足青紫、小便清长、夜尿频多等肾阳亏虚之症，一般病情较为严重。治疗应在滋阴补液的同时温补肾阳，阴阳双补。然药物选择须防温燥伤阴，宜选用肉苁蓉、淫羊藿、补骨脂、鹿角胶等温润之品。生地黄、熟地黄配淫羊藿是周仲瑛教授常用的药对，既阴阳双补，又制约药性之偏。桂、附、姜等品一般少用，除非阴寒较盛，非桂、附不能散其寒者，可少少用之，中病即止。

六、验案举隅

周某，女，48岁。

　　患者口咽干燥3年，先后于多家医院检查，拟诊为干燥综合征，多方治疗效果欠佳。诊见：口干，咽干，目涩，视物模糊，双目畏光，毛发干枯，皮肤干燥，大便时溏，舌暗红，苔黄腻，脉细。辨证：肝肾不足，津气两虚。治法：滋补肝肾，益气生津。处方：生地黄、石斛各15g，山茱萸、牡丹皮、泽兰、天冬、麦冬、枸杞各10g，黄芪、葛根、山药、北沙参各12g，乌梅、甘草各3g。14剂，每天1剂，水煎服。

　　二诊：药后症状改善，但时有心慌，胸闷，舌暗隐紫，苔薄黄腻，脉细。仍从肝肾阴虚、津气两伤论治，但虑及久病络瘀，在原方基础上加泽兰、炙鸡内金各10g，以活血化瘀，布气生津。坚持服药2个月，因夏季炎热，暂时停药。

　　三诊：近来口咽干燥又较明显，咽痛有痰，有时咯血，饮水量多，目干畏光，肌肤干燥，下肢散见瘀斑，关节不痛，口中有气味，舌质暗，苔薄黄腻，脉细。辨证为肝肾阴虚，瘀热内蕴。处方：生地黄、天花粉、旱莲草各15g，天冬、麦冬、玄参、知母、石斛、水牛角、牡丹皮、赤芍、炒阿胶珠、炙女贞子各10g，生甘草3g。14剂。

　　四诊：药后口咽干燥减轻，口中黏腻，有气味，烘热，潮红，易汗，大便欠实，舌质暗，苔薄黄腻，脉细。证属肝肾亏虚，热郁湿阻。处方：生地黄、天花粉各15g，天冬、麦冬、玄参、知母、石斛、佩兰、鸡内金各10g，枸杞、旱莲草、炒山药各12g，甘草3g，黑栀子6g。上药断续服用。

　　五诊：病情稳定，稍有口干，精神良好，大便正常，舌质暗，苔淡黄腻，脉细。以补益气阴法调治，四诊方加太子参、炒阿胶珠各10g。患者自行根据病情间断服药，目前病情较为稳定，口干不著，各项检查基本正常。

（传承弟子顾勤撰写，周仲瑛指导）

第十九节　少阳病发热

周仲瑛教授能熔伤寒温病为一炉，用伤寒六经辨证参合温病卫气营血辨证，随证加减，而起沉疴。其多从少阳病入手辨治发热，机圆法活，疗效显著。

一、往来寒热、口苦乃辨少阳病之关键

少阳病是病邪侵及少阳半表半里，影响少火的敷布和枢机之转运。《伤寒论》第 96 条"往来寒热，胸胁苦满，默默不欲饮，心烦喜呕"说明往来寒热是少阳病的发热特点。临证也可见发热微恶寒。《伤寒论》第 263 条"少阳之为病，口苦、咽干、目眩也"，少阳之气，具有升发疏泄之性，喜条达而恶抑郁，故邪入少阳，其气必郁，郁则相火内聚而为热。口、咽、目俱为人体的空窍，既不属表亦不属里，恰好说明少阳病位半表半里的特征，口苦、咽干又全面反映少火被郁的特征。往来寒热、口苦乃辨少阳病之关键。

二、少阳病与湿温病之转化

少阳病的基本病理：邪入少阳，胆、三焦少火郁化，枢机不利，经气郁滞。周仲瑛教授认为在疾病的发生发展过程中，热邪常与湿邪兼见，这又与湿温病湿邪与温邪常表里兼夹，缠绵难解类同。湿温病或从阳化热，或从阴变寒，与伤寒六经传变颇似。故周仲瑛教授提出治疗发热时六经辨证与卫气营血辨证相辅相成，结合脏腑辨证，不拘泥于某一思维定势，脉症合参，判定邪在半表半里，抑或已达膜原，以制定相应的治法治则。在周仲瑛教授的发热医案中，从少阳病辨治者，其病机多属脾胃或肝胆湿热，枢机不利，和降失司。若病情进一步发展，出现但热不恶寒或微恶寒，则说明病情发生转变，湿重于热，湿性黏滞，最易阻遏阳气，上下气机滞而不宣，为湿热遏伏，治疗当以分消湿邪为主。

三、方药及治疗大法

主证：主要表现往来寒热，口苦，胁痛，舌质暗红，舌苔黄，脉弦，辨证少阳病，肝胆湿热，治拟俞根初蒿芩清胆汤加减。

变证：表现为但热不寒，或发热微恶寒，口干不欲饮，舌红，舌苔薄黄腻或白腻，甚至苔白如积粉，辨证邪遏膜原，治拟达原饮加减。

四、验案举隅

患者男，28 岁。

2010 年 3 月 3 日初诊：患者低烧 3 年，多发于白天，发无定时，夜晚尚平，怕冷肢清，右上腹痛，痛处有火辣感，腹胀，恶心厌油，肛周潮湿，或有尿频，口甜，舌苔黄腻，质暗中裂，脉细滑。B 超：胆囊壁毛糙。既往有胃下垂、前列腺炎史。证属湿热内蕴，枢机不利。处方：柴胡 10g，黄芩 10g，青蒿（后下）20g，半夏 10g，厚朴 5g，郁金 10g，藿香、佩兰各 10g，蒲公英 20g，鸡苏散 10g，石斛 10g，芦根 15g，鸭跖草 20g，知

母 10g，陈皮 6g，竹茹 6g。28 剂。

2010 年 3 月 31 日二诊：患者发热无定时，怕冷，腰背酸软，腿重无力，胸背隐痛，口干苦，小便时黄，大便不畅，舌质暗，中裂，苔薄黄腻，脉滑。证属肝胆湿热，枢机不利。初诊方去知母、鸭跖草，加丹皮 10g，山栀 10g，白薇 15g，香附 10g，夏枯草 10g，生薏苡仁 15g。

2010 年 4 月 21 日三诊：患者自测体温 37.1℃，两腿酸胀减轻，胸闷痛不舒，背痛，厌油，恶心欲吐，口苦、口干、口甜减轻，肛周潮湿瘙痒，尿时黄，舌苔淡黄腻有黏沫，质暗有裂，脉弦兼滑。处方：柴胡 10g，黄芩 10g，青蒿 20g，半夏 10g，藿香、佩兰各 10g，黄连 3g，吴茱萸 3g，蒲公英 20g，香附 10g，夏枯草 10g，厚朴 5g，草果 5g，芦根 15g，知母 10g，郁金 10g，槟榔 10g。

2010 年 5 月 5 日四诊：患者自测体温有所下降，恶心已平，腹胀发于午后，两胁肋痛，尿黄，舌苔淡黄腻有黏沫，质暗，脉弦兼滑。三诊方加生薏苡仁 15g，白蔻仁（后下）3g，石菖蒲 10g。14 剂，以善其后。

按语：患者低热 3 年，胁痛，口干，口苦，属少阳病发热，予蒿芩清胆汤加减，药后体温渐降，但不稳定，除口苦发热外见舌苔有黏沫，肛周潮湿，湿象明显，日久热郁湿蕴，脾伤湿盛，湿得热而愈郁，热得湿而愈炽，湿热之邪遏阻膜原，正邪交争，原方取达原饮清化湿热，用草果、槟榔、厚朴开达膜原，白豆蔻、薏苡仁畅中渗下，藿香、佩兰化湿止呕。诸药合用，切中病机，药证相符。

五、讨论

《叶香岩外感温热篇》曰："再论气分有不传血分，而邪留三焦，亦如伤寒中少阳病也。"此处可见三焦气分湿热证与少阳病俱有少阳枢机不利，气机升降失常的共同病机，均处于正邪交争的阶段。周仲瑛教授在辨治少阳病发热时，伤寒六经辨证参合温病卫气营血辨证，融会贯通，灵活应用，抓住少阳病的主证——往来寒热，结合脏腑辨证多为中焦脾胃或肝胆，以蒿芩清胆汤为主方。热重者，酌加鸭跖草、芦根；久病阴虚有热，加地骨皮、白薇、知母；湿重加蔻仁、生薏苡仁。随病情变化，湿热缠绵不解时考虑正邪交争相持不下，邪伏膜原，半表半里，及时在疏和的基础上，加达原饮因势利导，分消湿邪，常能奏效。

（传承弟子董筠撰写，周仲瑛指导）

第二十节　尪　痹

　　尪痹为痹证的一种特殊证候，以其病情顽固，久延难愈，且疼痛遍历周身多个关节，亦称"顽痹""历节风"。

　　《金匮要略·中风历节病脉证并治》中"诸肢节疼痛，身体魁羸，脚肿如脱""身体羸瘦，独足肿大，黄汗出，胫冷，假令发热，便为历节也""病历节，不可屈伸"诸条，均形象地描述了尪痹的临床特征为历节疼痛、关节肿胀和变形、活动受限、身体瘦削，与现代所称的类风湿关节炎极为类同。

　　尪痹虽然与类风湿关节炎及相关疾病均可按痹证辨证论治，但从它的病因病机、病证表现及其发展预后来看，均有其特异性。

一、风寒湿热杂合，当审外受、内生

　　《素问·痹论》说："风寒湿三气杂至，而为痹也。""其热者，阳气多，阴气少，病气胜，阳遭阴，故为痹热。"指出总由外受风寒湿热等邪，痹阻经络、肌骨之间，影响气血运行而为病。但就尪痹而言，外邪作用于人体发病后，在其久延不愈反复消长过程中，外入之邪，未必始终羁留不去，每因内外相引，同气相召，进而导致风、寒、湿、热内生，成为久痹的病理基础，若复感外邪，又可促使病情愈发加重。具体而言，外风可以引触身中阳气变生内风，外寒郁伤阳气可生内寒，外湿困遏则内湿难化。若经络先有蓄热，复加外受客热，又可内外合邪致病。

　　于此可知，风、寒、湿、热既是致病原因，更是重要的病理因素，不应单纯囿于外来之邪为病。一般而言，急性病期或慢性病转为急性发作期多以外邪为主导，而慢性缓解期则内生之邪已经成为持续为病的重要条件，治法方药虽无大异，而又不尽相同。

二、明辨寒热病性，识其相兼转化

　　风、寒、湿、热诸邪，既多杂合为痹，但又常有偏盛。风盛者历节走注疼痛、掣痛；寒盛者痛处固定，冷痛势剧，不可屈伸，得温痛减；湿盛者，痛处重着，或见漫肿，多犯下肢；热盛者，灼热红肿，痛不可近。临证若能据此特点，参合舌脉及全身情况，有所侧重地采用相应治法，可有助于疗效的提高。

　　风为六淫之首，百病之长，尪痹证常以风为主导，兼夹他邪伤人；湿无定体，重着黏腻，为病缠绵，若与寒、热病邪相合，互为搏结，更难速化，从而导致病势的持续反复。据此可知，风湿二邪尤其是湿邪，实为致病的基础，每因与寒或热相合而异性，而临证辨病性的寒热所属，有其特定意义。区别风寒湿痹、风湿热痹两大类别，实是主要的原则。正如吴鞠通论痹证分类所言："大抵不外寒热两条，虚实异治。"当前一般虽可认为热证多见于急性阶段、活动期，寒证多见于慢性阶段、缓解期，然活动期亦可表现寒证，缓解期亦有表现湿热逗留不化者，故又不可执一而论。

　　鉴于寒、热兼邪不一，邪正之间互有联系，本病还会表现出不同特点。如风湿热证，风热偏盛者，多见历节走注而好犯上肢；湿热偏盛者，骨节烦疼，肿痛每常固定，而多犯下肢。若风与热两阳相合，热从火化，或湿与热合，酝酿成毒，还可出现火热毒盛之候，关节红肿热痛更甚，壮热汗多烦渴。或因热入营血络，而见皮下红斑、结节。若邪热伤阴，虚热内郁，则低热持续，骨节疼痛时有消长，口干、舌红。风寒湿证，风寒偏盛者，痹而身寒从水中出。若寒湿伤阳，则久延不已，自觉寒从骨髓中来，骨节挛痛而肢清、舌淡。

进而言之，寒热既须明辨，又不可截然分开，其间尚有兼夹、消长、转化的关系。如寒郁每可化热，而素体阳盛者尤易从化；若热去湿留，而素体阴盛者，又可转从寒化。他如经络蓄热而客寒外加，寒湿久痹而外受客热，均可呈现寒热错杂之证，如关节灼热肿痛而又遇寒加重，症见恶风怕冷，苔白罩黄，或关节冷痛喜温，而又内热、口干口苦、尿黄等。此即何梦瑶所言："有寒热并用者，因其有寒热之邪夹杂于内，不得不用寒热夹杂之剂。"同时，在兼夹转化过程中，寒热二邪还会表现消长主次的动态变化。

三、区别邪正虚实，注意错杂主次

《灵枢·五变》说："粗理而肉不坚者，善病痹。"《济生方·痹》："皆因体虚，腠理空疏，受风寒湿气而成痹也。"表明本病多因素体虚弱，正气不强，气血不充，卫表不固，外邪乘袭而发病，风寒湿热闭阻气血，不通则痛，又总以邪实为急，故病初一般又不应囿于正虚而贸然用补，至于少数患者正虚邪微，或有特定的发病原因，如产后受感致病者又当别论。

虚实之辨，当从邪正标本缓急，病之新久着眼。新病以邪实为主，自应祛邪为先，区别风寒湿热偏盛施治。然素体阳气偏虚，卫外不固，既可招致风寒湿邪入侵发病，又是病邪随体质而从化的重要内因。如《素问·痹论》说："其寒者，阳气少，阴气多，与病相益，故寒也。"另一方面，素体阴血不足，经络蓄热则是风湿热邪入侵发病及病邪从化的内在原因，表明在标实的同时寓有本虚。若寒邪重伤阳气，阳虚气弱，则寒湿更易逗留；郁热耗损阴血，阴虚则湿热自内滋生，从而构成久痹的病理基础。

久痹，邪留伤正，虽曰由实转虚，但纯虚无邪者实属罕见，一般多为因实致虚，且正虚每易反复感邪而致急性发作，表现实多于虚，缓解期则表现虚中夹实，故虚实虽然夹杂，而又主次有别。

四、久痹痰瘀阻滞，肝肾气血亏虚

久痹一方面风寒湿热诸邪痹阻经络，气血运行不畅，留邪与气血相搏，津液不得随经运行，凝聚成痰，血脉涩滞不通，着而成瘀。或因气血不足，不能运行布散津血，导致痰瘀的生成。痰与瘀又可因果为患，致痰瘀痹阻，成为尪痹的特异性证候，表现关节肿大畸形、僵硬不利、活动障碍，尤以侵犯多个小关节呈对称性肿痛为特点，苔腻，舌质紫暗而瘀斑紫点。另一方面，由于邪伤气血阴阳，病及脏腑及其五体而致虚，轻则气血不足，重则损及阴阳。脏腑之虚重点又在肝肾，肝主筋，肾主骨，经脉拘急僵直不利，骨节硬肿变形，未有不涉及肝肾者，故临证当辨病损性质，针对病变主脏治以扶正补虚。五脏之伤以肾为本，因而益肾每为尪痹治本之原则。然总应以温养精气为宜，细审阴阳之虚配药，不得概投温热。

总之，尪痹久病，痰瘀与正虚同时存在，病变以内因为主，当虚实并治，审其主次处理。

五、辨病审证求机，按法选方遣药

一般而言，对尪痹的辨治，基本不越痹证范畴，但从辨病角度，识别它的特异性，可有助深化辨证，把握病机特点，指导立法选方遣药，加强治疗的针对性。

对本病的分证，一般可分风寒湿痹、风湿热痹、寒热夹杂痹、痰瘀痹阻、久痹正虚（肝肾不足、气血虚痹）。然各证之间病因病机每多错杂相关，且可变异转化。论治不外祛风、散寒、除湿、清热、化痰、祛瘀、补虚七端，但又当据证参合应用，兹概要论述于下：

1. 寒热既应分治，也须相机合伍

风寒湿痹、风湿热痹两类证候，在急性期固可出现表证，如寒证畏寒发热无汗，肢节疼重，热证身热有汗不解，历节烦疼，但在慢性期则并无明显寒热表证可据，故切不可与一般外邪伤人皆具表证等同理解。

风寒湿痹，寒湿伤表，用麻黄加术汤（《金匮要略》，麻黄、杏仁、桂枝、甘草、白术）；寒湿偏盛，可选乌头汤（《金匮要略》，乌头、麻黄、芍药、黄芪、甘草、白蜜）；三气杂感可选薏苡仁汤（《类证治裁》，薏苡仁、苍术、羌活、防风、桂枝、麻黄、川乌、当归、川芎、生姜、甘草），量其偏盛配药。内寒明显者，可取麻附细辛汤（《伤寒论》，麻黄、附子、细辛）加味，温经散寒；若寒湿伤阳，阳虚阴盛，可予阳和汤（《外科全生集》，麻黄、肉桂、炮姜、鹿角胶、熟地黄、白芥子、甘草）助阳消阴。

风湿热痹，急性期身热明显而有表邪者，多选石膏配剂，风热偏盛，用白虎加桂枝汤（《金匮要略》，石膏、知母、甘草、粳米、桂枝）；风热与湿相搏，用越婢加术汤（《金匮要略》，麻黄、石膏、甘草、白术、生姜、大枣）；湿热痹阻予加减防己汤（《温病条辨》，防己、桂枝、石膏、杏仁、滑石、白通草、薏苡仁）。湿热在下者可取四妙丸（《成方便读》，苍术、黄柏、牛膝、薏苡仁）；湿热与痰瘀互结者，用上中下通用痛风方（《丹溪心法》，苍术、黄柏、防己、龙胆草、威灵仙、桂枝、川芎、羌活、白芷、南星、桃仁、红花、神曲）。若风热火化，湿热酿毒，又当参合犀角地黄汤［《备急千金要方》，犀角（水牛角代）、地黄、赤芍、丹皮、漏芦、土茯苓、忍冬藤、地龙、苍耳子、海桐皮］。邪热伤阴，另用秦艽、功劳叶、白薇、生地黄、石斛、知母、赤芍等养阴而清络热。

至于寒热错杂者，又当清温并用。寒初化热，应温中有清，用桂枝芍药知母汤（《金匮要略》，桂枝、芍药、知母、防风、麻黄、附子、白术、甘草、生姜）；寒湿已趋热化，可予白虎加苍术汤（《活人书》，石膏、知母、甘草、粳米、苍术），或选用热证诸方。由于风湿热痹每见热与风邪相搏，或湿遏热郁，故常须配伍辛通之品以助疏散宣化，分消三气，不得误认为必具寒热错杂之证，方能配合辛散宣通，如取石膏分别与桂枝、麻黄、苍术配伍，即寓此意。

常用祛风药有桂枝、防风、秦艽、羌活；散寒药有川乌、草乌、麻黄、细辛；除湿药有独活、苍术、木防己、蚕沙；清热药有石膏、知母、黄柏、忍冬藤等。

2. 顽痹化痰祛瘀，当重虫类搜剔

顽痹因三气与痰瘀互相搏结为患，内外合邪，愈益深伏骨骺，缠绵难已。临证如杂见风寒湿热症状者，当结合祛邪；与肝肾气血亏虚并存者，又当同时扶正补虚。

若证见痰瘀痹阻者，还应审察两者的偏盛配药。痰盛则肢节肿胀僵硬，重滞麻木；瘀盛则骨节刺痛，强直畸形。祛瘀活血可取桃红饮（《类证治裁》，桃仁、红花、川芎、归尾、威灵仙、麝香少许冲服）加山甲、土鳖虫、姜黄、乳香、没药。化痰通络用青州白丸子（《局方》，半夏、南星、白附子、川乌、生姜汁）。风痰加僵蚕，寒痰加白芥子，热痰改南星为胆南星。如关节漫肿而有积液，可加用少量控涎丹（《伤寒论》，大戟、甘遂、白芥子）祛痰消肿，每日服 1.5g，连服 7～10 日为一疗程。但不必空腹顿服，可分两次在餐后服下。热郁痼结，深伏血络，非借虫类药不足以走窜入络，搜剔逐邪。前人所谓"风邪深入骨骺，如油入面，非用虫蚁搜剔不克为功"即是此意。但虫类药功用同中有异，活血行瘀用炮山甲、土鳖虫，而山甲"其走窜之性无微不至"，尤善疗痹；搜风剔络，用全蝎、蜈蚣，而蜈蚣对僵挛肿痛又胜一筹；祛风除湿，用乌梢蛇、白花蛇，乌梢蛇效虽略逊，而性平无毒；此外僵蚕之祛风痰，地龙之清络热，露蜂房之祛风毒，单味蚂蚁之温补强壮，均各有所长，应予辨证选择。如能应用得当，对缓解疼痛，改善活动，确有裨益。

3. 久痹治本顾标，益肾补气养血

久痹，寒伤阳气，热耗阴血，伤津损骨，病及肝肾，正虚邪留，可见肝肾不足、气血虚痹证候，故当扶正祛邪，治本顾标。如受感触发，病情活动，又须标本兼顾。

尪痹日久，反复消长，多见骨质疏松及破坏，活动功能障碍，腰脊僵痛，关节强直变形，筋痿骨弱废用，胫瘦腿软而膝部肿大，舌淡脉细，治当补益肝肾，强壮筋骨。

肝肾同源，补肾即可养肝，故扶正蠲痹尤重于益肾。益肾当以温养精气，平补阴阳，强壮肾督为基础，忌燥热亦忌滋润。独活寄生汤（《备急千金要方》，独活、桑寄生、杜仲、牛膝、细辛、秦艽、防风、当归、川芎、地黄、芍药、桂心、茯苓、党参、甘草）、散痹汤（《医门法律》，即独活寄生汤去寄生，加黄芪、川断、生姜）均属扶正兼祛邪之方；若阴虚湿热，腰酸胫瘦足弱，筋骨痿软，又可参照虎潜丸（《丹溪心法》，黄柏、知母、熟地黄、龟甲、白芍、锁阳、干姜、陈皮）意。药如淫羊藿、地黄、白芍、鹿角片（胶）、杜仲、川续断、狗脊、桑寄生、怀牛膝、鹿衔草、千年健、石楠藤等。

若气血虚，关节疼痛时轻时重，劳倦活动后为甚，神疲乏力，腰膝酸软，肌肤麻木、肌肉萎缩，舌质淡红，脉细，当益气固表，养血祛风。肌肤麻木不仁，用黄芪桂枝五物汤（《金匮要略》，黄芪、桂枝、芍药、生姜、大枣）；气血虚滞而风湿不尽，用蠲痹汤（《杨氏家藏方》，羌活、防风、赤芍、片姜黄、当归、黄芪、甘草、生姜）。药如当归、白芍、熟地黄、黄芪、白术、炙甘草等；由于气血因邪、因虚皆可致痹，故当同时佐以行气活血之品，如红花、川芎、姜黄、鸡血藤、天仙藤之类，此即"气血流畅，痹痛自已"之意。

4. 注意病位、病证特点及辨病用药，谨慎掌握应用剧毒药物

尪痹证病在肢体关节，而部位不一，故应注意病位所选药。如痛在上肢项背，用羌活、防风、葛根、片姜黄、桂枝；痛在下肢腰背，应用独活、防己、木瓜、蚕沙、川续断、牛膝；痛及全身关节筋脉，用松节、千年健、伸筋草、威灵仙、路路通。同时还应选

用相应的藤类药通络引经，以增药效。如祛风通络用青风藤、海风藤、络石藤、丝瓜络；清热通络用忍冬藤、桑枝；补虚和血通络用石楠藤、鸡血藤、天仙藤等。他如针对病机病证特点组合配药，亦有助于疗效的提高，如地黄、淫羊藿阴阳相济益肾而蠲痹；石楠藤、鹿衔草补虚而祛风湿；松节、天仙藤祛湿消肿；透骨草、威灵仙通利关节；漏芦、土茯苓清解湿毒等。

当前对尪痹的辨病专药治疗，已经取得可喜的进展，如雷公藤、昆明山海棠及其制剂、青风藤、海风藤、蝮蛇注射液等，均能取得较为良好的效果。但毕竟药效单一，且有一定的毒副反应，难以适应病证的具体情况和个体的差异，若能在辨证的同时结合辨病，配伍针对性较强的专用药物，将更能发挥中医药的优势，增强疗效。

临证治痹用辛热性猛、虫类毒药的机会较多，必须谨慎掌握，密切观察，切忌孟浪，追求急功，总应"以知为度"，中病为宜。因虫类药大都有毒，能破气耗血伤阴，故量不宜重，一般不宜过于持续久服，可间歇给药或数药交替选用，体虚者应用扶正药配合使用，亦有体虚患者或产后得病用之而痛反剧者。

川乌、草乌为治寒痹之要药，但大辛大热有毒，一般均应制用，若症仍难解，可改用生品，宜由小量开始递增，先各用 1.5g，如无反应可渐增到各 3～5g，煎煮时间应长，约 1～1.5 小时，可加甘草同煮以缓毒性。若药后出现唇舌发麻、头晕、心悸、脉迟有间歇者，皆为毒性反应，应停药，并用甘草、生姜各 15g 煎服解救。

番木鳖苦寒，有大毒，善通经络，消肿散结止痛，治痹有专功，多为炮制后入丸散中用，单用散剂 0.3～0.6g，过量见牙关僵硬，手足挛急等毒性反应者，用肉桂 6g，甘草 6g 煎服解救。

曼陀罗辛温有毒，但疗痹止痛有显效，多用作散剂，每次 0.1～0.15g，1 日 2 次；入煎可用 0.3～0.5g。过量可见烦躁不安，口渴，步履不灵，幻觉、痉厥、神昏等毒性反应，可用防风 10g，桂枝 10g 或甘草 10g 煎服解救。

雷公藤苦有大毒，为治尪痹专药，可从小量开始，从 5g 递增至 15g，去皮先煎 1 小时减毒，以复入辨证方中为好，持续服用过久对肝肾功能及造血系统有损害，妇女可致闭经，故以间歇应用为宜。过量可见吐泻腹痛等反应，除洗胃、灌肠外，可饮生萝卜汁或用莱菔子 100g 煎服解救。

六、验案举隅

病案一

陈某，男，57 岁。

患者四肢反复肿痛一年，曾住本市某医院诊断为类风湿关节炎，迭进中西药治疗效果不佳，已全休半年，长期服用地塞米松每次 0.75mg，每日 2～3 片。刻下四肢关节疼痛不已，上肢为著，腕指小关节尤甚，红肿灼热，手指梭形肿胀，局部色素加深，形体消瘦，步履困难，口干苦，舌苔黄厚腻，前部中空，质暗红，脉小弦滑。实验室检查类风湿因子阳性，血沉 140mm/h。证属风湿热毒留着，痰瘀互结，治投清热化湿、解毒宣痹之剂。处方：秦艽、防己、鬼箭羽、白薇各 12g，防风 5g，黄柏、苍术、炙僵蚕、广地龙各 10g，土茯苓 15g，苍耳草 20g，炮山甲 6g。

药服 8 剂，肿势减轻，疼痛好转，原方加生地黄 12g，炙全蝎 3g，乌梢蛇 10g 以养阴除痹，再投 30 剂。经治病情稳步好转，肿痛显减，但觉酸楚，关节活动恢复正常，苔化未净，舌红中空，脉小弦数。证属湿热不净，阴伤气耗之候。处方：生黄芪、生地黄、土茯苓、透骨草各 15g，石斛、木防己、漏芦各 12g，广地龙、乌梢蛇、黄柏、知母、当归各 10g，炙全蝎 3g，炒苍术 6g，炮山甲 5g。25 剂。地塞米松减至每日 0.75mg。

药后关节肿痛基本消失，精神亦振，纳佳，寐安，惟上午觉肢体酸楚，舌脉如前。此为久痹正虚，湿毒不净，气血痹阻，前方去透骨草、木防己、漏芦，加五加皮、鬼箭羽强筋通络，停服激素。药服 20 剂，肢体酸楚减轻，查血沉 25mm/h，予原法巩固。尔后 2 年，间断服用培本除痹之剂，已恢复工作。

病案二

仇某，女，57 岁。

患者有类风湿关节炎病史 4 年，历节走注疼痛，筋肉挛掣不舒。最近左手指肿胀拘急，疼痛明显，有梭形改变，右手肿痛稍轻，舌苔薄，质紫，脉濡细。实验室检查类风湿因子阳性。此属久痹气虚，卫阳不固，痰瘀互结，治以温阳益气，宣痹通络。处方：制附片、制南星、炙甘草各 5g，黄芪 15g，焦白术、鬼箭羽、淫羊藿各 10g，白芍、青风藤各 12g，炮山甲 6g，细辛、炙全蝎各 3g。

5 剂后患者肢体肿痛减轻，惟右肩臂疼痛，上举困难，原方去白术、白芍，加乌梢蛇、片姜黄搜风活络。上药连服 10 剂，肢体肿痛已平，但觉右臂抬举欠利，原方加熟地黄 12g，药后病愈。

病案三

尤某，女，43 岁。

患者患类风湿关节炎 2 年，周身关节游走性酸痛，两肩膝尤甚，右手指小关节肿胀，天冷则剧痛，痛处麻木不仁，偶有低热，舌苔薄质暗红，脉细。实验室检查类风湿因子阳性。证为风湿久痹，寒痰瘀结，阳气不振，仿阳和汤进治。处方：炙麻黄、炒白芥子、炮山甲各 5g，炙桂枝、制川乌、制草乌各 6g，熟地黄、鬼箭羽各 12g，鹿角霜 10g，炙僵蚕 9g，甘草 3g。

服药 5 剂疼痛减轻，再服 15 剂症状控制而停药。

病案四

李某，女，30 岁。

患者产后 4 个月，关节疼痛 2 个月，腰脊、肩、腕、膝走注疼痛，感受风冷加重，舌质淡红，苔薄黄腻，边有齿痕，脉细。实验室检查血沉 30mm/h，类风湿因子阳性。证属血虚络空，卫表不固，风寒乘客为痹，拟益气养血，宣痹祛邪。处方：炙桂枝、独活各 5g，细辛 3g，防风 6g，大白芍、当归、焦白术、秦艽、鸡血藤、川断、片姜黄各 10g，生黄芪、桑枝、桑寄生各 12g。

服 15 剂后腰脊痛减，原法既效，酌加养正之品以冀巩固，再服 20 剂，诸症悉平。

病案五

顾某，女，42 岁。

患者有类风湿关节炎病史多年，实验室检查类风湿因子阳性，血沉34mm/h，大小关节疼痛均剧，痛处怕冷，两膝尤著，行走不利，手指骨节明显变形，僵硬不和，难以屈伸，筋脉拘急，两肩酸重，肌肤时发痒疹，下肢微有浮肿，口干或有烘热，舌淡红，苔薄腻，脉细濡。风寒湿三气杂合而为痹，此为湿盛气虚，寒凝热郁，痰瘀互结，肝肾亏损。当治标顾本，温经散寒，宣痹通络。处方：制川乌、制草乌各6g，细辛3g，制南星6g，雷公藤10g，炒苍术10g，黄柏6g，防风、防己各10g，黄芪15g，乌梢蛇10g，熟地黄10g，炮山甲10g，炙全蝎3g，威灵仙10g。每日1剂。

药后一周见效，此后随证略事增损，或配桂芍以和营卫，或配青风藤、海风藤祛风通络，或加露蜂房、广地龙入络祛风，或配淫羊藿、生地黄补益阴阳，或加知母、白薇以清郁热。

患者连服40余剂，痛势显减，先后调治近年，疼痛缓解稳定，转觉口干欲饮，夜卧烦热，或有汗出，肌肤时发痒疹，舌淡红，苔薄黄腻，脉细。转从寒湿久郁化热，痰瘀互结，肝肾亏虚治疗。处方：秦艽10g，功劳叶10g，青风藤15g，雷公藤6g，制南星6g，炒苍术10g，黄柏6g，生地黄10g，白薇12g，木防己10g，炮山甲6g，广地龙10g，乌梢蛇10g，露蜂房10g。后随证加减，酌配益肾补虚之品，行走活动便利，恢复正常工作，随访三年，未见复发。

病案六

张某，男，74岁。

患者旬日来右腰臀部疼痛，连及腿足，步履困难，下肢怕冷，遇阴雨更甚，舌质淡紫，苔薄，脉细弦。X线摄片提示腰椎退行性病变。此乃肾虚寒凝，血瘀络痹所致，治拟温肾祛寒，活血通络。处方：制川乌、制草乌各5g，细辛3g，淫羊藿10g，巴戟肉10g，川断15g，骨碎补10g，炙全蝎5g，威灵仙12g，当归10g，土鳖虫10g。

药服7剂，患者腰腿疼痛减轻，可在室内活动，但外出尚需扶杖，不耐久行，舌质淡紫，苔薄，脉小弦。前法奏效，守法继进，原方加肉苁蓉10g。半月后再诊，腰腿疼痛显著减轻，可不扶杖行走，但久行疼痛仍较明显，腰臀部有酸楚感，舌质暗，苔薄腻，脉细滑。原方加怀牛膝10g，再进14剂。痛遂告愈，步履轻健。

按语：以上六案虽同属尪痹，但中医辨证各有不同。案一证属热痹、顽痹，因发生热毒留着，痰瘀互结，伤阴耗气所致，为实中夹虚之候，故先从标治，予祛风、化湿、清热解毒、消痰、祛瘀之剂，病邪渐退。正虚较显时，分步加入养阴益气之品扶正祛邪，若起手即大剂补益恐有助邪之弊。案二、案三均为风寒湿痹伤阳之虚实错杂证候，皆有关节冷痛的特征，但案二夜间盗汗，关节拘急，为卫阳不固，经脉挛急之象，故取术附、芪附、芍药甘草诸方意加味进治；案三关节酸痛麻木，《黄帝内经》载"营气虚则不仁"，此为营血虚寒之证，故用阳和汤增损以温阳补血，散寒通络。案四为气血虚痹病例，因产后百脉空虚，营血不足，卫表不固，风寒湿邪乘客，着而为痹。治疗重在扶正达邪，攻补兼施，缓缓图治。若用猛剂，以期速效，则反伤正气，欲速则不达，故以黄芪桂枝五物汤加减施治。案五寒热相兼，虚实错杂，但起始时以寒湿痰瘀为主，故温中兼清，祛邪兼以扶正取效，后见化热，久痹正虚，转以疏风化湿清热，酌配益肾补虚而得巩固。案六患者年逾古稀，肾元自衰，肾精不足，骨髓不充，风寒湿邪乘虚入客，寒凝血涩，经脉痹阻，不通则痛。故以温肾祛寒、活血通络为法，标本兼顾。方中川、草乌味辛大热，功擅除寒开痹，通络止痛，为治痛痹之要药。淫羊藿、巴戟天、肉苁蓉、川断、骨碎补温养肾元，强壮腰脊，配以细辛入肾散寒，全蝎搜风通络，以增宣痹止痛之效。土鳖虫与当归相伍，则破血逐瘀而不耗血，参入"走而能补，性善下行"之牛膝补益肝肾、活血通经，引药直达病所。诸药合用，共奏温补肾元，祛风散寒、活血通络、宣痹止痛之功。

（传承弟子周宁撰写，周仲瑛指导）

第二十一节　糖尿病肾病

　　糖尿病肾病是指由于慢性高血糖所引起的肾小球硬化症，是糖尿病最典型的微血管并发症之一。患者一旦确诊，病情将逐步进展，最终发展为终末期肾病。本病不仅本身病死率及致残率高，且医疗费用昂贵，给患者和社会带来沉重的负担。周仲瑛教授善治各种疑难杂症，在长期的临证实践中，不断探索，对本病有着丰富的治疗经验。

一、病因病机

　　糖尿病肾病的病因比较复杂，禀赋不足、饮食失节、情志失调、劳欲过度等可导致糖尿病的原因均可引发糖尿病肾病。糖尿病肾病的病位主要在肾，涉及肝、胃、脾、肺及心，久病入络，其主要病机在于肝肾不足，气阴两伤，瘀、热、湿、痰、燥既为其主要的病理因素，又是其病情迁延难愈的关键，病理性质为本虚标实，以肝肾亏虚为本，瘀、热、湿、痰、燥等为标。

　　病位在肾，涉及肝、脾（胃）、肺及心，久病入络糖尿病肾病的病变部位在肾。肾主水，职司封藏，肾虚则水失所主而妄行，外淫肌肤，内蕴脏腑而出现面肢水肿，胸、腹腔积液；水湿内蕴，聚久化热，湿热灼伤肾络，迫精外泄而出现蛋白尿、血尿；络损血瘀，瘀热相合，必伤阴液，肾阴更亏，水不涵木，母病及子，肝肾共虚，筋脉失养，则出现肢体麻木、大便时干；若子盗母气，导致肾虚肝旺，则出现血压增高、眩晕。此外，患者久病，素体既虚，易招外感六淫，以致内外相引为害；湿热瘀痰积久不去，相互攀援，郁久化毒，交相济恶，常可加重水肿、蛋白尿，甚至出现"关格"危候。

　　本病病变虽以肾为主，但还涉及肝、脾（胃）、肺及心。《景岳全书·水肿论治》指出："凡水肿等症，乃脾肺肾三脏相干之病，盖水为至阴，故其本在肾；水化于气，故其标在肺；水惟畏土，故其制在脾。"肺气不能通调水道，脾气不能转输津液，肾气不能蒸腾水液，加上肝之疏泄失调，则出现水液代谢障碍，出现水肿、面浮等症。

　　病至后期，病位会深入其他脏腑，使脏腑体用皆受损害。如湿热蕴结，阻滞中焦气机，出现腹痛、脘腹胀；湿热痰毒上犯清窍，扰乱神明，出现谵狂（尿毒症脑病）；湿热瘀毒结聚不散，闭塞心窍，或水气上凌心肺，则胸闷、心悸、心慌、不能平卧，甚至出现昏迷重症（急性心衰）。

　　糖尿病肾病的病程是一个缓慢进展、肾小球逐渐硬化的过程，病情迁延难愈，久必入络，正如叶天士所云："经年宿病，病必在络。""久发频发之恙，必伤及络。""初病气结在经，久则血伤入络。"湿热、燥热、瘀热、痰热胶着于肾络，阴伤日久亦能化火，火热熏灼，则肾络必损，络损而见血尿、蛋白尿等症。

　　病理因素以虚、瘀、热、湿、痰、燥为主，正虚邪实并存，五脏和气血阴阳都可以发生亏虚，五脏中尤以肝肾不足为著，气血阴阳中尤以气阴亏虚为甚。消渴日久及肾，肾虚不足，肾水无以涵养肝木，母病及子，导致肝肾不足。消渴病程迁延，气阴两虚几乎贯穿全病程，故患者周身乏力，易于疲劳。

《素问·奇病论》指出："此人必数食甘美而多肥也。肥者令人内热，甘者令人中满，故其气上溢，转为消渴。"阐述了燥热内生引起糖尿病及糖尿病肾病的病理过程。唐容川在其《血证论》中说："瘀血发渴者，以津液之生，其根出于肾水，水与血交会转运，皆在胞中，胞中有瘀血，则气为血阻，不得上升，水津因不能随气上布，但去下焦之瘀，则水津上布而渴自止。"提出瘀血致消，同时开创了化瘀以治消渴的先河。湿与痰关系密切，脾肾气虚、阴阳两虚使得脏腑对水液的蒸腾、气化、输布功能失司，以致水湿停聚，湿浊潴留。燥热偏盛、阴虚火旺可炼液为痰。

各病理因素中，瘀、痰、湿作为病理产物形成之后，又可成为新的致病因素作用于机体。瘀、痰、湿阻碍津气运行，化热伤阴，使糖尿病肾病之消渴症状加重；瘀、痰、湿阻滞于肾络，阻碍气化，肾主水功能失常，"血不利则为水"而发为水肿。唐容川论曰："肺血化水，亦发水肿，是血瘀而兼水也。"如瘀血不消，新血难生导致血虚后还可加重病情，故瘀、痰、湿为糖尿病肾病共同具有的病理因素，又是其病情迁延难愈的关键。

本病本虚标实并存，虚实夹杂。因五脏俱虚，患者常易反复感邪而使病情急性发作，故在病变初期、急性期，标象显著，表现为实多于虚；在病情缓解期，虽说以本虚为主，标实处于相对次要的地位，常表现为虚多实少，但也不可忽视留恋之邪。虚实之间又常因果错杂，本虚易于感邪而致标实，反之，标实又可加剧本虚，进一步耗损阴血，形成恶性循环，而使病情加重。

二、复合病机辨治

虽然糖尿病患者以多饮、多食、多尿"三多"为主症，当进展至糖尿病肾病后，周仲瑛教授发现，"三多"症状或同时存在，或伴见其他症状，因糖尿病病程迁延日久，在累及肾脏病变时，很有可能并发周围神经及其他改变，此时，多数患者无明显"三多"症状，传统的阴虚燥热不能全面反映糖尿病肾病的病机。根据糖尿病肾病患者常出现的症状：咽燥，口干喜饮，口苦，口中黏腻，尿量多、尿浑或尿不畅，大便干结或稀溏，肢体麻木，四肢浮肿，易生疮疡，两目干涩、视物模糊，腰膝酸软，疲劳乏力，耳鸣，舌苔黄腻等，判定本病在标主要为燥热、湿热、瘀热、痰热"四热"互结，在本主要为气阴两虚、肝肾不足。

1. 标实

（1）燥热

症状特点：①燥热在肺：口干多饮，咽燥，自汗，气短，神疲乏力。舌苔黄，质红，脉洪数。②燥热在胃：口臭，消谷善饥，多饮，多尿，尿色黄，大便干燥。舌苔黄燥，质红，脉洪大。

治法：滋阴清热，生津润燥。

常用方剂：①燥热在肺：清燥救肺汤加减。该方功在清燥润肺，生津止渴，适用于燥热伤肺，口干咽燥，烦渴多饮等症。②燥热在胃：玉女煎加减。本方清热润胃，养阴生津，适用于燥热伤胃，阴液亏耗，消谷善饥等症。③燥热在肺胃：白虎加人参汤加减。本方清热泻火，益气生津，适用于肺胃燥热之烦渴多饮，消谷善饥等症。

（2）湿热

症状特点：①湿热内蕴于上中焦：口苦黏腻，口渴而不欲多饮，似饥而食不多，脘腹满闷，尿频急。舌苔黄腐腻或黄厚腻，质红，脉濡缓或濡数。②湿热壅阻于下焦：尿频急，小便灼热、色黄、浑浊。舌苔黄腐腻，脉滑数。

治法：清热化湿，芳香悦脾。

常用方剂：王氏连朴饮、二妙丸加减。二方均清热化湿，适用于口渴而不多饮，似饥而不欲多食、舌红苔腻等湿热中阻之证。前方重在清三焦火热之邪；后方则偏于清下焦湿热之邪。

（3）瘀热

症状特点：病程日久，偶有胸中刺痛、心悸，肢体麻木、疼痛，麻差，或腰膝酸痛，眩晕耳鸣，甚至半身不遂。舌苔黄腻，质紫暗，舌下脉络瘀阻，脉细涩或结代。

治法：清热通络，凉血化瘀。

常用方剂：桃核承气汤、犀角地黄汤加减。二方均凉血活血化瘀，适用于病程日久，络热血瘀之证。

（4）痰热

症状特点：面部烘热、手足心热或时觉身热，胸闷，脘腹胀，纳食不香，眩晕，疲劳乏力，易汗。舌苔薄黄腻，质红，脉滑数。

治法：清热化痰。

常用方剂：清金化痰汤加减。此方能泻脏腑之热，偏于泻肺热。

2. 本虚

（1）肝肾不足

症状特点：头晕耳鸣，五心烦热，腰膝酸痛，目涩，视物模糊，怕冷，下肢浮肿，小便短少，大便偏干。舌苔黄薄腻，质暗红，时有裂纹，脉细数。

治法：滋补肝肾。

常用方剂：六味地黄汤、一贯煎加减。适用于病程日久，肝肾亏虚之视物模糊、五心烦热等症。

（2）气阴两虚

症状特点：疲劳乏力，头晕头昏，易汗，口干多饮，小便淡黄而少，大便干结。舌苔薄，质红，脉细数无力。

治法：益气养阴。

常用方剂：①气虚：生脉散加减。该方功在益气生津，敛阴止汗，适用于口干多饮，多汗等症；②阴虚在肾：六味地黄汤加减。本方滋阴补肾，可治疗肾阴不足所引起的腰膝酸痛、头晕耳鸣等症；③阴虚在肝：一贯煎加减。本方主治肝阴不足，气郁生热，适用于五心烦热、视物模糊等症。

本病病程迁延日久，病势缠绵，病情复杂。周仲瑛教授认为其临床表现常为多种病理因素夹杂而致，在具体某个病例中只是以某种病理因素为主，临床上常根据患者具体情况，灵活辨证施治。

三、验案举隅

患者男，58 岁。

2005 年 8 月 22 日初诊：患者 1993 年 8 月出现尿频尿急、小便不畅，诊为前列腺增生、尿潴留，同时发现有糖尿病，起初服用优降糖、二甲双胍等控制血糖，2005 年 5 月开始用胰岛素，血糖控制尚可，空腹血糖 7.5mmol/L，餐后 2 小时血糖 12.5mmol/L。曾发现尿蛋白阳性、尿素氮偏高，查食管、胃、直肠有慢性炎症。目前形体渐瘦，腿软乏力，口干唇燥，咳嗽痰多，小便不畅，尿黄有沫，大便偏溏，日行 3 次。舌苔黄腐腻，舌质暗紫，中有裂纹，脉弦。B 超检查双肾、输尿管无明显异常。

西医诊断：糖尿病（糖尿病肾病）。

中医诊断：消渴（消肾）。

辨证：肾虚阴伤，湿热内郁，久病络瘀。

治法：滋肾养阴，化湿清热，活血通络。

方药：生地黄 12g，泽兰 12g，泽泻 12g，玉米须 15g，地骨皮 15g，桑白皮 15g，山药 15g，牡丹皮 9g，茯苓 10g，南沙参 10g，北沙参 10g，山茱萸 10g，桑叶 10g，玄参 10g，炙僵蚕 10g，天花粉 10g，黄柏 10g，鬼箭羽 20g，炙水蛭 3g，知母 6g，炒苍术 6g。

2005 年 9 月 12 日二诊：患者药后二便通畅，但大便不成形，咳嗽隐痛，咯白色块状样痰、量多，口干，咽痛，胃脘嘈杂，腿软无力，背痛。舌苔黄薄腻，舌质暗紫，脉细弦。检查空腹血糖 6.7mmol/L，餐后 2 小时血糖 8.6mmol/L，尿素氮 8.1mmol/L。初诊方加蒲公英 15g，麦冬 10g，桔梗 5g。

2005 年 9 月 26 日三诊：患者药后二便通畅，咳嗽痰多，胃脘嘈杂基本缓解，腰酸，腿软乏力，舌苔薄黄腻，舌质暗红，脉小细滑。餐后 2 小时血糖 7.1mmol/L，尿素氮 6.5mmol/L。服药 4 周，湿热、燥热消减，气阴本虚渐复，血糖基本控制，守方再进。初诊方去泽泻，改玄参 15g，加丹参 12g，鸡血藤 15g。

按语：本例见口干唇燥，为阴虚火旺，上炎肺胃伤津；舌有裂纹为阴虚之相，符合消渴"阴虚为本，燥热为标"之基本病理。阴虚燥热，耗伤津血，无以充养肌肉，故形体消瘦。阴阳互根，消渴病迁延日久，肾阴耗伤，甚则阴损及阳；苔黄腐腻，大便偏溏，日行 3 次，为内有湿热。本案以六味地黄汤（生地黄、山茱萸肉、山药、牡丹皮、泽泻、茯苓）为主方滋阴固肾。南北沙参、天花粉、麦冬、知母滋阴润肺，以治燥热；炒苍术、黄柏、泽兰、玉米须等清中化湿醒脾，以治湿热；鬼箭羽、玄参、炙水蛭、鸡血藤、丹参凉血活血，化瘀通络，以治瘀热（水蛭仅 3g，旨在活血，不在破血）；桑叶、蒲公英、桔梗、桑白皮、地骨皮化痰清热，以治痰热。纵观治疗全过程，用药仅 1 月余，气阴双补，湿热、燥热、瘀热、痰热"四热"同治，咳嗽痰多、尿黄有沫、大便偏溏、腿软乏力、苔黄腐腻等症状及血糖、尿素氮等指标明显好转，因此克服了西药优降糖等单纯降糖而轻视并发症治疗的弊端，标本兼治，体现了中医辨证论治的优势。

（再传弟子苏克雷执笔，导师郭立中指导）

第二十二节　高脂血症、动脉粥样硬化、脑梗塞序贯辨治

一、高脂血症病因病机

1. 肝肾亏虚为高脂血症之本

高脂血症属中医之"痰浊""血瘀"的范畴已为众多学者所认同，而对于"痰浊""血瘀"之本却有不同的认识，因津液代谢主要涉及肺之通调、脾之运化、肝之疏泄及肾之蒸化，故目前"痰浊"之本的分歧主要责之于脾肾不足或是肝肾亏虚。周仲瑛教授认为高脂血症之本为肝肾亏虚。因肾为先天之本，内寓真阴真阳，肾阴不足，虚火内生，灼津炼液，而成痰浊；若肾阳不足，不能蒸化津液、温煦脾阳，则津液内聚，清阳不升，浊阴不降，脂凝液积而致形体肥胖，发为高脂血症。肾为元气之根，全身各脏腑功能活动有赖于肾之推动和激发，故其他脏腑的功能失调均能久病及肾，进而导致肾主水之功能失调，生浊聚痰。肝与肾"乙癸同源"，如果肝或肾的阴精不足，不但可以互为影响，而且都能造成相火偏亢；再者，肝本为刚脏，肝失疏泄，直接影响气机的运行，而气为津液代谢的动力，又为血帅，如气机不利，痰浊、瘀血则随之而生。

2. 痰瘀阻络为高脂血症之标

高脂血症常见的临床表现有形体肥胖，头脑昏重，心胸痞闷或痛，肢体麻木，舌苔厚腻或黄厚腻而干，舌质偏暗或紫暗，脉弦滑或弦涩等等。周仲瑛教授常云"从症测机"，临床表现似痰之"无处不到，变化多端"，即使无症可辨，也可从人体之形态、舌脉、性情等揣摩到痰之存在。此外，痰可夹瘀、夹湿、夹气，出现化热、化火、化风等变证，导致高脂血症变生多种疾病，也表明高脂血症以痰为主、为标的证候特点。"瘀"在临床上常表现为头晕或痛，心悸或胸痛，肢麻或痛，舌紫或暗，脉弦或涩等症。周仲瑛教授认为，痰郁日久，必滞为瘀，揭示了高脂血症"痰瘀"为病之标。

二、动脉粥样硬化与高脂血症

1. 渊源相关

动脉粥样硬化（AS）属于中医之头痛、眩晕、健忘、不寐、胸痹、中风等病证范畴。《黄帝内经》的津液学说和膏脂学说为其理论渊源，是目前认识本病的依据。说明高脂血症和 AS 的发生均与津液代谢有关。

2. 病因相关

饮食不当：过食肥甘厚腻，则可致脂浊内聚，化湿生痰，皮肉肥满；脾胃受累，内生痰湿，痰湿流注血脉，结滞成瘀，导致高脂血症和 AS 的发生。

年老体衰：人至中年以后，肾气虚弱，气不化津，清从浊化，而成痰湿；心气亦虚，血运无力，滞涩成瘀。

情志不调：过强持久的不良情绪，可使人体脏腑功能紊乱，津液水湿不化，痰浊血瘀

内停，而导致疾病的发生发展。

劳逸失度：恣情纵欲，气血津液运化布散失常，痰浊、痰湿之邪难免滋生；闲逸过度，可致气血运行缓慢，脉道涩滞，久则痰瘀停结。

3. 病本肝肾亏虚

高脂血症主要责之于肝失疏泄与肾失蒸化，最终导致对津液的贮存、分布、利用及津、液、精、血之间的失调和转化障碍，而致脂浊内聚，脂借血载，以至全身受病。当津液脂膏壅塞脉道，痰瘀胶结，势必损伤血脉，脑脉不畅，则眩晕、头痛；心脉失养，则心悸、胸痹；肢脉痹阻，则麻木、疼痛，而这些症状正是 AS 的常见临床表现。可见高脂血症从血到脉的病变发展同源于津液代谢障碍。故 AS 之病本为"肝肾亏虚"。

4. 标属痰瘀阻络

周仲瑛教授常云"取类比象，审症求机"，从 AS 的常见临床表现认为痰瘀痹阻血脉是其发病的标实所在，尤其以痰浊为重。痰瘀作为病理因素如何发展演变才能使高脂血症到 AS？痰瘀互结病机多为先生痰、后生瘀，再痰瘀互结。因脉为血府，痰瘀互结，则首犯脉道，一则阻滞脉络，二则妨碍气机，更致血行不畅，痰瘀愈郁，如此恶性循环，经脉受损，变证蜂起。痰瘀痹阻心脉，可发为胸痹，乃至真心痛；痹阻肺脉，发为咳痰、咯血；痹阻肝脉，发为胁痛、癥积；痹阻肾脉，发为腰痛、尿血；痹阻脑脉，清窍失养，发为头痛、口舌歪斜；痹阻肢脉，发为肢麻无力、步履欠稳。可见痰瘀互结是高脂血症发展至 AS 的必然结果，而经脉受累是其病变的实质。

三、AS 与脑梗死

1. 脑梗死病在脑，根于肝肾

现代中医学认为中风之发生，主要病机为虚（阴虚、气虚）、火（肝火、心火）、风（肝风、外风）、痰（风痰、湿痰）、气（气逆）、血（血瘀）六端，其中以肝肾阴虚为其根本。这与周仲瑛教授提出的"肝肾亏虚、痰瘀阻络"为缺血性中风的主要病机基本一致。《黄帝内经》云："诸风掉眩，皆属于肝。"说明风邪所致掉眩之类病证均归于肝。周仲瑛教授认为，中风之发虽由肝木之风，但肝风又因虚而生，肝风独胜似实，实则因虚致实。故肝为本中之标，同时可从肝火易旺、肝风易动的病理特点得到佐证。

2. "痰瘀"为脑梗死标中之本

中风之发病机制涉及虚、火、痰、风、气、血六端，已为众多学者所认可，但有关发病关键争议还较多。据周仲瑛教授多年的临床实践，认为痰瘀阻络为缺血性脑中风之关键病理环节。从虚而言，肾阴亏虚，虚火灼津，炼液为痰，或精气不足，心气亦虚，滞涩成瘀；从火而言，火不暖土，而成痰湿，或火热灼津而为瘀；从风而言，系肝肾亏虚，肝阳化风，肝风夹痰上蒙清窍或肝火灼津瘀阻脑络。总之，无论所倡导的是气虚还是血瘀、阴虚风动抑或痰热腑实等等不同病机特点，痰瘀相互胶结、阻于脉络都贯穿于整个病证的始终，体现了痰瘀在整个病变过程具有标中之本的特点。但其兼夹又有不同，急性期肝热、肝风为突出；恢复期气虚、阴虚或阳虚渐显；后遗症期则多以气阴不足、阳气虚衰为主。

3. AS 与脑梗死病因病机相关性探讨

从 AS 的病理基础"肝肾亏虚"与脑梗死之病理基础"内伤积损"，AS 病理因素"痰、瘀"与脑梗死之病理因素"风、火、痰、瘀（痰瘀又为标中之本）"可以看出，其病因病机之间有着密切的相关性，AS 作为脑梗死的主要危险因素在现代中医理论中是有其理论依据的。

四、高脂血症、AS 与脑梗死相关性

1. 病理机制之相关性

从肝肾亏虚，津液代谢不归正化，聚湿化痰，脂浊内生，血滞为瘀，而成高脂血症，到久延痰凝气滞血瘀，痰瘀互结，壅塞脉道，脉络受损，脉道痹阻不畅，而成 AS，再发展到肝阳化火生风夹痰瘀上扰清空，而致发生中风，均表明"痰瘀阻络"是整个病证演变的决定性病理因素。痰瘀郁久，相互影响，相兼为患，则血液稠浊；痰瘀既可无处不到，又可兼夹他邪为患。如痰瘀夹寒，则痹阻血脉，易出现肢冷肢痛；痰瘀夹湿，既可上蒙清窍，又能使胸阳失旷；痰瘀夹火上炎，则易出现面目红赤，烦躁易怒等；当肝阳化火化风、兼夹痰瘀上扰时，因风易上升、火易上炎、痰易上蒙，三者相夹，必犯颠顶脑络，而致中风。因此，"痰瘀之始"为高脂血症，"痰瘀之成"为 AS，"痰瘀之变"为脑梗死，病位从血到脉再到脑络，无不以"痰瘀"为其病理特点。

2. 同中有异之必然性

高脂血症、AS 与脑梗死虽以"肝肾亏虚、痰瘀阻络"为基本病机，体现了"同"的一面，但由于痰瘀的轻重、病变部位的不同而有其"异"的一面，如痰瘀痹阻血脉为 AS、痰瘀夹风夹火上扰清空则为脑梗死。

3. 异病同证同治之可行性

正因为结合了现代医学对高脂血症的诊断技术，明确了病，又在辨证论治指导下，发现了高脂血症、AS 和脑梗死存在着共同的病机演变过程，"肝肾阴虚、痰瘀阻络"为其基本病机，体现了异病同证的特点，故周仲瑛教授认为"异病同证同治"具有可行性。

4. "肝肾亏虚、痰瘀阻络"可作为预警脑梗死之"证"

关于中风的预警症状，即先兆症状前哲早有论述，周仲瑛教授认为，对其证的认识应更为重要，旨在于"止于萌芽、防病于未然"。"肝肾阴虚、痰瘀阻络"证，正是对中风先兆多症（如 AS）或无症（如高脂血症）的概括，反映了中风前"证"的特点，也揭示了发生中风的"证"的病理本质，为防治缺血性脑中风提供了治疗思路和依据，因此，"肝肾阴虚、痰瘀阻络"可作为预警脑梗死之"证"。

5. "滋养肝肾、化痰消瘀"可作为预防性脑保护之"法"

虽然急性缺血性卒中的治疗有许多新的进展，但卒中一旦发生，可选择的治疗措施以及这些措施的治疗效果还是十分有限的。因此，如何有效地、预防性地阻断急性卒中的启动和进展过程，将是 21 世纪广大临床工作者面临的问题，只注意疾病的治疗显然已经不够，"不治已病治未病"应提上议事日程了。因此中医中药作为预防性脑保护措施的提出，

是有其重要的理论意义和实践意义的。

　　"肝肾阴虚、痰瘀阻络"可作为预警脑梗死之"证"，"滋养肝肾、化痰消瘀"作为预防性脑保护之"法"也就顺理成章了。此法正是针对 AS 和高脂血症这些主要危险因素提出的防治卒中二级预防的基本大法。

（传承弟子王敬卿撰写，周仲瑛指导）

第二十三节　眼科杂症辨治

本节选取周仲瑛教授治疗眼科验案 7 则，简介其辨治眼科病症经验。

一、验案举隅

1. 复视案

沈某，男，60 岁。

2003 年 7 月 11 日初诊：患者有脑硬化、多发性腔隙性梗死病史，肝功能轻度损害。一个月前出现右目复视，胀感，CT 查有多发性腔隙性梗死，血糖、血压正常。现头晕手麻，稍有手抖，腰酸，尿少。舌苔薄黄腻，质暗红，脉细滑。证属风痰上扰，瘀阻清空，肝肾下虚。处方：天麻 10g，葛根 15g，豨莶草 15g，熟大黄 4g，炙水蛭 3g，桃仁 10g，地龙 10g，炙僵蚕 10g，泽兰 12g，泽泻 12g，石斛 12g，桑寄生 15g，胆南星 10g，丹参 12g。

2003 年 7 月 30 日二诊：患者复视稍减，左下肢麻木，心前区偶有疼痛，纳可，二便调，时有头晕。舌苔薄黄腻，质暗，脉弦滑。初诊方加川芎 10g，炙全蝎 5g，鬼箭羽 15g，生蒲黄（包煎）10g。

2003 年 10 月 29 日三诊：患者近来右目复视基本消失，头晕，心前区痛，腰酸腿软，乏力，两目难睁，纳可，大便尚可。舌苔少，质暗红，脉小弦。初诊方去胆南星，加川芎 10g，鬼箭羽 15g，生蒲黄（包煎）10g，瓜蒌皮 10g。

按语：患者为花甲之年，肝肾亏虚，伴有腔隙性梗死。初诊时见头晕手麻，苔薄黄腻，脉滑，乃风痰上扰，瘀阻清空之象。首诊周仲瑛教授从风痰上扰，瘀阻清空，肝肾下虚的病机入手，选用天麻平肝息风；水蛭、僵蚕、胆南星祛风化痰；丹参活血通络，安神宁心；石斛、桑寄生补益肝肾。三诊时复视基本消失，因仍有头晕，心前区痛，两目难睁，继加化痰散瘀之品。

2. 眼睑下垂案

盛某，男，34 岁。

2004 年 1 月 5 日初诊：患者半年来双目眼睑下垂，不能自由睁开，干涩，畏光，视力正常，腿软无力，口干，时有头晕。舌苔薄黄腻，质红，脉细滑。证属肝肾亏虚，脾气不升。处方：柴胡 5g，升麻 5g，潞党参 15g，生黄芪 20g，油当归 10g，陈皮 10g，炙甘草 3g，生白术 15g，石斛 12g，枸杞 10g，制黄精 10g，石菖蒲 6g，葛根 5g。

2004 年 1 月 19 日二诊：患者眼睑仍下垂，双目干涩，腿软乏力，口干。舌苔黄薄腻，质红，脉细。治以益气升清，滋养肝肾。处方：葛根 20g，石斛 12g，生地黄 12g，枸杞 10g，生黄芪 20g，炙甘草 3g，沙苑子 10g，白蒺藜 10g，炒白芍 10g，蝉衣 5g，地龙 10g，菊花 10g，夏枯草 10g，玄参 10g。

2004 年 2 月 23 日三诊：患者双目干涩难睁明显改善，但反应较迟钝，头不晕，疲劳乏力，腰不酸，纳可，晨起时有鼻衄。舌苔黄，质红偏暗，脉细。辨为肝肾亏虚，精气不能上承。处方：葛根 20g，石斛 12g，生地黄 12g，枸杞 10g，生黄芪 20g，炙甘草 3g，沙苑子 10g，白蒺藜 10g，炒白芍 10g，蝉衣 5g，地龙 10g，菊花 10g，夏枯草 10g，玄参 10g，炙女贞子 10g，墨旱莲 12g。

按语：患者眼睑下垂，不能自由睁开，根据"五轮"学说，脾主眼睑，下垂系脾气不足，升提不利。患者兼有腿软无力，口干，头晕，苔薄，质红，脉细滑，辨为肝肾亏虚，脾气不升。方以柴胡、升麻升举清阳；潞党参、生黄芪、油当归、陈皮、炙甘草、生白术补气健脾；石斛、枸杞、制黄精补益肝肾。又因患者有舌苔腻的表现，恐因脾气虚，痰浊内生，故以石菖蒲化痰。

3. 目胀案

欧某，男，11 岁。

2009 年 3 月 4 日初诊：患者自觉双目发胀半年，常感疲劳，稍有腹胀，纳差，多食则胃胀不舒，时痛，胃镜查有慢性胃炎，大便干结，3~4 日一行，口唇红，常易感冒，扁桃体发炎。舌苔黄，质红，脉细滑。证属气阴两虚，胃弱气滞，肺有郁热。处方：太子参 10g，炒白术 10g，茯苓 10g，南沙参 10g，北沙参 10g，麦冬 10g，炒枳壳 10g，稆豆衣 10g，石斛 10g，功劳叶 10g，炙桑白皮 10g，炒黄芩 10g，炒谷芽 10g，炒麦芽 10g，冬瓜子 10g，冬瓜皮 10g。7 剂。

2009 年 3 月 18 日二诊：患者药后双目发胀减轻，午后感疲劳，面部浮胀消退，二便正常，口唇红，昨日因饮食失调而胃痛。舌苔黄薄腻，质红，脉细滑。初诊方加桑叶 10g，蒲公英 12g，炒六曲 10g。14 剂。

2009 年 4 月 1 日三诊：患者药后症状减轻，食纳改善，疲劳好转，偶有咳嗽，咽痛，寐差，易醒，颜面时有浮肿。舌苔黄薄腻，质暗红，脉细滑。初诊方加炒神曲 10g，鱼腥草 15g，羊乳 15g。

按语：小儿脏腑易虚易实，易寒易热。初诊见腹胀，纳差，多食胃胀，辨为胃弱气滞，又常易感冒，耗伤肺阴，久而肺有郁热。周仲瑛教授辨为气阴两虚，治以益气滋阴清热，健脾消食。太子参、炒白术健脾助运；南沙参、北沙参、麦冬、石斛、功劳叶清肺阴；炒枳壳、炒谷芽、炒麦芽理气消食。面部浮肿，故加冬瓜子 10g，冬瓜皮、茯苓利水。二诊因饮食失调，出现胃痛，加炒六曲，以缓其急。三诊仍有咳嗽，咽痛，加鱼腥草清肺消痈，羊乳益气养阴，润肺止咳解毒。

4. 目涩案

王某，女，60 岁。

2009 年 5 月 14 日初诊：患者去年 11 月初眼底出血，眼底检查见左眼上方视网膜广泛出血，激光治疗 6 次，目前左目仍视物模糊，目睛干涩，两耳听力高频损害，接听电话困难，便溏，每日 3~4 次，或有燥热。查血压正常，头颅 CT 右侧基底节区腔隙性梗死，透明隔间腔形成。舌苔薄黄，质暗，脉细。证属肾虚肝旺，风火上炎。药用：天麻 10g，沙苑子 10g，白蒺藜 10g，夏枯草 10g，玄参 10g，泽泻 15g，牡蛎（先煎）25g，蝉衣 5g，生地黄 15g，生蒲黄（包煎）10g，生石决明（先煎）30g，石斛 10g，葛根 15g，石菖蒲 9g，地骨皮 10g，炙桑白皮 10g，车前子（包煎）10g，苦丁茶 10g，山药 12g。

2009 年 6 月 4 日二诊：患者双目干涩好转，烦劳不欲多言，视物模糊，大便烂，尿意难尽。舌苔黄薄腻，质暗隐紫，脉细。初诊方加生槐花 10g，谷精草 15g，茺蔚子（包煎）

10g，去石菖蒲。

按语：老年女性，肝肾精血亏虚。肝开窍于目，又因视网膜广泛出血，致使肝血不足，阳亢于上，目失于濡养，故干涩。久病不愈，阳亢化火，夹风上炎，引发听力损伤。周仲瑛教授治以清肝泻火为主，佐以补肾滋阴。方中天麻、沙苑子、白蒺藜、夏枯草清肝泻火；玄参、生地黄、石斛滋阴清热；牡蛎、石决明镇肝息风。患者时有燥热，加地骨皮养阴退热。蝉衣与车前子配伍，为治疗肝火上炎之目疾的要药。患者有脑梗死病史，根据异病同治理论，加用石菖蒲化痰通络，泽泻泄热降脂。又恐老年之体，难受大泻之药，故加山药补脾健运。

5. 视网膜剥离术后目赤案

李某，女，37 岁。

1999 年 11 月 29 日初诊：患者因病毒性红眼病引起右侧视网膜剥离，现术后 50 天，目前右眼仍红赤，畏光，视物模糊，右侧头晕头胀，口干。舌苔薄黄腻，质红，脉细。证属肝肾阴虚。处方：龙胆草 5g，夏枯草 12g，白蒺藜 12g，菊花 12g，玄参 12g，石斛 15g，丹皮 10g，黑山栀 10g，香附 10g，决明子 10g，青葙子 12g，密蒙花 10g，茺蔚子（包煎）15g，车前子（包煎）15g，生石决明（先煎）30g。

1999 年 12 月 6 日二诊：患者药后目睛充血红赤未见明显进退，视物仍模糊不清，口干不显，舌苔薄黄，质红，脉细。仍当滋养肝肾，清肝泻火。初诊方改龙胆草 9g，加生地黄 12g，生甘草 3g。

2000 年 1 月 31 日三诊：患者右目视力稍改善，口干。舌苔少，质红，脉细。证属肾虚肝旺火炎。处方：龙胆草 10g，夏枯草 10g，桑叶 10g，菊花 10g，丹皮 10g，玄参 12g，生地黄 15g，决明子 12g，青葙子 15g，石斛 15g，生石决明（先煎）30g，车前子（包煎）15g，茺蔚子（包煎）15g，密蒙花 10g，谷精草 15g，生槐花 12g。

按语：患者素体阴亏，术后更损伤人体阴精。周仲瑛教授认为放疗伤阴、化疗伤气，辨为肝肾亏虚，治以清肝泻火，滋养肝肾。方中龙胆草和夏枯草是清肝泻火的常用配伍；白蒺藜、菊花、决明子、车前子、青葙子、密蒙花清肝明目；玄参、石斛、丹皮、黑山栀清热滋阴；香附疏肝；茺蔚子为清肝明目的要药。二诊时患者目赤充血未明显消退，故加大龙胆草的用量以增燥湿清热之效，加生地黄以滋肾阴。三诊右眼视力改善，前法有效，在此基础上加桑叶、谷精草明目退翳。周仲瑛教授辨证准确，在前法有效的基础上，随证化裁，疗效显著。

6. 目眶案

闫某，女，66 岁。

2000 年 10 月 20 日初诊：患者右目胀突隆起 10 余年，西医诊为炎性假瘤，因虑手术效果不好未行手术治疗，现目胀流泪，左耳鸣明显，口干，急躁出汗，大便可，寐差，多汗。舌苔黄薄腻，质暗，脉细滑。证属肝经郁火上炎，痰瘀阻络。处方：醋柴胡 5g，龙胆草 6g，制香附 10g，夏枯草 12g，泽兰 15g，泽泻 15g，海藻 15g，地骨皮 15g，生牡蛎（先煎）30g，枸杞 12g，石斛 12g，茺蔚子（包煎）15g，车前子（包煎）15g，丹皮 10g，桃仁 10g。

2000 年 11 月 3 日二诊：患者左目肿胀突起，服上方后有所消减，自汗，灼热减轻，耳鸣减轻，下肢清冷，口干。舌苔黄，质暗红，脉细。证属肝经郁火上炎，痰瘀阻络，肾阴亏虚。处方：柴胡 5g，龙胆草 6g，香附 10g，夏枯草 12g，泽兰 15g，泽泻 15g，海藻 15g，地骨皮 15g，生牡蛎（先煎）30g，枸杞 12g，石斛 15g，茺蔚子（包煎）15g，车前子（包煎）15g，丹皮 10g，丹参 10g，桃仁 10g。

按语：本案炎性假瘤未行手术治疗，辨为痰瘀互结，郁久化火，伤津耗液，出现口干、出汗等阴伤之象。方以海藻化痰散结；地骨皮、石斛滋阴；牡蛎收敛止汗，补肝肾之阴；丹皮、桃仁、泽兰、泽泻活血化瘀。又考虑热蕴伤阴，瘀热内生，故在清热化痰方药基础上加柴胡、香附疏肝行气解郁；龙胆草、夏枯草疏泄肝胆郁热养阴；茺蔚子、车前子配伍，清肝活血。处方基于脏腑辨证，补虚泻实，敛中有散，又兼顾气血运行，治病求本。

7. 青光眼，虹膜睫状体炎案

陈某，男，43 岁。

2001 年 1 月 16 日初诊：患者确诊为青光眼、虹膜炎综合征 5 年余，最近检查左视野损害明显，视野缩小，有时脑后疼痛，口干，尿黄。舌苔少，质暗红，脉细。证属肝肾不足，阴虚内热。处方：生地黄 12g，山茱萸 10g，丹皮 10g，菊花 10g，枸杞 10g，决明子 12g，青葙子 10g，密蒙花 10g，谷精草 15g，石决明（先煎）30g，茺蔚子（包煎）12g，车前子（包煎）12g，石斛 10g，沙苑子 10g，白蒺藜 10g。28 剂。

2001 年 4 月 5 日二诊：药服 32 剂，患者自觉视野稍有改善，左目模糊减轻，胀感不显，口干减轻，大便正常，尿黄，两手有抖动。舌苔淡黄，质偏暗，脉小滑。守原法，加入平肝息风之药。初诊方加蝉衣 5g，炙僵蚕 10g，改石斛 15g。28 剂。

2002 年 2 月 7 日三诊：患者连续服用中药有效后，停药 4~5 个月，现左侧视野又缩小，视物模糊。舌苔少黄，质红，脉细。辨为脾肾亏虚，治以滋肾清肝。处方：生地黄 10g，熟地黄 10g，山茱萸 10g，丹皮 6g，菊花 10g，枸杞 10g，决明子 10g，青葙子 10g，密蒙花 10g，谷精草 15g，石斛 10g，沙苑子 10g，白蒺藜 10g，生石决明（先煎）30g，赤芍 10g，白芍 10g，茺蔚子（包煎）12g，苦丁茶 10g。21 剂。

按语：患者虽为壮年男性，却是阴虚火旺之体。罹患眼病 5 年余，病机总属肝肾不足，阴虚内热。从初诊时见患者口干，尿黄，舌苔少，质暗红，脉细辨其病位以肝肾为主，病理因素以阴虚为核心。治当祛邪扶正并施。方以六味地黄丸加减，生地黄、山茱萸、枸杞补益肝肾；菊花、决明子、青葙子、密蒙花、谷精草、茺蔚子清肝明目；沙苑子、白蒺藜平肝明目；石斛、丹皮滋阴清热。二诊见手抖，加平肝息风的蝉衣。末诊渐减清热泻火之品，加入平补脾肾之味。纵观全病程，周仲瑛教授紧扣各阶段脏腑病机及病理因素机转，随症识机，因机立法加减用药。

二、讨论

眼作为五官之一，眼科疾病是临床常见的疾病，中医通过辨证施治对改善临床症状、控制病情具有独特的优势，外科治疗与中西医内科用药治疗多能相得益彰，优势互补。从本文介绍的 7 例验案可知，周仲瑛教授辨治眼科病证寓有整体与局部、辨证与辨病两种思路。既关注眼部局部病变特征，更重视人体五脏气血阴阳整体，既重视辨证论治，也有习惯用药针对辨病而设。辨证方面，周仲瑛教授在治疗眼疾以复合病机为着眼点，把握火、痰、瘀等病理因素的兼夹转化与复合。周仲瑛教授经常告诉学生要重视肝开窍于目，故目疾与肝关系密切，同时，肝肾同源，病理上互相影响，故易出现肝肾亏虚，肾虚肝旺等病理证候。所以临床用药要每多首选枸杞、石斛、生地黄补益肝肾；麦冬、玄参滋阴。肝火易夹痰上炎，故用黄连、夏枯草、僵蚕清热化痰，菊花、白蒺藜等平肝之品。

（传承弟子周欣撰写，周仲瑛指导）

第二十四节　疑难病症辨治

周仲瑛教授在临床上明晰辨证，擅治疑难杂病，兹择周仲瑛教授临床验案 5 则介绍于后。

一、阴吹案

俞某，女，52 岁。

2004 年 8 月 9 日初诊：患者阴中排气频频，伴有腰酸尿频，夜尿 3~4 次，小腹冷胀疼痛，带下较多，色黄，寐差，腹部 B 超：右侧卵巢囊肿，约 3.3cm×4.2cm 大小，舌苔薄腻，质暗，脉弦细。证属肾气虚冷，下元不固，下焦湿热瘀滞。处方：制附片 6g，肉桂（后下）5g，乌药 10g，吴茱萸 3g，鹿角霜 10g，煅龙骨（先煎）20g，煅牡蛎（先煎）25g，红藤 20g，败酱草 15g，当归 10g，九香虫 5g，制香附 10g，枸杞 10g，楮实子 10g，巴戟天 10g，白芷 10g，白及 10g。每日 1 剂。

2004 年 8 月 30 日二诊：患者小腹冷痛发胀，阴吹减少，腰酸减轻，形体怕冷，尿频，量少不畅，口干，舌苔薄腻，质暗红，脉细弦。前法再进：制附片 6g，肉桂 4g，吴茱萸 3g，胡芦巴 10g，巴戟天 10g，乌药 10g，九香虫 5g，红藤 25g，败酱草 15g，鹿角霜 10g，淫羊藿 10g，白芷 10g，白及 10g，枸杞 10g，黄芪 15g。每日 1 剂。

2004 年 9 月 14 日三诊：患者小腹冷胀较前减轻，疼痛已平，阴吹未作，腰部稍酸，夜尿 1~2 次，舌苔薄腻，质稍暗，脉细，仍守前方调理。

按语：阴吹以阴道排气为主要临床表现，伴随症状却不尽相同，其病机及治法也不一，《金匮要略·妇人杂病脉证并治》指出："胃气下泄，阴吹而正喧，此谷气之实也，膏发煎导之。"吴谦认为阴吹的病机是胃气实而肾气虚，"以诃黎勒丸，固下气而泻谷气也。"吴鞠通指出阴吹的病机是"痰饮蟠居中焦"，孙一奎则认为是中气不足。可见本病的病机有胃实、痰饮、中虚、肾虚等。本例患者首诊时阴中排气较重，伴腰酸尿频，小腹部冷胀，小关节疼痛，周仲瑛教授据此辨证为肾中元阳亏虚，气虚不固，兼有下焦湿热瘀滞。肾中内藏元阴元阳，命火不足则温煦固摄失职，故腰酸尿频，周仲瑛教授取右归、二仙意立方，既温补坎离之火，兼以疏肝补脾。患者小腹部冷胀而痛，冷为寒，胀为气滞，痛因不通，肝之经脉"循阴股，入毛中，过阴器，抵少腹"，故方一中以乌药、九香虫、吴茱萸条达肝气，另以红藤、败酱草清化湿热。纵观本病，周仲瑛教授审症求因，因证立方，病证结合，师古法而不囿于古方，且融入新意，知常达变，故在临床上能获捷效。

二、下肢肿胀案

王某，男，65 岁。

2003 年 7 月 18 日初诊：患者两下肢肿胀 20 余年，按之凹陷，下肢皮色暗紫，按之有硬结，手胀麻木，尿量尚可，大便日行 2~3 次，质软不实，上腹部冷，晨起口苦，舌苔薄黄腻，质暗，脉细。B 超提示胆囊炎、胆结石、前列腺略有增生；血生化检查：

AST 75U/L，CHOL 2.85mmol/L。证属气血失调，湿热偏盛，血瘀水停。拟方行气祛瘀利水，清化湿热。处方：炒苍术10g，黄柏10g，生薏苡仁15g，木防己12g，路路通10g，天仙藤15g，鸡血藤15g，泽兰15g，泽泻15g，稽豆衣10g，茯苓10g，车前子（包煎）10g，片姜黄10g，川牛膝10g，炮山甲（先煎）6g。每日1剂。

2003年8月22日二诊：患者下肢肿胀减而未尽，夜间加重，左侧较重，瘀斑、硬结较前显著减轻，大便日行1~2次，质软，舌苔薄黄，质暗，脉细。初诊方加凌霄花10g，红花6g，苏木10g。每日1剂。

2003年8月29日三诊：患者药后两下肢肿胀基本消退，但傍晚稍有肿意，内踝上瘀斑转淡，舌苔薄黄，质偏暗，脉细。初诊方去炮山甲，加鬼箭羽15g，地肤子15g，苏木10g。以善其后。

按语：《黄帝内经》云："面肿曰风，足胫肿曰水。"气之与血、与水关系密切，气能行血亦能行水，气血失和，血行不畅，留而为瘀，故见皮色青紫，手足麻木，舌质暗，脉细等症；瘀阻经脉，水无以行，留滞经络，水瘀互结，因而肿胀历久难愈。周仲瑛教授以炮山甲为君，破血逐瘀，开隧通经，俾水有通路，臣以鸡血藤、片姜黄、泽兰行气活血，以助瘀去水行，水湿郁久复生内热，故佐以四妙渗湿清热，标本兼顾。二诊肿消大半，瘀斑及硬结亦明显缓解，药中肯綮，鼓力再进，三诊病势已去，故去峻猛之山甲，所谓"衰其大半而止"，续以活血通经、清热利水之剂收功。周仲瑛教授精究辨证，明析方药，配伍严谨，井然有法，丝丝相扣，时语予曰：中医临床之核心在于辨证，中医之优势亦在于辨证，只要辨证精当准确，自然能收良效。另本方中所用天仙藤为马兜铃科多年生缠绕草本植物马兜铃的茎叶，又名"青木香藤"，性味苦温，有活血通络、化湿利水之效，主要用于风湿痹痛，妊娠水肿等，周仲瑛教授常用于肝肾不足，气血失和，久病水肿不消的病症，因其含有马兜铃酸，可造成肾损害，所以现在临床上已被限用，但若能辨证准确，用量适当，使用时间不过长，则可以达到趋利避害的目的。

三、发热案

王某，女，22岁。

2003年8月29日来诊：患者持续发热2周，晨起37.3℃，中午约37.7℃，最高至38℃，空调房内怕风，汗出不多，凌晨盗汗，手足心灼热，昨起咳嗽，流涕，大便偏烂，既往每年均有持续性低热史，但在夏季发热尚属首次。舌苔薄黄腻，质暗偏红，脉细滑。证属湿热内蕴，枢机不和，治以和解清化。处方：柴胡10g，炒黄芩10g，藿香10g，青蒿（后下）15g，鸡苏散（包煎）10g，鸭跖草15g，前胡10g，南沙参10g，淡豆豉10g，黑山栀10g，厚朴5g，法半夏10g，茯苓10g。每日1剂。

9月22日因尿路感染来诊，诉前药服3剂后热势即退，续服2剂巩固，后发热未再反复。

按语：高温季节，暑气当令，湿遏热郁，则三焦气机不利，故热势不扬，且流连缠绵，方中寓藿朴夏苓汤、蒿芩清胆汤、栀子豉汤，疏利三焦，化湿清热；畏风、流涕、咳嗽为表邪未尽也，故以鸡苏散易碧玉散以轻疏肺卫，使邪有出路；盗汗、手足心灼热为热伤阴分，以南沙参养阴。暑性升散，易于耗气伤阴，又暑多夹湿，但清暑而湿不去，但利湿易伤阴，本方清、疏并用，略佐养阴，药证合拍，因而热退迅速。

四、慢性肾功能不全案

梁某，女，72岁。

2004年3月3日初诊：患者既往有糖尿病、高血压（2级）、高脂血症、慢性肾功能不全、类风湿关节炎、白内障病史多年。2001年体检发现肾功能不全，曾服六味地黄丸1年余，今年体检病情加重。近半年来纳差，恶心，纳谷不香，寐差，每日仅睡3~4小时，心慌善惊，口干，偶有泛酸，腰酸痛，大便每日3~4次，质烂，尿量尚可，尿次较频，周身怕冷，视物模糊，舌苔薄黄腻，质暗红，脉小弦滑，实验室检查：BUN 14.08mmol/L，UA 587μmol/L，Cr 212μmol/L，TC 6.83mmol/L，TG 5.15mmol/L，ESR 32mm/h，LDL-C 3.49mmol/L，RF（+），B超示双肾体积偏小，眼底检查见动脉硬化，测血压：156/98mmHg。证属脾肾两虚，湿浊内蕴。处方：藿香叶10g，苏叶10g，黄连3g，吴茱萸3g，法半夏10g，炮姜炭3g，炒苍术6g，炒白术10g，潞党参10g，怀山药12g，炒六曲10g，猪苓12g，茯苓12g，泽兰12g，泽泻12g，淫羊藿10g，巴戟天10g，黄柏6g，鬼箭羽15g，菟丝子12g，桑寄生15g，丹参12g，夜交藤20g。每日1剂。

2004年3月11日二诊：患者药后关节疼痛稍轻，胃中嘈杂、时有疼痛，头晕，寐差，大便转实，尿量多，口干不苦，食纳改善，舌苔黄，质暗红，脉细。仍从湿浊中阻，脾肾两虚治疗。处方：藿香叶10g，苏叶10g，黄连3g，吴茱萸3g，法半夏10g，炮姜炭3g，潞党参10g，炒苍术6g，炒白术10g，怀山药12g，炒六曲10g，猪苓12g，茯苓12g，泽兰12g，泽泻12g，淫羊藿10g，黄柏6g，鬼箭羽15g，桑寄生15g，夜交藤20g，鹿衔草15g。每日1剂。

2004年3月18日三诊：患者停用西药降压药1周，血压稍升，测血压：140/70mmHg。胃中嘈杂、疼痛、灼热，肠鸣，大便时溏，尿多有沫，夜间足肿，纳差。舌苔黄，质暗紫，脉小弦滑。此为脾肾两虚，湿浊中阻，胃失和降，当脾肾同治，化湿和胃。处方：藿香叶10g，苏叶10g，法半夏10g，太子参10g，炒苍术10g，黄柏10g，淫羊藿10g，黄连4g，吴茱萸3g，猪苓15g，茯苓15g，泽兰15g，泽泻15g，鬼箭羽15g，潞党参10g，丹参12g，夜交藤25g，石楠藤20g，鹿衔草15g，生白术12g，煅瓦楞子20g。每日1剂。

2004年4月23日四诊：患者感胃中隐痛、灼热，嗳气，尿多，尿中泡沫减少，大便每日3~4次，质可。舌苔淡黄，质暗，脉小弦滑。复查生化：CR 147μmol/L，BUN 10.5mmol/L，UA 417mmol/L，TG 4.2mmol/L，GLU 9.3μmol/L，TC 7.0mmol/L，近日测血压多在（140~150）/（70~80）mmHg。三诊方去石楠藤、夜交藤、煅瓦楞子，加罗布麻叶20g，炒杜仲15g，土茯苓25g，生黄芪15g，老鹳草15g。每日1剂。

2004年5月21日五诊：患者复查肾功能已经恢复正常，血压：138/82mmHg，自觉胃部仍稍有不适，纳谷一般，大便日行2~3次，质软不烂。舌苔薄黄，质略暗，脉细滑。仍以前方加减，补益脾肾、化湿和胃调理善后。后仍来诊多次复查肾功能未见反复。

按语：该患者原有高血压病史多年，复罹糖尿病，出现代谢紊乱，高脂血症，继发心、肾及眼底动脉硬化，心肌供血不足，肾功能不全及视力损害，多病杂陈，虚实并见，寒热兼夹，治疗甚为棘手。脾居中州，为升降之枢，运化水湿，"泌糟粕，蒸津液"，升清降浊，今脾虚不能为胃行其津液，水聚而成肿，清气不升，浊气不降，清浊相混，胃失和降。《丹溪心法》指出："惟肾虚不能行水，惟脾虚不能制水……于是三焦停滞，经络壅塞，水渗于皮肤，注于肌肉，而发肿矣。"《中藏经》云："水者，肾之制也。肾者，人体之本也，肾气壮则水还于肾；肾虚则水散于皮。"可见脾、肾两脏的虚损是本病的重要病机。周仲瑛教授抓住其主要矛盾：便溏足肿，腰酸肢冷，胃气不和，从补益脾肾入手，尤以治脾为重点，兼以和胃祛湿泄浊，以连苏饮、胃苓汤和胃泄浊利湿，以二妙丸清利下焦湿热，以六君子汤健脾益气，取姜、连、萸、夏苦辛通降和胃，以淫羊藿、巴戟天温壮下元，俾气化蒸腾，湿浊得祛，脾气得健，则浊去清升。本证以健脾益气，温补下元为本，以和胃泄浊利湿为标，治标顾本，标本同治，补泻兼施，同时结合辨病治疗，因得彰效。

五、类中风案

华某，女，60岁。

2004年8月18日初诊：患者两旬前因贪凉引起右侧后脑发胀，头皮麻木，右侧颜面感觉迟钝，手臂发麻，夜间口干，二便正常，形体较丰，既往有颈椎病病史。舌苔黄，质暗红，脉小弦滑。BP：125/70mmHg。CT查左侧基底节腔隙性梗死。拟从外风入客，痰瘀阻络，类中风治疗。处方：天麻10g，白蒺藜10g，炙僵蚕10g，炙全蝎5g，广地龙10g，制南星10g，鸡血藤15g，片姜黄10g，羌活6g，防风10g，川芎10g，赤芍10g，川石斛10g，桑寄生15g。每日1剂。

2004年8月25日二诊：患者后脑时胀时平，头皮颜面麻木减轻，右侧卧位时颈背部不舒，多言后头晕，右目有绷紧感，右手无名指、小指时有麻木，时有便溏，汗多，夜晚口干有减。舌苔薄黄腻，质暗红，脉细滑。血压：120/80mmHg。治守原法：初诊方加葛根15g，生黄芪15g。每日1剂。

2004年9月1日三诊：后脑僵硬、牵引感有所缓解，右侧卧时较重，汗多，右手臂因吹风而感不适，便溏，稍有口干，夜晚明显，苔脉如前。效不更方，宗原意续进：初诊方加葛根20g，生黄芪20g，生地黄10g。

按语：明代王履从病因学角度首次把中风分为"真中风"和"类中风"两大类，后世医家大都继承了王履提出的类中风概念，并不断从多方面将其发展、完善。本案素体痰湿内盛，复因贪凉受风，外风引动内风，肝风夹痰上扰清空，湿痰阻络，气血失和。故当内外并治，标本兼顾。周仲瑛教授用天麻、白蒺藜息风化痰平眩；僵蚕、全蝎、地龙、制南星搜风通络祛痰；鸡血藤、片姜黄、川芎、赤芍活血通经化瘀；石斛、桑寄生补肝肾以固其本；羌活、防风疏风散邪以治其标。形盛气虚，卫外不固，易于受邪，方中以一味黄芪卫外实表，兼能益气通脉。方药与病机丝丝相扣，故得显效。

（传承弟子霍介格、周同撰写，周仲瑛指导）

参考文献

［1］　郑志攀，周仲瑛，叶放，等.国医大师周仲瑛辨治外感热病五大证的纲要探赜［J］.中华中医药杂志，2021，36（01）：178-182.

［2］　周学平.周仲瑛教授论非典型肺炎的中医药辨治［J］.南京中医药大学学报，2003（05）：257-260.

［3］　郭立中，金妙文，周学平，等.周仲瑛教授对防治甲型 H1N1 流感的思考［J］.环球中医药，2010，3（01）：23-25.

［4］　叶放，吴勉华，程海波，等.国医大师周仲瑛教授《新型冠状病毒感染中医辨治方案》解读［J］.南京中医药大学学报，2020，36（02）：141-144.

［5］　朱佳，李朝娟，刘海燕.国医大师周仲瑛教授治疗外感咳嗽经验［J］.中国中医药现代远程教育，2011，9（08）：10-11+15.

［6］　吴敏.周仲瑛辨治哮喘经验［J］.南京中医药大学学报，1995（06）：21-22.

［7］　王志英，金路.周仲瑛教授治疗慢性阻塞性肺病的经验［J］.南京中医药大学学报，2013，29（06）：585-587.

［8］　孙明月，王志英，黄瑞欧.国医大师周仲瑛教授辨治间质性肺疾病经验初探［J］.中华中医药杂志，2017，32（11）：4949-4951.

［9］　顾宁.周仲瑛教授辨治心悸痰瘀同证之经验［J］.中医函授通讯，1999（04）：18-19.

［10］　施建勇.周仲瑛治疗高血压高脂血症经验介绍［J］.中医杂志，1989（06）：13-14.

［11］　叶放，周仲瑛.周仲瑛教授辨证论治慢性肝炎的经验特色［J］.中华中医药杂志，2005（10）：604-606.

［12］　陶夏平.周仲瑛教授诊治病毒性肝炎经验［J］.环球中医药，2012，5（06）：446-448.

［13］　李振彬.周仲瑛教授治疗肠易激综合征的经验［J］.新中医，1997（08）：6-7.

［14］　何煜舟，宋欣伟，阮善明，等.周仲瑛教授治疗大肠癌的治法治则探讨［J］.中华中医药学刊，2010，28（04）：696-697.

［15］　陈四清.国医大师周仲瑛从气滞治疗便秘验案［J］.江苏中医药，2014，46（09）：47-48.

［16］　盛梅笑.国医大师周仲瑛治疗慢性肾衰案例辨析［J］.新中医，2014，46（11）：241-242.

［17］　樊蓥.周仲瑛治疗震颤麻痹的经验［J］.中医杂志，1996（11）：663-664.

［18］　顾勤，刘菊妍.周仲瑛教授治疗干燥综合征经验介绍［J］.新中医，2002（09）：7-8.

［19］　董筠，沈洪.试析周仲瑛教授辨治少阳病发热的学术理念［J］.内蒙古中医药，2012，31（17）：72-73.

［20］　周仲瑛，周宁.尪痹辨治探讨［J］.新中医，1992（06）：7-9.

［21］　苏克雷，朱垚，郭立中.国医大师周仲瑛治疗糖尿病肾病经验［J］.中华中医药杂志，2012，27（11）：2854-2857.

［22］　王敬卿，叶丽红.高脂血症、动脉粥样硬化、脑梗死的相关性——周仲瑛老年医学学术思想探讨［J］.中国医药学报，2004（11）：672-674.

［23］　周欣，眼科杂症的辨治.内部资料.

［24］　霍介格，周同.周仲瑛教授治疗疑难病案撷英［J］.南京中医药大学学报，2005（01）：50-52.

第三章
法外求法

第一节　下法在流行性出血热气营证中的运用

下法在温病治疗中占有重要地位，尤其是对热病急重症的治疗与抢救更为重要。历代医家，特别是温病学家对下法的运用均十分重视。在流行性出血热的科研工作中，下法已被广泛运用，尤其对少尿期的治疗，取得了可喜的成效。现就周仲瑛教授运用下法治疗本病的经验作一概要性论述。

一、寒下法是出血热气营证的重要治法

由于出血热病理中心在气营，在此阶段的主要病理表现为热毒、血瘀、腑实、蓄水、阴伤，而寒下法具有泻下邪热、通瘀散结、荡涤腑实、攻逐水毒、急下存阴等多种作用，正与出血热气营证病机相吻合，故可认为寒下法是针对出血热气营证病机的重要治法。

1. 下可泄热

疾病运用下法的目的虽然主要是祛除有形的实邪，但更重要的是以下为清，使热从下泄，邪有出路，不致形成燥结，变证丛生。据临床 80 例观察，发热期早用下法，不仅使大便通畅，而且患者全身热毒燔炽的症状亦随之顿挫，退热时间明显短于对照组，并对整个病程发展有良好的作用，使不少患者越过低血压、少尿期，直接进入多尿期，从而阻断了凶险证候的发生，降低了病死率。

2. 下可祛瘀

出血热不仅早期即有热瘀血瘀之征，而且常为整个病程中始终存在的病理因素，而瘀血的存在与否对病情演变影响很大，故早期即应十分重视通瘀散结。如邪热不与血搏，自可阻断蓄血的形成，据实验报道：大承气汤具有增加肠血流量、降低毛细血管通透性、促进腹腔内血液吸收、防止术后腹腔粘连等作用。提示下法有活血通瘀之功，据临床观察，运用下法对血液流变学指标的改善有明显意义。

3. 下可攻实

《黄帝内经》早已指出"中满者，泻之于内"。对于攻下能去肠腑结滞燥屎，众所周

知，出血热患者既以中焦阳明腑实热结为多见，则亦非攻下不能祛其邪热，通下可以荡涤结滞，有形之邪得去，则无形之热无所依附，自可杜其传变。

4. 下可逐水

应用下法利水，吴又可早就指出"小便闭，大便不通，气结不舒，大便行，小便立解，误服行水药无益"。对出血热少尿期蓄水证患者，使用泻下通瘀法治疗 40 例，获得了良好的利尿效果，其开始利尿时间优于呋塞米对照组，并且随着小便的排出，全身尿毒症状明显好转，减少了并发症，降低了病死率；而对照组往往表现为小便虽出，但全身尿毒症状反而日益加重，难以渡过移行期或发生多尿期肾衰，以致死亡。据报道大黄有明显的利尿作用，口服大黄后尿中钠、钾含量明显增加，pH 上升，证明某些攻下药确具逐水之功。

5. 急下存阴

温疫之邪，伤阴最速，若邪热里结阳明，腑实不通，邪无出路，必内灼阴津，耗伤正气。此时如仅用清热滋阴之法，实为杯水车薪，无济于事，当急予攻下，釜底抽薪，方可保存有限之阴津，起到扶正的作用。所以，出血热早期运用下法，可以减轻阴伤之程度，使正能抗邪，对预后有较大影响。

二、下法在出血热气营证中的具体运用

下法虽为出血热气营证阶段的重要治法，但它并不能概其全面，尚应根据其病理变化，针对热毒、血瘀、蓄水、阴伤等各个方面，适当地配合使用清气泄热、凉营化瘀、分消利水、滋阴生津等法，方能使下法更好地发挥作用，取得更高的疗效。

1. 下法与清气泄热法的配合运用

疫毒传里，阳明经腑同病，既有邪热充斥之征，又有热结肠腑之象。此时如仅用白虎汤清泄经热，结聚之邪不去，徒清无益；若承气通下与清气同时并施，白虎与承气合用，可加强泄热作用，方选《通俗伤寒论》白虎承气汤。如治疗出血热发热期的清瘟合剂，即取大黄与石膏、知母配合使用，清下合法，经腑同治，使温疫热毒之邪迅速得以清泄。

2. 下法与凉营化瘀法的配合运用

由于出血热的特异性，故在卫气营血传变过程中，血热是其重要的病理特点，往往在气分阶段邪热即可波及营分，有的还可以表现为卫营同病。气营两燔是本病最多见的证候，营血热盛又是本病最危重的证候，正因为营热血瘀是出血热的基本病理，所以下法常需与凉营化瘀法配合使用，才能更有针对性，达到下瘀热的目的。处方可选清营汤合承气汤或取《温疫论》桃仁承气汤。治疗出血热发热期所用的清瘟合剂即取大黄与赤芍并用，在少尿期使用的泻下通瘀合剂中又将大黄、芒硝与生地黄、丹皮等品合用，意在泄热通腑，同时凉营化瘀，使气热得泄，营热能清，瘀热得祛。

3. 下法与分消利水法的配合运用

温病小便不利是否当用分利，历来有所争议。如吴鞠通认为："温病小便不利者，淡渗不可与也，忌五苓、八正辈。"而叶霖却指出："此言阴竭之小便不利，故不可淡渗，若属热结，自当清利，非凡温病小便不利，皆不可淡渗也。"临证观察：出血热少尿期之小

便不利既有阴伤的一面，但同时还有瘀热水毒的壅结，多属本虚与标实相错，且有时以标实为主要方面，因此治疗上不能执一而论，应当在滋阴泄热通瘀等法的基础上配合使用分消利水之品，小便利则气化通，水津输布复常，反获保津存液之功。代表方如导赤承气汤。根据本病水热互结的病理特点，在清瘟合剂中配伍使用白茅根、淡竹叶或鸭跖草等清热利水之品，在泻下通瘀合剂中则用木通、白茅根等品，增强通利小便的作用，均未发现有明显伤阴的弊端，显示了中医综合采用多种治法的优势和复方的特长。

4. 下法与滋阴生津法的配合运用

本病出血各期均可见有阴津耗伤之象，故治疗中宜刻刻护其津液，配合使用滋阴生津之品。邪传气分，热结胃肠，热盛伤津，可致燥屎不行。此时如燥结不去则阴津愈伤，阴津不复则燥屎不行。故治疗又当攻下与滋阴二法合用，方取增液承气汤，增水行舟，泄热存阴。泻下通瘀合剂取大黄、芒硝与生地黄并用，合补泻为一体。此外，还曾对几例重型出血热患者入院即使用养阴、增液两种注射液作为基础补液治疗，观察这些病例后期阴伤程度均较轻浅，提示早期配合使用滋阴生津法的重要性。

三、出血热气营证运用下法的指导思想及注意事项

1. 应以逐邪为首要

出血热使用下法意在逐邪泄热，而不仅是燥屎。故辨证不能单凭肠中有无燥屎，大便通与不通来作为能否用下的唯一指标。病气营证阶段虽表现大便秘结者占多数，但也有一部分患者大便正常，日行 1~2 次者。对于无明显燥屎内结的患者，治疗一般以逐邪热为目的，仍然采用下法，每可使得邪从下泄，热随利减，截断病势。

2. 下不厌早

出血热治疗中亦当遵循"温病下不厌早"之旨，初期卫气同病时不必待表证全罢，即可采用解表与通里并用之法。当邪热传入气分，尚未形成里结时，亦当早用攻下，使散漫之邪不致里结肠胃，从而阻断病情的发展。如营分证表现瘀热里结者，就应立即使用下瘀热法。

3. 逐邪当猛

出血热属温疫为患，故起病急骤，变化迅速，症情凶险，治疗必须遵"急证急攻"之旨，急投承气汤之类，方不致贻误病机。对病初发热期的患者，一般均用生大黄等以攻下泄热，使患者保持大便日行 2~3 次，确实收到了较满意的效果。同时，用攻下药必要时剂量宜大逐邪宜猛，可采取"数日之法，一日行之"的紧急措施，才能化险为夷。如泻下通瘀合剂，既取硝黄合用，而且每剂用量大黄为 30g，芒硝为 20g，且有日服 2 剂者，对少尿期肾衰取得了显著的疗效。

4. 祛邪务尽

出血热应用下法，必须做到有邪必逐，除邪务尽，有时甚至再三用下。如少数患者至多尿期，仍见腹部胀痛不适，大便秘结，数日一行之腑实征象，经加服生大黄或服用少量泻下通瘀合剂，使之保持大便通畅，腹部胀痛亦随之减轻以至消失。曾见个别患者因发热、少尿期攻下不利，邪去不尽，而致多尿期延长，甚至到恢复期仍见可下之证者，提示

早期逐邪务尽的重要性，切不可因屡用下法，而畏缩犹疑，以致邪去不尽，病程缠绵。

5. 热厥转脱者忌用下法

一般而言，下法可运用于出血热发热、低血压、少尿等各期。但在低血压休克期使用下法，又当慎重处之，应辨其属厥闭还是厥脱。如邪热久闭，正气耗竭，由闭转脱，则下法当属禁用之列，否则可促其阴阳耗绝，加速死亡。

此外，对年老、少年、体弱患者，或津枯液竭，舌质红绛干裂卷缩的患者，下法又属慎用之列，必须在大剂扶正滋阴的基础上酌情用之。

四、应用下法为主治疗出血热气营证的临床观察

研究者针对出血热气营证的病理表现，在临床采用以下法为主的治疗，同时根据发热、少尿期不同病理特点配合使用其他治法，制定具有清气泄热、凉营化瘀、通利腑气作用的清瘟合剂和具有泻下通瘀、滋阴生津、利水泄热作用的泻下通瘀合剂，分别用于发热、少尿期属气营证的患者各 40 例进行临床观察，并同时设 PHA、呋塞米对照组，分别为 40 例、25 例。现简略分析如下：

1. 清瘟合剂

本方作用为清气泄热，凉营化瘀，通利腑气。

方药组成及药效分析：清瘟合剂由生石膏、生大黄、大青叶、银花、知母、鸭跖草、升麻等组成。生石膏配知母清热除烦；银花、大青叶、升麻清热解毒；鸭跖草利尿泄热。动物实验证明：清瘟合剂有抗出血热病毒和流感病毒的作用。

疗效观察：体温开始下降平均时间，治疗组为 9.43 小时，对照组为 15.88 小时；平均复常时间，治疗组 1.46 天，对照组 2.2 天，$P<0.05$；尿素氮复常平均时间，治疗组 4.44 天，对照组 8.67 天；肌酐复常平均时间，治疗组为 3.82 天，对照组 8.67 天。治疗组 40 例中无死亡，对照组 40 例中死亡 1 例，病死率 72.5%。

2. 泻下通瘀合剂

本方作用以泻下通瘀为主，兼以滋阴利水，以达到泻下热毒、凉血散瘀、增液生津、通利二便的目的。

方药组成及药效分析：泻下通瘀合剂由大黄、芒硝、枳实、桃仁、生地黄、麦冬、白茅根、木通、牛膝等组成。大黄泻下通便、凉血解毒、化瘀止血，合芒硝、枳实以加强通腑泻热；伍生地黄、麦冬滋阴生津；配白茅根凉血止血，清热生津利尿；木通利水泄热；桃仁、牛膝活血化瘀。

疗效观察：药后开始排尿时间，治疗组平均 5.12 小时，对照组 7.4 小时；药后 24 小时尿量，治疗组平均 969mL，对照组平均 622mL；尿蛋白平均复常天数，治疗组 6.8 天，对照组 10 天；尿素氮平均复常天数，治疗组 7.82 天，对照组 12.2 天。治疗组 40 例中无死亡，对照组 25 例中死亡 6 例。病死率为 24%。

以上实践证明，对出血热气营证及时正确地运用下法是使病情获得顿挫、降低病死率的有力措施，是值得重视的有效疗法之一。

（周珉撰写，周仲瑛指导）

第二节　"汗和清下、表里双解"复法治疗流行性感冒

流行性感冒是由流感病毒引起的急性呼吸道传染性疾病。流感是中医药治疗的优势病种之一，中医药有效并可单独应用治疗流感，如何根据流感的病机演变规律进行辨证立法选方是关键性问题。周仲瑛教授认为流感发病快，易从火化，传变迅速，治疗的重心应在卫气，在卫气同病或气分证阶段进行阻截，逆转病情向顺势转变。流感的基本病机为热毒犯肺，正邪相争，治疗流感应及时尽早祛邪解热，周仲瑛教授主张采用复法合方治疗，提出"汗和清下、表里双解"复法的治疗思路。以"汗和清下、表里双解"复法治疗流感的系列研究，关键在于以临床疗效为载体，筛选出经反复临床实践且通过科学研究验证、具有较好应用前景的有效方剂，再借鉴网络靶标的研究方法深入探索方剂的药效物质基础与作用机理。

一、流感的危害和西医治疗的现状

流感是由流感病毒引起的一种常见的急性呼吸道传染性疾病，发病率高，传染性强，人类对其普遍易感，严重威胁人类健康。1918 年的"西班牙流感"大爆发，感染患者高达约 1.5 亿，死亡人数 2000 万~5000 万，给人类造成了巨大的灾难。2009 年墨西哥爆发甲型 H1N1 流感并迅速在全球蔓延，引发大规模流行，波及 214 个国家，并造成超过 18449 人死亡。我国是全世界公认的流感多发地，同时也是流感病毒变异株的重要发源地，每年流感发病数估计可达上千万人，给社会和经济带来极大负担。因此，如何积极有效地预防和治疗流感已成为我国及全球医疗机构亟须解决的关键性问题。磷酸奥司他韦是目前《流行性感冒诊断与治疗指南（2011 年版）》推荐治疗流感的一线药物，临床疗效确切。但已有研究表明，不同的流感病毒类型对磷酸奥司他韦的疗效存在差异，而且流感病毒很容易产生耐药毒株而变异，从而导致对抗病毒药物产生耐药。曾有研究报道，超过 80% 的季节性甲型 H1N1 流感对磷酸奥司他韦耐药。流感病毒的耐药性、变异性已成为制约抗流感病毒治疗流感的瓶颈。

二、中医治疗流感的现状及存在的主要问题

流感属于中医疫病、时行感冒的范畴，中医药在防治流感等瘟疫疾病上具有悠久的历史并发挥出关键性作用，积累了大量的临床经验。古代医家，特别是温病学派对疫病进行了系统研究，形成了以《温病条辨》为代表的完整理论体系，对当前中医药防治流感仍具有十分重要的指导意义。而 2009 年在我国爆发的甲型 H1N1 流感事件过程中，中医药治疗同样扮演了不可忽视的作用，其耐药性低，副作用少，进一步验证了中医的临床疗效，充分体现出中医药的优势。大量中药抗流感病毒的基础研究提示，单味药及其有效成分或中药复方具有多靶点、多效应的抗病毒作用，可以通过直接抑制流感病毒感染和复制、防止流感病毒诱导的组织细胞凋亡，减轻流感病毒造成的氧化应激损伤，调节免疫功能等途径发挥预防和治疗作用，例如板蓝根、黄芩苷、银翘散等。但在临床实践过程中，单味中

药及其有效成分难以单独用于治疗流感或治疗流感缺乏足够的循证证据，例如板蓝根颗粒。而某些治疗温病的经典名方，如银翘散原方，随着流感致病诱因的不断演变等因素，疗效已不能满足临床需求。但毋庸置疑的是，中医药可以单独应用并有效治疗流感，问题的关键在于如何根据流感的病机演变规律进行辨证立法选方。

三、周仲瑛教授提出"汗和清下、表里双解"复法治疗流感的思路

流感是感染温疫毒邪所致，传染性强，患者表现为相似的流感样症状。本病初起之时，疫毒从口鼻或皮毛而入，外束肌表，卫阳遏阻，正邪交争而出现发热，微恶寒，鼻塞流涕，全身肌肉酸痛等症状。正如叶天士《温热论》所言"温邪上受，首先犯肺"，温邪性质属热，致病迅速，继而易感入肺，毒邪由表入里，表邪未解，里热渐起，热毒犯肺致肺失宣发肃降，表现为高热、咽痛、咳嗽咳痰甚则气促。毒邪顺传中焦，湿热困遏，热毒不得透发，里热炽盛，出现壮热，面红烦躁，口渴欲饮，胸满腹胀，大便秘结，舌红，苔黄腻，脉滑数等症。热毒壅盛，毒邪伤正，可继续传变为重症，表现为高热持续，气短喘促，咳嗽咳痰，烦躁不安，时有谵语，甚至神志昏迷、手脚抽搐等危象。流感具有起病急、传变快的病机特点，从六经辨证而言，流感初起多表现为太阳表证；阳明实热证多为太阳表证发展传变而来或失治误治后邪气内陷所致；半表半里之少阳证，既可以是外邪直犯少阳本经发病，也可以由太阳病转属少阳所致。从卫气营血辨证而言，初起温疫毒邪迅速由表入里，表邪未解，里热渐起，表现为卫气同病；表邪不解，热毒内传肺胃，正盛邪实，邪正相争，表现为气分证；热毒炽盛，毒邪内陷，内传入营，营阴受损，表现为气营两燔或营分证；邪在营分不解，继而深入阴血，出现血分证。

中医药在整体观和辨证论治理论指导下，针对流感制定出许多治则治法和形成相应的处方，常见的治法包括辛温解表、辛凉解表、清热解毒、解表清里、活血化瘀、扶正祛邪等。其中以辛凉解表和清热解毒法在临床上应用最为广泛，如银翘散、黄连解毒汤、麻杏石甘汤等。大部分的方剂只是针对流感发生发展的某个病理环节展开治疗，对流感传变迅速的病机特点缺乏足够的重视。

周仲瑛教授认为流感虽有卫气营血传变的一般规律，但其发病快，易从火化，传变迅速，故治疗的重心在于卫气，应在卫气同病或气分证时阻截疾病的进展，此阶段是病情向顺逆两方面转变的关键环节，也是中医药治疗的优势环节。流感的基本病机为热毒犯肺，正邪相争，治疗流感应及时尽早祛邪解热，不但可令邪去正安，而且可以防止毒邪进一步传变发展为危重症。热毒贯穿于卫分证演变至气分证的不同阶段，祛除热毒的治法包括辛凉发汗（卫分证）、和解少阳（半表半里证）、清热解毒（气分实热证）和通腑泄热（燥热内结证）。基于既病防变的原则，周仲瑛教授主张采用复法合方治疗流感，提出"汗和清下、表里双解"复法的治疗思路。热郁肌腠，卫表失和，根据中医"在卫汗之可也""治上焦如羽"的原则，选用轻清宣透之药，汗出则表邪得以清透外达，此为汗法。热郁卫气，邪在少阳半表半里，枢机不利，正邪分争，应清解少阳之邪热，祛除半表半里之邪，舒畅气机之郁滞，以和解少阳枢机不利，此为和法。毒邪由表入里，热毒犯肺，顺传阳明，里热炽盛，正邪剧争，应清气泄热，以杜其传变入营，此为清法。肺胃热盛不解，与肠腑燥屎互结，腑气不通，则肺热更甚，应用苦寒攻下之剂通腑泄热，寓下于清，此为

下法。汗和清下四法合用，邪有出路，表里双解，热毒分消，适用于治疗流感卫气同病或气分实热证。

四、"汗和清下、表里双解"复法治疗流感的研究方法与探讨

中医药研究的最终目的在于提高临床疗效，而脱离临床实践研究药物的作用机制是本末倒置。因此，基于中医学术理论为指导，以临床疗效为载体，筛选经反复临床实践且通过科学研究验证、具有较好应用前景的中医药治疗流感的有效方剂，再深入研究方剂的药效物质基础与作用机理，才能真正做到有的放矢。整体而言，中医药治疗流感的临床研究不少，但是基于多中心、大样本、严格试验设计的临床研究仍较少，研究质量普遍不高，缺少高级别的循证证据，严重制约了中医药在重大传染病防治过程中的推广应用。连花清瘟胶囊是目前中医药治疗流感的代表性药物，已被卫生部列入《感染甲型 H1N1 流感诊疗方案》（治疗甲型 H1N1 流感的推荐目录）。研究提示连花清瘟胶囊具有抗流感病毒、抗菌、退热、止咳化痰和调节免疫功能等多靶点、多环节的作用。系统评价结果显示，连花清瘟胶囊治疗流感较其他中药及西药更能缓解流感样症状，但研究同时提到由于纳入研究数量限制和质量缺陷，研究结论尚需进一步开展更多高质量、大样本随机对照试验加以验证。

周仲瑛教授在提炼流感病机的前提下，根据"汗和清下、表里双解"立法组方，形成了流感双解系列方药，在多年的临床实践过程中取得了良好疗效。南京中医药大学吴勉华课题组为进一步继承和推广名老中医的学术经验，通过大样本、多中心、随机、双盲、安慰剂对照临床研究和队列研究评估流感双解系列方治疗流感的临床疗效和安全性，已获得"十二五"国家科技支撑计划支持，以期促进名医经验转化形成安全、确切有效的《流行性感冒中医辨治方案》，并为政府制定突发性公共卫生事件的应急预案及相关指南提供科学依据。课题组在广东省高等学校人才引进专项和广州市科技计划项目立项资助下，开展随机对照试验评估流感双解系列方治疗轻型流感病毒性肺炎，研究结果提示可改善患者发热、咳嗽、咳痰等症状，有效促进肺炎吸收和流感病毒抗原转阴，且安全性好。"汗和清下、表里双解"复法治疗流感目前显示出较好的应用前景，有待临床研究结果进一步证实。

流感双解系列方是中药复方，而大部分中药复方的组成药物较多，成分复杂，有效活性物质难以确定。传统的药物化学研究模式，通过先明确有效成分再深入进行作用机制的研究，导致大量的实验研究重点集中于筛选有效的抗流感病毒药物和药理作用的探索，严重制约了中药抗病毒作用机制的探索。研究中药复方的药效物质基础与作用机制研究，除了应用传统的药物化学研究模式，还应借鉴近年新兴的系统生物学、生物信息学及网络药理学的思路与方法：利用国际上不断积累与新增的药物作用靶蛋白网络数据库和网络生物学的相关算法，发现中药中可能具有抗病毒作用的蛋白靶点，构建针对相关病毒的药物抗病毒靶蛋白网络，明确网络靶标，确定可能的抗病毒有效物质，在此基础上进一步发现中药抗病毒的作用机制。

（传承弟子陈远彬撰写，林琳指导）

第三节　清气凉营法治疗登革热

2002 年夏秋季节广州地区出现登革热流行，笔者应用南京中医药大学周仲瑛教授所创的清气凉营汤治疗登革热 18 例，取得较好的疗效，记录如下。

一、临床资料

18 例均为开始疑似，最后经市防疫站检测确诊为登革热的患者。西医诊断标准参照 1990 年 8 月卫生部制定的《规定管理的传染病诊断标准》。凡符合西医诊断标准，中医辨证为热入气分或气营两燔证，并且在观察期间停服与本病治疗有关的其他中西药物（尤其不使用解热镇痛药）均为纳入观察对象。其中男 12 例，女 6 例；年龄最大 68 岁，最小 18 岁，平均 34 岁；发病时间最短 2 天，最长 7 天。所有患者均以发热为主诉入观察室留观，其中伴头痛者 15 例，肌肉、骨节酸痛者 14 例，伴皮疹者 6 例，面红目赤者 10 例。实验室检查：白细胞 $<4.0\times10^9$/L 16 例，最低者为 1.1×10^9/L；血小板 $<100\times10^9$/L 11 例，最低者为 60×10^9/L。

二、治疗方法

全部病例从留观开始给予以下治疗：维生素 C 2.0g 加入林格氏液 500mL 中静脉滴注，每天 1 次。在此基础上加服中药清气凉营汤。处方：大青叶、生石膏（先煎）、白茅根、野菊花、青蒿（后下）各 30g，金银花、知母各 10g，淡竹叶、大黄各 10g。每天 2 剂，水煎 2 次，分次频服。治疗前及治疗后 4 天检验血常规，主要观察退热时间及白细胞、血小板的变化。

三、治疗结果

显效（临床症状及体征全部或大部分消失，白细胞、血小板恢复正常或明显改善）11 例，有效（临床症状及体征缓解，白细胞、血小板恢复较慢）4 例，无效（临床症状与体征均无改善）3 例。首次退热时间平均为 6.2 小时，完全退热时间平均为 46.5 小时。实验室检查：白细胞降低的 16 例中，经治疗后恢复正常 9 例；血小板降低的 11 例中，恢复正常 8 例。

四、验案举隅

某女，29 岁。因反复发热、全身肌肉酸痛 6 天于 2002 年 9 月 22 日入急诊科留观。诊见：高热，恶寒，全身酸痛，头痛，面红目赤呈醉酒貌，双上肢颈部皮肤潮红，双下肢散在微小出血点，稍有恶心，口干喜饮，小便黄，大便干结、2 天未解，睡眠差，无咳嗽，咽痛，鼻塞流涕，呕吐，腹痛腹泻及尿急、尿频、尿痛等症状。舌质红绛，苔黄厚腻，脉滑数。查体：T 39.6℃，P 92 次/分，R 20 次/分，BP 122/60mmHg，腋窝及腹股沟淋巴结肿大、活动度尚可，无压痛，表面光滑。束臂试验（+），球结膜充血（+），咽充血

（+），双侧扁桃体无肿大；双肺呼吸音清，未闻及干湿性啰音；心率 92 次/分，心律齐，各瓣膜听诊区未闻及病理性杂音；腹平软，无压痛及反跳痛，肝脾未触及，移动性浊音（-）。血常规：WBC $2.2×10^9$/L，BPC $76×10^9$/L；尿常规正常；大便潜血试验阴性；胸部 X 线摄片示：心肺未见异常。登革热 ELISA-IgM（+）。西医诊断：登革热。中医诊断：温疫。辨证为气营两燔型。即给予西医扩充血容量，用维生素 C 2.0g 加入林格氏液中 500mL 静脉滴注，每天 1 次。中药治以清气凉营为法。方用清气凉营汤加味。处方：大青叶、金银花、青蒿（后下）、野菊花、生石膏（先煎）各 30g，淡竹叶、知母、赤芍各 15g，大黄（后下）、法半夏、藿香各 10g，厚朴 6g。每天 2 剂，水煎 2 次，分次频服。服中药 3 小时后体温开始下降。治疗 5 天后，热退身凉，全身酸痛及头痛消失，双下肢散在出血点消散，舌质红，苔净，脉缓滑。复查血常规：WBC $4.1×10^9$/L，BPC $123×10^9$/L。病愈出院。

五、讨论

登革热系由登革热病毒所致、经蚊媒传播的急性传染病，呈季节性发病，以 7~9 月为发病高峰，我国南方沿海地区、长江以南多发，呈流行性或暴发性流行。本病发病急，恶寒高热，体温迅速达 39℃以上，头痛、眼眶痛、背痛、肌肉痛、关节痛均较明显，故有人称之为"断骨热"。部分患者可伴有恶心、呕吐、腹泻、腹痛等消化道症状。检查球结膜充血，面、颈、胸部皮肤潮红，淋巴结肿大，皮疹，WBC 或 BPC 减少。登革出血热则以发热、皮疹、休克、出血等为主要特征，病情凶险，病死率高。目前西医无特效疗法，而登革热疫苗应用于人群迄今尚未成熟，因此探索中医药治疗该病具有重要的临床意义。

根据本病的临床表现，本病属于中医学温疫范畴，且多按卫气营血的规律传变。因疫疠之气借蚊虫之力侵袭人体，其变化迅速，在卫分时间较短，很快传入气分，故初起即见卫气同病，并波及营分，临床所见以气分热盛及气营两燔的证型为多。邪入气分，则高热，便秘，汗多，渴喜冷饮，尿赤，舌质红、苔黄，脉数有力；邪入营血，则见身热烦躁，身面潮红，皮疹或出血点，舌绛少苔，甚至吐衄、便血等。叶天士《温热论》"在卫汗之可也，到气才可清气，入营犹可透热转气……入血就恐耗血动血，直须凉血散血"也是本病应遵循的治疗原则。清气凉营汤为全国名老中医周仲瑛教授以清气凉营截断病势为治法，用于治疗流行性出血热的有效方剂。虽然登革热与出血热由不同的病原体所致，但二者均表现为"病理中心在气营"的特点，故以本方治疗登革热气分热盛及气营两燔证。方中大青叶清热凉血解毒为君。金银花既清气分之热，又解血分之毒；石膏清气泄热；大黄泻火解毒，凉血化瘀，使热毒从下而解；知母清热泻火，滋阴润燥；青蒿清热透邪。诸药共为臣药，具有气营两清之功。淡竹叶清热除烦；野菊花清热解毒；白茅根清热凉血，生津利尿，共为佐使。湿重者加法半夏化湿和中，藿香芳香化浊，厚朴行气化湿，黄连清热燥湿、凉血解毒。诸药合用，在清气同时加入凉营之品，以防止热毒进一步内陷营血，同时又在清营热中参以透泄，即使邪热内传入营分，也能分消其邪，使营分之热转出气分而解，体现了"入营犹可透热转气"的原则。临床观察表明，清气凉营汤具有良好的退热效果，首次退热时间平均仅为 6.2 小时，而且退热后未出现明显的体温复升，大部分患者的头痛及肌肉、骨节酸痛等症状改善明显，同时可能对白细胞及血小板的复常有一定的促进作用。

（传承弟子罗翌撰写，周仲瑛指导）

第四节　从痰瘀论治疑难病症

　　周仲瑛教授在运用痰瘀理论论治疑难病症方面，积累了丰富的经验。他认为从痰、瘀分别论治疑难怪症奇病，前人记载众多，但对二者间的内在联系有欠重视。痰、瘀均为津血不归正化的产物，日久可互相转化而成痰瘀同病。从痰瘀同治较单以痰或瘀论治疑难病症，除理论上有进一步提高外，更在实践上增加了一项重要治疗法则。临证当以辨证为基础，依据不同情况而灵活运用。兹将周仲瑛教授从痰瘀着眼、审因施治疑难病症九法简介如下。

一、温通祛寒，化痰消瘀

1. 适应病症

　　用于寒邪抑遏人体阳气，而致气血凝滞、生痰停瘀的寒痰瘀阻证。症见咳喘，痰黏色白，胸部闷塞，脘腹胀痛，肢体疼痛，肌肤麻木，喜热怕冷，尤以四末为著，皮色苍白或青紫，遇冷则甚，溲清便溏，面青，舌质青紫，苔薄白，脉沉迟紧。可见于慢性支气管炎、慢性阻塞性肺疾病、慢性胃炎、血栓闭塞性脉管炎、雷诺氏病及现象、风湿或类风湿关节炎、冻伤及女子痛经、男子疝气等。

2. 常用方药

　　可选愈痛散（五灵脂、高良姜、延胡索、当归、莪术）、小活络丹、当归四逆汤出入。药如桂枝、干姜、乌头、细辛、白芥子、半夏、南星、当归、川芎、延胡索、乳香等。

3. 应用要点

　　治疗本证应选用偏于辛温的化痰祛瘀类药，以加强散寒通脉的功能。若与阳气虚衰有关者，应温而且补，与温阳化痰祛瘀法互参。同时要根据不同病种、病位，予以相应的祛寒、化痰、行瘀药。

二、清热化痰，凉血祛瘀

1. 适应病症

　　用于热邪煎熬津血、生痰成瘀所致的痰热瘀阻证。症见咳嗽喘息，胸闷，咯黄脓痰，心悸失眠，神志异常，谵语，昏厥，出血，身热，口苦口干，尿赤便结，舌质红，舌下青筋明显，舌苔黄，脉滑数等。可见于肺脓疡、肺性脑病、冠心病、精神分裂症，癫痫、脑血管意外、败血症，以及系统性红斑狼疮、癌症等。

2. 常用方药

　　苇茎汤、黄连温胆汤、犀角地黄汤出入。药如黄芩、黄连、芦根、生甘草、半夏、胆星、冬瓜子、竹茹、水牛角、赤芍、丹皮、生地黄、丹参、郁金等。

3. 应用要点

　　本法实由苦寒泻火与清化痰热、活血化瘀三法组成，应衡量热、痰、瘀主次配药。但苦寒不宜太过，以免败胃或燥化；祛瘀应选具有凉血与活血双重作用的药物。

三、润燥化痰，活血祛瘀

1. 适应病症

适用于燥邪灼津成痰、耗血致瘀的燥痰瘀结证。症见咳呛痰少质黏涩而难出，口唇干裂，鼻咽焦干，烦渴，潮热，肌肤甲错，目眶暗黑，形瘦，肢体痿软无力，大便秘结，舌质暗红，有裂纹，紫斑，苔薄干，脉细涩。可见于结核病、干燥综合征、糖尿病、食道癌，以及运动神经和肌肉损害所引起的某些弛缓性瘫痪，如多发性神经炎等。

2. 常用方药

可选沙参麦冬汤、活血润燥生津汤（《丹溪心法》）、启膈散出入。药用生地黄、麦冬、天冬、北沙参、玄参、天花粉、郁金、丹参、鬼箭羽、桃仁、川贝母、全瓜蒌等。

3. 应用要点

燥伤津血生痰成瘀者，治疗重点为燥。因此当以滋阴润燥为主。燥热清则痰能化，阴津复则血得养，自无成瘀之患。

四、燥湿化痰，活血祛瘀

1. 适应病症

适用于湿邪困遏气机、津血涩滞、痰瘀内生的湿痰瘀阻证。症见喘咳胸闷，痰多黏白，脘痞如塞，胁腹胀满，腰痛重着，头身困重，关节肿痛，皮肤顽麻，口黏口腻，小便浑浊，大便溏薄，妇女白带量多，舌暗红、青紫，苔腻，脉沉缓。可见于慢性阻塞性肺疾病、慢性胃炎、胃下垂、慢性肝炎、胆囊炎、风湿或类风湿关节炎、腰肌劳损、妇女附件炎等病。

2. 常用方药

可选二陈平胃汤、疏风活血散（当归、川芎、威灵仙、白芷、防己、黄柏、南星、苍术、羌活、桂枝、红花、姜）出入。药如苍术、厚朴、半夏、陈皮、南星、苏子、白芥子、川芎、红花、泽兰、防己、威灵仙。

3. 应用要点

燥湿可酌情佐以温热，因湿为阴邪，得阳易化；必要时酌伍风药，疏风以胜湿。临证还当区别湿痰内蕴与湿瘀互结的主次用药。

五、理气解郁，化痰行瘀

1. 适应病症

用于情志失调、气机郁结、气不布津、络痹血滞所致的痰气瘀郁证。症见精神抑郁，神情淡漠，善疑多虑，咽中如有物阻，吞咯不去，胸闷善太息，胸胁脘宇胀痛，食少不馨，寐差不实，舌质隐紫，苔薄白腻，脉沉弦滑。可见于神经官能症、癔症、心血管病、肝胆疾患。

2. 常用方药

血府逐瘀汤、半夏厚朴汤出入。药如柴胡、赤芍、川芎、红花、旋覆花、香附、青皮、半夏、厚朴、苏梗、郁金、降香等。

3. 应用要点

应区别痰气郁结与气滞血瘀的主次用药。但理气不宜辛香燥烈，以免助火耗气伤阴，要衡量气滞的轻重，选用调气、行气、破气之品。

六、益气活血，化痰通络

1. 适应病症

用于气虚不能化津、运血所致的气虚痰瘀证。症见手足弛缓痿软不用，肢体麻木或疼痛，半身不遂，口眼㖞斜，口角流涎，咳痰黏白，语言无力或謇涩不清，胸闷气短，尿频或失禁，或有面足虚浮，舌萎、质淡紫、有瘀块，舌下静脉曲张，舌苔薄腻，脉细软无力。可见于脑出血、脑血栓形成、脑栓塞等后遗症，以及脑梗死、小儿麻痹后遗症等。

2. 常用方药

补阳还五汤、涤痰汤增损。药用黄芪、人参、当归、桃仁、红花、穿山甲、水蛭、地龙、僵蚕、菖蒲、远志、南星等。

3. 应用要点

本法以补气为主，化痰祛瘀为辅，寓通于补，使气足而痰消血行，故黄芪用量需重。气虚痰瘀一般多泛指气虚痰瘀痹阻络脉证，但涉及的脏腑之气实非一端，如心气虚，血脉运行不利，痰瘀阻滞心络，可见暴痛、厥脱；肺气虚不能治理调节血液、津液运行，可见喘满；脾胃中虚，气滞痰阻，可致久病入络，凡此俱当结合病位处理。

七、养血和血，化痰消瘀

1. 适应病症

用于血液虚滞、运行不畅、痰阻津停的血虚痰瘀证。症见面色萎黄，头晕，心慌，咳逆气急，口黏吐痰，肢麻，肌肤斑疹青紫、淡红，妇女月经色暗量少或闭经，舌质淡红有瘀点或青斑，苔薄白腻，脉细弦滑。可见于血液系统及某些慢性久病，如各种原因的贫血、血小板减少性紫癜等。

2. 常用方药

桃红四物汤、金水六君煎增损。药用当归、芍药、川芎、熟地黄、鸡血藤、丹参、红花、桃仁、半夏、远志、茯苓、陈皮、炙甘草等。

3. 应用要点

补血不宜滋腻太过，以免碍脾助湿生痰；必要时佐入行气、助运之品；活血不能过猛，宜和血不宜破血；化痰勿过燥烈，以防耗血动血。

八、滋阴化痰，活血消瘀

1. 适应病症

用于营阴亏虚、不能运载津血所致的阴虚痰瘀证。症见形体消瘦，面颧暗红，目眶暗黑，肌肤有暗红花纹，心烦潮热，骨蒸，手心热，口干，腹有癥块，喘嗽痰黏，眩晕，腰酸，妇女月经紊乱、量少、闭经，或量大如崩，色鲜有块，舌红绛，有瘀点或紫斑，苔薄腻，脉涩。可见于高血压病、糖尿病、尿崩症、慢性肝炎肝硬化、结核病、系统性红斑狼疮、更年期综合征，某些血液病等。

2. 常用方药

可选滋阴化痰汤（当归、川芎、芍药、熟地黄、知母、陈皮、半夏、白茯苓、甘草）、二甲复脉汤增损。药用生地黄、天冬、麦冬、当归、鳖甲、丹皮、丹参、赤芍、竹沥、半夏、知母、瓜蒌等。

3. 应用要点

阴虚多有火，故活血应选养血凉血类药；化痰宜取养阴润燥之品；用药忌温、忌燥；同时应注意针对肾、肺、心、肝之异选药。

九、温阳消阴，化痰活血

1. 适应病症

用于阳虚内寒，不能化津运血所致的阳虚痰瘀证。症见心胸猝痛或绞痛，气短气喘，痰白清稀，心慌心悸，怕冷肢凉，汗出肤冷，或神昧不清，面色暗紫，唇乌，面浮肢肿，舌体胖大，质淡呈青蓝色，脉沉迟或歇止。多见于肺源性心脏病、慢性充血性心力衰竭、冠心病心绞痛、慢性肾炎、肾病综合征、爱迪森氏病等。

2. 常用方药

回阳救急汤（《伤寒六书》）、急救回阳汤（《医林改错》）增损。药如制附子、肉桂、干姜、人参、炙甘草、半夏、远志、郁金、菖蒲、当归、桃仁、红花、丹参、蒲黄、五灵脂等。

3. 应用要点

阳虚阴寒内盛所致的痰瘀兼气虚之候，治疗当助阳消阴与益气通脉之药配伍合用。一般而言，心肺阳虚的痰瘀，病情多急，可有喘悸厥脱之变；肾阳不振的痰瘀，则多见于慢性久病，治需缓图。

（传承弟子李七一撰写，周仲瑛指导）

第五节　从肾虚肝旺病机论治疑难杂病

周仲瑛教授倡导要"活化辨证论治"，将病机作为理论联系实际的纽带和通向论治的桥梁，提倡辨证应首重病机，提出病机辨证十三条，连同早年发表的论文《常用脏腑病机词汇类证鉴别》、专著《中医病机辨证学》等，共同构成周仲瑛教授病机辨证学术思想框架。在五脏病机中，周仲瑛教授对肝肾同病者，常以"肾虚肝旺"概括表述其病理特征。本文结合周仲瑛教授验案对"肾虚肝旺"病机的理论基础进行探讨。

一、肾虚肝旺的生理基础

中医学将人体五藏配五行，其中肝为木，肾为水，水生木，肾为肝之母，即肝肾之间的五行关系为母子相生，是指肾对肝的资生、促进和助长。母病及子是指五行中的某一行异常，累及其子行，导致母子两行皆异常。就肝肾两脏关系而言，《素问·阴阳应象大论》谓："北方生寒，寒生水，水生咸，咸生肾，肾生骨髓，髓生肝，肾主耳。"但二者究竟有何密切关系尚未形成共识。

明代李中梓在《医宗必读·乙癸同源》中首次提出"乙癸同源，肾肝同治"，使肝与肾之间的关系得以明示。通过复习文献可知，历代医家对肝肾同源的认识主要包括以下几个方面：①精血同源，肝藏血，肾藏精，精血皆由水谷之精化生和充养。②藏泄互用，肝主疏泄，肾主封藏，二者之间存在着相互为用、相互制约的关系，肝气疏泄可促使肾气开合有度，肾气闭藏可防肝气疏泄太过。③中医经络学指出足厥阴肝经与足少阴肾经皆循行于身体内侧，并交会于输穴"三阴交"，且同隶属于冲任。④共寄相火，金元时期朱丹溪在论述"相火"时认识到："具于人者，寄于肝肾二部，肝属木而肾属水也。胆者肝之腑，膀胱者肾之腑，心包络者肾之配，三焦以焦言，而下焦司肝肾之分，皆阴而下者也。"⑤共调阴阳，肾脏内寄元阴元阳，肾阴肾阳为一身五脏阴阳之根本，肾阴滋养肝阴，肝脏主司藏血之职，肾阳温煦肝阳，肝脏才能完成疏泄之用，因此，肝之阴阳与肾之阴阳之间互制互助才维持人体阴阳之间的相对平衡状态。

二、肾虚肝旺的病理基础

肝肾两脏在病理上相互影响，主要表现为肾不藏精与肝失疏泄、肝肾之阴阳之间的密切关系，肝肾同病的病理特征是"肾虚肝旺"，其基础在于肾易虚、肝易旺。

1. 肾易虚

肾所藏精气是构成人体、维持人体生命活动必不可少的基本物质，能促进人体的生长、发育、生殖。尤其是生殖之精，由父母两精相合而成，是构成胚胎发育的原始物质，终生只此一次，一旦耗泻，不易培补，况且，肾中精气随年龄的增长（生、长、壮、老、已）而衰减。

基于肾易虚、多虚、少实的生理病理特点，北宋钱乙在其《小儿药证直诀》中指出："肾有真水，有补而无泻。"尽管后世医家对此尚有疑义，但终究比较客观地概括了肾藏精、精易虚的主要临床特征。

2. 肝易旺

肝为刚脏，体阴而用阳，喜条达而恶抑郁。肝属木，具木之升发、伸展特性，位居东方，通于春气，又为阳气之生始。肝司疏泄，以气为用，气机调畅，则人情志调畅，全身气机协调，各脏腑功能正常运作。肝藏血，以血为本，肝血充盈则可濡养全身。肝的体阴和用阳彼此相辅相成，互依互制。肝藏血为疏泄的物质基础，而疏泄则是藏血的功能表现，肝气、肝阳常为有余，《小儿药证直诀》中同时指出："肝有相火，有泻而无补。"

在病理上，王旭高曾谓："肝气、肝风、肝火三者同出而异名。"肝之体用无论虚实，都会引起肝之疏泄异常，后者有肝气、肝风、肝阳之不同侧重，但其本则一，此正是"肝无补法"的主要依据。《黄帝内经》一方面强调五脏以肝"为最贵"，另一方面又以肝为"最其下"，后者即是所谓"肝为五脏之贼"之意。《知医必辨》谓："人之五脏，惟肝易动难静，其他脏有病，不过自病……惟肝一病，即延及他脏。"即使临床见有肝之"体"虚（如肝血虚、肝阴虚、肝气虚、肝阳虚等）或肝之"用"虚（如肝气虚、肝阳虚），但从肝之"用"而言，病理上仍不能离开肝气、肝风、肝阳三者。明乎此，才可了然魏玉璜研制一贯煎之本意。

3. "肾虚肝旺"病机的形成机制

首先，从肝木肾水为母子相生关系而言，水生木，水为母，木为子。"母病及子"通常表现为肾阴不足，不能滋生肝木，导致肝阴亦虚，肝气、肝阳相对偏亢，内生肝风、肝火，表现为"肾虚肝旺"；"子病及母"常见如肝木疏泄太过，肝阳偏亢，肝热或肝火上炎，多易耗伤肝肾之阴，而致"肾虚肝旺"。诚如《景岳全书》谓："命门为元气之根，为水火之宅。五脏之阴气非此不能滋，五脏之阳气非此不能发。"指出肾阴除了滋润、濡养本脏的作用，同时对肝阴也有滋生的作用；肾阳除了熏蒸、温煦、激发本脏，也对肝阳起到资助的作用，即所谓"肝阳根于肾阳，肝阴必待肾阴"。

其次，从肝肾藏泄互用关系而言，朱丹溪在《格致余论·阳有余阴不足论》中说："主闭藏者肾也，司疏泄者肝也。"则表明了肾主封藏是对生命活动的潜藏一面，肝主疏泄是对生命活动的升发一面。近年来，有人研究认为成体干细胞是先天之精的物质基础，肝肾同源与以"下丘脑-垂体"为核心的"神经-内分泌-免疫"网络相关，因此，肝肾藏泄互用的关系不仅体现在维持人体正常生殖功能方面，更广泛的生理意义体现在维持人体正常的生长发育及机体疾病或损伤后的修复过程。这些认识，为进一步探讨两脏在生理病理上的联系，即肾易虚和肝易旺是肾虚肝旺病机提供了基础。

此外，无论肾阴虚还是肾阳虚或肾之阴阳失调，久病则每多因病而郁，而伴有肝气郁结证候，也能形成肾虚肝旺。如临床常见更年期女性患者既有肝肾阴阳失调证候，又有肝气郁结或肝郁化热表现，滋肾平肝法是常用的有效治法。或如脾肾两虚、肝肾阳虚患者，因病而郁或动风者并不少见。

三、肾虚肝旺病机是对肝肾同病临床特征的高度概括

周仲瑛教授所谓"肾虚肝旺"病机是对肝肾同病时的肝肾阴阳失衡状态临床特征的高度概括，揭示了临床常见在肾阴虚、肾阳虚或肝肾阴虚、肝肾阳虚的同时，伴有肝气郁

结、肝阳上亢、肝风内动或肝火上炎等肝肾两脏阴阳或藏泄失衡的一种复合病机状态。

在研究分析周仲瑛教授临床病案时，可以发现"肾虚肝旺"常见有以下不同类型：①肝肾阴虚，肝气郁结。又称为"肾虚肝郁""阴虚气郁"。②肝肾阴虚，肝阳偏亢，又称为"水不涵木"。③肝肾阴虚，肝风内动。④肝肾阴虚，肝火偏旺。⑤肾阳虚弱，肝气郁结。⑥肝肾阳虚，肝风内动。在此基础上，或伴有心肾不交、肺肾同病、脾肾同病、肝脾两伤等，或兼夹痰、湿、水、饮、瘀、燥、热、火、毒等病理因素，基本治法是滋肾平肝法。

四、验案举隅

1. 免疫性肝损伤案

杨某，女，57岁。

2005年11月14日初诊：2004年2月因恶心纳差，四肢乏力至当地医院诊治，诊断为免疫性肝功能损害。就诊时症见：右后背痛，恶心欲吐，纳谷不馨，疲乏无力，每晚燥热，口干口苦，盗汗，两腿酸软无力。小便偏黄，大便干结，1~2日一行。舌质紫，舌苔薄黄，舌尖暗红，中有裂纹，脉小弦滑。辨证：肝肾阴伤，湿热瘀郁。治法：滋阴疏肝，清热化湿。处方：北沙参10g，麦冬10g，生地黄12g，枸杞10g，川楝子10g，当归9g，秦艽10g，茵陈蒿12g，炙鳖甲（先煎）12g，丹皮、丹参各10g，垂盆草30g，合欢皮15g，老鹳草15g，雷公藤5g，银柴胡6g，苦参10g，苍耳草15g。

2005年11月21日二诊：药后口干有明显好转，大便转畅，仍诉睡眠差，药已奏效，原方加功劳叶10g，白薇12g，知母9g，夜交藤20g。继续间断治疗至2006年3月16日，患者病情稳定。

2. 腹主动脉瘤案

仇某，男，86岁。

2005年5月20日初诊：去年体检发现腹主动脉瘤，腹部有搏动感，头常昏痛，口干，大便或秘或溏，尿急欲便，寐差，纳差。苔薄黄腻，质暗红有裂，脉弦兼滑。既往有高血压史，BP：168/96mmHg。辨证：肝肾阴虚，肝阳偏亢，兼有瘀热。处方：天麻10g，沙苑子10g，白蒺藜10g，菊花10g，川芎10g，炙女贞10g，旱莲草10g，赤芍10g，丹皮10g，生地黄12g，怀山药10g，山萸肉10g，枸杞10g，丹参12g，炒谷芽10g，炒麦芽10g。

2005年7月15日二诊：药后见食纳欠馨，寐差，听力下降，口干，大便或干或稀。舌苔黄，质暗红，脉弦滑。处方：天麻12g，沙苑子12g，白蒺藜12g，生地黄10g，制首乌10g，枸杞10g，太子参10g，楮实子10g，焦白术10g，茯苓10g，炙甘草3g，怀山药12g，稽豆衣10g，熟枣仁15g，丹参12g，炒谷芽10g，炒麦芽10g。

如此持续服药治疗，随访至2006年10月，患者病情平稳，诸症状均有改善。

3. 肝豆状核变性案

范某，男，19岁。

1996年5月24日初诊：一年来，患者经常两手不自主抖动，并有身体晃动。经西医确诊为"肝豆状核变性"。症状在紧张后加重，经常头晕，后脑时痛，语音不清，步履困难，饮食、咀嚼不利，情绪易于激动，口稍干，手心热。舌苔薄黄，质偏红，唇红，脉细数。辨证：肝肾阴虚，内风暗动。处方：生地黄15g，大麦冬10g，赤芍20g，白芍20g，川石斛15g，白薇15g，炙甘草5g，丹皮10g，广地龙10g，炙全蝎6g，炙僵蚕10g，炙鳖甲（先煎）15g，牡蛎（先煎）30g，炙龟甲（先煎）15g，阿胶（烊化）10g。7剂。

1996年5月30日二诊：患者药后手足抖动较前减轻，口干不著，手心发热，语言欠爽。舌苔薄质暗，唇红，脉细弦滑。继守原法。初诊方加炙水蛭5g。30剂。

1996年8月12日三诊：患者药后手抖、身体晃动已不明显，但蹲后起立比较困难，头晕，发音困难，手心灼热。舌苔薄，中黄腻，质红，脉细弦。此属肾虚肝旺，内风暗动，仍当育阴潜阳，滋液息风。初诊方加陈胆星6g，熟枣仁15g。80剂。

1996年11月2日四诊：患者药后病情基本稳定，身体抖动不著，语言转清，口干减轻，汗出减少。舌苔薄黄腻，舌尖边红，脉细弦滑。拟滋肾养肝，育阴潜阳，息风和络再进。上方去丹皮、全蝎；改陈胆星10g，熟枣仁20g。

4. 失明案

刘某，女，55岁。

2007年7月16日初诊：患者于6月20日午后突然左目失明，眼科检查为眼底动脉栓塞，症见心慌不能平卧，下肢时有浮肿，血压血脂临界。舌苔黄，质暗红，脉细。辨证：肾虚肝旺，阴伤火炎，络热血瘀。处方：生槐花12g，车前子（包煎）10g，泽泻12g，炙鳖甲（先煎）12g，水牛角片（先煎）15g，赤芍12g，丹皮10g，生地黄15g，玄参10g，夏枯草15g，菊花10g，炙女贞10g，旱莲草12g，地锦草15g，生石决明（先煎）30g，益母子（包煎）10g，决明子12g，青葙子10g。水煎服，每日1剂。

2007年7月30日二诊：患者左目视物仍不清，尿有热感，食纳良好，头晕寐差，腹胀，腿足肿胀。舌苔黄质暗，脉细。西医诊为视网膜中央动脉栓塞。处方：初诊方加山栀10g，黄连3g，制香附10g。水煎服，每日1剂。另：三七粉60g，1.5g，每日2次。如此调治，随访至2007年11月5日，均在初诊方基础上，根据出现的兼杂症状进行加减调理，目涩、视物模糊等症状缓解。

5. 月经先期案

徐某，女，48岁。

2008年5月23日初诊：患者近来腰背酸冷，经行先期5天，带下不多，面部褐斑。舌淡黄质暗紫，细滑。查有胆囊息肉、宫颈小结节。辨证：肝肾阳虚，肝气不疏，夹有瘀热。处方：醋柴胡5g，赤芍10g，当归10g，制香附10g，广郁金10g，桑寄生15g，炒杜仲12g，金毛狗脊10g，川断15g，生薏苡仁15g，生蒲黄（包煎）10g，土茯苓20g，淫羊藿10g，巴戟肉10g，淡苁蓉10g，炙鳖甲10g，炮山甲（先煎）6g。

如此间断服药治疗半年余，患者月经规律，胆囊息肉、宫颈小结节未增长，其他症状均有改善。

6. 高血压案

潘某，女，63岁。

患者患原发性高血压 20 余年，常服中药治疗，但控制不满意，血压波动于 170～202/100～125mmHg 之间。目前头晕胀，视物模糊，左足清冷不温，左臂乏力，难持重物，肢麻，腿足酸软，足底酸痛。舌苔薄，质淡，脉细。证属肾阳亏虚，肝失温养，风木内动，气血失和。处方：巴戟肉、川芎、当归各 10g，炒杜仲、桑寄生、生地黄各 15g，天麻、鸡血藤、怀牛膝各 12g，灵磁石（先煎）25g。日服 1 剂。如此调治 3 月余，血压趋于稳定，守法巩固，此后继续随访 4 年，血压始终在正常范围内。

五、结语

就五脏关系而言，五脏对人体在生理上的作用并非并列关系，比如前人有谓："肾为先天之本""脾为后天之本""心为君主之官"，今人更有人提出"肺脾共为后天之本"之说，更有"肝为五藏之贼"和"五藏贵肝"等，这些从不同角度对五脏功能地位的认识为后世医家的学术争鸣埋下了伏笔。其中，肝肾两脏的关系最为特殊，但前人每宗"肝肾同源""肝肾同治"表述二者的关系。本文探讨表明，周仲瑛教授提出的"肾虚肝旺"这一病机新术语提纲挈领地概括了两脏在病理上的密切联系和临床特点，对指导临床更具有重要意义。

（再传弟子张世安执笔，导师叶放指导）

第六节　从湿热论治疑难杂病

湿热病机表现多阴阳交错，寒热并见，临床涉及面广，可引起诸多病证。周仲瑛教授重视湿热在疑难杂病病机演变过程中的作用，从湿热论治诸多疾病，有较好疗效，现介绍如下。

一、湿热有外感、内生之别，致病具有广泛性

从外感受湿热之邪，与时令、地域有着密切的关系。内生湿热多因脾失健运所致。内外合邪，从而罹患湿热病证。周仲瑛教授认为，空调普遍使用易使人体汗液排泄不畅，热郁体内，也易导致湿热病证的发生。

周仲瑛教授从多年的临床实践中初步体会到外来湿热多与急性感染性疾病有关，如伤寒、细菌痢疾等；内生湿热多与体内非感染性炎症有关，如肾小球性肾炎、类风湿关节炎等。在长期临床实践中，周仲瑛教授还提出，湿热是各型病毒性肝炎的始动因素和发病基础，并贯穿疾病的全过程。湿热往往首犯中焦，困遏脾胃，土壅而致木郁，由脾及肝。临床可见脾湿胃热、肝热脾湿、肝胆湿热、胆热脾湿、肠腑湿热、三焦湿热等多种证候表现。因此，湿热致病具有广泛性。

二、湿热为患具有二重性，易夹痰夹瘀化毒，变证百出

周仲瑛教授认为，湿为阴邪，其性黏滞，重浊趋下，易损阳气，常起病缓，病程长，难速愈；热为阳邪，其性炎上，生风动血，易伤阴液，多发病急，传变快，为害烈。二者阴阳相合，湿遏热伏，热蒸湿动，常病涉三焦，上可达脑窍，下可至二阴、下肢；外可在肌表皮毛，内可壅五脏六腑；不但可滞气入血，而且湿胜可伤阳伤气，热胜可化燥伤阴，耗阴损阳，可致多脏受损。由于湿热二邪的阴阳属性不同，故其临床表现也常具有二重性。湿热为患既可以隐匿起病，自觉症状不多，也可以突变急发，呈危重经过。从病位讲，既可以在表，又可以在里；病性既可以似热，而又可以似寒；病势既可以似虚，而又可以似实。阴阳错杂，主次轻重，疑似难决，或病情持续迁延，呈慢性进行性损害，或时起时伏，反复发作。所以周仲瑛教授强调在急难证中，病状多端、疑似难决之际，当对湿热病邪格外注意。

湿热壅遏，最易滞塞气机，气机一旦受阻，气化失司则停痰留饮；气滞则血行不畅，瘀血内生。另外，水、湿、痰饮，同为津液不归正化的病理产物，湿与痰之间可以互生互化，而津血同源，痰瘀又密切相关，所以湿热为患，常易夹痰夹瘀。湿热胶结，外不得疏解，内不能通泄，湿热从气入血，湿瘀互结，热郁血瘀，甚则酿生湿毒、热毒。湿热与痰、瘀、毒邪互结，掀火动风则高热抽搐；壅阻于胆，胆液外溢则身目俱黄；侵入营血，迫血动血则见各种出血；扰于心包，闭塞心窍则神昏谵语；弥漫三焦，气化失司，则患者腹大如鼓，尿少不利，以致变证百出。

三、湿热与湿温、痰热、瘀热、郁热同中有异，辨证重在察舌

湿热与湿温古代文献大多混称，但湿温属温病的一种，主要因外感湿热病邪而起病，

发病有一定的季节性、地域性、传染性及流行性，患者有发热，并常有卫气营血及三焦传变经过。而湿热为病既可起于外感，也可因于内伤，患者不一定有发热，一般不传染也不流行。周仲瑛教授认为，湿热的概念大，范围广，湿温只是外感湿热病证中的一种。

湿热与痰热患者尽管都可以出现胸闷、口黏、舌红、苔黄腻等临床表现，甚至湿热还可酿痰上犯心包，出现昏迷，但周仲瑛教授认为，痰热患者常有咳吐黏痰，为湿热患者所没有；痰热上窜则头晕、目眩，内扰心神则神情异常、心烦易惊、呆钝、独语、哭笑无常等，痰热致病的多样性、怪异性，与湿热为病脘痞、腹胀、身重、呕恶、纳呆、脉濡数以脾胃为中心者不同。另外，痰有形而湿无形，所以痰热为病可以有外形见症，如瘿瘤、乳房包块等，而湿热疾病一般没有。湿热与瘀热、郁热虽都有火热偏盛的一面，但其病因病机及临床表现各不相同。瘀热多有血热、血瘀，甚至出血之表现，其病位在血分，与湿热留恋气分者有异。瘀热舌以暗红或红绛，舌体青紫，或有瘀点瘀斑为主，苔多不黄腻；湿热以舌红、苔黄腻为主，舌不青紫，也无瘀点瘀斑，但湿热从气入血，亦可兼夹瘀热证候。郁热多与气郁化火有关，与湿热病虽同在气分，但郁热的患者与精神、心理因素密切相关，患者往往自觉痛苦很多，症状繁杂多变，有多系统表现，但大多查无实质性病变，或虽疑为实质性病变，而又不能定性、定位，明确诊断，临床上常以心身疾病、功能性疾病及亚健康状态者为主，病情较轻，多"无形"可辨；湿热为病，多与情志关系不大，常有明确的疾病定位，且多有实质性损害，病情较重，痼结难解，非暗示、心理治疗可以完全缓解。

湿热为病有以发热、身热不扬为主，有以黄疸为主，有以脘痞呕恶为主，有以头身困重为主，有以口黏不渴为主，有以舌苔腻、脉濡数为主，患者临床表现各有不同，但周仲瑛教授强调对湿热的辨证，察舌是极为重要的方法，并常以苔腻的厚薄程度定湿之多少，苔腻的部位在舌的前、中、后定上、中、下三焦。其中以色白为湿重，色黄为热重，色灰或黑为湿热俱盛。再参以问诊，口腻、口淡属湿，口干属热；湿多于热则口甜，热多于湿则多口苦。

四、分消湿热，有"开上""宣中""导下"之不同

湿热合邪，热寓湿中，湿处热外，徒清其热，湿蕴不化；徒祛其湿，里热愈炽，故清热祛湿，两者兼顾，为湿热病治疗的基本法则。叶天士曰："渗湿于热下，不与热相搏，势必孤矣。"周仲瑛教授指出这种促使湿热分离，孤立邪势的治疗方法，深得湿热病论治之精髓，确能缩短病期，提高疗效。

周仲瑛教授认为，清热燥湿药的特点是寒可胜热，苦能燥湿，但毕竟以清热为主，药如黄芩、黄连、黄柏、栀子、龙胆草、大黄、苦参等，可随证选用。祛湿的具体治法涉及多个方面：湿在上焦，郁遏卫表，患者表现为寒热，身楚酸困，胸闷，苔白罩黄者，当疏表祛湿，芳香化浊，如藿香正气散、三仁汤之类，药取秦艽、大豆黄卷、藿香、佩兰、香薷、苍术皮、薄荷、鲜荷叶等；湿困中焦，胸闷脘痞，恶心呕吐，腹胀，大便溏垢，口中黏腻者，当苦温燥湿，醒脾开胃，方用藿朴夏苓汤、不换金正气散之类，药如苍术、厚朴、法半夏、陈皮、白豆蔻、草果、槟榔等；湿在下焦，小便黄赤热涩，量少不利，当淡渗利湿为法，方如茯苓皮汤，药用赤茯苓、猪苓、泽泻、通草、车前草、滑石等。

以上"开上""宣中""导下"诸法,是针对湿热病邪所在部位而设,而且清热与祛湿必须兼顾,湿祛则热孤,热清则湿化。周仲瑛教授强调,临床必须辨清热偏重、湿偏重、湿热并重三类倾向,针对"湿象"和"热象"孰轻孰重及其消长变化,决定祛湿与清热的主次。同时也要结合湿热病证所累及的脏腑特点和兼症情况,与相应的治法相配合。如属肝胆湿热者配以疏肝利胆,属大肠湿热者佐以通调腑气,属膀胱湿热者伍以通淋利尿,遇痰热壅肺者清肺化痰,属痰蒙心包者当豁痰开窍。遇夹积、夹瘀、夹风、夹毒者,分别配以导滞、化瘀、疏风、解毒之法等。

周仲瑛教授在药对配伍方面,凡湿遏热郁,选栀子、豆豉;湿热中阻,加黄连、半夏;湿热滞气,加黄芩、厚朴;阳明热盛夹湿,加石膏、苍术;湿热伤阴,加芦根、厚朴,或芦根、滑石,或厚朴、石斛;肠腑湿热,加凤尾草、败酱草;湿热在下,加炒苍术、黄柏;湿热发黄加茵陈、栀子;热毒偏重,加龙胆草、大青叶;湿浊偏重加煨草果、蚕沙;食欲不振,配鸡内金、炒谷芽;泛恶欲吐,配白豆蔻、橘皮等。与此同时,周仲瑛教授强调必须防止苦寒太过损伤脾胃,即使偏于热重,在病势获得缓解后,亦应酌情减轻药量,不宜大剂持续使用。

五、验案举隅

朱某,女,66岁。

2006年7月26日初诊:患者患成人斯蒂尔病已7年余,长期服用激素,迭经治疗病情仍不稳定。目前服泼尼松每日30mg,现晨起仍有低烧,约37.3℃左右,怕冷,高热时更为明显,多汗,周身酸痛明显,腰痛,肘膝关节肿痛,口渴欲饮,小便不畅,大便每日3次左右。舌苔淡黄薄腻,质暗紫,脉细滑。辨证:风湿痹阻,湿热内蕴,枢机不和。治法:祛风除湿清热,和解枢机。处方:柴胡10g,法半夏10g,太子参10g,炒黄芩10g,青蒿(后下)20g,炙桂枝6g,炒白芍10g,知母6g,芦根15g,麦冬10g,白薇15g,萆草25g,汉防己12g,鸭跖草20g,漏芦15g,石楠藤20g,肿节风20g,青风藤15g,络石藤15g。

2006年9月28日二诊:病情明显缓解,泼尼松由30mg减至20mg,汗已不多,但仍有低烧,周身酸楚乏力,胃部痛胀,口干,二便基本正常。舌苔薄黄腻,质暗隐紫,脉细滑。辨证:风湿痹阻,湿热内蕴,气虚阳浮,久病络瘀。治法:祛风除湿,甘温益气除热,兼以祛瘀通络。处方:柴胡9g,炒黄芩10g,生黄芪15g,党参10g,焦白术10g,秦艽10g,炙桂枝10g,炒白芍10g,知母10g,麦冬10g,白薇15g,萆草20g,汉防己12g,鬼箭羽15g,制香附10g,肿节风20g,石楠藤20g,青风藤15g,藿香梗、紫苏梗各10g,炙甘草3g。

2007年2月1日三诊:患者低热基本平稳,体温偶至37.2℃,夜间心烦,不欲衣被,胃脘嘈杂疼痛,泛酸,腿酸无力,目花,视力模糊,尿少,大便不多,近1周泼尼松减为12.5mg。苔黄薄腻,质暗紫,脉小滑数。守法续进。二诊方加青蒿(后下)15g、法半夏10g,黄连3g,吴茱萸3g,地骨皮12g。

2007年6月1日四诊:经治5个多月以来患者发烧未作,激素递减至停服至今已1个月。近来周身肌肉、骨节又偶有酸痛,左侧颜面时有跳动隐痛,食纳知味,脘腹时痛,大便每日2~3次，不实，尿黄。苔黄薄腻有裂，脉细滑。三方去知母、白薇、萆草、法半夏、地骨皮，加怀山药15g，炙僵蚕10g，老鹳草15g，炒神曲10g，改鬼箭羽20g，肿节风15g，以善后调理。

　　按语：成人斯蒂尔病以病因不明的弛张热、一过性多形性皮疹，关节炎或关节痛为主要临床表现，伴有肝、脾及淋巴结肿大，周围血白细胞增高的一种临床综合征。本案患者为老年女性，长期服用激素，仍时常发热、周身关节酸痛，病情难以控制。患者低烧伴怕冷，高热时更为明显，且周身酸痛，周仲瑛教授认为，病虽长达7年之久，但表邪仍未尽解；患者汗多，口渴欲饮，肘膝关节肿痛，小便不畅，大便每日3次，苔黄腻等，此为湿热蕴结于内，弥漫上下，三焦气化不利，故辨其证属风湿痹阻，湿热内蕴，枢机不和，治以柴胡桂枝汤、蒿芩清胆汤化裁，和解枢机，清热化湿。加石楠藤、肿节风、青风藤、防己、络石藤祛风除湿通络，伍鸭跖草、白薇、萆草、漏芦、芦根加强全方清热化湿之力，佐知母、麦冬防湿热久羁伤阴，兼制法半夏、桂枝辛温灼津之弊。因方与证合，故药后不但激素用量减少，同时病情也有明显改善。由于患者仍低热难退，周仲瑛教授根据患者周身乏力、脉细、舌暗紫等，考虑到久病不但多虚，同时也存在多瘀，故方中加入生黄芪、党参、白术、炙甘草益气升阳，甘温除热；加鬼箭羽祛瘀通络，以加强白薇凉血退热之力，由是病情又进一步获得缓解，低热基本平稳，仅偶有轻度体温偏高。在此基础上，周仲瑛教授又从患者胃脘嘈杂、胀痛、泛酸，考虑湿热内蕴，兼有土壅木郁、肝胃不和之情，为防"独处藏奸"，病难尽已，故方中又伍入左金丸，合藿香梗、紫苏梗、香附以调和肝胃，清泄郁热，进一步加强全方疏达枢机之力。由于审证精详，表里同治，虚实兼顾，气血并调，病情得到控制，停服激素。

（传承弟子郭立中撰写，周仲瑛指导）

第七节　从湿热浊瘀论治风湿免疫病发热

发热是风湿免疫病最常见的症状之一，也是提示病情活动的症状，可见于类风湿关节炎、系统性红斑狼疮、白塞病、皮肌炎、成人斯蒂尔病等病急性活动期，且多呈弛张热型、稽留热型，病程较长，身热起伏，难以控制，尤其在激素撤减过程中更易反复，处理颇为棘手。周仲瑛教授以病机为核心辨治此类发热，疗效卓著。本文阐述从湿热浊瘀论治风湿免疫病发热的临证思路与方法，以供临床参考。

一、湿热浊瘀郁遏少阳，治当和解清化

湿热浊瘀郁遏少阳是风湿免疫病发热的主要病机。在病情反复发作过程中，诸邪或为外受，或为脏腑功能失调内生。外感湿邪不能及时疏化，困遏脾胃；风热、湿热外受或邪郁化热；饮食失节、情志不畅、劳逸过度，伤及脾胃，导致脾虚湿盛或肝失疏泄，气郁化火；而外湿、内湿相互影响，内外相应，又可与火热交合，滋生湿热。且湿性黏腻，胶着不解，易致湿浊内蕴。邪阻气机，血行不畅，凝滞成瘀。湿热浊瘀互结，伏蒸少阳募原，成为发热长期不愈的重要因素。因外感或内生之邪郁遏少阳，枢机不运，则见寒热往来、口干口苦等少阳失和、枢机不利之症，其病位在半表半里。故治当以和解清化为基本原则，能清解外感、内生之邪，清透内伏之热，清化内郁之湿热，疏利少阳之枢机，起到和解表里、调和阴阳、协调升降的作用。正如成无己《伤寒明理论》云："邪气在里者，必荡涤以为利；其于不外不内，半表半里，既非发汗之所宜，又非吐下之所对，是当和解则可矣。"

二、审察病机的兼夹与主次，杂合以治

风湿免疫病发热病因复杂，多种病机交织，因"主客相混""内外互因"而致病程缠绵。病情反复，多由外感引发，风、热外受，夹湿、夹暑，与内郁之湿、热、浊、瘀合邪，使发热难退。久病不愈，热灼阴液，继则气阴两伤。一般而言，偏于阴液不足者为多，阴亏常先于气虚。临床表现往往虚实兼夹，湿热、湿浊、瘀热与阴虚、气虚并见，既可因实致虚，也可因虚致实。根据病机的兼夹、主次、转化，以病机辨证的诊疗思路为主导，随证施治。若为湿热内蕴，枢机不和者，症见寒热往来，或恶寒、身热不扬，口干口苦，恶心欲呕，脘腹胀满，有汗不多，肢体困重，舌质红或暗红，苔黄腻，脉细滑、细弦或濡滑。治应清化湿热，和解枢机，方用小柴胡汤、蒿芩清胆汤加减，见舌苔厚浊腻如积粉，则用达原饮辟秽化浊。若为邪热外受、夹湿郁遏者，症见身热难净，热势多高，头昏烦渴，汗出不畅，或微有恶寒，头痛头胀，或伴有咽痛，咳嗽，舌质红，苔黄腻，脉濡。治予解表清热，化湿透邪，方用藿朴夏苓汤、鸡苏散加减。若因邪热内伏、阴伤气耗者，症见反复低热，气短乏力，稍有形寒，口干渴，易汗，五心烦热，舌质暗红，少苔，脉细。治宜清透伏热，养阴益气，方用柴前连梅散、青蒿鳖甲汤加减。临证需辨析病机的兼夹与主次，杂合以治，邪正兼顾，综合应用和解清透、化湿泄浊、凉血化瘀、养阴益气等

复法，多方并投，方可取效。

三、重视伏邪，选药宜清透、清化、宣化

伏邪理论源于《黄帝内经》。《素问·生气通天论》云："冬伤于寒，春必病温。"《温疫论》又云："今邪在半表半里……邪气深伏，何得能解，必俟其伏邪渐退。"根据临床实践，风湿免疫病发热与"伏邪"密切相关，病邪从内外发，故可将伏气温病理论延伸至内生伏邪，用以指导临床。而俞根初《通俗伤寒论》所指邪伏募原，其病位类同于少阳的半表半里，故治疗重在和解少阳、开达募原、辟秽化浊，临证常以小柴胡汤、蒿芩清胆汤、达原饮合用。选药宜清透、清化、宣化，如用青蒿、香薷、藿香等清透之品，清水豆卷、佩兰、胡黄连、六一散等清化之品，北柴胡、草果、槟榔等宣化之品。风湿免疫病发热多以内伤为主，临床表现证似外感而实属内伤，虽也可伴有恶寒、恶风，但病程较长，多为持续低热，反复发作，不伴鼻塞、流涕等症，此因病邪郁遏，卫阳不宣所致，故外感方药每可用于内伤发热，配伍香薷、藿香、北柴胡、清水豆卷、淡豆豉等解表药，起到透达伏邪的作用。

四、验案举隅

1. 类风湿关节炎

患者，女，64岁。

2019年5月15日初诊：患者反复发热近1个月。患者有类风湿关节炎病史35年，手足关节变形20余年。经中药治疗，已停用泼尼松，服用氨甲蝶呤7.5mg，每周1次，雷公藤多苷片10mg，每日2次，病情基本稳定，未见明显反复。近1个月来每周发热，持续3~4天，最高38.5℃，用抗炎镇痛药热退，次日则体温复升，发热伴有畏寒，胃纳尚可，大便成形，舌质隐紫，苔腻，边有齿印，脉细弦。实验室检查：免疫球蛋白G（IgG）24g/L，类风湿因子（RF）45IU/mL，抗环瓜氨酸（CCP）抗体55.4RU/mL，C反应蛋白（CRP）92mg/L。

西医诊断：类风湿关节炎。

中医诊断：尪痹。

中医辨证：湿热内蕴，枢机不和。

治法：清透达邪，和解少阳。

处方：北柴胡15g，炒黄芩10g，青蒿25g，淡豆豉10g，葎草25g，鸭跖草25g，漏芦10g，秦艽15g，僵蚕10g，藿香12g，佩兰12g，防风10g，防己10g，麸炒苍术10g，炒黄柏6g，知母10g，太子参15g，麸炒白术10g，橘皮6g。7剂，每日1剂，水煎服，早晚饭后温服。

氨甲蝶呤、雷公藤多苷片用量用法同前。

服药3日热退，至第5日曾发热1次，体温37.4℃，未服抗炎镇痛药，次日热退，守法继续服药35剂，随访至今未再发热。

按语：本案患者患类风湿关节炎多年，刻下以发热、畏寒为主症，见舌质隐紫，苔腻，边有齿印，脉细弦，从邪郁少阳、枢机不利辨治，仿小柴胡汤合蒿芩清胆汤意加减。

药用北柴胡、黄芩、青蒿、淡豆豉清透郁热，和解少阳；藿香、佩兰芳香化湿；鸭跖草、萆草、漏芦清热解毒利湿，鸭跖草、萆草为治湿热稽留、发热不退之验药；秦艽、苍术、黄柏、僵蚕、防风、防己清热化湿祛风；知母清热滋阴，以防苦燥伤阴；太子参、白术、橘皮健脾益气，顾护脾胃。

2. 白塞病

患者，女，85 岁。

2019 年 6 月 5 日初诊：患者反复发热 5 日。其女代诉患者有白塞病史 17 年，激素治疗则血压升至 180mmHg 以上，长期服用凉血化瘀、养阴清热中药，病情尚能控制。述近日劳累，5 月 31 日午后始发热，次日自服头孢克洛胶囊 0.25g，每日 3 次，至今每日发热反复，午后热甚，最高 38.5℃，咽部破溃疼痛，夜寐不安，极度疲乏，汗出湿衣，胃纳欠馨，大便干结难解，舌质隐紫，边红，苔中后腻微黄。

西医诊断：白塞病。

中医诊断：狐惑病。

中医辨证：阳明热盛，湿热内蕴，兼气阴两虚证。

治法：清热泻火，分利湿热，益气养阴。

处方：生石膏（先煎）35g，知母 15g，大黄（后下）6g，青蒿 25g，萆草 25g，鸭跖草 25g，碧玉散（包煎）10g，淡竹叶 15g，漏芦 15g，白残花 25g，莲子心 5g，鬼箭羽 25g，雷公藤 10g，太子参 25g，生地黄 12g，北沙参 15g，石斛 25g，焦神曲 15g，陈皮 6g，佛手 15g。7 剂，每日 1 剂，水煎服，早晚饭后温服。

以上方加减继服 21 剂，身热起伏不定。

2019 年 7 月 12 日复诊（代诉）：咽喉、口中破溃疼痛有减，仍每于午后发热，最高 38.3℃，稍畏寒，无汗出，头晕，夜寐不安，胃纳不振，大便欠畅，先干后烂，舌质隐紫，偏红，苔中后腻淡黄。从湿热瘀郁、枢机不利、气阴两虚辨治。

处方：北柴胡 15g，黄芩 10g，青蒿 35g，淡豆豉 10g，碧玉散（包煎）15g，萆草 25g，漏芦 15g，狗舌草 15g，人中白 15g，白残花 25g，莲子心 6g，焦栀子 10g，雷公藤 15g，鬼箭羽 25g，酒大黄 10g，太子参 25g，生地黄 12g，玄参 15g，石斛 25g，陈皮 6g，佛手 15g。14 剂，煎服法同前。

药后体温降至正常，随诊 2 个月，未再反复。

按语：本案患者年老，有白塞病史多年，据症分析，既有湿浊内蕴，阳明热盛，火热上炎之症，如发热、咽喉口舌破溃疼痛、大便干结、苔黄腻等，又有极度疲乏、汗出湿衣等久病阴伤气耗之症，病属虚实夹杂，且以邪实为主，治以清热泻火，分利湿热，益气养阴。方用生石膏、知母清热泻火；大黄通腑泄热，釜底抽薪；青蒿、萆草、鸭跖草、碧玉散、淡竹叶、漏芦、雷公藤清热解毒，分利湿热；太子参、生地黄、北沙参、石斛等益气养阴；莲子心、白残花清心泄热化浊；鬼箭羽凉血化瘀，解毒收疮；焦神曲、陈皮、佛手和胃。药后患者身热起伏不定，午后仍然发热，稍有畏寒，无汗，转从少阳论治，以和解枢机、清疏少阳湿热瘀郁，取小柴胡汤合蒿芩清胆汤之意，加北柴胡、黄芩、淡豆豉，重用青蒿，再加玄参、焦栀子滋肾清火，旋即身热渐退。治随机转，而获良效。

（传承弟子周学平撰写，周仲瑛指导）

第八节 从风痰论治支气管哮喘

周仲瑛教授在中医内科急难症领域具有深厚的造诣，对支气管哮喘的治疗，擅长从风痰立论，临床取得良好效果，现小结如下。

一、风痰阻肺是哮喘发作期的主要病机

哮喘是一种发作性的痰鸣喘咳疾患，其发作突然，起病多快、病情多变，常表现倏忽来去，时发时止，且多发作于春秋气候突变和花粉、尘螨较多的风气偏盛季节，发作前常有鼻痒、眼痒、鼻塞、喷嚏、流涕等先兆症状，或见肌肤风团疹块，具有风邪"善行数变"的特性，发作时喉中如吹哨笛，或痰涎壅盛，声如拽锯，辨证属风盛痰阻，风动痰升，风痰阻肺是哮喘发作期的主要病机。

周仲瑛教授认为，风邪致病者，有外风和内风之异，外风与肺有关，称为肺风，为外风上受，触动伏痰，如感受寒凉，或吸入花粉、烟尘、异味气体、真菌、尘螨、动物毛屑等，表现有上呼吸道过敏症状。内风责之于肝和脾，肝风者由于肾虚肝旺，复加情志刺激，肝气郁结，化火生风，炼液为痰，上犯肺脏。脾风为痰生于脾，饮食不当触动，上逆干肺，多由进食鸡蛋、鱼虾、海膻等发物引起，如《证治要诀·发丹》说："有人一生不可食鸡肉及獐鱼动风等物，才食则丹随发，以此见得系是脾风。"饮食过敏所致的脾风既可引发瘾疹，亦可发为哮喘，临床常见到因过敏所致的皮肤湿疹引发哮喘者。临证还当辨风与痰的偏重，如见喘急痰涌、胸满不能平卧、咳痰黏腻、舌苔厚浊者，又属以痰为主。

治疗当以祛风化痰为主。通过祛风，可使风邪外达，肺气得以宣发，清肃之令得行，气道通利，则哮喘缓解。周仲瑛教授常用的祛风药有麻黄、苏叶、防风、苍耳草等，麻黄既善于宣通肺气，又长于降逆平喘，故为宣肺平喘的首选药物，其所含麻黄碱能兴奋β受体，活化腺苷酸环化酶，使环磷酸腺苷含量增加，进而松弛支气管平滑肌，减轻支气管黏膜水肿和充血，对哮喘有防治作用。《本草纲目》记载苏叶："消痰利肺，和血温中，止痛定喘。"现代有关研究发现苏叶能平喘，抗过敏、抑制Ⅳ型变态反应、调节免疫功能，并且能促进干扰素产生和促进吞噬细胞的吞噬作用，对多种细菌和病毒均有抑制和杀灭作用。苏叶尚能解鱼虾蟹毒，对饮食过敏者尤为适宜。防风味辛甘，性温，能解表祛风胜湿，为"风药中之润剂"。药理实验研究表明，防风具有抗炎、抗过敏、增强机体非特异性免疫功能的作用。苍耳草味辛、苦，性小寒，有小毒，归肺、肝经。有祛风、清热、解毒等作用，治"一切风毒"（《千金方》）、"一切风气"（《食疗本草》）。现代药理研究证实苍耳草具有抗炎、免疫抑制、抗氧化等作用。病情重者则加用全蝎、蜈蚣等虫类祛风药。

若属以痰为主，则用三子养亲汤加前胡、浙贝母、半夏等。哮喘久发的病例，一方面由于病程较久，痰邪愈益深伏，另一方面哮病反复发作，极易耗气伤津，遂使痰液更加黏稠，胶固难出，即所谓"胶固之痰"，此时，用一般的化痰之药，往往无济于事，周仲瑛教授加用厚朴、杏仁、葶苈子、猪牙皂等，每能收到良效。

二、风痰内伏是哮喘反复发作的根本原因

哮喘之所以反复发作，传统认为是因为宿根的存在，由于宿痰伏肺，遇诱因或感邪引触，以致痰阻气道，肺失肃降，气道挛急而致哮喘发作。《症因脉治·哮病》说："哮病之因，痰饮留伏，结成窠臼，潜伏于内，偶有七情之犯，饮食之伤，或外有时令之风寒，束其肌表，则哮喘之症作矣。"认为宿痰是哮喘发病的基本病理因素，也是根本病因。周仲瑛教授根据长期的临床实践，认为伏痰的性质主要为风痰，哮喘缓解期症虽不显，但其"风痰内伏"之夙根仍然存在，并且由于肺脾肾三脏亏虚，肺虚不能主气，气不化津，则痰浊内蕴，肃降无权，可因卫外不固，而更易受外邪的侵袭诱发；脾虚不能化水谷为精微，上输养肺，反而积湿生痰，上贮于肺，影响肺气的升降；肾虚精气亏乏，摄纳失常，则阳虚水泛为痰，或阴虚虚火灼津成痰，上干于肺，加重肺气之升降失常，以致正虚邪实，治疗当在前人"发时治标，平时治本"的基础上，适当兼顾祛邪，参以祛风化痰之品，清除内伏之风痰，方能减少甚至控制哮喘的发作。据现代实验所见，缓解期患者气道的慢性炎症持续存在，并且依然存在着气道高反应性，而气道高反应性的轻重与发作频度、程度呈正相关。在缓解期，适当地兼顾祛邪对气道炎症等具有直接的治疗作用。因此，对于哮喘复发的防治，采取"补益肺（脾）肾，祛风化痰"为主要大法。

治疗的方法，一方面通过调补肺脾肾三脏，恢复脏腑功能，正气强盛，则邪不易侵，气机升降归于正常，同时亦可达治痰的作用。治肺者，通过补肺益气养阴，肺旺则津液归于正化，在脾者，补脾以杜生痰之源，在肾者，补肾以导其归藏，元气强而痰自不生。在此基础上，再配合化痰祛痰之品。根据患者体质之差异临床有寒痰、热痰、风痰、湿痰之分，临证可以温化、清化、疏风、燥湿等法治之，常用药如细辛、干姜、半夏、款冬花、前胡、贝母、瓜蒌等。

因夙根的性质属风痰为患，故在涤痰的同时需配用祛风药，周仲瑛教授常在补益肺脾肾的基础上加用僵蚕、蝉衣、地龙、露蜂房等虫类祛风药，该类药性善走窜入络，搜剔逐邪，可祛肺经伏邪，增强平喘降逆之功，且能祛风解痉，活血化瘀，疏通气道壅塞和血脉瘀痹。经药理研究证实，此类花大多具有抗过敏，调节免疫功能作用，对缓解支气管痉挛，改善缺氧现象有显著疗效。

根据以上认识，对哮喘的治疗，周仲瑛教授不拘泥于"发时治标，平时治本"的通则，提出哮喘"发时未必皆实，故不尽攻邪，当治标顾本；平时未必皆虚，亦非全恃扶正，当治本顾标"的辨治思想。并且认为风痰阻肺之病机贯穿于哮喘病的全过程，祛风化痰是哮喘各期的基本治法。

三、验案举隅

刘某，女，32岁。

患者哮喘起于幼年，虽迭进治疗，但难以全部控制，发时喘哮痰鸣，咳嗽，喷嚏，多涕，胸闷，口干，恶心，时有烦热，面部痤疮密集，常有脓头，皮肤瘙痒时作，二便正常，舌苔黄，质红，脉细滑。

辨证：风痰伏肺，肺热内蕴。

处方：蜜炙麻黄 5g，杏仁 10g，炙射干 10g，桑白皮 10g，炒黄芩 10g，炙僵蚕 10g，蝉衣 5g，广地龙 10g，苍耳草 10g，法半夏 10g，知母 10g，南沙参 12g，苦参 10g。

服药 7 剂，患者哮喘发作减轻，但未绝对稳定控制，遇空气混浊环境则胸闷，面部痤疮有所消退，痰白，口干，舌红苔薄黄，脉细滑。此为风痰伏肺，肺热内蕴，兼有肺热阴伤之象，在原方基础上加炒苏子 10g，天花粉 10g。

患者继服 7 剂后哮喘基本控制，胸闷不著，痰黏色白量少，夜晚偶有感冒症状，鼻塞流涕，苔黄薄腻质红，脉细滑。治守前法巩固。处方：炙麻黄 5g，杏仁 10g，炙甘草 3g，南北沙参各 12g，桑白皮 10g，苍耳子 10g，射干 10g，炒苏子 10g，僵蚕 10g，蝉衣 5g，知母 10g，炒黄芩 10g。

按语：本案患者哮喘起于幼年，虽经治疗，但仍反复发作，究其因为有"痰浊伏肺"之宿根，此次因风邪引触，痰随气升，肺气壅实，升降失司，而致哮喘发作，痰从热化，痰热蕴肺，肺失清肃，故见喘哮痰鸣，咳嗽，胸闷，舌苔黄，质红，脉细滑；口干、烦热表明已有化热阴伤之趋；鼻塞、嚏喷、多涕，遇空气混浊环境则胸闷，夜晚常有感冒症状，皮肤瘙痒时作则风邪（过敏）症状明显。此乃风痰伏肺，遇感引触之征。方取定喘汤之意清热宣肺，化痰平喘，配射干清热肃肺，伍苦参清热利湿止痒；知母、花粉清热化痰滋阴；南、北沙参清肺火而益肺阴；同时运用炙僵蚕、蝉衣、广地龙、苍耳草等一派祛风化痰药。因药证相合，故病势得以缓解。

（传承弟子王志英撰写，周仲瑛指导）

第九节　多法齐进辨治顽固性结核窦道

一、验案举隅

田某，男，80岁。

2008年10月25日初诊：患者曾患结核性胸膜炎，于2006年11月在胸科医院行手术切开排脓，左肋部手术切口长期愈合不良。2008年9月切口破溃流脓加重，经中山医院住院治疗未见收口，目前仍在服抗结核药，生化检查提示有肾功能损伤。刻诊：左肋部窦道溃破溢液，时有咳嗽，口干，尿频。舌红苔黄腻，脉小弦滑数。综观是证，乃属痰瘀蕴肺，日久气阴两伤，不能祛腐生肌。治宜标本兼顾，益气养阴，化痰散结，生肌敛疮，托毒外达。处方：生黄芪30g，炙鳖甲（先煎）15g，炮山甲9g，白及10g，羊乳10g，南北沙参各12g，猫爪草20g，炙百部15g，牡蛎（先煎）25g，麦冬10g，泽漆15g，制乳没各3g。14剂，每日1剂，水煎服。

2008年11月8日二诊：患者左肋部溃疡部位又见红赤，分泌溢液，局部自感麻木，不咳嗽，胸不闷，纳食、二便尚可。舌质暗苔黄，脉细滑。上方改制乳没各5g，加制黄精10g，鱼腥草20g，平地木20g。14剂。

2008年11月22日三诊：患者左肋部窦道溃破之处近来稳定，较长时间未见溢水，但恶心欲吐，纳差。舌苔黄腻，质暗紫，脉弦滑。于初诊方去制乳没，加制黄精10g，鱼腥草20g，平地木20g，炒六曲10g，砂仁（后下）3g，陈皮6g，法半夏10g。14剂。

2008年12月6日四诊：患者近日肋部溃处又见渗水，但量不多，纳谷不佳，乏味，不咳嗽，胸不痛，时有便溏。舌苔淡黄薄腻，脉濡。初诊方去制乳没，加黄精10g，平地木20g，陈皮6g，当归10g，鱼腥草20g，炒六曲10g，砂仁（后下）3g。14剂。

2008年12月20日五诊：患者左肋部破溃处渗水渐止。外科换药时见，窦道约3~4cm深。食纳差，口干。舌苔淡黄薄腻，质暗红，脉细滑。初诊方去制乳没，加黄精10g，平地木20g，陈皮6g，当归10g，鱼腥草20g，炒六曲10g，砂仁（后下）3g，法半夏10g，炒谷麦芽各10g。14剂。

2009年1月3日六诊：患者左肋部溃处已无明显渗液，但收口较慢，无咳嗽胸闷胸痛，食纳尚可，大便正常，夜晚口干。舌苔薄黄腻，脉小滑兼数。于初诊方去制乳没，改生黄芪50g，加黄精10g，平地木20g，陈皮6g，当归10g，鱼腥草20g，炒六曲10g，砂仁（后下）3g，法半夏10g，炒谷麦芽各10g。14剂。

2009年1月17日七诊：患者左肋部溃疡流水继续改善，空腹时胃痛。舌苔左半黄薄腻，脉小滑。于初诊方去制乳没，改生黄芪50g，加焦白术10g，黄精10g，平地木20g，陈皮6g，当归10g，鱼腥草20g，炒六曲10g，砂仁（后下）3g，法半夏10g，炒谷麦芽各10g。21剂。

2009年2月21日八诊：患者左肋部结核性窦道已趋愈合，无流水，后背麻木，食纳平平，口干。舌苔薄黄，质暗，脉小滑。初诊方去制乳没，加生蒲黄（包煎）10g，焦白术 10g，黄精 10g，平地木 20g，陈皮 6g，当归 10g，鱼腥草 20g，炒六曲 10g，砂仁（后下）3g，法半夏 10g，炒谷麦芽各 10g。14 剂。

服药四个月，左肋部结核性窦道愈合，麻木感不著，口干不显。续按上法调治，病情稳定。

二、病案分析

本病证属肺痨日久，正虚邪恋，痰瘀蕴肺，日久气阴两伤，不能化腐生肌，无力托毒外达所致。故予标本兼顾，益气养阴，化痰散结，生肌敛疮，托毒外达。周仲瑛教授方中重用生黄芪益气健脾，托毒外达为君药；南北沙参、麦冬、炙鳖甲、羊乳养阴生津，助黄芪益气托毒外达，共为臣药；牡蛎、泽漆化痰利水，散结消肿；炮山甲、制乳没活血化瘀，散结消肿，去腐排脓；白及与生黄芪相合，生肌敛疮；猫爪草苦寒清热解毒，炙百部温润肺气，止咳杀虫，共为佐药。诸药相合，共奏益气养阴，托毒生肌，化痰散结之功。二诊患者背部破溃出现分泌溢液先兆，加大乳没用量至 5g，另加制黄精与前方生黄芪相须为用，相辅相成以达益气养阴之用；加用鱼腥草、平地木化痰止咳。三诊患者出现恶心欲吐，纳差的表现，故去制乳没，加炒六曲、砂仁、陈皮理气和胃，法半夏降逆止呕，化痰散结。四诊患者病情小有反复，故加当归以养血活血，祛瘀生新。六诊患处破溃虽已有改善但收口较慢，遂加大生黄芪量至 50g 托毒生肌。七诊更加白术等益气健脾。八诊后结核性窦道终于愈合。

本病肺痨日久，患者年老，素体本亏，痰热瘀毒，久蕴未尽，耗伤气阴，不能生肌敛疮，实属内科虚损"肺痨"之候。周老在辨证施治的前提下另辟蹊径，采用外科治疗疮疡补托之法，注重养阴益气，固护脾胃。重用生黄芪扶正益气，托毒生肌，使正气来复，气血充旺，毒祛腐化，肺得清肃。在扶正的同时兼用百部、猫爪草、鱼腥草、泽漆、平地木等抗痨杀虫，多环节增效，使病情得到控制。

（传承弟子朱敏为撰写，周仲瑛指导）

第十节　从风痰辨治癫痫

癫痫是慢性反复发作性短暂脑功能失调综合征，以脑神经元异常过度放电引起突发短暂的中枢神经系统功能失常、反复痫性发作为特征，中医称癫痫为"痫证""羊痫风"等。由于其致残率高、病程长，反复发作会给患者个人、家庭和社会带来沉重负担。周仲瑛教授主张辨证应首重病机，创建并实践中医病机辨证体系，其从风痰立论，取得了良好的临床效果。现就将其从风痰辨治癫痫的临证思路与经验作一初步探讨。

一、主张"风痰内闭、神机失用"为癫痫的核心病机

周仲瑛教授根据多年临床实践经验指出，癫痫主要责之于风、火、痰、瘀、虚等病理因素，其中尤以风痰作祟最为关键，"风痰内闭，神机失用"是癫痫的核心病机。即使是癫痫休止期，虽然症状不显著，但是"风痰内闭"的宿根仍然存在。癫痫之所以反复发作，皆因积痰内伏，经风火触动，痰瘀互结，上蒙清窍而致。

对于各种脑病的病机辨识，周仲瑛都非常重视"风"这一病理因素。所谓"高颠之上，唯风可达"，癫痫致病的"风"当为内风、肝风。盖肝为风木之脏，体阴而用阳。属实者为肝阳化风或热极生风；属虚者多因水不涵木，虚风内动。风为百病之长，兼夹致病，内风夹痰、瘀、热诸邪，循经上扰清空，造成气机逆乱，神机失用。另一方面，历代医家多主张痰邪为患致病，如《医学正传》有"痫病独主乎痰"一说。痰为津液所变，或因先天禀赋不足，或久病体虚，致脏腑亏虚、功能失调，如肺失输布、肝失疏泄、脾失健运、肾失气化则易津凝液聚为痰；或因过食肥甘厚味，损伤脾胃生痰；或气郁化火，炼液成痰。痰邪随风上蒙清窍，导致元神失控，故风痰在癫痫发病中至为重要。

二、癫痫之风痰内闭的病机特征探析

1. 胶固难化

风痰互结，一阴一阳，无形之风邪依附于有形之痰邪，相互搏结。风动痰升，内风夹痰，上蒙清窍，横窜经络，闭阻脑窍，缠绵难愈。《冯氏锦囊秘录》谓："若夫寒痰、湿痰、热痰则易治，至于风痰……则难治也，胶结多年。"

2. 多脏同病

风善行而数变，游走全身，痰亦随气上下无处不到，可内及脏腑也可外流骨节经络，故表现为病位泛发。《三因极一病证方论》谓："夫癫痫病……脏气不平……闭塞诸经，厥而乃成。"病位虽然在脑窍，脏腑功能失调是其重要的病理基础。五脏之中，与心肝脾肾关系密切，盖因心主神志，肝主情志，"诸风掉眩，皆属于肝"；脾为生痰之源，脑为髓海，肾主骨生髓。

3. 多证杂陈

头为诸阳之会，邪聚易化热生火，在风痰内闭的基础上，进一步可表现为风火相扇、

痰火上扰、瘀热阻窍等，风阳痰火与气血阻于脑窍，导致邪阻清空，神机失用。痫病反复发作，久病多瘀；或因外伤、产伤致经络不畅，瘀阻脑络。痰瘀互结，痰浊阻滞脉道，妨碍血行则滞留成瘀；瘀阻脉道，水津失其输布则聚成痰。两者凝结胶固使病情更是迁延难愈。另一方面，病程既久，脏腑功能失调愈加明显，临证以心肝火旺和肝肾阴虚（火郁伤阴）多见，亦可见心肾亏虚、心胆虚怯、肾精不足等，因清阳失养而致元神失用。

三、癫痫之风痰内闭的病证特点

癫痫发作时患者会突然出现神志不清甚至昏倒、不省人事、四肢抽搐、两目上视、牙关紧闭、口吐涎沫、喉中有声等证候，此为典型之风痰蒙窍、神机失控之表现。在休止期，因人而异，症情表现多端。风痰上扰常见头昏、头晕、头胀；风痰阻络可有手足拘急抽搐、肢麻舌强、活动不利；风痰夹火上炎可见面赤身热，急躁易怒，口苦咽干，咳痰不爽，便秘溲黄，舌红，苔黄腻，脉弦滑数；风痰瘀阻可见头痛痛有定处，头面、肢体抽动，口唇暗紫，舌质暗红或有瘀斑，脉涩或弦；肾虚肝旺、内风暗动可见头晕目眩，五心烦热，腰膝酸软，两目干涩，舌红少津，脉细数；心脾两虚、痰湿内盛可见神疲乏力，少气懒言，呕吐涎沫，纳差便溏，舌质淡，苔白腻，脉濡滑或弦细滑。

四、治疗当分清标本虚实主次，缓时未必尽补虚

癫痫发作期多实或实中夹虚，而休止期多虚中夹实。实者当辨风、痰、火、瘀之偏重，虚者则当区分心、肝、脾、肾之盛衰。"发时治标，平时治本"虽为一般治则，但因病势的轻重、发作的频率和持续时间、发作间隔时间的长短，因人而异，各有不同。

周仲瑛指出患者就诊时多在休止期，因此在辨证时不必绝对地划分发作期和休止期，而应根据具体症情明确治疗主次地位，即主张"发时未必皆实，故不尽攻邪，当治标顾本；平时未必皆虚，亦非全恃扶正，当治本顾标"的辨治思想，即休止期不可一味追求补益。一方面该病患者以青少年（壮年）为主，参合疾病本身表现的症状，确以实证表现居多者应以祛邪为重；另一方面，"风痰"宿根的存在导致疾病反复发作，强调祛风化痰应是贯穿治疗始终的基本治法。在症情稳定的休止期着力祛除病邪，促进疾病向愈，体现"祛邪即是扶正""邪去则正气自复"之义。

五、基本方探析

周仲瑛教授治疗本病常采用复法制方。除祛风化痰基本治法外，常与息风止痉、化痰祛瘀、清心平肝、滋养肝肾等法并用。临证依据病机证素主次或病机兼夹、复合情况，配伍使用平肝潜阳、息风清火、凉血散瘀、补益心肾、健脾养心等法。

周仲瑛教授辨治癫痫常用基本方：天麻10g，钩藤15g，白蒺藜10g，全蝎5g，广地龙10g，炙僵蚕10g，胆南星10g，法半夏10g，川芎10g，郁金10g，丹参12g，白薇15g，石菖蒲10g，牡蛎（先煎）30g，生石决明（先煎）30g，生地黄12g，知母10g，麦冬10g。此方由定痫丸（《医学心悟》）、天麻钩藤饮（《中医内科杂病证治新义》）、大川芎丸（《宣明论方》）、菖蒲郁金汤（《温病全书》）等加减化裁。方中天麻、钩藤、白蒺藜、全蝎、广地龙平肝息风，祛风和络；僵蚕、胆南星、法半夏化痰。此2组药针对"风痰内

闭"的基本病机而设。川芎、丹参活血化瘀；白薇清热泻火；石菖蒲、郁金芳香开窍，清心凉血；牡蛎、石决明平肝潜阳；火郁易伤阴，配伍生地黄、知母、麦冬滋阴泻火。临证根据病机主次，以基本方中药物为基础，随证加减治之。

1. 依据病机证素加减

如肝郁气滞者酌加醋柴胡、制香附、赤白芍、枳壳；风阳上扰者加豨莶草、苦丁茶；郁火上炎者加黑山栀、丹皮、夏枯草、炒黄芩、菊花；痰热内蕴者加天竺黄、竹沥水、青礞石；瘀热阻窍者加水牛角片、赤芍、丹皮、大黄、泽兰；瘀血阻窍者加用鬼箭羽、水蛭、炮山甲、桃仁；火郁阴伤者加白芍、阿胶、玄参、天花粉、石斛；心肝火旺者加珍珠母、龙胆草、黑山栀、丹皮、紫贝齿；肝肾阴虚者加熟地黄、枸杞、山萸肉、女贞子、旱莲草；心脾两虚者加党参、太子参、焦白术、茯苓、炙甘草、黄芪、山药；心肾阴虚者加远志、五味子、熟枣仁、女贞子、旱莲草。

2. 依据主症加减

如四肢麻木瞤动者加鸡血藤、片姜黄、路路通等；纳差者加谷麦芽、陈皮、砂仁等；寐差者加熟枣仁、茯神、夜交藤、珍珠母、紫贝齿等；痰多者加竹沥水口服液；乏力心慌者加黄芪、五味子、天冬等。

3. 随病机侧重不同主方的变化

不同个体病机会有兼夹、复合和转化，某些阶段这些兼夹病机可能成为主要矛盾。病程的不同阶段，针对的主要矛盾不同。为切合这种动态变化，个体的治法方药也随之改变。如肝阳上亢为主，天麻钩藤饮合基本方加减；肝气郁结为主，柴胡疏肝散合基本方加减；瘀热阻窍为主，犀角地黄汤合基本方加减；心肝火旺为主，龙胆泻肝汤合基本方加减。

六、用药特色

1. 重视虫类药物的使用

癫痫病邪深伏脑络，致使病情反复发作，缠绵难愈。虫类药血肉有情之品，性味辛咸，辛能入络散结，咸能入血软坚，通络散结作用更强，具有搜风豁痰、祛风止痉之功，其力非草本药所能代替。前人有言："风邪深入骨骱，如油入面，非用虫蚁搜剔不可为功。"故而周仲瑛教授在脑病属痰瘀阻络者，喜在辨证基础上加用虫类药物，常用药如僵蚕、全蝎、蜈蚣、地龙、蝉蜕等。

2. 郁金、白矾对药配伍

郁金清心热而开心窍，活瘀血而化痰浊，入气分而解郁，配白矾之澄清坠浊以祛痰，此即《医方考》所载"白金丸"。二药合用豁痰开窍，癫痫、惊狂可治。

3. 马钱子、地龙对药配伍

地龙性味咸寒，归肝、脾、膀胱经，可清热定惊、通络、平喘、利尿。马钱子性味苦寒，有大毒，性峻力猛，有通络止痛、散结消肿之功。此配伍是受《医林改错》主治痫症的龙马自来丹所启发。原文载："每晚先服黄芪赤风汤一付，临卧时服丸药（即龙马自来丹）一付。吃一月后，不必服汤药，净吃丸药，久而自愈。"周仲瑛教授的经验方中即有地龙一味，考虑到马钱子有大毒不易入汤剂，故常以科研用药复方马钱子胶囊配合汤剂使用，主要针对体质壮实、风痰瘀阻者。

4. 善用羚羊角粉

羚羊角性味咸寒，归肝、心经，功能平肝息风，清肝明目，清热解毒。周仲瑛教授在临证治疗癫痫常用散剂与汤剂配合，常用散剂处方：羚羊角粉 0.3g，蝎尾粉 0.3g，天麻粉 0.3g，混匀用竹沥水 10mL 调服，每日 2 次。《本草衍义》云："竹沥行痰，通达上下百骸毛窍诸处……为痰家之圣剂也。"用之调药，以加强祛痰之功。

七、验案举隅

杨某，男，13 岁。

2007 年 3 月 15 日初诊：患者于去年 10 月 6 日突发手足抽搐，神志不清，口吐黏沫，牙关紧闭，先后大发作 5~6 次，小发作频多，发无定时，每次多则 5~6 分钟，少则 1~2 分钟，发后有短暂神志不清，头昏、寐差易醒，二便尚可。苔淡黄苔薄腻，质暗紫，脉弦滑。2001 年曾有头部外伤病史。西医诊断癫痫，服西药控制不佳，中医诊断痫病，病机为心肝火郁，风痰瘀阻。处方：天麻 10g，钩藤 15g，炙僵蚕 10g，炙全蝎 5g，制南星 10g，广地龙 10g，法半夏 10g，丹参 15g，黄连 4g，知母 10g，生石决明（先煎）30g，珍珠母（先煎）30g，天冬 10g，麦冬 10g。14 剂，水煎服，每日 1 剂，早晚分服。

2007 年 4 月 5 日二诊：最近癫痫发作 4 次，发时神昏不清，昏迷 5~6 分钟，左上肢、右下肢抽搐，口吐白沫，牙关紧闭，发后困倦欲寐，乏力，纳可，不发时如常人。苔薄黄腻，质暗，脉弦滑，其病机为风痰内闭、瘀阻神机。初诊方加石菖蒲 9g，矾郁金 10g，远志 5g，白薇 15g，丹皮 10g。14 剂，水煎服，每日 1 剂，早晚分服。

2007 年 7 月 6 日复诊：近 3 日未发，一周前曾在凌晨睡梦中发病，持续 1~2 分钟，意识不清，手足抽搐，面色青紫，吐沫不多，发后头昏微痛，面黄不华。舌苔薄黄，质红，脉细滑。其病机为风痰内闭，痰阻清空，心脾两虚。处方：天麻 10g，钩藤 15g，白蒺藜 10g，川芎 15g，法半夏 10g，炙僵蚕 10g，炙全蝎 5g，广地龙 10g，制南星 10g，石菖蒲 10g，制远志 5g，广郁金 10g，太子参 12g，大麦冬 10g，茯苓 10g，焦白术 10g，白薇 15g，珍珠母（先煎）30g。14 剂，水煎服，每日 1 剂，早晚分服。

2008 年 2 月 14 日复诊：近 2 周仅发作 2 次，发时吐沫、抽搐，约 80 秒后清醒，发作后头晕疲劳，纳可，寐差燥热多梦，大便溏，每日 2 次，小便正常。舌苔黄薄腻，质暗紫，脉细滑。其病机为风痰瘀阻，心肾两虚。处方：天麻 10g，白蒺藜 10g，川芎 10g，法半夏 10g，炙僵蚕 10g，炙全蝎 5g，广地龙 10g，丹参 15g，制南星 10g，石菖蒲 10g，广郁金 10g，太子参 10g，大麦冬 10g，五味子 5g，茯苓 10g，焦白术 10g，怀山药 15g，熟枣仁 25g，煅龙骨（先煎）20g，煅牡蛎（先煎）25g，白薇 15g。14 剂，水煎服，每日 1 剂，早晚分服。

后患者于 2011 年 4 月因鼻衄复诊，自诉癫痫经治 3 年未发。

按语：癫痫主病之脏在于心肝，涉及脾肾，以"风痰"为病理核心，涉及火（热）、瘀、虚等。本例患者为年轻男性，既往有明确头部外伤病史，有典型的发作症情表现，故癫痫诊断无误，辨证重在风、痰、瘀。首诊周仲瑛从心肝火郁、风痰瘀阻的病机入手，选用天麻、钩藤、全蝎、地龙平肝息风；僵蚕、南星、半夏祛风化痰；丹参活血通络，安神宁心；黄连"最泻火，亦能入肝，大约同引经之药，俱能入之，而入心，尤专经也"，合石决明、珍珠母平肝潜阳，安神定惊；火郁伤阴，知母清热泻火兼生津，天冬、麦冬养阴息风。二诊时加入石菖蒲、矾郁金、远志加强化痰开窍安神之力。白薇、丹皮清火除热，陶弘景言："白薇疗惊邪、风狂、疰病。"诸药合用，药证合拍，癫痫发作次数开始减少。发病日久，虚实夹杂，再结合面色不华等症情表现，痰邪作祟因脾虚而起，转从"风痰内闭，痰阻清空，心脾两虚"治疗。在基本方之上加太子参、麦冬、茯苓、焦白术益气养阴，健脾化痰，标本兼顾。治疗8个月后病情稳步好转，根据寐差多梦、燥热不宁等新症状，结合苔脉考虑心肾两虚，继予祛风化痰、化瘀通络基本方为主，兼太子参、麦冬、五味子益气养阴生津；茯苓、焦白术、怀山药补气宁心，补益脾肾；熟枣仁养血宁心，安神助眠，合龙骨、牡蛎重镇安神，益肾镇惊。经治3年癫痫未发，实属良效。此案例体现了周仲瑛教授所提倡的以"病机"为核心的辨证论治，根据症情、病理因素、病位病性的变化，把握病机的交叉复合，证随机转，法随机立，真正体现出中医"辨证论治"的灵活性与特色性。

（传承弟子李柳撰写，周仲瑛指导）

第十一节　凉血化瘀法治疗溃疡性结肠炎

溃疡性结肠炎是结直肠黏膜及黏膜下层连续性、倒灌性、非特异的慢性炎症性疾病，以腹泻、黏液脓血便或血性腹泻伴腹痛、里急后重为临床主要表现，也可伴有不同程度的全身症状。本病的发病多与遗传因素、环境因素、免疫因素及微生物影响有关。由于生活水平的日益提升，我国溃疡性结肠炎发病率也在逐年升高。本病常反复发作，存在着癌变的威胁，目前尚无根治的方法。多项研究发现本病患者的血栓栓塞风险较常人明显升高，关于本病患者血液高凝状态的研究已被多方关注。杨超等发现热毒血瘀证大鼠模型的血液流变学呈低黏、低凝到高黏、高凝，继而引起微循环障碍，最终导致组织器官缺血、缺氧和变性的动态演变过程。中医学认为，本病的主要病机为湿热蕴肠，气血不调，重者乃瘀热伤络，反复难愈者与痰浊血瘀相关，因此诊治之时，需重视凉血化瘀法的使用。

一、病因病机认识

中医学并无溃疡性结肠炎之病名，根据本病反复发作、迁延难愈，当归属于中医学"久痢"范畴。关于本病与瘀、热的相关性，古籍中已有大量记载。《素问·至真要大论》云："火淫所胜……民病注泄赤白……少腹痛，溺赤，甚则血便。"《医宗金鉴》中亦云："痢之为证，多因外受暑湿，因伤生冷而成……伤于血者色多赤，以心与小肠为表里也。"《诸病源候论》认为："凡痢皆由荣卫不足，肠胃虚弱，冷热之气，乘虚入客于肠间，肠虚则泄，故为痢也。然其痢而赤白者，是热乘于血，血渗肠内则赤也。"由此可见，热邪与痢疾的发生密切相关，热灼血络，迫血妄行，故见便血；火热腐蚀血肉，脂膜血络受损，故泻下赤白脓血。热邪也是瘀血的成因之一，一方面火热动血，血溢离经，留滞成瘀；一方面火热伤阴，炼灼津血，血凝成瘀。王清任言："疫毒在内烧炼其血，血受烧炼，其血必凝。"瘀热相互影响，交织难解，久而酿生热毒，故缠绵难愈，如《温热逢源》所言："热附血而愈觉缠绵，血得热而愈形胶固。"《医林改错》中提道："腹肚作泻，久不愈者，必瘀血为本。"也认为痢疾久病不愈与瘀血有关。

本病初起多由饮食不节或感受外邪，湿热内侵，滞于大肠，腑气不通，气血失调，热壅血瘀，瘀热搏结，血败肉腐，内溃成疡。久病不愈，湿热、血瘀、浊毒难去，脾肾俱伤，泻痢难愈。由此可见，瘀热既是本病的病理产物，又是本病复发的重要病理因素。

二、临证运用经验

1. 分期运用，各有侧重

根据本病病机特点，清肠化湿、凉血化瘀的治法应贯穿治疗始终，但因瘀与热关系复杂，在疾病的不同阶段应各有侧重，需明察瘀热轻重，标本缓急，灵活应用。正如《寿世保元·痢疾》所言："凡痢初患，元气未虚，必须下之，下后未愈，随症调之。痢稍久者，不可下，胃气败也。痢多属热，亦有虚与寒者，虚者宜补，寒者宜温。"活动期 UC 患者，多见下利脓血，赤多白少，伴里急后重、肛门灼热、小便短赤、口干口苦等症，乃热重于瘀，重在清热化湿，凉血宁络。常选用白头翁汤、芍药汤及黄芩汤加减清肠止痢，配合地榆、槐花、槐角、丹皮、地锦草等凉血止血；便血量多者，选用铁苋菜、仙鹤草、赤石脂、藕节炭、荆芥炭收敛止血；若久病复发，瘀热并重，舌暗红，舌下络脉迂曲，参用三七、桃仁、香附等化瘀通络。缓解期患者，下利稀薄，腹痛隐隐，神疲乏力，舌淡隐紫，边见瘀斑、瘀点者，为脾虚湿蕴，伏邪未尽，瘀重于热。治疗侧重于健脾化湿、化瘀和络，方用参苓白术散加减以健脾利湿，伍丹参、红花、赤芍活血化瘀。若兼气短乏力、面色萎黄等症状，宜加用生黄芪、当归、鸡血藤养血补虚，益气活血；畏寒怕冷明显，小腹冷痛，痛有定处者，佐以炮姜、香附、乌药温中行气，化瘀止痛。

2. 祛邪有度，切勿伤正

（1）凉血有度，勿戕脾胃

本病病位在大肠，病机根本在脾，脾胃虚弱，运化不健，水谷精微输布障碍，水反为湿，谷反为滞，湿滞内停，久则化热。正如薛雪《湿热病篇》所言："太阴内伤，湿饮停聚，客邪再致，内外相引，故病湿热。"因此脾虚致湿，湿热致瘀，瘀热成脓为活动期病机演变要点。临证在使用凉血化瘀法时，需兼顾脾虚与湿热的关系，以除疾病根本。然而清热凉血药与清热燥湿药相须使用时，苦寒之性大增，过服易戕害脾胃阳气，故用量不宜过大，疗程不宜过长，取得疗效后可逐渐减撤。若患者食少便溏，身重困倦，舌体胖大，边有齿痕，可加用黄芪、薏苡仁、茯苓、扁豆健脾渗湿。若患者肛门灼热，又畏寒怕冷、腰膝酸冷，此为寒热错杂，可少佐炮姜、干姜、肉桂、益智仁等温肾健脾。

（2）化瘀有度，慎防出血

便血是溃疡性结肠炎的常见临床表现，总与瘀热相关，其病机可分虚实两端，实证为湿热致瘀，瘀郁化热，络损血溢，虚证为瘀热伤阴，虚火内燔，肠络受损。血得热妄行，血凉则可循经，离经之血壅滞不散成瘀，瘀去则新血自生，临证当循凉血化瘀之法，切忌盲目止血。现代药理研究表明，活血化瘀药能降低毛细血管通透性，减轻炎症反应，促进炎症消退，亦能改善血液黏滞性，抑制血小板聚集，从而防止血栓形成。常选用茜草、三七、五灵脂化瘀止血，配合郁金、延胡索等作用力较温和的活血药，以达到止血而不留瘀，化瘀而不伤正的目的。避免使用三棱、莪术、水蛭、地龙等作用峻猛之品，防动血破血，加重出血。

（3）详察兼证，灵活化裁

瘀热致病变化多端，邪热稽留不退，易耗气伤津、生风动血，累及其他脏腑，临证需详察其兼变证，随证治之。瘀热壅滞，气滞湿阻，患者腹痛腹胀、肠鸣后重、舌苔厚腻，可用木香、枳壳、莱菔子、鸡内金行气导滞；热郁于内，津伤肠燥，患者腹部胀满，大便偏干，难于排出，酌加生地黄、火麻仁、郁李仁润肠通便；瘀热内炽，耗伤营阴，口渴烦饮，身热夜甚，加玄参、麦冬、石斛滋阴养血；久痢伤阴，肝阴不足，虚热内扰，表现为便下脓血，伴性情急躁，予黄芩、栀子、丹皮清热除烦；肝血亏损，虚风内动，患者头晕目眩，甚至手足蠕动，以白芍、乌梅、白芷柔肝息风；风热相合，纯为血便，可参肠风治法，下部出血取风药升之，用荆芥、防风等升清止血。

（4）配合灌肠，内外并治

溃疡性结肠炎肠镜下表现为结直肠黏膜弥漫性充血水肿、糜烂、溃疡，表面附脓性分泌物，甚至有自发性出血。本病内镜下特点符合中医"内疡"范畴，可参考外科疮疡治疗经验，配合使用中药灌肠。正如《理瀹骈文》所言："外治之理即内治之理，外治之药亦内治之药，所异者，法耳。"灌肠给药可使药物直接作用于病灶，提高局部药物浓度，加速黏膜修复，研究发现中药口服联合灌肠治疗溃疡性结肠炎的效果优于单纯口服中药。灌肠方主要由黄柏、苦参、石菖蒲、地榆、紫珠叶、紫草、白及、锡类散等药物组成，具有清热燥湿、解毒凉血、化腐生肌的功效。若患者下利不止，血便次多，加乌梅、诃子、仙鹤草敛肠止血；痢下鲜红黏稠，脐腹灼痛，瘀热较重，则用青黛、侧柏叶清热泻火，凉血化瘀；若夹有较多黏液及脓性分泌物，宜配合败酱草、生薏苡仁利湿排脓；若肛门灼热，肠垢不爽，加用野菊花、马齿苋、蒲公英解毒止痢。

三、验案举隅

李某，男，36岁。

初诊：患者黏液脓血便反复发作2年余，加重2个月。患者2年前无明显诱因下出现黏液脓血便，大便日行4~5次，伴腹痛。2016年12月13日于当地医院查肠镜示溃疡性结肠炎，予口服美莎拉嗪缓释颗粒及双歧杆菌后症状缓解。3个月前患者饮食不慎后症状复发，遂来求诊。刻下：大便欠成形，日行1次，夹有黏液脓血，时有腹痛腹胀，肠鸣矢气，纳谷尚可，夜寐安和。舌红，边有齿印，苔白腻，脉细弦。电子结肠镜检查显示：溃疡性结肠炎（左半结肠）。西医诊断：溃疡性结肠炎（慢性复发型，中度，活动期，左半结肠）。中医诊断：久痢（湿热瘀结证）。治法：清肠化湿，凉血化瘀。方药：黄芩汤和芍药汤加减。

黄连3g，黄芩10g，木香6g，当归6g，炒白芍15g，荆芥炭10g，地榆10g，槐花15g，茜草15g，侧柏叶15g，仙鹤草15g，枳壳10g，炒白术10g，炒薏苡仁30g，六神曲15g，炮姜5g。14剂，每日1剂，早晚饭后温服。

二诊：患者药后脓血便明显减少，腹痛腹胀减轻，大便基本成型，日行2次，夹有少量鲜血，纳寐可。舌红，边有齿印，苔薄白腻，脉细弦。初诊方加炒山药20g。14剂，每日1剂，早晚饭后温服。

三诊：患者药后症状明显缓解，腹痛腹胀不著，大便成形，血便减少，纳可，夜寐安。舌红，边有齿印，苔薄白，脉细弦。初诊方加藕节20g，白头翁15g。14剂，每日1剂，早晚饭后温服。

四诊：大便成形，日行1次，未见脓血，偶有腹痛，纳可，夜寐安和。舌淡红，边有齿印，苔薄白，脉细弦。复查大便隐血（-）。前方续服14剂，用法同前。

按语：本案患者黏液脓血便反复发作已有2年余，本次因饮食不慎复发，四诊合参，病机辨析为脾胃虚弱，瘀热互结。食积内停，气机不畅，故腹痛腹胀；瘀热熏蒸，肠络受损，血溢脉外，故大便夹有鲜血；舌红，边有齿印，苔白腻为脾虚湿蕴之象。拟法清肠化湿，凉血化瘀，理气健脾。方用黄芩汤合芍药汤加减。以黄芩、黄连清热燥湿，木香、当归、白芍调气和血，体现了"行血而便脓自愈，调气则后重自除"之意。黄芩汤出自《伤寒论》，由黄芩、白芍、甘草、大枣组成，具有清热止痢、安中止痛之效。研究表明，黄芩汤具有较好的抗炎止泻作用，可促进溃疡愈合，保护肠黏膜。方中侧柏叶、地榆、槐花、茜草凉血化瘀；荆芥炭、仙鹤草收敛止血，单兆伟教授认为仙鹤草性平不偏，无论寒性、热性出血均可应用，又能补虚止痢；白术、枳壳、六神曲健脾理气，消积除胀。二诊时，患者脓血便减少，腹痛腹胀减轻，大便基本成型，加用山药健脾止泻，扶助正气。《本草纲目》言山药能"益肾气，健脾胃，止泻痢，化痰涎，润皮毛"，对久病虚损者尤为适宜。三诊时患者症情明显好转，仅有少量血便，此乃邪热未尽，当乘势追击，清涤余邪，于前方基础上加白头翁清热解毒，藕节收敛止血。诸药相合，疗效显著，四诊症状基本消失，复查粪便隐血阴性，续服前方巩固疗效。

（传承弟子沈洪撰写）

第十二节　从肾论治冠心病

一、冠心病发病病机

冠心病属胸痹心痛之范畴。胸痹心痛病因很多，然而总属本虚标实之病证，本虚指心、肝、脾、肺、肾等脏腑功能失调，气血阴阳亏虚，然脏腑亏虚，其根本在于肾虚，肾为先天之本，水火之宅，内藏真阴，心血依赖肾之阴精而补充，肾之阴精亏虚，心阴失于濡养，脉道失润，可致本病；肾又内寄元阳，为一身阳气之源，五脏之阳，非此不能发。肾气隆盛，则心阳振奋，鼓动有力，血行畅通，脾得温煦，运化功能正常，水谷精微可生气血，输布周身。若肾气亏虚，不能蒸腾，可致心之运血无力，久之致气滞血瘀，发为胸痹心痛；亦可致脾土失温，气血化源不足，营亏血少，脉道不充，血行不畅，发为胸痹心痛。本病发病年龄多在40岁以上，女性在更年期以后发病率显著增加，这说明胸痹心痛发生与衰老有密切关系，而人之衰老决定于肾气之盛衰。中年以后，人体肾气逐渐衰退，胸痹心痛发生率明显升高，可见该病的发生与肾虚有着必然的内在关系。从临床表现看，多数胸痹心痛患者都兼有肾虚表现，如记忆减退，腰膝酸软，听力减退，小便频数，女性绝经等。

肾气亏虚，不能温煦心阳，致心阳不足，血脉失于温运，血运无力，留而为瘀；肾阴亏虚，不能濡养心阴，脉道失润，血行滞涩，发为本病。故肾虚为本，瘀血为病理产物。中医学认为血液运行于经脉之中，循环不止，周流不休。《黄帝内经》曰："血滞则不通。""血凝而不流。"《金匮要略》曰："内结为血瘀。"瘀滞内结是指血液在脉道中运行迟滞、阻滞、凝聚，是中医对血瘀的最基本认识。由于瘀血内积心脉，使气血运行受阻，造成心脉气血不通，不通则痛，故疼痛是血瘀证的突出症状，其痛具有刺痛、固定不移等特点，皆因有形瘀血停积于心脉，气血不得通达之故。

二、冠心病治疗以补肾为先

冠心病心绞痛患者多因年老肾亏，肾气不能蒸腾而致心阳虚。心阳虚鼓动无力，血行滞涩，内结血瘀，亦可致脾土失温，气血化源不足，营亏血少，脉道不充，血行不畅；肾阳虚失于温煦，寒凝经脉，胸阳不振或肾阳虚水泛或肾阴虚火旺，灼津成痰，痰瘀交阻，上犯心胸清旷之区，痹阻心脉。故治疗当予补肾活血法以扶正祛邪，使肾元得固，然阴阳互根互长，治疗上可治以阴中求阳，阳中求阴之法以阴阳并补。在补肾之时，需注意肾的阴阳偏盛偏衰及寒湿痰瘀之兼夹，分别予以温肾阳、补肾气、滋肾阴，并伍以散寒燥湿、化痰活血之法，才可切中证情，其中温肾阳可用巴戟、鹿茸、胡芦巴、锁阳、仙茅；补肾气可用淫羊藿、菟丝子、杜仲、山萸、蛤蚧；滋肾阴可用女贞子、龟甲、天冬、熟地黄。兼寒痰者用温阳散寒法：肉桂、制附子。兼湿痰者燥湿，药如厚朴、陈皮、薤白、草果、苍术、石菖蒲；兼寒痰者温化寒痰，药如制南星、白芥子、皂荚；兼热痰者消热化痰，药如胆星、瓜蒌、浙贝母、竹茹、海藻、昆布；兼瘀血者活血，药如丹参、当归、川芎、地龙、桃仁、红花。瘀血甚者破血，药如虻虫、水蛭、三棱、莪术、乳香、没药。

三、补肾法治冠心病

1. 温阳补肾

赵某，女，62岁。患者患冠心病胸闷痛反复5年，症见肢冷畏寒，胸痛彻背，面色苍白，舌质淡红，边有齿痕，苔薄白，脉沉缓。心电图窦性心律，心率45次/分，$V_{1\sim6}$ ST下移1~1.5mV，T波倒置。中医诊断：胸痹（肾阳亏虚，阴寒内盛证）。治法：温阳补肾，散寒通阳。方药：右归饮、大乌头汤加减，肉桂5g，制草乌20g，枸杞、仙茅各15g，淫羊藿、巴戟各10g。服此方10剂后，胸痛减轻，上方加减化裁服用2个月后，心率恢复至62次/分，ST段下移，T波倒置改善，症状消失。

2. 补肾益气

梁某，男，56岁。患者有冠心病，发作时胸痛反复2年，症见气短心悸，动则加重，少气懒言，神疲乏力，舌淡红，边有齿痕，苔薄白，脉弱。心电图$V_{1\sim6}$ST均下移1~2mV，冠脉造影有三支病变，狭窄70%~80%。中医诊断：胸痹，肾气虚弱，瘀血阻络。治法：补肾益气，活血通络。方以地黄饮子加减，药用熟地黄、山茱萸、杜仲、怀山药、枸杞、蛤蚧、田七、川芎、当归、地龙。治疗后气短胸痛减轻，服3个月后症状缓解。心电图ST段下移明显改善。

3. 滋阴补肾

付某，女，48岁。患者口干咽燥，痰少色黄，胸闷心烦心悸，大便干结，舌红有瘀点，苔薄白，脉细数，冠脉造影：左旋支狭窄70%。西医诊断：冠心病心绞痛；中医诊断：胸痹，肾阴亏虚，痰热内阻。治法：滋阴补肾，佐以清热化痰，方以六味地黄汤加减，药用熟地黄、山茱萸、茯苓、泽泻、丹皮、怀山药、天冬、胆星、瓜蒌仁、浙贝。服此方1周，胸闷心悸减轻，痰减少，服2周后，口干咽燥消失，大便通畅，服1个月后，胸闷已平。

（传承弟子罗陆一撰写）

第十三节　从肺论治痹证

痹证发生、发展涉及肝、心、肺、脾、肾五脏，其病机变化复杂多端，但从急性期以畏寒发热、关节肿胀和慢性期以关节肿胀疼痛为突出表现来看，本病与肺有密切关系。本文试就痹证发生、发展与肺脏病机的关系进行探讨，以求有益于临床疗效的提高。

一、理论依据

1. 肺主卫表，司宣发

痹证由风、寒、湿、热诸邪侵袭肌腠关节而致，常因肺卫亏虚在先，而后贼邪乘虚侵入，因此，肺卫亏虚与否在痹证发病中占据着主导地位。《类证治裁·痹证》说："诸痹……良由营卫先虚，腠理不良，风寒湿乘虚而袭。"肺主卫，外合皮毛，司汗孔之开阖，主宣发输布水谷精微，肺卫之气若受邪气所伤，一方面，卫气"温分肉、充皮肤、肥腠理、司开阖"功能失职，则皮毛闭塞而见恶寒发热表证；另一方面，肺失宣发精微至四肢功能，则正如《类证治裁·痹证》所说"气为邪所阻，不能宣行，因而留滞"而见水谷精微停积变为痰饮，阻滞肌腠关节，表现出麻木不仁、肿胀重痛等。由此可知痹证急性期所见发热恶寒表证与肺卫有着密切关系。临床上有宣肺发汗、温经散寒诸法，均从肺卫生理功能出发施治。这从治法上反证了肺与痹证的密切关系。

2. 肺主通调水道

痹证以关节肿痛为特异症状，就"肿""痛"两者而言，应是肿为本，痛为标，肿则气血不通，不通则痛，故肿胀愈甚则疼痛愈重。肿胀乃由津液输布失常，停积于关节局部所致，属水湿、痰饮一类为病。《灵枢·周痹》说："风寒湿气，客于分肉之间，迫切而为沫，沫得寒则聚，聚则排分肉而裂分也，分裂则痛。"这段说明了两个问题，一是风寒湿邪侵袭可致津液停积局部变生痰饮，即所谓"沫聚"；二是痰饮水湿可阻滞气血，充斥分肉关节，以致不通则痛。因此，肿痛与痰饮停积程度相一致。风寒湿痹如此，风湿热痹亦可因湿邪阻滞水道，热邪煎熬津液成痰而产生关节局部痰饮停积。现代医学的风湿性和类风湿关节炎属于中医痹证范畴，其病理变化表现为关节滑膜和周围组织水肿，关节腔内浆液渗出停积，这与中医认为痹证有停痰积饮颇相类似。

中医学认为痰饮形成主要由于肺、脾、肾通调、转输、蒸化水液的功能失职。肺主宣肃，通调水道，为水之上源，肺病则水液不走常道下注膀胱而停积为痰饮，痰饮既成则为肿为痛。从肺之生理功能出发，结合痹证发生由外受风寒湿热之邪，痹证始发即可见关节肿胀疼痛等症状考虑，可知痹证水饮停积于关节等处，首先当责之肺失宣肃、通调水道之职，故临床上有宣通水道等法，通过治肺而利水气，达到消除痰饮之目的。

3. 肺主气，朝百脉

血液运行，赖气之推动，随气升降而运行周身。肺主气，朝百脉，血液的运行有赖于肺气的敷布和调节，肺气足则血畅，肺气衰则血涩。痹证日久，肺气衰弱，气不生血则血亏，气不行血则血瘀，终致气血亏虚与瘀血痹阻互见。

以上三个方面说明肺脏在痹证的发生、发展过程中占据重要地位，言痹不可脱乎肺脏。

二、治则探讨

痹证治疗从肺卫入手采用发汗散表、调和营卫、温经散寒诸法，已为临床所重视和接受，兹不赘述。

对于仲景首创的宣肺利尿除痹法，笔者似觉有必要加以讨论，以期引起同道重视。《金匮要略》说："太阳病，关节疼痛而烦，脉沉而细者，此名湿痹，湿痹之候，小便不利，大便反快，但当利其小便。"既言太阳病，即指邪袭肺卫，惟此条所言以湿邪尤为显著。喻昌阐释说："利其小便，则阳气通行无碍，而关节之痹并解矣。"仲景对此治疗虽未明确出方，但从《金匮要略》来看，其具体方药似以麻杏薏甘汤、五苓散为代表。麻黄杏仁薏苡甘草汤宣肺利尿自不待言，五苓散张仲景谓能"利小便发汗"，方有执阐解曰："两解表里而得汗。"柯韵伯《伤寒来苏集》中则详细论之："小便由于气化，肺气不化，金不生水，水不能下输膀胱……必上焦得通，津液得下。桂枝色赤入丙，四苓色白归辛，丙辛合为水运，用之为散，散于胸中。必先上焦如雾，然后下焦如渎。"故上述二方配伍均从肺治，通过宣发肺气、通调水道而达到引水湿痰饮从下而泄之目的。欲消痹证关节肿胀如脱、痛不可近者，此法最为迅捷，笔者临床习用重剂麻黄，取其既宣肺发汗，又能利尿消肿，治疗痹证关节肿痛，每收桴鼓之效，唯对心脏病者慎用。

后世医家进一步发展了仲景宣肺利水除痹法，认为补肺可以通利水道，清肺热可以通利水道，如《潜斋医学丛书》说："昔人治气不利，膀胱为热邪所滞，而小溲不通……一味沙参大剂煎服，覆杯而愈，是肺气化而小溲通也。""肺主一身之气，肺气清则治节有权，肺气肃则下行自顺，气化咸藉以承宣，故清肺药皆通小水。"现代药理学研究也证实了银花、生石膏、黄芩等清热药有利尿之功。肺主治节，朝百脉，肺气宣肃在治理、调节人体血液运行中有着重要作用。治疗方中，于治肺药中佐活血之品，如防风汤中当归，实可增强肺主治节血液功能，至于痛痹佐温肾，着痹佐补脾，乃是根据肺脾肾三者互为资生、内脏之间生理病理密切相关、局部与整体具有不可分割的统一性而设，且有药先于病之意，目的仍是为了达到更好的治疗效果。

三、常用治法方药

笔者认为治痹大要有二：一曰逐邪，逐邪者，逐外邪（风寒湿热）、痰饮；一曰补肺，补肺者，补肺气，养肺阴也。痹证从肺论治，约有以下诸法。

1.宣肺发汗行水法

通过宣肺发汗使风寒湿热从表而出，宣肺行水使停痰积饮从下而泄。适用于痹证急性期，以恶寒发热、肢体关节肿痛明显为辨证要点。常用方药为麻杏薏甘汤合五苓散加减：麻黄10~15g，薏苡仁、泽泻、茯苓皮各30g，杏仁、车前子（包煎）、桂枝各10g。风寒表证重加羌活、独活、防风各10g，肿甚加虫笋、地骷髅各30g。

2. 清肺利水消饮法

通过清透肺热、泻表安里而达到除热逐痰去饮之目的。适用于热痹，以关节肿胀如脱，痛不可近为辨证要点。常用方药为白虎加桂枝汤、麻杏石甘汤加减：麻黄 10～15g，知母、桂枝、车前子（包煎）、杏仁各 10g，生石膏、银花藤、泽泻、茯苓皮各 30g。热甚者加生大黄 10～20g，皮肤红斑者加丹皮 10～20g，赤芍 10g。

3. 温肺通经散寒法

通过温肺气通经脉而达到消除阴寒的目的。适用于寒邪侵入经络之证，此法常配入于宣肺发汗、宣肺行水、补肺行水诸法中，以增强疗效。常用方药为麻黄附子细辛汤：麻黄 8～15g，淡附子 15～30g，细辛 3g。

4. 和营卫舒筋络法

通过调和营卫、舒筋活络使营卫得以和调，气血得以畅行，关节活动得以恢复。以关节麻木重着、活动不利、无明显寒热证候为辨证要点。常用方药为桂枝汤合松枝酒加减：桂枝、当归、松节、桑枝、秦艽、青木香、五加皮、川续断各 10g，海风藤 15g，桑寄生、白芍各 12g。

5. 益肺行水祛痰法

通过补益肺气，气化水液，从而达到引痰饮从小便而出的目的。适用于痹证肺气亏虚，痰饮停滞关节之证，以关节肿痛较甚、面黄不华、神疲乏力、畏风形寒、舌淡或淡胖、脉细为辨证要点。常用方药为防己黄芪汤合麻杏薏甘汤加减：薏苡仁、炙黄芪各 30g，党参 20g，生白术 10g，防己 12g，麻黄 10～15g，杏仁、桂枝各 10g。肿甚加泽泻、茯苓皮、虫笋、地骷髅各 30g，车前子（包煎）12g；血瘀明显加全蝎、桃仁各 10g，蜈蚣 4 条。

6. 养阴行水消痰法

通过补养肺阴，滋其化源，从而推动水液气化，使邪热、痰饮得以从下而泄。适用于肺阴亏耗而痰饮停积关节肌肉之证，以关节肿痛、重着麻木、舌红、少苔而干、脉细数为辨证要点。常用方药为麦味地黄汤加减：麦冬 20g，桂枝、五味子各 5g，太子参、生地黄各 30g，怀山药、白芍、杏仁、知母各 10g。关节肿甚加泽泻、茯苓皮各 30g。夹瘀同前条加减。

痹证从肺论治，仅是治疗痹证的一个重要方面，临床上还须结合具体情况，配合活血化瘀、补益脾肾等治法，以求达到最佳效果。

（传承弟子宋欣伟撰写）

第十四节　泻肾法治慢性肾脏病

众多医家受宋代钱乙《小儿药证直诀》"肾主虚，无实也"观点影响，推崇肾虚而无肾实证，以为肾病的治疗只有补虚之法而无泻实之实，如王海藏《医学纲目》云："肾本无实，不可泻。"张元素《医学启源》也曰："肾本无实，本不可泻……无泻肾之药。"除此之外，还有诸多医籍皆有肾无实证的措辞。迄今高等院校教材《中医诊断学》也只提肾气虚、肾阳虚、肾阴虚、肾气不固等虚证，暂未提肾实证。然周仲瑛教授治学严谨，临证经验丰富，针对高等院校教材《中医内科学》有关肾病的治疗原则"只可培其不足，不可伐其有余"及"肾本无实"的观点，提出"肾实用泻肾法，当从水火求之"，也就是说肾亦有实证。现将周仲瑛教授"泻肾"论阐述如下。

一、"肾实证"现代中医文献的分布规律

恩格斯指出："科学的发展同前一代人遗留下来的知识量成正比。"科学知识的增长是科学文献增长的直接原因，科学文献的数量增长情况直接反映科学知识增长的变化。科学知识增长和科学文献信息增长具有同步性，其增长规律也很相似。科学信息数量的变化是衡量人类科研活动及成果的最主要指标。据此，研究"肾实证"信息数量的变化，对理解"泻肾"法大有裨益。"泻肾"法是针对"肾实证"而设，在探讨"泻肾"法之前，除研究古医籍有关"肾实证"的文献之外，有必要进一步研究"肾实证"现代中医文献的年代分布规律，如此可以大致揭示"肾实证"研究发展的某些特点和规律，预测其文献增长的趋势，这在中医肾病理论与临床实践上具有重要意义。以"肾实证"为关键词，以维普医药信息资源系统、中国生物医学知识库、中国知网中国知识知源总库为统计源，收集了1980~2009年间发表的79篇文献后发现"肾实证"的文献增长基本表现为线性增长态势。

二、中医肾病多"虚"，亦不乏"实"

五脏之肾，为先天之本，主藏精。肾所藏之精，包括"先天之精"与"后天之精"，两者虽不同，但同归于肾而相互依存，相互为用。缘因肾精一方面促进机体生殖发育，另一方面主司机体整体功能活动。若肾藏精功能失常，常发生性事异常，生殖功能下降；影响到人体则见生长发育迟缓，筋骨痿软，未老先衰等；或者在病理情况下，某些原因形成肾阴虚、肾阳虚，甚至达到"阴损及阳"或"阳损及阴"的程度。

《类证治裁》说："肺为气之主，肾为气之根；肺主出气，肾主纳气，阴阳相交，呼吸乃和。"肾主纳气，是肾的重要生理功能，对机体的呼吸具有相当重要的意义；若肾之纳气功能失常，则金水失调，摄纳无权，会出现呼多吸少、气短喘促等病理变化。肾在体主骨，骨髓藏于骨骼中。若肾精亏虚，骨髓空虚，则骨骼软弱无力，甚至骨骼发育障碍。齿、骨同出一源，《杂病源流犀烛》："齿者，肾之标，骨之本也。"故临床治疗小儿牙齿生长迟缓、成人牙齿松动或早期脱落，常用补益肾精之法而取效。"肾其华在发"，发为肾之外候，肾精不足，或阴血亏虚，可见头发稀疏、早白、枯萎脱落等症状。《医林改错》：

"两耳通脑，所听之声归于脑。"《灵枢·脉度》亦云："肾气通于耳，肾和则耳能闻五音矣。"肾上开窍于耳，肾精不足，髓海不足，两耳失聪，表现为听力减退，或耳鸣耳聋等。《景岳全书》指出："肾为胃关，开窍为二阴，所以二便之开闭，皆肾脏之所主。"若肾之气化功能失常，可见尿频、遗尿、尿失禁、尿少或尿闭等。脾的运化功能有赖于肾之温煦和滋润，大肠与肾相关，"肾为胃关"，肾阴不足则致肠液枯涸而大便秘结不通；肾阳虚衰，大肠传导无力，则大便艰难；或者脾失温煦，运化失常，导致大便泄泻，甚至肾气不固，久泻滑脱。肾在志为恐，"恐则气下"，惊恐伤肾，肾气不固，则可出现遗精滑精，二便失禁等症状。肾在液为唾，唾为肾精所化，多唾、久唾，则容易耗伤肾精。所以，从上述肾的主要生理特点来论，中医肾病本证多虚的理论是明确的，但切不可拘泥于"肾主虚，无实也"。虽肾为先天之本而主藏精，肾主水液，"肾者主水""肾为水脏"，但湿浊稽留下焦，湿壅生热，湿热久恋，伤及肝肾；或者因素体肾阴亏或房事不节而复感外邪；或因医者妄投温补；或于病之初，医者重用苦寒之品伤肾；或投以激素等热性之品伤及肾阴；肾阴亏虚，伤及肾阳，或肾阳虚损，阳无以化，水液内停，形成水肿，此为肾实，肾亦有实证。

从肾与脏腑的关系而言，肾也有实证，并不全为虚证。首先是心肾相关，主要表现在阴阳、水火、精血的动态平衡。精血互生，奠定了心肾相交的物质基础；然精神互用，亦蕴涵心肾交济之义。此提示肾病本多虚，但不排除肾实证。《格致余论》曰："人之有生，心为之火，居上；肾为之水，居下。水能升而火能降，一升一降，无有穷已，故生意存焉。"水火既济，心肾相交，使心肾之间的阴阳协调平衡。《傅青主女科》进一步指出："肾无心之火则水寒，心无肾之水则炎炽。"无心火下降于肾，肾水寒凝，此谓肾寒实，表现为水肿尿少，形寒肢冷，心悸怔忡，甚至喘咳不得卧等"水气凌心"证；无肾水上济于心，相火亢盛，此为肾热实，常表现为心烦失眠，眩晕耳鸣，腰膝酸软，或男子遗精，女子梦交等"心肾不交"证。其次，肺肾相关，主要表现在水液代谢与呼吸运动等方面。"肺为气之主，肾为气之根"，提示肾病多虚，但水液代谢"其本在肾，其标在肺"揭示亦有肾实证。若肺失宣肃，水道不调，则累及于肾；肾阳虚衰，气化失常，水液内停，上泛于肺；水液代谢障碍，可表现尿少水肿，咳喘倚息而不得平卧等肾实危证。第三，脾与肾在生理上的关系主要体现在相互资生和水液代谢方面，均可说明肾既有虚证，也有实证。譬如肾阳不足，火不暖土，或脾阳虚久，损及肾阳，均可致肾虚实并证，表现为腹部冷痛、下利清谷、腰膝酸冷、小便不利、肢体水肿等症状。第四，肝与肾的生理关系主要有精血同源、藏泄互用和阴阳承制三个方面。在病理方面，主要体现在阴阳失调、精血失调及藏泄失司等方面。因为中医肾实际上包含有肾、命门、精、睾丸、卵巢等，且其相互之间关系密切，难以彼此分割开来，所以肾实证出现机会相对较多，而且较为复杂，例如输精管堵塞、前列腺肥大、肾囊肿等均是肾实证。第五，肾与膀胱的生理关系属于脏腑表里相合关系，共同维持体内水液代谢。在病理上，两者关系更能突出肾实证，具体表现在淋证、癃闭等病证上。譬如肾客砂石、热淋、湿热阻滞肾络之膏淋等等。第六，胃与肾的关系，虽经属不同，但关系甚为密切，主要表现在相互资生与促进、枢机出纳、摄纳气机等。故《黄帝内经》"肾为胃关"一语，道破了胃肾的关系。《素问·水热穴论》说："肾者，胃之关也。关门不利，故聚水而从其类也。上下溢于皮肤，故为胕肿。"充分揭示水肿之肾实证的存在。胃肾相关，"肾为胃关"，若肾气化无权，可以出现尿少尿闭；下关上格，浊邪上泛，遂致呕逆。"胃主降浊""肾主二便"，如胃不降浊，则肾无浊可化，二便难出。此皆肾实证。

在治法方药方面，肾虚证当补肾，肾实证须泻肾。古今医家论补肾谈得多，但也不乏探究泻肾的医家，例如周仲瑛教授将泻水邪、泻相火、泻湿热、泻浊瘀四法归为泻肾，并认为"肾为水火之脏"，肾实用泻肾法，当从水火求之。"补""泻"两字内涵实质上是不同的，但究周仲瑛教授所列泻肾法方药，多为补肾、泻肾两法并举，而依据标实本虚的急缓，补肾与泻肾的分量有一定的差异。北京中医药大学王琦先生对泻肾做了一番较为深刻的探讨，指出：凡以祛除肾中之邪（包括寒、火、水湿痰饮、浊精败血等）为主，归经入肾，能达到顾护肾之阴精与阳气，恢复肾脏正常生理功能的药物，称为泻肾药。根据泻肾药的性能不同，大致可分为清肾药、温肾药和利肾药三类：第一类是清肾药，指药性寒凉，具有清泄肾火功能的药物，如苦寒泻火之黄柏、知母、苦参、丹皮、大黄，咸寒降火之玄参、磁石、秋石，甘寒泻火之地骨皮、知母等；第二类为温肾药，其性温热，以温肾逐寒为主，如辛热逐寒之附子、肉桂、硫黄、钟乳石、天雄、川椒，辛温散寒之细辛、桂皮、沉香、茴香、乌药、丁香等；第三类则是利肾药，功效利肾祛湿，或利肾化瘀，包括利水渗湿之茯苓、泽泻、车前草、萆薢、猪苓，峻下逐水之牵牛、大戟、芫花等和活血化瘀之牛膝、血余炭、益母草、茜草、麝香等。

所以周仲瑛教授认为，在临床上充分领悟有丰富临床实践经验的名医家有关"泻"肾与"补"肾论述的内涵，弄清肾病之标本虚实寒热阴阳，细究其夹杂情况，对提高肾病方药临证水平具有较大帮助。

三、慢性肾脏病，当弄清其属肾实证、肾虚证或肾虚实夹杂证

肾虚证、肾实证、肾虚实夹杂证是客观存在的。周仲瑛教授指出，肾的病理特点虽然以虚为主，但也有虚中夹实的变证，在本虚的基础上兼有标实，肾之寒属于阳虚之变，肾之热属于阴虚之变，有的病证，或在病的某一个阶段，甚至以实为主。据此，联想到西医之慢性肾脏病（chronic kidney disease，CKD）。CKD 虽然是西医的概念，但其西医病理生理演变与肾脏慢性进展性损害的全过程，无不体现了肾虚证、肾实证与肾虚实夹杂证三者之间的中医病理生理关系。

北京协和医院根据世界国际通用标准对慢性肾脏病做出如下定义：各种原因引起的肾脏结构和功能障碍（肾脏损伤病史大于 3 个月），包括 GFR 正常和不正常的病理损伤、血液或尿液成分异常及影像学检查异常，或不明原因的 GFR 下降超过 3 个月，称为慢性肾脏病。西医认为，高血压、糖尿病、蛋白尿、感染、低蛋白血症、贫血、高尿酸血症、高蛋白饮食、食盐摄入过多、吸烟、肥胖等是 CKD 进展的危险因素；而 CKD 急剧恶化的危险因素主要有肾脏原发病的复发或急剧加重、严重高血压未能控制、急剧血容量不足、肾脏局部血供急剧减少等。但根据 CKD 的不同阶段之临床表现，当属中医学"水肿""虚劳""腰痛""尿血""肾劳"等范畴。笔者认为，CKD 的病理关键在于本虚标实，脏虚为发病之本，"湿热""瘀血""浊毒""风"为发病之标。从 CKD 发病、进展、肾功能损害、肾功能丧失的整个过程而言，就是因肾虚证致肾实证，或者因肾实证致肾虚证，最终

归于肾虚实夹杂证的过程，换言之，也就是"虚""湿""热""风""瘀""浊""毒"致机体气机升降失调的过程。根据"久病及肾""久病必虚""久病必瘀""久病入络""痰瘀相关""湿热瘀血互为标本""水病血亦病"等的中医学理论，提示在 CKD 的发生、发展过程中，"瘀血"病理是 CKD 的病情进展的关键环节之一。张景岳《景岳全书》指出："盖痰即水也，其本在肾，其标在脾。在肾者，以水不归源，水泛为痰也。"《金匮要略》："血不利则为水。"《血证论》也说："水病则累血。"这些均提示水湿、痰、浊等是 CKD 的重要病理因素。肾脏组织病理变化中常见的肾脏组织和固有细胞的变性、坏死、炎症物质的渗出及肾脏组织的脂肪变性、浸润等，均可以列入中医痰证、湿证、湿浊等范畴。

《素问·调经论》："血气未并，五脏安定；孙络水溢，则经有留血。"《血证论》："须知痰水之壅，有瘀血使然，但去瘀血则痰水自消。"可见痰瘀相关，水瘀亦相关。气为血帅，气虚则血瘀；血为气母，血瘀则致气滞，气滞日久，则影响后天之本，脾胃为气血生化之源，气滞日久则可体虚，"诸虚百病"，故慢性肾病跟虚瘀也密切相关。

所以，周仲瑛教授认为脏气亏虚，以肾元不足、肾元亏虚为主，是慢性肾病的本证，表现为肾虚证；"湿""热""风""瘀""浊""毒"则为其病之标，形成肾实证；但慢性肾脏病往往多为本虚标实证，即肾虚实夹杂证。譬如肾病综合征，其主要体征为水肿，中医辨证一般以辨水肿为法，但临床上以肾虚证、肾实证、肾虚实夹杂证为关键辨证纲领，以"湿""热""风""瘀""浊""毒"等为病因，以期从复杂的病情中辨识现象与本质，明确肾病综合征以水湿、湿热及瘀血为病变之标，肾阴阳不足为病变之本，临床表现多为肾虚实夹杂证，从而进一步摆正祛邪与扶正的关系，减少中医误诊误治的概率。

（再传弟子刘兴烈执笔，导师郭立中指导）

第十五节　从痰瘀郁毒辨治肺癌癌性疼痛

周仲瑛教授辨治肺癌癌性疼痛，倡导"审证求机，辨机论治"，以病机辨证为核心，主抓肺癌痰、瘀、郁、毒、虚等病机要素，治以化痰软坚、行气活血、散结止痛、益气养阴等法，同时擅用片姜黄、鸡血藤、制南星、冬凌草等中药，临床疗效显著。现将周仲瑛教授从痰瘀郁毒辨治肺癌癌性疼痛经验详述如下。

一、癌痛的概念

癌痛在古代医籍中即有精辟论述，《黄帝内经》中"大骨枯槁，大肉陷下，胸中气满，喘息不便，内痛引肩项"与晚期肺癌的癌痛证候极为相似。现代医学认为癌性疼痛是指由肿瘤直接引起的疼痛，如肿瘤侵犯或压迫神经根、神经干、神经丛或神经；侵犯骨膜或骨骼；侵犯实质性脏器及空腔性脏器；侵犯或堵塞脉管系统；局部坏死、溃疡、炎症等。临床表现如骨转移、骨肿瘤压迫的骨痛，肺癌侵犯胸膜的胸痛，肺尖肿瘤侵及臂丛的肩痛等。据统计，全球数千万癌症患者中 30%～50% 有不同程度的癌痛，晚期癌症患者中有 75% 存在癌痛症状，严重影响了患者的生存质量。西医学对癌痛发生机制尚未完全明了，治疗方法有限，效果不理想。吗啡类药物的使用也有很大的不良反应和成瘾性。而中医学运用整体观念，辨证论治，处方用药，治疗癌痛具有一定的优势。

二、肺癌癌痛的病机

周仲瑛教授强调"审证求机"，"机"就是病机，把握病机是提高中医临床疗效的关键。肺癌病机复杂，其复合病机可拆分成多个病机要素，即痰、瘀、郁、毒，正虚为其病理基础。周仲瑛教授对肺癌的辨证有独到的经验，首次提出"癌毒致病"的概念，认为癌邪为患，易夹毒伤人。所谓"正气存内，邪不可干"，癌毒是在脏腑功能失调，气血阴阳紊乱，或者痰、瘀、湿、热等病邪蓄积到一定程度产生的，癌毒与痰、瘀、湿、热是相互化生的并列关系。

正气内虚，酿生癌毒，癌毒阻肺，脏腑气血阴阳失调，是罹患肺癌的主要病理基础。外邪袭肺，肺气郁闭，肺失宣肃，津液输布失司，凝津为痰，气机不畅，血停为瘀，痰瘀郁毒互结，形成肺部肿块，日久伤阴耗气，故痰瘀是形成有形肿块的物质基础。气郁与癌肿、癌痛的发生密切相关，它体现肿瘤有从无形到有形的过程，涉及气滞、痰凝、血瘀多种病理因素，不可忽视。

三、证候与治法

肺癌的疼痛，常不定时，早期为较轻微的闷痛或钝痛，以气滞为主，后逐渐增剧，晚期疼痛，为癌毒浸渍、瘀血不行所致。疼痛入夜尤甚，固定不移，痛如锥刺，甚至终日不休，痛不可耐，甚则破骨坏肉，痛不可按，不能转侧。《医学正脉全书·医学发明》中云："通则不痛，痛则不通，痛随利减，当通其经络则疼痛去矣。"癌毒阻肺，痰瘀互结，肺气郁滞，不通则痛，发为胸痛。治以行气活血。方可取桃红四物汤合失笑散加减化裁。药用旋覆花、青皮、柴胡、制香附、广郁金、炒玄胡疏理气机；生蒲黄、桃仁、丹参、片姜黄、九香虫、土鳖虫、炮山甲、三棱、莪术活血化瘀；痛甚者，加制南星、炙蜈蚣、炙全蝎、炙僵蚕、露蜂房、山慈菇、炙鳖甲化痰软坚、散结止痛等。其中虫类药既能止痛，又能抗癌消癌，不可或缺。

四、验案举隅

杨某，男，60岁。

2008年5月21日初诊：患者于四个月前右侧胸肺疼痛，从乳房外周连及肩臂下部，痛及胁肋。目前痛移左背、胁肋、前胸，痛时气窜不定，体位变动时加重，近来卧床难起，近周服中药7帖，挂水消炎后疼痛可以忍受，起床略事活动。现仍苦胸背部胀痛，痛时咳嗽，咳痰不多，无咳血，食量正常，二便亦调，口稍干，右肩臂抬举受限。胸部CT示：右上肺癌，大小约49mm×63mm，周围肋骨及椎体骨质破坏改变，右下肺纤维化，左下肺炎症，纵隔内及右肺门淋巴结肿大，部分融合（5月13日高淳区人民医院）。自诊苔黄质红，脉细弦。姑从痰瘀郁毒，肺络不和，气阴两伤治疗。处方：醋柴胡5g，赤芍10g，制香附10g，片姜黄10g，旋覆花（包煎）5g，茜草根10g，九香虫5g，八月札12g，制南星12g，炙僵蚕10g，露蜂房10g，山慈菇15g，猫爪草20g，桃仁10g，土鳖虫5g，泽漆15g，炙蜈蚣3条，白花蛇舌草20g，半枝莲20g，肿节风20g，白毛夏枯草10g，太子参12g，天冬、麦冬各10g，生薏苡仁15g，仙鹤草15g。28剂，每日1剂，水煎服。

2008年6月18日二诊：患者右侧胸背疼痛减轻，但颈椎、肩背后酸疼，精神好转，可以下床活动，食纳增加，夜晚稍有咳嗽，痰不多，色白，早晨腋下疼痛，时间不长，便下色黑，不成形，口干不显，夜寐4~5个小时。初诊方改制南星15g，加生蒲黄（包煎）10g，骨碎补10g，鸡血藤15g。14剂，每日1剂，水煎服。

2008年7月2日三诊：患者胸背疼痛基本缓解，但颈下、两肩尚有疼痛，食纳知味，大便成形。初诊方改制南星15g，加葛根15g，生蒲黄（包煎）10g，骨碎补10g，鸡血藤15g。14剂，每日1剂，水煎服。

2008年7月16日四诊：今日患者来诊，最近大椎穴以下五六寸疼痛减轻，两侧胁肋胀痛不适，胸有胀感，稍有咳嗽，有痰，色白，量不多，食纳正常，大便偏烂，每日2次，小便正常，有汗不多。舌苔黄腻质暗紫，舌中部大块剥脱，脉细滑。初诊方改制南星15g，加冬凌草15g，鱼腥草20g，生蒲黄（包煎）10g，炙鳖甲（先煎）12g，天花粉10g，鸡血藤15g。14剂，每日1剂，水煎服。

本案患者胸部CT右上肺癌，周围肋骨及椎体骨质破坏，癌痛明显，多因痰瘀郁毒胶结为患，气阴耗伤，络气不和，气为血帅，气行则血行，气滞则血瘀，不通则痛。周仲瑛教授辨证为痰瘀郁毒，肺络不和，气阴两伤。患者突出"胸肺疼痛"为主症，治疗以"通"字立法，行气散结，活血止痛。药用醋柴胡、旋覆花、制香附、九香虫疏理气机；制南星、炙僵蚕、露蜂房、山慈菇、泽漆、炙蜈蚣、炙鳖甲化痰软坚，散结止痛；赤芍、茜草根、八月札、桃仁、土鳖虫、生蒲黄活血化瘀止痛；太子参、生薏苡仁、天冬、麦冬、天花粉益气养阴。再辅以其他清热解毒抗癌之药，复法制方，药证合拍，故胸痛、背痛得以较快缓解。

　　按：本案患者初诊卧床难起、由儿代诉，四诊生活自理、亲自来诊，历时两月，周仲瑛教授采用妙法制方值得深思精研。其中笔者体悟有三：一是中医药要发挥其优势与特色，即要运用整体观念、辨证论治。对于某些疑难杂病，只要辨证精准，药证相符，症状的改善也是很快的，绝不止于"慢郎中"。二是周仲瑛教授倡导"审证求机，辨机论治"是灵活应用辨证论治的重要思辨方法。本案患者以病机辨证为核心，主抓肺癌痰、瘀、郁、毒、虚等病机要素，治以化痰软坚、行气活血、散结止痛、益气养阴，复法合方，病机与治法、方药丝丝相扣，执简驭繁，辨治肺癌癌痛取得显效，便于临床掌握运用。三是特殊用药：①周仲瑛教授擅用片姜黄、鸡血藤治疗肩臂痛，效佳。片姜黄味辛、苦，性温，归肝、脾经。本品辛温相合，能外散风寒，内行气血；苦温相合，能外胜寒湿，内破瘀血。故有破血行气、通络止痛、祛风疗痹之效，凡气滞血瘀而致的肢体窜痛、时痛时止以及瘀肿等均可应用，关节不利、肩臂酸痛尤为常用。惟因活血行气之力较强，虚证应慎用。鸡血藤，味苦、微甘，性温，归肝、肾经，功擅活血补血，调经止痛，舒筋活络。②制南星，炮制的天南星，味苦、辛，性温，归肺、肝、脾经，有小毒，常规量 3~9g，功能燥湿化痰，祛风定惊，消痞散结，消肿镇痛。周仲瑛教授指出，天南星可用于治疗肺癌，尤其适用于咳嗽、咳痰白黏、胸膈胀闷，以及肺癌脑转移，头昏，恶心呕吐，肢体偏瘫者。本品用量 10~15g，宜制用，若生用，须久煎，并防止毒性反应，从小剂量开始用起。本案患者逐量递增，用到 15g 非常规剂量，也需辨证运用。③冬凌草，性味苦、甘、微寒，有良好清热解毒、活血止痛、抑菌、抗肿瘤作用，主治咽喉肿痛、扁桃体炎、感冒头痛、气管炎、慢性肝炎、关节风湿病、蛇虫咬伤。冬凌草与化疗以及其他抗癌药物配合治疗癌症有明显的增效作用，这是一般抗癌药物所不及的。周仲瑛教授常用之，亦是兼顾止咳化痰、抗癌解毒双重功效，一药多用。

（传承弟子金路撰写，周仲瑛指导）

第十六节　从相火论治性早熟

性早熟是儿童常见的内分泌疾病之一，随着国内新一代儿童饮食习惯、生活方式、社会医疗环境等诸多方面的变化，性早熟患儿的发病率呈现逐年升高的趋势。一般认为女孩在 8 岁、男孩在 9 岁前出现第二性征，或女孩月经初潮发生在 10 岁以前，任何一个性征出现的年龄早于正常人群平均年龄的 2 个标准差，临床即可诊断为性早熟。除第二性征发育以外，本病还可见体质量增长加快、骨龄超前、骨密度高于同龄儿童等表现，最终可导致患儿终身高低于靶身高，严重者可引起患儿心理障碍。现代中医大多将性早熟的病机分为肾阴亏虚、相火旺盛，肝失疏泄、郁而化热，脾虚湿盛、痰热互结三大类，临床常分为 3 个证型论治。兹将周仲瑛教授应用相火理论辨治性早熟的经验介绍如下。

一、基于相火理论诠释性早熟的病因病机

1. 相火恒动，促进机体正常发育

周仲瑛教授推崇朱丹溪对相火的论述"天非此火不能生物，人非此火不能有生"，且"人有此生，亦恒于动"。因此，相火首先是生命的原动力，其恒动状态是促进人体生长和维持人体生命活动的基本条件。从儿童生理特点而言，儿童为稚阴稚阳之体，生理特点为"肝常有余，脾常不足，心常有余，肺常不足，肾常虚"，若先天禀赋不足及后天调养失当，则易造成阴阳失衡而发为各种病症。《素问·上古天真论》中"女子七岁，肾气盛，齿更发长；二七而天癸至，任脉通，太冲脉盛，月事以时下，故有子""丈夫八岁，肾气实，发长齿更；二八，肾气盛，天癸至，精气溢泻，阴阳和，故能有子"的论述，表明人体的生、长、壮、老、已的过程，始终离不开肾的作用。天癸闭藏于肾，是肾中精气充盈至一定程度就产生的能促进生长发育和维持生殖功能的物质。天癸的功能形式是相火，如有人提出右肾命门蕴含相火，相火秘藏其位，精室或女子胞阴精阳气化生自如而藏泻得宜，人体精气充足，则生理功能正常。

2. 相火过亢，促使机体过早发育

从病因病机而言，周仲瑛教授认为先天禀赋不足、后天饮食不节及七情失调、身心过劳，皆可引起相火过亢。"亢则害，承乃制"，朱丹溪在《格致余论》亦云："相火易起，五性厥阳之火相扇，则妄动矣。火起于妄，变化莫测，无时不有，煎熬真阴，阴虚则病，阴绝则死。"周仲瑛教授根据多年临床实践认为，小儿肾常虚，易致肾阴不足，不能抑阳，相火过亢，使天癸过早萌发，初潮先期。相火内寄于肾，肾主骨，促进骨骼发育，过亢则易导致骨龄前期，同时亢火又损耗肾精，骨髓不充，阻碍后期骨骼正常发育。儿童素为稚阴稚阳之体，容易出现"阳有余而阴不足"症状，相火过亢多表现为阴虚火旺之证，肾阴阳失衡则表现为肾对人体生长发育及生殖功能的调控失常，从而导致性早熟。

二、应用相火理论辨治性早熟的临床经验

1. 审察病机，辨相火虚实

（1）立足整体，详审病机

周仲瑛教授立足气一元论，详审性早熟病机，认为相火居于肝、肾、胆、心包络，从脏腑学说来看相火多居于下焦，与生殖脏腑息息相关。从经络学来说相火寄于肝经与肾经，足厥阴肝经与足少阴肾经皆循行于身体内侧，并交会于三阴交穴，且同隶属于冲任，与女性月经等生理功能联系紧密。故生理性的相火可促进人体正常生长发育，且生理性的相火在性与生殖、促进人体阴精气血相互转化方面发挥着重要的生理作用，而相火过亢则会直接损及肝、胆、肾、心包，耗伤肾精，骨髓失充，耗伤阴血，火旺动血，促进天癸早至。

（2）虚实两端，细辨相火

生理相火是维持人体"恒于动"的基础。而临床相火太过为病，又有虚实两端。实火多为气郁化火，常炼液为痰，煎血为瘀，肝郁克脾，致使郁火、瘀热、湿热或痰热等复合为患。虚火多为阴虚火旺，火旺每易伤阴，与阴虚互为因果，出现阴虚动血、阴虚内热、肾虚肝旺等证。

2. 补虚泻实多元辨证，复法制方平调相火

（1）补虚泻实，脏腑辨证

周仲瑛教授认为，儿童素为稚阴稚阳之体，出现性早熟多由于相火过亢，一方面过度刺激骨骼发育导致骨龄前期，气血妄动天癸早至；另一方面又耗伤肾精，骨髓不充，延缓骨骼正常发育。治疗上实火当泻，虚火当滋，泻实补虚，泻火填精。周仲瑛教授强调人体五脏本为一个整体，性早熟主要在肝、肾二脏，又与心、脾相关，临证要详辨肝、肾、心、脾失调所致虚实病机之主次，注重肝与肾、心与肾、肝与脾三者之间的密切关系。清肝泻火以滋肾养阴，疏肝行气以健脾益肾，交通心肾以宁心生精。

（2）复法制方，平调相火

性早熟以相火过亢为主要病机，但由于虚实相因，相火无论虚实，皆易郁热、生痰、致瘀，病性多为本虚标实。故治疗应补虚泻实两相兼顾，复法制方，在选方用药时全面兼顾，以期获得较好的疗效。如通常采用滋肾养阴、清肝泻火并用。以肾阴亏虚、相火妄动为主者，选用大补阴丸，或合二至丸、知柏地黄丸等；以肝失疏泄、郁而化热者，则首用龙胆泻肝丸、滋水清肝饮加减；郁热重者可加夏枯草、川楝子。以痰湿瘀热、冲任失调者，治宜健脾利湿，清热化痰固经，可选二陈汤或黄连温胆汤加减；火旺动血者治宜清热凉血，可选用犀角地黄汤加减。

三、验案举隅

程某，女，10岁。

2003年6月18日初诊：患者于2003年6月6日突然月经来潮，量多，色红，10天方净，查黄体生成激素（LH）基本正常。骨科X线摄片示骨龄发育相当于13岁。B超：子宫、附件形态增大。刻诊：患儿自觉内热，多汗，尿黄，大便干结，2～3日1次。舌质

红，苔薄黄，脉细滑。西医诊断：性早熟。中医诊断：性早熟。辨证：阴虚火旺。治法：滋肾清肝。方以大补阴丸合滋水清肝饮加减化裁：龙胆草5g，焦栀子10g，川楝子10g，夏枯草10g，制香附10g，知母10g，黄柏10g，生地黄12g，制龟甲（先煎）12g，赤芍10g，牡丹皮10g。每日1剂，水煎2次取汁300mL，分早、晚2次服。7剂。

2003年6月26日二诊：患儿大便不干，每日1次，晨起嗳多，面部烘热感减轻。舌质红，苔黄，脉细滑。诸症好转，以守前法出入，初诊方去川楝子、夏枯草、制香附，改龙胆草6g，生地黄15g，制龟甲（先煎）10g，加玄参12g，墨旱莲10g，另青黛粉12g分次冲服。7剂。

2003年7月10日三诊：患儿大便溏薄，腹痛，尿时黄，多汗，手心热，肌肤灼热，心中有热感。继续以二诊方加煅牡蛎（先煎）25g，制海螵蛸12g，茜草炭10g，地骨皮10g。14剂。

2003年8月14日四诊：患儿2003年7月27日月经来潮，7天干净，量中等，近日大便每日4~5次，偏干，手心热减轻。舌质偏红，苔薄黄，脉细滑。属肾虚肝旺证。治宜滋肾清肝，清热凉血。予大补阴丸合犀角地黄汤、滋水清肝饮加减化裁。生地黄15g，制龟甲（先煎）12g，黄柏10g，知母10g，玄参12g，牡丹皮10g，黑栀子10g，龙胆草5g，水牛角（先煎）15g，炒白芍10g，苦丁茶10g，天花粉10g，夏枯草10g。14剂。

2003年12月19日五诊：患儿近6个月身高增长6~7cm，月经较上个月愆期未潮，大便偏烂。复查骨科X线摄片示骨龄符合10岁年龄表现。患儿舌质红，苔黄，脉细。证属肝肾阴虚。治宜补肾清肝，养阴生精。予大补阴丸合滋水清肝饮、二至丸加减化裁。生地黄15g，玄参10g，牡丹皮10g，丹参10g，黄柏10g，知母10g，制龟甲（先煎）10g，赤芍10g，焦栀子10g，夏枯草10g，楮实子10g，制女贞子10g，墨旱莲10g，桑寄生15g。14剂。

2004年1月16日六诊：患儿月经2个月未潮，腹中稍有不适，不痛，大便近来溏薄，每日2~3次，仍怕热多汗。舌质红，苔黄薄腻，脉细滑。证属肝肾阴虚火旺，冲任不调。治宜补肾疏肝，调理冲任。予丹栀逍遥散合大补阴丸、二至丸加减化裁。醋柴胡5g，炒白芍10g，牡丹皮10g，焦栀子10g，制女贞子10g，墨旱莲10g，黄柏9g，知母6g，生地黄12g，制龟甲（先煎）10g，楮实子10g，制桑白皮10g，地骨皮10g，夏枯草10g。14剂。

2004年7月29日七诊：患儿月经延后7天未至，目前无明显经前反应，怕热，手臂皮肤痒疹稍多，口干。舌质红，苔黄厚腻，脉细滑。证属肾虚阴亏，肝郁化火，冲任失调。治宜疏肝清热，清肝滋肾，活血化瘀。予滋水清肝饮合大补阴丸、桃红四物汤加减化裁。醋柴胡5g，赤芍10g，制香附10g，牡丹皮10g，丹参15g，黑栀子10g，生地黄15g，黄柏6g，知母6g，制龟甲（先煎）10g，桃仁10g，红花5g，当归10g，葶苈子10g，夏枯草10g，凌霄花6g。28剂。

2005年5月5日八诊：患儿身高154.5cm，较去年同期增长2cm，怕热，额头皮肤常出现痱疹样皮疹，月经正常，大便偏干难解。2005年4月16日X线摄片示腕部出现7块骨化中心。舌质暗红，苔薄黄腻，脉细滑。证属肾阴亏虚，肝经郁火偏旺。治宜疏泄郁火，滋养肝肾。予滋水清肝饮合大补阴丸加减化裁。醋柴胡5g，龙胆草6g，夏枯草10g，制香附10g，牡丹皮10g，丹参10g，栀子10g，生地黄15g，玄参10g，制龟甲（先煎）

10g，黄柏 6g，知母 10g，川石斛 10g，楮实子 10g，凌霄花 6g。14 剂。

2007 年 8 月 31 日九诊：患者近年来身高增长如常人，月经周期不太规则，多后期，血量尚可，皮肤粗糙颗粒样皮疹密集，面有痤疮。舌质暗，苔薄黄腻，脉细滑。证属肾虚肝旺，热蕴阴伤。治宜滋阴降火，清肝泄热。予大补阴丸、二至丸合滋水清肝饮加减化裁。醋柴胡 5g，龙胆草 6g，制香附 10g，夏枯草 10g，生地黄 15g，牡丹皮 10g，栀子 10g，玄参 10g，知母 10g，黄柏 10g，凌霄花 6g，鬼箭羽 15g，制女贞子 10g，墨旱莲 10g，茺蔚子（包煎）10g。14 剂。10 年后患儿母亲来诊告知，患儿海外学习归来，身高 169cm，其他发育指征均正常。

按语：本例患儿于 10 岁突然月经来潮，骨龄发育相当于 13 岁，可诊断为性早熟。症状表现为自觉内热，多汗，月经量多期长，尿黄，大便干结，脉细滑，此为相火过亢，火旺动血，迫血妄行，冲任不固；虚火耗损肾精，骨髓不充，故骨龄早熟。本例相火虚实兼夹，表现为肾虚肝旺、肝经郁热之证，故选大补阴丸、二至丸合滋水清肝饮滋阴补肾，清肝疏肝。初诊肝火偏亢为甚，滋水清肝饮加龙胆草、川楝子、夏枯草苦寒坚阴，疏泄肝火。初诊方中知母、黄柏、龟甲、生地黄取大补阴丸之意滋阴清热，牡丹皮、焦栀子、赤芍、生地黄取滋水清肝饮之意疏肝清热，加龙胆草、川楝子、夏枯草、香附疏肝泻火，行气化郁热。二诊火热有减，减川楝子、夏枯草、香附，加玄参、墨旱莲、青黛清热养阴、清肝凉血以育阴消火。患儿肝胆之火渐退，舌苔渐黄腻，湿热内蕴，故加龙胆草剂量以增燥湿清热之效，酌加青黛清肝凉血，玄参、墨旱莲滋肾凉血养血。三诊加煅牡蛎收敛止汗，补肝肾之阴；海螵蛸收敛固摄，潜阳归肾；地骨皮泻肾火；茜草炭清肝凉血，敛精散火。四诊正值伏暑，易耗气伤津，继续以大补阴丸、滋水清肝饮滋肾清肝，加水牛角清热解毒，散血分瘀热；苦丁茶散风热；天花粉生津清肺胃之热。五诊在前方基础上加丹参清心除烦，活血通经；楮实子补肾清肝；桑寄生补肾强筋骨。六诊时患儿怕热多汗，舌质红，尚有虚热，故方中加桑白皮清肺中伏火；地骨皮去骨中虚热，润肺补肾，金水相生。以滋肾养阴为主，佐以清肝退虚热。七诊时患儿月经后期，方中以滋水清肝饮清肝养阴，大补阴丸滋阴清热，加柴胡、香附疏肝行气；夏枯草疏肝解郁；桃仁、红花、丹参、凌霄花活血化瘀调经；葶苈子清泻肺热。八诊时患儿额头皮肤常出现痱疹样皮疹，大便干结，为相火郁热循经上炎，继续以滋水清肝饮清泻肝胆郁火，大补阴丸滋肾清热养阴，龙雷之火（又称相火）上行，加夏枯草清肝散郁热；楮实子补肾清肝；石斛入胃、肾、肺经，滋阴降火不伤脾胃；凌霄花凉血化瘀，消散红疹。九诊时患儿皮肤粗糙样颗粒、痤疮，苔黄腻，月经后期，周仲瑛教授考虑热蕴伤阴，瘀热内生，故在清肝滋肾方药基础上加柴胡、香附疏肝行气解郁；龙胆草、夏枯草疏泄肝胆郁热养阴；凌霄花、鬼箭羽凉血活血化瘀；茺蔚子清肝活血调经。周仲瑛教授立足整体，详审病机，复法制方，随证化裁。基于脏腑辨证，补虚泻实，清中有补，敛中有散，又兼顾气血运行，津液荣亏，治病求本，故能收效。

四、小结

性早熟在临床诊治中较为棘手，相关文献报道，常与母亲初潮年龄小、父母学历较低、父亲陪伴少、父母不和睦、饮食量少及无午睡习惯、喜看言情剧、常服营养滋补品等密切相关。关注女童性早熟发生发展全过程，建立合适的疗效评价体系及完整的预防、诊治、防复方案，是当下临床工作的重中之重。周仲瑛教授在 60 余年临床基础上反复思考，基于《黄帝内经》"病机十九条"相关理论，提出"审察病机"是辨证论治的关键环节，"审证求机"是活化辨证论治的锁钥，于 2013 年构建了以"病机十三条"为核心的中医病机辨证新体系。周仲瑛教授基于病机辨证法，以相火理论为切入点，认为相火恒动，促进正常机体发育，相火过亢，促使机体过早发育，以补虚泻实，复法制方，平调相火以辨治性早熟，每获良效。

（传承弟子陆爱芳撰写，叶放指导）

第十七节　　"无病可辨"的辨治

周仲瑛教授认为中西医的两种理论体系是一种平行的互补关系，治证与治病两者有其内在的同一性。在长期临床实践中，先后诊治过多个"无病可辨"的患者，从中医辨证得到治愈。周仲瑛教授临床常遇"无病可辨"患者，仅以西医某项指标异常，经治疗转复。本文对其中两例进行介绍。

当前辨病结合辨证的临床诊疗思路，已经得到普遍的共识。其概念基本是指西医学的辨病与中医学的辨证，而对两者主次位置的互易性，中医自身识病的认同性，尚须深入研究。特别是对中医辨证的特异性、系统性、规范性、再现性，以及标准化、客观化、微观化诸方面还存在许多值得思考的新问题。

一、谷氨酰转移酶（GGT）增高案

某女，55岁。

2007年9月21日初诊：患者2007年1月因面色暗黑，先后两次住当地省级中医院，病毒检查排除病毒性肝炎，B超示肝损害，胆囊壁毛糙。免疫功能测定正常。经治疗肝功能虽得到控制，但GGT始终难以正常。刻下：面色晦暗，临晚两目充血发红，失眠，每晚仅睡1~2小时，早醒，活动、进餐后汗出量多，口干欲饮，尿色淡黄，大便近来基本正常，绝经1年。舌苔薄黄腻，质暗，脉细滑。近查GGT：69U/L。辨证：肝经湿热，郁火瘀结。处方：醋柴胡6g，龙胆草6g，夏枯草10g，制香附10g，茵陈20g，丹皮10g，黑山栀10g，熟大黄5g，鸡骨草15g，金钱草25g，蒲公英20g，垂盆草30g，知母10g，合欢皮15g，川石斛10g，水牛角片（先煎）15g，生地黄12g，赤芍12g。

2007年10月19日二诊：患者近期复查GGT 22U/L，汗出亦少，肝区不痛，睡眠略有改善，每晚约睡3~4小时，多梦，两目充血，二便正常。舌苔薄黄，质暗红，脉细滑。原方加熟枣仁20g，野菊花12g，玄参10g，夜交藤20g。

2008年6月6日三诊：服上药至今，睡眠及两目充血有明显改善，复查肝功能及GGT均正常，守法巩固。

按语：GGT即γ谷氨酰转移酶，具有重要生理功能，主要作用在氨基酸和蛋白质的吸收、分泌和合成环节。正常人血清内GGT主要来自肝脏，广泛分布于肝细胞的毛细胆管一侧和整个胆管系统。因此，当肝内合成亢进或胆汁排出受阻时，血清中GGT增高。GGT临床上常用于肝癌的诊断，在肝癌患者血清的检出率可达90%以上，且特异性较高，AFP阴性的肝癌其阳性率可达86.4%，若与AFP联合检查可提高肝癌诊断的准确率。其次还可见于胆道阻塞、肝炎、肝硬化等疾病。周仲瑛教授从中医角度提出肿瘤有其自身的发展规律，从无形到有形，从局部到整体，本案各项检查虽已排除了肝癌等疾病，但GGT增高仍有其临床意义，提示可能是肿瘤早期病变。但本案尚无明确西医诊断，故仍属于无病可辨，遂从辨症入手。临床中常可以见到肝病患者面色晦暗如烟熏，多由湿热蕴于肝经之故；肝主目，肝火上炎常见目睛充血；火热扰动心神可见失眠；火盛伤津则见口干；湿热循经下注而见尿黄；苔薄黄腻质暗、脉细滑等症亦为湿热之象。故周仲瑛教授拟从肝经湿热，郁火瘀结治疗，按其病机立以复法，合柴胡疏肝散、茵陈蒿汤、犀角地黄汤三方之功，摒除其邪。柴胡疏肝散疏肝理气，茵陈蒿汤可清热利湿以除肝经湿热，犀角地黄汤功能清热凉血活血。柴胡、香附相配乃柴胡疏肝之意，取龙胆草长于清泻肝经湿热郁火之力，配伍夏枯草加强清泻肝经郁火之功。而转氨酶居高不降，周仲瑛教授常辨之内有湿热蕴结，多用鸡骨草、垂盆草、蒲公英、金钱草此四味治之。方中配入知母和石斛其用有三，一乃防止苦寒、利湿之品伤阴太过，稍加佐制，以平药性；二是"证无绝对虚实"，有湿热、郁火必会导致阴伤，则临证多见虚实夹杂，故治则虚实并调；三因患者有口干津伤之征，宗"有斯症用斯药"的加减原则，对症用之。是故药症相符，其效如鼓应桴，患者诸症有明显改善，邪去正复，其体自安，GGT 指标亦恢复正常。

二、肿瘤标记物 CA50 增高案

某女，50 岁。

2006 年 11 月 1 日初诊：患者今年 7 月月经来潮，之后开始消瘦、闭经，体重下降 10kg。现经地方省级西医系统检查，胃镜示慢性炎症；HP（+）；肠镜检查无明显异常。上腹部增强 CT 示肝体积增大，有小钙化，右叶小囊肿可能。血、尿、粪三大常规均为阴性。肿瘤标记物 CA50：150U/mL。既往有高血压史。刻下：形体消瘦，寐差，月经最近来潮，量多，有小血块，5 日方净，经后两手指麻胀充血发红，肌肉瞤动，稍有头昏，口稍干，近来口唇有火疮，干裂疼痛。舌苔淡黄薄腻，质暗，脉小滑。拟从心脾两虚，肝肾不足，生化乏源治疗。处方：潞党参 10g，焦白术 10g，茯苓 10g，炙甘草 3g，当归 10g，炒白芍 10g，仙鹤草 15g，炙乌贼骨 15g，地锦草 12g，旱莲草 10g，炒六曲 10g，陈皮 6g，炒谷麦芽各 10g，夜交藤 20g，熟枣仁 15g。

2006 年 11 月 8 日二诊：患者夜寐好转，大约睡 6 小时，醒后难以再睡，四肢肌肉瞤动减少，头昏口干稍减，两手充血发麻发胀减轻，但小腿发酸，大便正常，食纳良好。舌苔薄黄腻，质暗隐紫，脉细滑。原方改熟枣仁 25g，加南北沙参各 12g，太子参 12g，大麦冬 10g，炒玉竹 10g，川百合 12g，桑寄生 15g，鸡血藤 20g，丹参 15g，楮实子 10g。

2007 年 1 月 31 日三诊：患者复查 CA50：110U/mL，上药服用至今，精神转好，面容稍有增胖，但月经仍然先后不定期，腰酸疼，两侧颈肩僵疼，腿僵不利，两手背手指发胀，早晨明显，握手较为不舒，左小腿有轻度浮胀，怕冷，汗出为舒，二便正常。舌苔淡薄黄腻，质暗，脉小弦滑。拟从脾虚肾亏，气虚湿困治疗。处方：炙桂枝 10g，炒白芍 10g，炙甘草 3g，生黄芪 15g，生白术 10g，生薏苡仁 15g，潞党参 10g，茯苓 10g，鸡血藤 15g，桑寄生 10g，肿节风 20g，鹿衔草 15g，片姜黄 10g，鬼箭羽 20g，当归 10g，丹参 15g，川续断 15g。

2007 年 11 月 5 日四诊：患者服上药至今，体重增加 10kg，颈僵痛、腿膝痛有好转，手指及小腿麻胀减轻，月经周期规律，色红不显，稍有疲劳，苔黄薄腻，质暗紫，脉细滑。三诊方加葛根 15g，土茯苓 20g，红花 6g，炮山甲 9g（先煎），老鹳草 20g，石楠藤 15g，路路通 10g，天仙藤 15g，炙僵蚕 10g。

2008 年 7 月 14 日五诊：患者复查 CA50 阴性。两手指端、足跟前稍麻，余无不适。舌苔黄薄腻，质红偏暗，脉细滑。守法巩固。

按语：CA50 是一种肿瘤糖类相关抗原，主要由唾液酸糖脂和唾液酸糖蛋白所组成，对肿瘤的诊断有广泛性，其增高见于 87% 的胰腺癌，80% 的胆囊癌，73% 的原发性肝癌，50% 的卵巢癌，20% 的结肠癌、乳腺癌、子宫癌。周仲瑛教授认为肿瘤的发展多从无形到有形，从局部到整体，在本案当中，各项检查均无肿瘤明确诊断，但 CA50 增高提示有肿瘤早期病变可能。周仲瑛教授根据患者临床症状，以消瘦为主要症状，伴有经潮量多有血块，经后肢麻、头晕等症状，辨证为心脾两虚，肝肾不足，生化乏源，遂投以异功散、归芍六君子汤加减补气健脾，养血活血，充养生化之源。方中地锦草与仙鹤草二药相配，一血药一气药，调气和血，宣通痹阻，流通血脉；地锦草、旱莲草二药相配滋阴养血止血，这两组药对是周仲瑛教授临证常用药对。乌贼骨是妇科要药，早在《黄帝内经》一书中提到四乌贼骨一蘆茹丸治疗月经病。陈皮、六曲、谷麦芽四药相配健脾和胃，酸枣仁、夜交藤养心安神。二诊复来，患者诸症俱减，尤以肌肉瞤动、口干、肢麻等阴虚症状改善明显。断之患者年过半百，阴气至半，理当运用滋肾养阴之品来调补，故二诊时，击鼓再进，加用南北沙参、大麦冬、玉竹、百合，桑寄生；同时配入鸡血藤、丹参养血活血。三诊再查，患者精神续见好转，但又现新症，颈肩、腿脚僵化不利，晨起手背发胀，下肢浮肿，推之多由风湿痹阻于肢体关节，气机不利引起。而体质亏虚、营卫气不调，又可出现怕冷，汗出。故周仲瑛教授改从补益脾肾、祛风除湿、活血通络治疗，处以黄芪桂枝五物汤、归芍六君子汤加减，方中桑寄生、川断补肝肾；生薏苡仁健脾渗湿除痹；肿节风、鹿衔草祛风除湿；茯苓淡渗利湿；姜黄、鸡血藤、鬼箭羽、丹参活血通络。诸药合用共奏宣痹阻、通经络、祛风湿、益脾肾、调气血之功。四诊诸症显减，体重增加，再予乘胜追击，加强祛风湿活血通络之功，其中炮山甲活血通络力量最强；路路通性味辛平，通行十二经，善祛除留着于肌肉、筋骨、关节、经络的风、寒、湿邪；石楠藤祛风湿、通经络兼有补肝肾之功；天仙藤苦燥温通，活血止痛。四药相配是周仲瑛教授临床常用于风湿痹阻的通络药物组合。患者服药一年后，体重复常，诸症消失，复查 CA50 阴性。

三、随诊心悟

各种现代技术检测记录的客观指标是微观研究的主要内容和手段，也是现代中医临床研究的主要参考之一。恰当、合理地应用客观指标，有助于对中医病因病机及治则理论的创新性探讨，是中医微观辨证（辨证客观化）的有力工具，对中医药临床疗效评价、机制探讨都具有关键性作用，也可以成为临床选药、"治未病"措施选择和患者预后判断的重要参考指标。按照突出中医特色以及注重指标的关联性（有效性、有用性）、先进性（创新性和现代化）与可行性等原则，精选应用客观指标，将有力地促进中医现代临床研究的发展。

此两案中 GGT、CA50 增高与这些临床症状的出现是否有一定的内在关联，西医学还没有给予明确的论证，但中医通过辨证施治，患者临床症状得到治愈，复查异常指标亦转为阴性，其中内在联系有待进一步探索。中医学与西医学在临床诊疗上有各自的特色与优势，中医重辨证，着眼于"病机"与"证"，强调疾病中共同性对诊疗思路及方案的影响；西医重辨病，着眼于"诊断"与"鉴别诊断"，强调疾病中差异性对诊疗思路及方案的影响。通过此两案提示需要进一步关注单一某项现代医学指标异常的临床意义，另一方面也佐证了中医辨证与西医辨病是一种平行互补关系。故将此两例病案列而陈之，期与同道共悟周仲瑛教授诊病之法，拓达己思，验于临床。

（再传弟子皇玲玲执笔，导师郭立中指导）

参考文献

［1］ 周珉，周仲瑛.下法在流行性出血热气营证中的运用［J］.南京中医学院学报，1988（03）：10-12.

［2］ 陈远彬，林琳，吴勉华，等."汗和清下、表里双解"复法治疗流行性感冒的研究思路与方法［J］.辽宁中医杂志，2018，45（01）：50-52.

［3］ 罗翌，李际强，杨荣源，等.清气凉营汤为主治疗登革热18例临床观察［J］.新中医，2003（07）：33-34.

［4］ 李七一.周仲瑛从痰瘀论治疑难病证九法［J］.江苏中医，1997（06）：3-4.

［5］ 张世安，叶放.周仲瑛教授从肾虚肝旺病机论治疑难杂病探讨［J］.南京中医药大学学报，2015，31（02）：104-107.

［6］ 郭立中，刘琴，皇玲玲，等.周仲瑛从湿热论治疑难杂病经验［J］.中医杂志，2008（11）：971-973.

［7］ 周学平，冯哲，方樑，等.周仲瑛从湿热浊瘀论治风湿免疫病发热经验［J］.中医杂志，2020，61（19）：1688-1691.

［8］ 王志英，周学平，郭立中，等.周仲瑛教授从风痰论治支气管哮喘的经验介绍［J］.南京中医药大学学报，2010，26（01）：67-69.

［9］ 朱敏为，王繁可.周仲瑛治愈顽固性结核性窦道1例［J］.湖北中医杂志，2013，35（01）：31-32.

［10］ 李柳，叶放，夏飞，等.周仲瑛从风痰辨治癫痫的临证思路与经验［J］.中国中医基础医学杂志，2021，27（02）：314-317.

［11］ 王琦，沈洪.沈洪运用凉血化瘀法治疗溃疡性结肠炎经验撷粹［J］.江苏中医药，2019，51（05）：17-19.

［12］ 罗陆一.从肾论治冠心病机理例析［J］.中医药学刊，2005（04）：588-589.

［13］ 宋欣伟.痹证从肺论治［J］.新中医，1993（03）：9-11.

［14］ 刘兴烈，郭立中，周仲瑛.周仲瑛教授"泻肾"论的学习体会［J］.世界中西医结合杂志，2011，6（01）：74-77.

［15］ 金路，王志英.国医大师周仲瑛从痰瘀郁毒辨治肺癌癌性疼痛［J］.中医学报，2016，31（11）：1637-1639.

［16］ 陆爱芳，吴婉琳，王盼盼，等.国医大师周仲瑛教授应用相火理论辨治性早熟经验［J］.河北中医，2022，44（06）：892-895.

［17］ 皇玲玲，朱垚，郭立中."无病可辨"治疗新案［J］.时珍国医国药，2009，20（12）：2954-2955.

解惑篇

第一章

活化辨证

第一节　审证求机，复法合方

一、高山仰止的上工大家

20 世纪 80 年代初，笔者在南京中医学院读书时，周仲瑛教授教我们中医内科学肺系部分。周仲瑛教授平易、和蔼，说理透彻，条分缕析，语速虽慢，但语调平稳、流畅，常常借助图表，笔记十分好记。他不仅是一位医者、学者、智者，还是一位慈祥宽厚的长者。有一次在课堂上，一位同学伏在课桌上打起瞌睡，周仲瑛教授从座次表中找到他的名字，点名回答问题，引得全班同学注目。该同学虽被同桌叫醒，却悠然置身于事外，岿然端坐作呆若木鸡状。周仲瑛教授时任一校之长，我心里怦怦然：如此顽劣，定在劫难逃了。孰料，周仲瑛教授仍然不动声色："哦，请假没来，我们继续讲课。" 30 年过去了，这一幕至今仍历历在目，仿佛发生在昨天。

2012 年秋，我接到"周仲瑛名医工作室"的邀请，参加"国医大师周仲瑛辨治疑难病证经验传承研讨班"，再次亲聆周仲瑛教授传道授业，并亲见周仲瑛教授诊病课徒。"周仲瑛名医工作室"坐落在汉中门老校区李时珍塑像前，面积不大，低调而不张扬，简朴而显实用，诊室、资料室、计算机室、示教室功能俱全。周仲瑛教授诊病时用的专用软件界面，分为临床表现、理化检查、舌象、脉象、病机归纳、治则治法、处方用药、用法用量、备注等。学生数人与患者及家属分列周仲瑛教授两侧，周仲瑛教授望闻问切、口述理法方药，学生输入系统、打印病历和处方。有时周仲瑛教授会主动讲解病机、方义，学生也会提出疑问，但从不亲自诊脉或做必要的体检，或许是为了尽量不干扰周仲瑛教授、烦扰患者，有些遗憾。周仲瑛教授 8 时整开始接诊患者，直到 12 点半才结束，其间不喝水，只有一次 5 分钟短暂的休息。一个耄耋之年的老人，能如此不知疲倦地高强度工作，令人感动。周仲瑛教授鹤发童颜，满面春风，体态丰腴，步履稳健，语音浑厚，精神矍铄，他诊病有一种强大的气场。我屏声敛息、一丝不苟地记录下 10 月 19 日上午周仲瑛教授诊治的 28 个患者的全过程，反复揣摩其智慧之学、灵验之术，获益匪浅，感悟良多。岁月流逝，1928 年出生的周仲瑛教授，早已不再担任校长、系主任的职位，但医教研忙碌不息的周仲瑛教授，赢得了全社会更多的尊敬和爱戴。

二、周仲瑛教授的"复法合方"与齐白石的"衰年变法"

做学问、搞艺术，往往有"大器晚成""晚乃善"的情形。周仲瑛教授曾说："中医是门艺术。""艺术需要灵感，讲究境界，强调个性特点的彰扬与发挥，这些好像与中医很相似。"《周易·系辞下》云："易，穷则变，变则通，通则久。"人民艺术家齐白石有感于"画道之衰，已达极点"（陈师曾语），晚年以"从此决定大变，不欲人知，即饿死京华，公等勿怜"的决心进行变法，艺术风格产生了一次质的飞跃，破茧重生，再建华宇，开宗立派，影响深远。可以说没有"衰年变法"，就没有齐白石。但变法是需要超出常人的勇气的。周仲瑛教授已经名满天下，他同样没有守成，而是不懈追求，不断突破，法外求法，提出了许多新的观点，如"审证求机论""病理因素——第二病因说""病机十三条""瘀热论""毒邪论""复合病机"等，并组建中医急难症研究室，创建中医内科急症学科，为当今中医界注进了源头活水。

"复法合方"是周仲瑛教授变法的显著标志之一。就一日之所见，周仲瑛教授全新的处方用药风格就让我惊叹、咋舌。粗略统计当日所开 28 张汤剂处方，最少 16 味，最多达 40 味，平均约 27 味。有很多冷僻药，如：羊乳、红豆杉、老鹳草、冬凌草、薜荔果、穿山龙、石楠藤、酢浆草、菝葜、狗舌草、藤梨根、枸橘李等，有的甚至闻所未闻。

周仲瑛教授自幼随父周筱斋（1899—1989）学医，在《中国现代名中医医案精粹》第 1 辑中收录的周筱斋医案计 14 则，处方用药多在 10～12 味之间，足见其用药轻灵，如同他的琴声（周筱斋先生兼擅古琴，中华书局 2011 版严晓星所著《梅庵琴人传》中有传），"精纯不杂，平淡中寓有至理"。而第 3 辑收录的 1987～1991 年间的周仲瑛医案，有鼓胀、眩晕、脂肪瘤、哮证、肝炎胁痛、心悸、头痛、咽喉溃疡等 11 则，初诊处方药味数最少 10 味，最多 15 味，平均约 13 味。编者记录到，这些医案都是"名老中医自己亲自选定，真实可靠，临床中看病最拿手的"，所以可以推测，周仲瑛教授原也是崇尚轻灵的。那么，究竟是什么原因，周仲瑛教授会在年逾花甲之后，医风为之一变，走上"复法合方"之路了呢？

三、以病机为核心构建辨证论治新体系

就诊患者疾病谱的变化自然是首要原因之一。是日，28 个患者中癌症就占了 14 个，其他也大多为辗转求医、久治无效的疑难病症，如：鱼鳞病、艾迪森氏病、结缔组织病等。病机证素复合多变，治则自然要灵活变通。周仲瑛教授在 2011 年 10 月在宁举办的学习班中演讲《"审证求机"是活化辨证论治的锁钥》，开门见山，一语道破了更深层次的原委："我在六十余年医、教、研生涯中，逐步理解认识到最具中医特色的辨证论治——理法方药诊疗体系，原本是机圆法活的一种思辨技能，但而今却难以与辨证标准化、规范化、量化等等要求合拍，虽然当前已经制定有多种病证的诊疗标准、指导原则、指南、路径，却不能求得共识，在临床执行实施，值得令人反思、共商。"正是基于这样的困惑，对中医传承创新路在何方的忧虑，周仲瑛教授萌生了"以病机为核心构建辨证论治新体系的设想"。辨证不是一成不变的公式，"中医的辨证论治绝非僵化的辨证分型论治，而应是基于审证求机、随证治之思想指导下的辨证论治"。早在 1979 年，周仲瑛教授就发表了

《常用脏腑病机词汇类证鉴别》系列文章，连载于《江苏医药（中医分册）》，产生了巨大学术影响。疾病的病机由病理因素所决定。对于病机复杂、病性多样的证候群，可通过多种病机证素的组合，做出证候诊断。复合立法、重剂合方正是针对疾病的多重复杂病机，组合运用数种治法，处方药味数目往往超过常规。

试录是日所见周仲瑛教授开出的药味最多的一张处方。治患者徐某，女，48岁，乳腺癌术后，慢性咽炎难愈，常年咳嗽，无痰，咽痒，咽后壁淋巴滤泡增生。处方：功劳叶10g，地骨皮10g，女贞子10g，旱莲草10g，生地榆15g，怀山药15g，生山楂15g，炙鳖甲15g，南北沙参各15g，天麦冬各12g，山慈菇15g，猫爪草20g，制南星12g，泽漆20g，肿节风20g，仙鹤草15g，鸡血藤15g，蛇舌草20g，半枝莲20g，炙僵蚕10g，白毛夏枯草15g，太子参10g，焦白术10g，生薏苡仁10g，茯苓10g，炙甘草3g，炒六曲10g，白残花5g，老鹳草15g，冬凌草20g，八月札12g，玄参10g，莪术6g，挂金灯5g，白蒺藜10g，土牛膝12g，桔梗6g，诃子肉10g。总计40味药，总量达500g。药味不可谓不多，但多而不杂，是有机组合，而非简单堆砌，注重小方复合，一药多用。医者如同号令千军万马，指挥多兵团联合、立体作战的将帅，养阴利咽、健脾益肾、疏肝散结、顺气和胃、活血化瘀、扶正解毒、化痰软坚、搜风走窜数法并举，攻补兼施、动静相参、表里相合、升降相宜、阴阳互求、气血互调、整体调理与靶向治疗兼顾，无狂轰滥炸、孟浪杂投之弊，秩序井然，有条不紊。这样的处方非大功力、大智慧、博古通今者不为，需要更多的知识面、更丰富的临证用药经验，和更加缜密、更加活泼的临床思维。

需要补充说明的是，周仲瑛教授在临床中也不全都是应用大方。最典型的例子是，2008年汶川大地震灾后，周仲瑛教授向灾区人民捐献的两张地震灾后防疫方"防疫清肺汤"和"防疫化浊汤"，都只有9~10味药，非常凝练。说明周仲瑛教授并不偏激，而是要因人而异、因病制宜、辨机论治。

四、验案举隅

1. 脑萎缩、脑动脉硬化案

吴某，女，76岁。

患者近年来自觉健忘严重，睡眠差，纳呆，遇事紧张，急躁，大便正常，腰痛，检查有骨质疏松。舌质暗红，苔黄薄腻，脉细滑。病属髓海不足，水亏木旺，当补肾疏肝，养血安神。

处方：醋柴胡5g，炒白芍10g，制香附10g，白蒺藜10g，夏枯草10g，丹参12g，制首乌10g，川百合12g，知母10g，炙甘草3g，枸杞10g，煅龙牡（先煎）各20g，菊花10g，决明子12g，柏子仁10g，桑寄生15g，川断15g。嘱多食百合、白木耳、莲子。

按语：脑动脉硬化症是指脑动脉内膜粥样硬化以致脑实质慢性供血不足而引起的大脑功能减退病症，属于"眩晕""头痛""不寐""耳鸣、耳聋"等病范畴。脑为髓之海，肾生髓充脑，肾精充足，则脑髓充盈，反之则脑髓不足，且水亏木旺，常见内风夹痰浊、血瘀上扰。本虚标实，当疏肝养血，滋水涵木，兼祛痰、火、风、瘀。特别是制首乌补而不滞，温而不燥；桑寄生不寒不热，平补肝肾。周仲瑛教授的团队曾以此为主创制"通窍益脉汤"，证实能有效地控制、改善脑动脉粥样硬化。

2. 发热案

王某，男，42岁。

患者间断发热4年不愈，常身热起于中午，体温可达38.4℃，热前形寒肢清，入夜热退，无汗，周身酸痛，皮肤干燥有灼热感，咳嗽痰少，咽喉不舒，腰痛，口干，二便尚调。舌苔黄腻，质红偏暗，脉小滑数。此为风湿痹阻，湿热内蕴，枢机不和，气阴两伤。

处方：柴胡10g，前胡3g，功劳叶10g，青蒿15g，藿香10g，炒黄芩10g，石楠藤15g，冬僵蚕10g，蝉衣5g，片姜黄10g，北沙参10g，肿节风15g，秦艽10g，桂枝10g，炒白芍10g，穿山龙30g，老鹳草15g，夜交藤20g，乌梅肉6g，胡黄连3g，苍耳草15g。

按语：本例病势迁延，病机复杂，周仲瑛教授针对多因素、多证候、多症状的特点，用柴前梅连散、蒿芩清胆汤、升降散及小柴胡汤、桂枝汤等复法立方，共为和解枢机、清化湿热、升清降浊、辟秽宣络之剂。古人谓"伤风不醒成劳"。柴前梅连散主治风劳骨蒸，其中，柴胡解不表不里之风；胡黄连清入肌附骨之热；前胡主脾肺表里之邪；乌梅主敛，亦取酸能入骨之意。升降散（去大黄），表里双解，清泄三焦。功劳叶擅清虚热，补益肝肾，可加强青蒿清热透络之力及肿节风、秦艽、穿山龙、老鹳草、夜交藤等祛风化湿、活血舒筋、清热解毒之功。周仲瑛教授尝言，昔有东汉末年以寒邪为主的疫病、明清以火热为主的温病，由于气候、自然环境及饮食、生活方式的变化，预测今后将会有湿热、三焦的问题，值得引起重视。

3. 痹证（类风湿关节炎）案

陈某，女，49岁。

患者3年前两膝关节疼痛，腿肿，查类风湿指标阳性，用药经年，症状有所减轻，复查相关指标仍属阳性，治程中曾患过敏性皮疹，多个关节疼痛，现左膝、右踝、两腕酸痛不适，且怕风，易汗，有燥热感，大便不实。舌质暗红，苔黄薄腻。此为风湿久痹，气虚卫弱，肝肾不足。

处方：炙桂枝10g，赤白芍各10g，功劳叶10g，生黄芪20g，焦白术10g，防风9g，石楠藤20g，穿山龙30g，苍耳草20g，青风藤15g，鸡血藤15g，炙甘草3g，老鹳草15g，鹿衔草15g，大熟地10g，淫羊藿10g，炙僵蚕10g。

按语："风湿相搏，一身尽疼痛"（《金匮要略·痉湿暍病脉证治第二》），风湿是痹证的主要病因，又每与寒或热相合而异性。久痹寒伤阳气，热耗阴血，气血虚痹，血脉涩滞，方以黄芪桂枝五物汤、玉屏风散为主，调养荣卫，益气固表，养血祛风，和血通痹。肾藏精主骨，肝藏血主筋，女子以肝为先天，肝肾得养，则根本得固，筋骨得濡，且肝肾同源，补肾既可益肝，滋肾阴也可达到清络热的目的，故加上补益肝肾之熟地黄、淫羊藿。藤类、虫类药可搜风通络，直达病所，令"气血流畅，痹痛自已"。正如周仲瑛教授所云："风邪深入骨骱，如油入面，非虫蚁搜剔不能为功。"

4. 痿证（肌萎），肌营养不良继发神经损伤案

李某，女，33岁。

患者两上肢手臂肌肉萎缩乏力，右侧肩臂不能上抬，怕冷手凉。舌红偏暗，苔薄黄腻，脉细。病属脾肾亏虚为本，湿热瘀阻为标。

处方：潞党参 15g，炙黄芪 60g，生白术 15g，当归 10g，生薏苡仁 15g，葛根 15g，片姜黄 10g，鸡血藤 20g，炙甘草 5g，川断 20g，桑寄生 15g，千年健 15g，炒苍术 6g，制黄精 10g，鬼箭羽 15g，红花 5g，炙桂枝 5g，赤芍 10g，炙蜈蚣 3 条，露蜂房 10g，乌梢蛇 10g，熟地黄 10g，鹿角片（先煎）10g，淫羊藿 10g，穿山龙 25g，石楠藤 20g，煅龙骨 20g，煅牡蛎 25g，羌活 10g，巴戟天 10g，补骨脂 10g。

按语：本案用了用黄芪桂枝五物汤、桂枝龙牡汤、二妙丸、独活寄生汤等合方。《三因极一病证方论·五痿治法》："诸痿当养阳明与冲脉。"痿证不仅有脾虚，《脾胃论》："脾病则下流乘肾，土克水则骨乏无力。"故以党参、白术、葛根健脾升清，特别重用黄芪益气，加川断、桑寄生、熟地黄、淫羊藿、巴戟天、鹿角片、补骨脂等祛风湿，止痹痛，强筋骨，益肝肾。《素问·生气通天论》："湿热不攘，大筋软短，小筋弛长。"故加苍术、薏苡仁以化湿。又《诸病源候论·风身体手足不随候》："而风邪在经络，搏于阳经，气行则迟，机关缓纵，故令身体手足不随也。"故加蜈蚣、露蜂房、乌梢蛇等息风通络，提高疗效。

5. 肺癌案

潘某，男，46 岁。

患者 3 个月前劳累伤腰，不能站立，去当地医院行 CT 检查发现左上肺肺癌，双肺多发转移，锁骨上窝及纵隔淋巴结转移，胸椎转移瘤。病理：腺癌。患者至今已做 4 个疗程化疗，现白细胞明显减少，目前自觉两侧胁肋痛、背痛，胸闷，稍有干咳，口干，疲劳乏力。苔中部腻罩黄，舌边尖红，质偏暗，脉小滑兼数。此为痰瘀郁肺，络气不和，气阴两伤，化疗损正，癌毒走注。

处方：南北沙参各 12g，大麦冬 10g，太子参 12g，焦白术 10g，茯苓 10g，炙甘草 3g，生薏苡仁 15g，仙鹤草 15g，猫爪草 20g，山慈菇 15g，制南星 10g，炙僵蚕 10g，旋覆花（包煎）5g，茜草根 10g，泽漆 20g，法半夏 10g，陈皮 6g，蛇舌草 20g，半枝莲 20g，鸡血藤 15g，羊乳 15g，肿节风 20g，红豆杉 10g，六曲 10g，生蒲黄（包煎）10g，砂仁（后下）3g。

按语：癌毒痰瘀互结，气阴两伤，宜清补、平补，方选沙参麦冬汤、六君子汤清热养阴，益气化痰，防峻补反助热毒。生薏苡仁健脾祛湿，仙鹤草擅治脱力劳伤、久咳咯血，旋覆花、茜草根、鸡血藤、生蒲黄行气活血，通络止痛。猫爪草、山慈菇、制南星、炙僵蚕、泽漆、蛇舌草、半枝莲、鸡血藤、羊乳、肿节风、红豆杉等大队抗癌药物，清热解毒，化痰散结，但有一线之机，决不放弃消癥，攻邪即是扶正。

6. 肝癌案

庄某，男，43 岁。

患者 1 个月前在上海查 MRI 示肝癌并行手术治疗。术后有膈顶活动型灶，病理：肝右叶肝细胞癌，粗梁型，Ⅲ级，小结节型肝硬化，慢性胆囊炎，已经做射频治疗，术后曾见肝区隐痛，目前自觉症状不多，稍有疲劳，食纳良好，二便正常，鼻唇面色暗。舌质暗红，苔中部黄，见块状腻斑，脉小滑。此为湿热瘀毒互结，肝脾两伤。

处方：煅牡蛎（先煎）30g，土鳖虫 6g，莪术 10g，山慈菇 15g，制南星 15g，炙僵蚕 10g，蛇舌草 25g，半枝莲 25g，石打穿 20g，龙葵 20g，太子参 12g，大麦冬 10g，焦白术

10g，茯苓10g，炙甘草3g，炙鸡内金10g，八月札12g，泽漆20g，北沙参10g，天冬10g，漏芦15g，生蒲黄（包煎）10g，赤芍12g，丹皮10g，水牛角片（先煎）15g，生地黄15g，煅瓦楞20g，肿节风20g，茜草根10g，制香附10g，土茯苓30g，老鹳草20g，冬凌草20g，鱼腥草20g，三七粉（分吞）4g。

按语：上方融软坚散结、凉血化瘀、化痰通络、疏肝理脾、清热祛湿、解毒抗癌、益气养阴、健脾助运诸治则于一炉，多药味、多治法、多环节标本兼治，综合调理，养正不留邪，消积不伤正，同时慎防邪从火化，阴精被灼。本病应以调养为主，平补柔养，避免滋腻壅滞，不可一味填补。

7. 甲状腺乳头状癌案

任某，女，43岁。

患者于5个月前行甲状腺乳头状癌手术全切，现服甲状腺素片，舌面有烧灼感，手足冷如冰，肩臂凉，后背多汗，既往有哮喘、过敏性鼻炎病史，月事尚调，大便多秘。舌苔黄薄腻，质红，脉沉细。此为肾虚肝旺，气阴两伤。

处方：炙鳖甲（先煎）15g，生地黄12g，山萸肉10g，菟丝子10g，淫羊藿10g，天冬10g，玄参10g，枸杞10g，鸡血藤15g，当归10g，生黄芪15g，淡苁蓉10g，煅牡蛎25g，川石斛10g，黄柏6g，鬼箭羽15g。

按语：本案证属阴阳失调，气血不和，阳气不能外达。以阳生于阴，当补阴以配阳。治宜滋肾养肝，益气养阴，以二仙汤为主方。用药宜去刚用柔，淫羊藿配生地黄，有阴阳并调之妙。在大队滋阴补阳药中，少佐一味黄柏，温中有清，寓"从治"之意，并可监制温药刚燥之性。鳖甲、牡蛎潜阳，并可软坚抗癌。

五、结语

虽不能"一日看尽长安花"，但周仲瑛教授给我的教诲受益终生。周仲瑛教授曾语重心长地告诉我们：医道无穷，道随悟入，道随悟深。要想不断提高临床疗效、解决一些别人解决不了的疑难问题，许多奥义着实需要下一番苦功夫用心去"悟"，反复品味，才能有所收获，才能回味无穷。周仲瑛教授的《八十述怀》中"与时俱进，业贵专精""老骥追风，宿志永存"等句，表明了他孜孜不倦，上下求索的决心。周仲瑛教授的求变，贯穿在他孜孜以求地对传统中医学的解构与重建的永恒探索之中，而不变的是承前启后、春满杏林的精诚之志和学者本色。

（传承弟子朱杰撰写）

第二节　基于功效-物质-机制探讨异类相制理论的科学内涵

经过长期临床实践，历代医家针对有毒中药的应用总结出了多种增效减毒的方法，主要包括选用道地药材、依法炮制、对症用药、合理配伍、掌握煎服方法等。其中，有毒中药的配伍减毒是中医药研究的热点，但目前仍以针对某一特定中药的毒副反应进行配伍的研究较多，缺乏与治疗疾病时理法方药的紧密联系。从临床实际应用的复方组成来看，起到配伍减毒作用的并非仅为两味药间的"相畏""相杀"或"佐制"，而是多种药物的交互协同、拮抗效应。因而"七情和合"的"相畏、相杀"及"君臣佐使"的"佐制药"配伍，已难以完全解释诸多方药的配伍减毒作用。笔者从临床应用周仲瑛教授治疗类风湿关节炎经验方"清络通痹方（雷公藤复方）"的实践中得到启示，提出异类相制配伍减毒理论，认为有毒中药通过与不同性味、不同功效中药的合理配伍，以调其偏性、制其毒性，既能减轻或消除毒性，又可全面兼顾病情、增强药效。该理论从整体辨证组方中考察有毒中药复方配伍减毒的效应，解析其组方原理，通过现代研究明确有毒中药毒性的产生及其物质基础，并从多途径、多靶点诠释复方配伍减毒的分子生物学机制。对于异类相制配伍减毒的现代科学内涵，还需从功效-物质-机制关联性层面加以深入阐释，论述如下。

一、不同功效中药异类相制配伍减毒的内涵

异类相制理论源于临床，其本质是以辨证论治为前提，依据疾病的病机立法组方，合理配伍有毒中药。根据其药物组成、药物间相互作用的不同，可将异类相制配伍减毒方式归纳为性味相制、异效相制、扶正制毒，且三者在组方中多交互相呈。

1. 性味相制

中药的功效与性味密切相关，而毒性中药在性味层面多具有显著的特征。早在《素问·五脏生成》中便有"多食辛，则筋急而爪枯"的记载，且后世研究表明有毒中药以辛味居多，如附子、半夏、细辛、雷公藤等，故有毒中药的毒性制约从性味角度而言是对辛味的制约。因此，异类相制配伍形式不仅限于寒热相制，还包括辛酸相制、辛苦相制等性味相制。

中医理论中辛味能散、能行，甘味能补、能和、能缓，辛甘配伍即散中有补，行中有缓，补而不滞。现代研究发现，辛味药主要含挥发油类、苷类及生物碱类等成分，甘味药则以苷类、氨基酸类为主，如甘草苷可缓急止痛，人参皂苷可消炎解毒，因此临床常用复方中多配伍甘草、人参、大枣等甘味药以调偏制毒，如四逆汤、参附汤、十枣汤等。苦味药能泄、能降、能燥，其化学成分大多包括生物碱、黄酮类及苦味素等，且富含多种无机微量元素。辛苦配伍，辛畅气，苦清泄，亦为常用减毒配伍，如大黄附子汤中大黄配附子、乌头汤中芍药配川乌等。辛酸配伍，辛能散，酸能收，散中有收，相反相成；研究发现，酸味药的化学成分主要是有机酸和鞣质，其中钾的含量最高，具有维持渗透压及酸碱平衡、参与机体代谢、增强神经肌肉兴奋性的功能，对于制约毒性有一定的作用。复方中运用辛酸配伍的有当归四逆汤中白芍配细辛、小青龙汤中五味子配半夏等。辛咸配伍用于

痰瘀之证居多，辛通散，咸软坚，二者配伍可行气化痰；辛能通，咸入血分，又可治疗瘀血久留之证。临床中常以逐瘀通络的蜈蚣、全蝎、斑蝥、蜂房等与玄参、阿胶、鳖甲、肉苁蓉等合用。叶天士擅长用此类药物配伍治疗久痛、积聚、痉厥等顽疾，如取补肾益精之肉苁蓉配以活血通络之全蝎，减毒之余温肾宣肝，通络止痛。

2. 异效相制

中药均有不同的功效和主治，有毒中药通过配伍其他不同功效的药物，既可消除或减缓毒性、偏性，又能增强疗效。

附子散寒止痛、回阳救逆，善入气分，有通行十二经之长，亦有劫夺营阴之弊，且具有一定的神经毒性；白芍养血调经、缓急止痛，入血分，有补虚和营之功，具有广泛的神经保护作用，包括抗神经细胞氧化、抑制神经炎症、促进神经增长等。二者配伍，刚柔相济，相反相成，利于调气血、调气机、调寒热、调虚实。现代研究发现，白芍中的有效成分芍药苷和芍药内酯苷能透过血脑屏障，介导中枢毒性生物碱类成分的外排。进一步研究显示，芍药苷配伍乌头碱通过调节三磷酸腺苷（ATP）酶活性、P-糖蛋白功能、丝裂原活化蛋白激酶（MAPK），磷脂酰肌醇 3 激酶（PIK3）/蛋白激酶 B（Akt）、核因子 E2 相关因子 2（Nrf2）/抗氧化反应元件（ARE）等信号转导通路，以及钙离子内流、自噬等多途径发挥保护神经的作用。再者，如川楝子味苦性寒，偏于发散，易暗耗肝血，使肝体失养；白芍味酸性微寒，偏于收敛，能养血柔肝、敛阴止痛。两药合用，收散相制，于疏肝之中兼敛肝阴、补肝体，保持肝脏体阴而用阳的平衡状态。研究表明，白芍与川楝子配伍能显著降低丙氨酸氨基转移酶（ALT）、天冬氨酸氨基转移酶（AST）和碱性磷酸酶（ALP）水平，并通过调节肝组织中半胱氨酸蛋白酶 3（Caspase-3），B 淋巴细胞瘤 2（Bcl-2）等基因的表达以减轻肝脏炎症反应，从而对抗川楝子诱导的肝损伤；此外，其制毒纠偏的功能还与白芍多糖增强体内活性氧（ROS）清除能力、抑制脂质过氧化反应、调节免疫等相关。

3. 扶正制毒

扶正制毒法即使用有毒之品时，需注意配伍补益之剂以扶正，使攻邪与扶正相互协同，既增强疗效，又相互制约，达到相互补充、全面兼顾的目的。

陶弘景《神农本草经集注》曰："俗方每用附子，皆须甘草、人参、生姜相配者，正制其毒故也。"附子大辛大热，走而不守，能温一身之阳，但药性峻猛；甘草、人参为固护中土、补益五脏之品，在方中可缓和附子峻烈之性。人参皂苷 Rg1 可以抑制乌头碱引起的心肌细胞自噬活化，维持细胞稳态，从而发挥减毒作用；此外，人参、甘草与附子配伍，分别通过上调 Bcl-2、细胞外调节蛋白激酶（ERK 1/2）及其磷酸化蛋白水平，降低细胞凋亡膜表面分子（Fas/Fas-L）和促凋亡蛋白酶 Caspase-3 表达，并减少肿瘤坏死因子 α（TNF-α）和白细胞介素 1β（IL-1β）含量，减轻心肌组织炎症活动和心肌细胞凋亡，继而发挥保护作用。亦如十枣汤中甘遂攻逐水饮，性烈且有毒，用之易伤人正气，张仲景配伍大枣培土制水，保摄津液，以防攻水太过而有伤阴之弊。研究表明，甘遂的毒性表现为对胃肠道黏膜的刺激性，巨大戟烷型和假白榄酮型二萜类成分是其主要毒性成分；大枣中的三萜类化合物可显著保护甘遂醇提物造成的胃肠道黏膜损伤，而低聚糖和氨基酸、黄酮苷类、三萜类对甘遂萜酯的致炎毒性又具有明显的拮抗作用。因此，大枣缓解甘遂毒性的主要效应物质可能与三萜类化合物有关，这也为十枣汤在临床的安全合理应用提供了科学依据。

二、中药复方异类相制配伍减毒的物质基础

配伍减毒，即复方中除毒性中药以外的其他药物均能减其毒性。中药复方化学成分复杂，明确毒性中药的药效物质基础是阐释复方整体功效及作用本质的核心环节，同时也为阐明异类相制理论的科学意义、有毒中药复方组成原理和优选给药方案、给药途径等提供依据。

基于血清药物化学的认识，只有吸收入血的化学成分才能产生药效，而中药毒性的产生主要来自有毒副作用的化学成分及作用人体后引起的代谢反应。笔者通过对相关文献总结发现，临床常用有毒中药的化学成分主要包括以下几类：①生物碱类，如附子等，毒性主要作用于神经系统和心血管系统，表现为呼吸抑制和不同形式的心律失常；②毒苷类，如牵牛子等毒性表现为对胃肠的直接刺激作用，可引起呕吐、腹痛、腹泻，还能刺激肾脏而引起血尿；③马兜铃酸类，如防己、威灵仙、青风藤等会引起严重的肾损害；④蒽醌类，如大黄、番泻叶、何首乌等尽管急性毒性不大，但过服、久服可能引起消化和泌尿生殖系统病变。

以清络通痹方为例，该方由雷公藤、三七、生地黄、青风藤及僵蚕组成，其中雷公藤的主要活性成分"雷公藤甲素"具有毒效双重性，若单纯寻求降低毒性则其疗效的正常发挥难以得到保障。本团队研究初步发现，雷公藤甲素引起的肝毒性表现为线粒体损伤诱导的脂质代谢紊乱和氧化磷酸化水平降低，三七、生地黄的主要成分分别为三七总皂苷、梓醇，三七总皂苷、梓醇分别通过促进脂肪酸 β 氧化、线粒体生物发生以发挥协同拮抗作用；而青风藤中的青藤碱和僵蚕中的酚类成分则具有抗炎镇痛、免疫调节等药理特性，与雷公藤甲素联合发挥协同增效作用。因此，全方配伍体现了相反相制、相辅相成的综合效应，创新性将配伍减毒药物的关系由两两之间扩展至多味药物之间，从物质基础层面揭示异类相制配伍减毒的科学内涵。

面对中药现代化发展的需要，异类相制理论是在继承传统的基础上，借鉴现代毒理学的研究思路、手段和方法，实现多学科交叉与融合，对有毒中药的毒性进行定性、定量评价，以中医药学独特的思维模式与理论体系丰富配伍减毒理论与研究方法。

三、中药复方异类相制配伍减毒的多途径机制

目前认为中药产生毒性的机制主要包括氧化应激损伤、药物代谢酶异常、能量代谢紊乱等，基于异类相制理论进行复方配伍可通过多途径、多环节达到减毒的目的。

1. 缓解氧化应激诱导的损伤

氧化应激是最常见的细胞损伤途径之一。实验证明，甘草中提取的甘草酸二铵能够有效抑制雷公藤甲素诱导的活性氧簇水平增高；丹参中的活性成分丹参酮ⅡA 能激活 Nrf2/ARE 信号通路，上调下游抗氧化靶基因谷氨酸半胱氨酸连接酶（GCLM），醌氧化还原酶 1（NQO1）、血红素加氧酶 1（HO-1）的表达，清除雷公藤甲素诱发产生的 ROS，提高肝细胞抗氧化能力，减轻雷公藤甲素引起的氧化损伤。此外，细胞毒浓度的雷公藤甲素可降低

线粒体膜电位，而梓醇、三七总皂苷则通过影响线粒体功能保护肝细胞免受进一步损伤。其具体机制为梓醇或三七总皂苷可显著提高核呼吸因子 1（Nrf1）、Nrf2 的水平，导致其下游基因线粒体转录因子 A（TFAM）转录增强和细胞色素 C（Cyt-C）释放减少、NQO1 表达和谷胱甘肽（GSH）活性增加，进而抑制雷公藤甲素诱导细胞过度凋亡、氧化应激所致的肝毒性。因此，将生地黄、三七与雷公藤配伍，可以减轻雷公藤诱导的肝损伤。

2. 改善药物代谢酶异常

细胞色素 P450（CYP450）是促进药物进行生物转化的主要酶系统，参与机体 90% 以上的药物代谢。研究发现，马钱子经肝脏代谢后易产生有毒致癌物，通过与白术配伍可降低药物代谢酶对马钱子生物碱的清除能力，具体机制为白术有效成分白术内酯 I 在肝中对 CYP3A4 酶活性产生弱抑制导致马钱子的代谢减少，白术内酯 II 通过抑制 CYP1A2、CYP2D6 酶从而抑制马钱子碱和士的宁代谢。另一研究表明，毒性剂量的雷公藤可导致肝内 CYP3A、CYP2C9、CYP2C19 酶活性的下降。在清络通痹方中，雷公藤分别与三七和生地黄配伍，能较为明显地改善雷公藤抑制 CYP3A、CYP2C19 的作用；而配伍三七、青风藤又能调节 II 相代谢酶 UGT1A1 和 UGT1A6 的表达；配伍僵蚕能显著上调 UGT2B7 在内质网中的表达。因此雷公藤复方通过调控相关代谢酶的表达，使内质网的结构发生变化，继而影响体内药物及物质代谢过程，发挥减毒作用。

3. 调节能量代谢紊乱

当毒性药物作用于机体后，体内的代谢产物开始发生动态变化，呈现出代谢紊乱的病理状态。研究发现，甘遂可引起机体能量代谢、氨基酸代谢和脂质代谢紊乱，毒性实验的血浆分析结果显示肌酐和尿素氮的含量增加，且出现了肾小管上皮细胞明显水肿、空泡样变性等病理学改变，提示甘遂导致肾功能损伤；此外，甘遂还能引起乙酸的显著升高和谷氨酰胺的下降，二者分别是短链脂肪酸氧化的产物及肾脏产氨的重要前体，提示机体内的酸碱平衡受到破坏。然而甘遂配伍甘草后，实验大鼠肾脏提取物中并未出现以上代谢物的变化，证明甘草可通过拮抗甘遂引起的代谢紊乱及酸碱平衡失衡以发挥减毒作用。另一研究表明，雷公藤所致的肝损伤多伴有糖类及脂质代谢异常，并与氨基酸代谢、能量代谢等过程密切相关。清络通痹复方配伍可通过改善机体能量代谢发挥减毒作用，其中生地黄通过提高机体乳酸水平改善糖代谢，三七通过增强氨基酸代谢改善肝脏微循环。全方的具体机制可能与此二者分别调节磷脂代谢、胆汁酸代谢、氨基酸代谢、糖脂代谢等发挥协同减毒作用有关。

四、异类相制配伍减毒的现代研究思路与实践

异类相制理论不仅是对传统中药配伍减毒的概括和总结，还明确了有毒中药复方配伍减毒的物质基础及多途径机制等。该理论具体的现代机制研究可通过以下三个角度展开：一是从药剂学或药动学角度，不同药物配伍影响中药有效成分/毒性成分的溶出、内外源代谢通路、毒性药物成分结构变化及其在体内的吸收分布等；二是从细胞生物学层面，利用现代生物技术，观察易产生中药毒副作用的心、肝、肾等靶器官的线粒体（内质网）代谢情况、氧化应激反应、功能和形态学变化等，探索有毒中药的基本细胞毒性及复方配伍后的减毒效应；三是从分子生物学层面，利用毒理基因组学、转录组学、蛋白质组学和代

谢组学技术，观察中药代谢产物的变化，确定中药毒性损害相关基因及其在细胞内的转录翻译，通过毒性作用标志物筛选减毒中药的生物活性成分，阐明作用机制，科学地评估复方配伍的临床价值。

清络通痹方是通过配伍减轻雷公藤毒性的成功实践。课题组通过药剂学/药动学发现雷公藤中三种指标性成分，即雷公藤甲素、雷公藤红素、雷公藤内酯甲在全方中的溶出量及体内吸收、组织分布量均显著降低；药效组分配伍（细胞生物学）研究表明，全方通过缓解细胞内线粒体氧化应激、减轻内质网应激，实现细胞内线粒体与内质网相互作用调控细胞内自噬水平，继而减轻细胞毒性；基因芯片（分子生物学）结果提示，清络通痹方配伍可影响核受体，调控代谢酶的表达，进而调节内外源代谢过程以实现减毒作用。因此，异类相制理论的现代研究旨在揭示中药复方多靶点、多途径、多环节的作用机理，为有毒中药的精准运用提供依据。该理论的价值在于通过深入研究毒性中药的配伍减毒机制，结合成分、剂量以及在体内外的直接及间接反应、协同拮抗作用等，实现有毒中药的安全性、有效性评价，充分发挥其临床治疗作用。

五、结语

综上所述，异类相制的配伍减毒是基于复方中各种药物的不同功效、物质基础，通过多途径作用机制而实现的。中药成分复杂，且具有作用多靶点性，决定了其配伍减毒机理研究的复杂性。异类相制理论以中医方剂配伍理论及复杂性科学理论为指导，以现代生命科学领域中的整合多组学技术为支撑，针对复方配伍"增效减毒"的关键核心问题，在功效-物质-机制相结合的基础上，综合运用多学科、多方法，从不同角度阐释中药配伍的机理，揭示其配伍减毒的科学性、合理性，为指导临床用药奠定基础。因此，该理论是基于临床实践在传承中医方药配伍理论基础上的创新，具有更为广泛的内涵和科学意义。

（再传弟子聂炜珏执笔，导师周学平指导）

第三节 广义证候与分子方剂

方剂与证候之间的相互关系是中医药学的基本问题和中心内容。所以，方剂和证候关系的现代化研究可以产生多个方向的结果：提高临床医学水平，发明新的药物，发现新的科学原理，构建新的医药学理论。对于促进中医药学的现代化，方剂学研究是重要的切入口。

一、全息证候

现代生命学的进展，日益深入地揭示出人体内部的种种网络关系：细胞与细胞之间，细胞的各种活动之间，细胞与分子之间，分子与分子之间，都是相互关联的，形成复杂的网络。所谓网络联系特征在于网络中的每一个节点（分子、细胞）都与其他多个节点（分子、细胞）相互联系，在这种分子-细胞网络活动的基础上，产生出组织-器官的生命活动，而人体组织-器官的病变则是人体分子-细胞网络结构-功能的紊乱（网络紊乱）。例如哮喘是一种以反复发作的气道阻塞为特征的临床综合征，其组织-器官改变之一是气道炎症，气道炎症形成的重要因素是血中白细胞穿过血管壁进入气道组织。只有与血管内皮黏附的白细胞才能渗出血管外，白细胞是通过黏附分子与内皮细胞牢固黏附进而外渗的。黏附主要有三个步骤：可逆黏附、白细胞活化和白细胞活化依赖性结合。细胞与细胞（白细胞、内皮细胞、产生特异细胞因子的细胞），分子与分子（各种黏附分子），分子与细胞（黏附分子、特异细胞因子与白细胞、内皮细胞）之间相互联系，共同导致组织-器官的病变（气道炎症）。已知可能参与哮喘发病机制的细胞和分子数以几十计，导致哮喘病变的全部网络紊乱是何等复杂！从这个例子可以体会到，组织-器官的病变，其病理基础不是孤立的分子、细胞变化，而是复杂的网络紊乱。

传统证候的内容主要是患者自己能够感觉得到的与他人能直接观察得到的症状，这些症状并不是疾病的全部表现，而只是全部组织-器官病变中的部分内容。一直存在着这样一些倾向和认识：①传统证候是反映全身病变的外在表现；②把某种或某些分子、细胞的孤立变化作为传统证候的本质或原因；③判断中医学的疗效则以实验室数据（实验室所能见到的组织-器官、细胞-分子的变化）为准，以为传统证候意义不大。

从以上分析可以理解，这些认识都是不符合实际的。①传统证候只是组织-器官病变的部分内容，换言之传统证候只是组织-器官病变内容中传统的望闻问切四诊所能触及得到的部分；②传统证候的病理基础不是任何孤立的分子、细胞的变化，而是分子-细胞网络紊乱。而网络联系是如此复杂，对它的真面目即使要有一点了解也需要十分漫长的探索过程；③传统证候与实验室数据对于判断疗效各自分别具有自己的意义。

总之，对于传统证候与实验室数据之间的关系，比较现实可行的态度是：不执因果，承认独立，但求互补。即不一定要追求其中有因果关系，承认各自独立地反映着疾病的某个侧面，因而作为认识疾病的互为补充的内容。

全息证候（又称为广义证候）指疾病的全部信息的总和，包括中医学所采集的信息

（传统证候）和西医学所采集的信息（症状、体征、实验室数据），也包括中西医学现在都还不知道的而随着科学发展将来会逐步发现、不断增加的内容。全息证候的意义在于：融合了中医药学的特色与现代科学技术的成果，并且具有高度的开放性，可以不断地吸收新的科学成果，因而可以更全面、更深刻、更确切地认识疾病，估计预后，设计治疗，判断疗效。

中药的作用，传统中医药学理论所描述的仅限于传统证候的范围，将传统证候扩大到全息证候，从全息证候观察中药的药理作用，可以发现中药潜在的新的药理作用，扩大中药的应用范围，甚至发现新的药理学原理。

全息证候是依据传统证候还是依据实验室数据来辨证，这要视辨证的具体目的而定。辨证的目的大致有五种：①疾病诊断；②病理阐明；③预后估计；④全面治疗计划的制定；⑤中药的使用。出于不同的目的的辨证，会需要不同的信息。而不同辨证目的所需要信息的具体内容则需要通过临床研究才能确定。

二、分子方剂

中药的成分是很复杂的，每一首方剂都可含有多种成分，其中能够产生药理作用的不大可能只是一种而很可能是几种成分共同组合成一个中药分子群。

方剂的药效物质既然是中药分子的组合，就不大可能是单一的成分，显然，方剂的药效应该是中药分子组合中各成分作用的综合的结果，而不大可能完全归结于单一成分作用的表现。方剂的药效物质是中药分子的组合，因此，可以用中药分子的组合来表示方剂的药效，取代中药的组合。中药分子组合可以保持并且发扬中药组合的优点而克服其缺点，疗效更好，安全性更高，成分明确，易于控制质量，可以做成各种使用方便的剂型。

将中药分子做不同成分、不同剂量、不同比例的配伍，观察其相应的作用，建立中药分子配伍与药效关系模型，由此模型推测中药分子的最佳配伍，根据这一思路设计的实验已经有一些初步结果。中药分子组合的初始设计如能借鉴中药方剂的配伍，则可以借助于前人的经验，大大缩短摸索的过程。借鉴有两种方法，一种是借鉴方剂的化学组成，即借鉴方剂化学成分的组成，一种是借鉴方剂的药效物质，即借鉴方剂药效物质的组成。方剂药效物质的组成与方剂的化学组成并不完全相同，方剂的药效物质是方剂成分中产生方剂药效的部分。我们曾经设计了几个中药分子配伍的实验，表现出明显的结果。

要从方剂众多的成分中找出药效物质的组成，用传统的植物化学分析的方法很难做到。为此，需要建立新的方法。课题组依据中医药学与现代药理学原理，尝试建立一种快速判断的方法，先后得到中国中医研究院和国家中医药管理局的资助，初步积累了一些经验，正在做进一步的探索。以往传统药物研究的思路是从传统药物中寻找强活性成分，以其原结构或改进后的结构作为药物。沿着这一思路产生了一些很有意义的成果。1803 年德国药剂师的艺徒 Sertume 成功地从阿片中提取出阿片主要有效成分的结晶，命名为吗啡，开创了从植物中寻找有效成分的先河。200 多年来，吗啡作为强镇痛药对人类的贡献之大是难以估量的。20 世纪 40 年代，意籍瑞士人 Daniele Bovet 先花了 8 年时间分析出箭毒的基本成分，再合成 400 种箭毒类化合物，最后从中筛选出药理活性最佳的一种即琥珀酸胆碱作为外科手术用的肌肉松弛剂，从而增加了手术的安全性，使得过去难以进行的手术得以实现，这一成果是他获得诺贝尔生理学及医学奖的首要原因。

中药分子配伍与上述思路不同，不是以单一成分而是以中药分子的组合做药，继承并发扬中药方剂作用的特色。在新的方向上，很有可能发现药理学的新原理，因而也很有可能产生出很大意义的成果。

一方面，药理作用必有其生理病理基础，另一方面，天然药物中会含有人体内存在的成分，所以，从传统药物的药理作用的分析有可能获得生理病理学上的发现。一个极富传奇性和启发性的例子是英国人 Henry Hallett Dale 研究麦角的经历。麦角是寄生在黑麦等禾本科植物上的麦角真菌的菌核，在英国从 16 世纪起就在产科中用麦角作子宫收缩剂。1904 年，接受了多年生理学与医学教育和训练的 Dale 受雇于一家医药商行的生理学研究实验室，参加麦角药理的研究，由此却使他后来在生理病理学领域中获得了一系列的重要的发现，其中有关神经冲动的化学传递的发现，对生理学、生化学、医学尤其是神经化学的发展具有重大意义。为此，Dale 在 1936 年获得了诺贝尔生理学及医学奖。Dale 的工作，从研究传统药物的药理开始，结果却在生理病理学领域取得了丰硕的收获，所以，他的一本文集就名为《生理学中的奇遇》。

Dale 的"奇遇"都遵循着同一个逻辑的过程，即：从药理作用的发现开始-药效物质的分离、鉴定-药效物质在动物体内的天然存在的确定-生理病理学的发现。对于中医药学研究，Dale 的经验特别值得借鉴。中药方剂的作用有其特色，其药效物质的成分与作用机理也应该有其特点，在分析中药分子组合与人体分子—细胞网络紊乱的相互关系时，获得生理病理学中新的奇遇也不是没有可能的。

三、临床观察

方证学研究的主题是全息证候、分子方剂及二者的相互关系，主要还只能在临床进行。分子方剂的某些研究可辅助以动物实验，例如，分子方剂安全性的实验即可以先从动物实验开始。

在临床上进行方证学研究，需要能够在患者活体观察体内组织、器官、细胞、分子状态的技术。磁共振波谱分析（MRS）和正电子发射断层（PET）显像是两种有代表性的先进技术。MRS 和 PET 显像发展都很快，其检测范围将不断扩大，检测灵敏度和分辨率将不断提高，还有其他检测技术也在不断发展中，从而不断增加对人体内组织、器官、细胞、分子变化的认识，不断丰富全息证候的内容。

另外，全息证候与分子方剂之间的关系，有可能具有非线性特征，对此需要采用非线性方法建立数学模型。上述的方证学研究是一个新的方向，还没有成功的先例可资借鉴，需要先做方法学上的探索。因此可以先点后面，即先选择少数几种疾病作为典型，在典型研究中探索研究的方法，获得成功经验后再推广到其他病种。典型病种既要有代表性，又要有实用价值和科学意义。所以，可在外感时病与内伤杂病中各选 1~2 种能够充分体现方证学特色并且对人类健康影响比较广的疾病，进行系统、深入的研究。

四、理论思维

在方证学研究中，理论思维将贯穿始终，从传统中成药学理论的分析，到方证学研究方案的构思；从观测数据的解读，到新概念的提炼与方证学理论的构建，都离不开理论思维。先有创新的思维才能有创新的成果。

例如，在 20 世纪初，神经和肌肉间信息的传递是个争论的问题。药理学教授 Loewi 猜想，迷走神经在受电刺激时，它的神经末梢会放出一种迷走物质，这种物质又作用到心肌上，产生收缩减弱的效果。Loewi 在一个夜间突然想到并立即起床到实验室做了这样的实验，结果证实了他自己的设想。这个实验为发现神经冲动的化学传递提供了关键的证据。12 年后，英国人 Dale 和他的合作者证明了 Loewi 所发现的迷走物质就是乙酸胆碱。Loewi 与 Dale 共同获得了 1936 年的诺贝尔生理学及医学奖。

在 Loewi 的工作中，实验本身是简单的，巧妙在于思路：首先是抓住了当时前沿的重大科学问题（神经肌肉兴奋传递），再联系到已知的事实（迷走神经抑制心脏收缩），产生猜想（迷走物质的释放），作出估计（迷走物质替代迷走神经抑制第二个蛙心），从而作出了实验的设计，终于获得了重大的科学发现。这样的事例很多，说明真正原创性的理论思维是非常难能可贵的。

以分子方剂-全息证候关系为主题，以现代科学技术为工具，以医学临床为基础，以理论思维为向导，以创造现代化的方证学为目标，这就是方证学研究的总体战略。理论与临床紧密结合，是中医学的灵魂。古人常说，医者意也，中医药学就是从临床实践中意会出来的，方证学研究也将在理论思维与临床实践交替进步中前进。

五、关于证候与方剂现代化——方证学研究的思考

方剂与证候之间的相互关系是中医药学的基本问题和中心内容，因此证候与方剂的现代化是中医药学现代化的基本问题的中心内容。

证候与方剂现代化的方向是广义证候与分子方剂。

分子方剂是用中药分子组合表示方剂的药效，为此需要从分子配伍-效应关系推求最佳组合，借鉴中药方剂的配伍进行中药分子组合的设计，建立方剂药效物质快速判断的方法。分子方剂研究可以产生重要的科学成果，可以开辟药理学研究的新方向，寻求生理、病理学的新发现。

广义证候、分子方剂及二者相互关系的研究，构成一个新的研究方向——方证学研究。方证学研究主要在临床进行，因为广义证候现在还难以动物造模，而只能在患者身上观察，所以方证学研究中关于广义证候及广义证候与分子方剂相互关系的内容，主要还只能在临床进行。需要利用和发展能够在患者活体观察体内组织、器官、细胞、分子状态的技术。

广义证候与分子方剂之间的关系，有可能具有非线性特征，对此需要采用非线性方法建立数学模型。方证学研究需要理论思维的指引，从传统中医药学理论的分析，到方证学研究方案的构思，从观测数据的解读，到新概念的提炼与方证学理论的构建，都离不开理论思维。先有创新的思维才能有创新的成果。方证学研究需要临床观察与理论思维的紧密结合。方证学的研究可以产生多个方向的结果：提高临床医学水平，发明新的药物，发现新的科学原理，构建新的医药学理论。对于促进中医药学的现代化，方证学研究是重要的切入口。

（传承弟子刘德麟撰写）

第四节　人体检测指标植入中医辨治体系

一、中医辨治体系现状

科技的进步已使现代医学对疾病的诊疗发生了巨大的变化。同时，也引发着中医临床环境的深变化。现代医学对传统中医的冲击是巨大的，主要表现在对疾病认识的深度与精度上，具体反映在对人体生理功能、病理变化、疾病诊断的认识，对治疗方案的制定、药物作用机制的阐述、疗效评估及预后判断等方面，使得传统中医对疾病认知与治疗的技巧、思辨、经验的倚重程度均有所下降。基于循证医学的人体检测指标，逐步出现在中医临床，虽一时尚难进入中医辨证施治范畴，但事实上，却已被作为临床疗效判定的重要依据之一。

因此，面对当今的医疗环境，在一些方面中医传统辨治体系已感力不从心。其中，较为突出的是现代人体检测设备大量使用后，人体检测的异常指标对中医传统辨治体系、医者的认知与临床思维方式产生巨大的冲击。人体检测异常指标是来自望、闻、问、切之外的临床资料，难以进入中医传统辨证施治范畴。同时，接受中医诊疗的患者，除自我不适外，还更多地注意检测指标的异常，各种人体检测指标的复常也成为患者对临床疗效的基本诉求之一。

二、突出的问题

1. 认知困惑

现代人体检测设备大量使用后，中医搜集的临床资料内容大量增加。中医对现代检测指标的应用，多限于西医的疾病诊断与治疗后的疗效评价，却难以对这些检测指标进行传统意义上的中医辨证认识。临床上，相当一部分经现代医学确诊患有某种疾病或仅见某些指标异常的患者，却因症状或体征缺如而无法进行辨证，但患者对相关异常指标的治疗要求是显然的。如仅谷丙转氨酶偏高、尿素氮升高、甲胎蛋白持续阳性、胃黏膜疣状结节增生等情况。

2. 治疗棘手

由于中医学对现代检测指标异常的认识尚未明确，故难以辨证施治，立法施治也难以进行，针对性治疗也难以精准。如某女性患者头痛眩晕，急躁易怒，胸闷太息，苔薄，舌质偏红，脉弦滑，查体时却发现人乳头瘤病毒（HPV）阳性。根据临床表现，可辨证为肝郁化火、上扰清空。治拟清热平肝、息风止痛。那么，针对 HPV 阳性，又该如何治疗呢？由于缺少理论认识，往往难以针对性处方。

3. 疗效要求

现代医学对疗效的评价中，人体检测指标的变化是其主要内容之一。因为检测指标成熟、稳定，结果客观、真实，与临床表现相比，它避免了诊疗过程中医患互动间的各种主观因素的干扰。人体检测指标自然也成了西医工作者判定中医临床疗效的主要依据之一。现代严谨的医学科研设计也常以客观指标的变化来要求和审视中医疗效，如果达不到相应的要求，往往会质疑中医辨治体系的科学性与实用性。

因此，现代人体检测指标成为中医疗效判定的指标也是必然趋势，是现代医学对中医临床冲击的关键问题之一，也是每位中医工作者必须正视与接受的。

4. 理论空白

由于中医学对现代人体检测指标的探讨不足，必然导致针对性治疗缺乏，使之成为中医临床辨治理论体系中的空白地带。这使得中医疗效指标中的客观指标比例下降，故而中医学术体系的科学性不断被质疑。这是现代医疗环境下，中医辨治理论体系存在的主要问题。

三、对策

对现代人体检测指标进行系统而规范的中医辨治研究，将其纳入中医辨治体系，探讨其中医内涵，使之成为辨证依据，治疗靶的，进而引导中医临床处方，评价疗效，应是解决中医科学性问题的关键途径。

国医大师邓铁涛教授曾提出现代中医辨证应实施五诊十纲。其中五诊，即望、闻、问、切、查，在传统四诊的基础上，加上体格检查与理化检查，并强调把现代理化检查应用于中医药的诊断及疗效评价中，使中西医对疾病的诊断与评价相对应。这为探索符合现代中医临床实际的诊疗模式，探寻中医辨证论治新规律提供了新思维与新方法。

1. 辨证依据

将现代人体检测指标变成辨证的依据或诊病的根据，并由此形成相应的认识是可能的。现举笔者亲诊一例，加以说明。

黄某，女，61 岁，江苏南京郊区农妇，2013 年 6 月 29 日初诊。患者之前被确诊为回盲部腺癌，于 2012 年 10 月 23 日手术，病理检查显示肠周淋巴结见癌转移（2/8）。化疗三次后，又见颈部淋巴结转移，继续化疗两次，因血小板、白细胞偏低而中止。刻下：左颈根部肿胀，可触及较大硬肿结节，体乏无力，纳谷尚可。苔薄，舌质淡红，舌边齿痕，脉弱。辨证为肠腑癌毒，搏结痰瘀，伤正走注。其中，病性证素癌毒与病势走注的诊断，均是依据检测指标中的细胞病理形态学而得出的。

2. 治疗靶的

若能将现代人体检测指标作为辨证或诊病的依据，那么，它们就可成为拟定治法的依据，进而成为处方治疗的靶的。以上述病案为例，治疗选药以软坚消肿、抗癌解毒为主，佐以扶正。其实，相关研究工作在中医临床中早已开展。如在 20 世纪 80 年代初，便将血液流变学、微循环障碍等指标的异常作为血瘀证的诊断标准，并运用活血化瘀法治疗；20世纪 90 年代，有学者根据血肌酐升高指数，认为是肾失气化，浊毒潴留，故治以泄浊排毒法；另有学者根据 B 型超声检测仪检查所得脂肪肝诊断，认为其与痰浊瘀结有关，治拟化痰祛瘀、软坚消结法；也有学者直接将显微镜下的细胞异型恶变，拟诊为癌毒而运用抗癌解毒法治疗。

3. 疗效评价

既然将人体检测指标也作为中医临床治疗的重要靶的之一，那么，人体检测指标也就自然成了中医临床疗效的评价标准之一。由于检测指标的客观性为中西医公认，因此，通过指标值的变化来说明中医临床疗效的客观性、确实性与科学性，便能有效地沟通中西医学，增加两大不同医学体系间的学术交流，使中国传统医学得到更广泛的认可。目前，在中医临床相关研究课题的申报与科研成果的表达中，选用相应的客观检测指标也是必不可少的基本要求之一。

四、植入的必要性

对现代人体检测指标的异常进行中医辨治学研究，其临床应用价值与学术理论价值是多方面的，对中医学的发展有着重要的意义。

1. 丰富资料搜集

现代中医院校培养出的中医师，已能熟练运用现代医学的视、触、叩、听、嗅等诊断方法与人体检测仪器所搜集的临床资料。内镜与影像学检查，使临床医师的视野由体表进入体内；心电图与肺功能检查，让临床医师可准确掌握这两个生命重要脏器的状况；实验室诊断技术更是日新月异，与现代科技同步，可通过生物、化学、物理等检查方法，对患者的血液、体液、排泄物、组织细胞等标本进行检查，以获得疾病状态下的各种信息资料，包括病原体信息、组织病理形态的改变和器官功能的变化等，这些远比传统中医临床依赖的四诊所搜集的临床资料，范围要广得多，且丰富、精细而客观。

2. 拓展辨治范围

将人体检测指标异常纳入中医疑难病的辨治范畴，无疑扩展了中医临床的治疗范围，即将辨治的触角由机体的外部表现深入至体内的病理变化，由患者的主观不适延伸到客观指标的检测，这对中医诊疗与学术的进步有着巨大的意义。

现举一例来说明：某患者自觉无特殊不适，但近日体检发现甲胎蛋白含量异常增高而来求诊，怎样辨治呢？甲胎蛋白含量异常增高，对诊断肝细胞癌及滋养细胞恶性肿瘤有着重要的诊断价值，常见于原发性肝细胞癌、生殖腺胚胎肿瘤（睾丸癌、卵巢癌、畸胎瘤等）。因系恶性肿瘤，中医辨证病性证素属癌毒为患，而肝细胞癌、生殖腺胚胎肿瘤均发生在肝经循行部位，故病位属肝。因此，对甲胎蛋白含量异常增高，可综合辨证为"癌毒滞肝"，治拟抗癌解毒，可选择入肝经的抗癌解毒药为主组成复方，结合现代药理学研究成果，择用相应的"靶向"抗肿瘤中药进行组方，药如莪术、龙葵、刘寄奴、水红花子、半枝莲、白花蛇舌草、山慈菇、白毛夏枯草、菝葜等。

3. 强化疾病防治

探索中医药对异常指标的治疗，还有着疾病预防方面的重要意义。如例行体检时，经消化内窥镜细胞病理检查发现肠黏膜组织瘤化或异型增生等，提示癌前病变。若经中医抗癌解毒、软坚消结治疗数月后，病理复检正常，就可能明显好转，甚或临床治愈。因此，中医对人体检测指标进行辨治，有时可截断中止疾病的进一步发展，这对疾病的早期防治是有益的，是中医治未病内涵的深刻体现。

4. 准确了解病情

中医临床在运用现代诊查手段后，通过对疾病指标的观测，对病情的认识也随之客观而精确，对隐藏在证背后疾病的认识也深刻了，对生命健康的损害程度与预后转归等认识也变得明晰。由于异病同证普遍存在，同证而不同病，其病情轻重、病势变化、病机转归等都有明显的区别，因此，为了深刻把握证的内涵，有必要了解导致证发生变化的疾病特点，特别是疾病的病理变化，而这离不开客观指标的检测。如便血的中医辨证，由急性肠炎、痔疮引起的便血，则预后较好；由消化道恶性肿瘤引起者，则病情较重，预后往往也差，而对引起便血的现代疾病诊断，显然需要借助消化道内镜的观察结果。

5. 加深病机认识

疾病的病理生理变化决定了中医病机的变化与转归，而要把握疾病的病理生理变化，仍须以相关检测指标的变化为依据。因此，观察人体检测指标的变化，了解疾病的病理生理，可间接地加深对中医病机的认识。如由急性肝炎发展至肝硬化腹水，相关的中医病名变化涉及胁痛、黄疸、癥积、鼓胀。其中胁痛与黄疸，是急、慢性肝炎的主要症状与体征；癥积是肝硬化时胁下较硬肿块的体征表现；鼓胀指腹大如鼓，是肝硬化腹水时的体征表现。但当临床表现不显著时，就难以依据证候进行辨证，对病变过中不同病机阶段的认识也就难以进行了。但若能借助现代检测仪器，顺利诊断肝炎、黄疸型肝炎、肝硬化、肝硬化腹水等，相应的中医病名诊断也就明确了，病机变迁的认识也就更为明晰。相应的病机变迁为：湿热邪毒蕴结，肝失疏泄，络脉失和，则发为胁痛（肝炎）；胆汁不循常道而外溢，则发为黄疸（黄疸型肝炎）；病久肝络瘀滞，则发为癥积（肝硬化）；肝气不疏，血脉瘀滞，脾运不健，水湿潴留，则病为鼓胀（肝硬化腹水）。

6. 辅助中医诊断

中医诊断包括两个方面的内容，即病名诊断与证型诊断。在病名诊断方面，由于中医病名与现代医学病名有一定的相关性，有些疾病甚至是一对一的关系，如现代医学恶性肿瘤与中医癌病，故中医临床可利用现代诊查手段所得的信息资料，间接地进行中医病名的诊断。如在糖尿病早期，其临床表现有时并不明显，当检测发现空腹血糖持续偏高时，似可作出消渴的病名诊断。

在证型诊断方面，有时仍离不开人体检测指标的提示，且可降低中医临床的辨证失误。如某患者有慢性肾炎病史，近日血液生化检查显示尿素氮与肌酐含量异常升高，临床表现有腹泻、纳谷量少、泛恶欲吐等。若忽视疾病病史与肌酐升高等情况而辨证，可能得出"脾运不健，胃纳失和"的证型诊断，相应的治法为健脾和胃，降逆助纳；但若结合相关病史与人体检测指标来进行辨证的话，就应辨为"肾失蒸化，水毒潴留，脾运失司，胃失纳降"，病属关格，相应的治法为培肾泄浊，健脾和胃，处方治疗完全不同。

7. 彰显中医疗效

多年来，基于望、闻、问、切的中医诊断方式，因缺少客观性而一直为人所诟病，一些民族虚无主义者甚至因此而否认中医的科学性与实用价值。因此，若将人体检测指标引入中医临床资料的搜集范围，并纳入疗效判定体系，无疑将在这一方面与现代医学同步。况且，中医对疗效的评价是强调双重的，既有反映患者主观感受和生活质量的传统辨证标准，又有体现疾病变化的客观指标标准。若通过中医药的治疗，在患者自我感受改善、生命质量提高的基础上，复加异常指标好转，那么便能极大地彰显中医药治疗的优势。

8. 促进学术发展

认识基于观察，当现代人体检测指标成功被纳入中医药理论体系中，那么，就有可能在相关领域形成新的理论，这种新理论将逐渐渗透至中医理论与临床辨治的各个方面，推动着中医药学术理论体系的发展，这种发展能够适应当前的客观医疗形势，并与时代同步。这是中医药理论在传承基础上的发展与演变，是一种自我完善。最终，将形成与西方医学并驾齐驱，但内涵更为丰富、临床优势更加明显、富含中华民族文化特色、兼容现代医学的中国新医学。

五、植入的可行性

对现代人体检测指标进行中医辨证认知的可行性如何？笔者认为是可行的，因为任何异常的指标均反映了机体的病理状态，而病理变化又导致了人体相应的临床表现，对这些临床表现进行中医辨证，便能进一步探索相关的中医病机。因此，以病理生理与临床表现为媒介，异常指标与中医的病机、证型之间，定然存在某种关联。以现有的相关知识为媒介，选择恰当的临床思维方法，应能找到大多数异常指标的中医辨治方法。

（传承弟子赵智强撰写，周仲瑛指导）

第五节 疑难杂症辨治

周仲瑛教授临床治疗疑难杂症十分重视辨证论治诊疗体系的应用，强调脏腑是辨证的核心，尤其强调病机分析，力倡第二病因说（病理因素），指出辨证既应规范，又须知常达变；论治既须与证对应，更要从理论上扩大思路，多途径寻求治法；重视复合立法，认为方贵在变通，主张师其意而不泥其药，且要识辨类方的异同；选药必须力求医理与药理相结合，从同类药的共性中寻求个性，讲究配伍关系；用药善于变通，古今经验，常综合运用，用于临床，多有佳效。笔者有幸侍诊其侧，获益良多，兹将周仲瑛教授临床治疗疑难杂症用药经验之片爪介绍如下。

一、临床治疗疑难杂症用药原则与要求

1. 重视脏腑用药与配伍

周仲瑛教授强调：脏腑病机是辨证的核心，必须熟练掌握，准确运用，尤其应该弄清常用脏腑病机的基本概念和类证鉴别；如肾病病机中的肾气不固与肾不纳气，肾阳不振与肾虚水泛，肾阴亏虚与肾精不足，肾阴亏虚与水亏火旺或相火偏旺等概念的鉴别，弄清了它们之间的关系，治疗也就有了更强的针对性。认识脏腑病机一般应从生理功能和特性入手，结合脏腑相关理论，如肺主呼吸，肃肺勿忘宣肺；心主血脉，养心勿忘行血；脾为后天之本，补脾宜加运化；肝体阴而用阳，清肝勿忘柔养；肾司封藏而主水，有补还要有泻。具体地说，周仲瑛教授临床十分重视脏腑用药，从而使得药物归属脏腑而发挥疗效，如清热燥湿、苦寒泄热类药，黄连清心火而厚脾胃，黄芩泻肺火而清热，黄柏泻肾火而清膀胱湿热；补肾药中，熟地黄补肾阴，肉桂补肾阳；同为利水消肿药，桑白皮偏于利水之上源，兼清泻肺火、降肺气，车前子偏于利水之下窍，兼养阴清肝火、益肝肾。周仲瑛教授尤其重视"七情和合"的基本理论，强调掌握常用药物的配伍合用和"对药"的重要意义，使配伍药互相协同以提高疗效，或相互抑制以减低不良反应，如同为半夏，配黄芩、黄连治热痰，配干姜、桂枝治寒痰，合苍术治湿痰，伍白附子治风痰，配麦冬治燥痰；又如麻黄本为发汗药，但如配用适当量的生石膏，则可减少它的发汗作用而发挥其宣肺平喘、开肺利水等作用，故麻黄、杏仁、炙甘草配以桂枝，重在发汗解表，麻黄、杏仁、炙甘草配以石膏，重在清泻肺热；荆芥为解表药，如配防风、紫苏叶则为辛温解表药，如配薄荷、菊花则为辛凉解表药；防风可以治头痛，如配白芷偏于治前头痛，配羌活则偏于治后头痛，配川芎、蔓荆子则偏于治两侧头痛；香附配伍党参、白术可助其益气，配伍熟地黄、当归可助其补血，配伍木香可疏滞和中、行脾胃滞气，配伍檀香则理气宽胸、消胀醒脾，配伍沉香、柴胡可升降诸气，配伍川芎、苍术可解诸郁，配伍栀子、黄连可降火清热，配伍茯苓、远志可交心肾之气，配伍小茴香、补骨脂可行肾经滞气，配伍厚朴、半夏可降痰消胀，配伍三棱、莪术可消散积块，配伍葱白、紫苏叶可宣解表邪，配伍艾叶可暖子宫、活气血。周仲瑛教授常说："药是医的延续，用药如用兵，药物的选用和组合与疗效密切相关。"中药配伍后发生质变，不是简单量的重叠相加，中药药理配伍使

中药"各全其性，各失其性"，可以多角度提高疗效。临证注重复法配伍用药，通过复法配伍用药，求得相互为用，以形成新的疗效。

2. 重视药物性味与炮制

周仲瑛教授选药善于从同性味药中寻求个性，从共性求个性，充分重视和发挥各种中药性味的治疗作用，体现个体性差异。如发散药中，桂枝的发散与麻黄的发散不同，麻黄可平喘、紫苏叶能和中、荆芥能止血、防风能止泻；同是一味柴胡，在甲方中是取它的发散、和解作用，在乙方中则利用它的升提作用，各具殊能；滋阴药中，麦冬滋阴与地黄的滋阴不同；热性药中，附子的热与干姜的热不同；寒性药中，石膏的寒与黄连的寒不同等。另外，注意药物炮制的不同，同中求异，充分发挥临床疗效。如半夏在应用时可因不同的炮制而异其性：竹沥制者化热痰，姜汁制者化寒痰，半夏曲消食化痰，仙半夏治实痰，胆汁制半夏治惊痰；当归用酒洗后用于行血活血，炒炭后则用于止血；石膏生用则清热泻火，熟用则敛疮止痒；地黄生用甘寒凉血、养阴清热，熟用则甘湿补肾、滋阴填精；生姜发散风寒、和中止呕，干姜则暖脾胃、回阳救逆，炮姜则温经止血、祛肚脐小腹部寒邪，煨姜则主要用于和中止呕，比生姜而不散，比干姜而不燥；大黄生用泻力最大，适于急下存阴，蒸熟则泻力缓，适于年老、体衰者，大黄炭虽泻力很小，但却能止大便下血；牡蛎生用，平肝潜阳、软坚散结、消瘰疬，煅用则敛汗、涩精、止白带等；荆芥生用为散风解表药，炒炭则成为治产后血晕及子宫出血的有效药物。

3. 重视药量比例与病情的关系

药物的用量对疗效有很大关系，周仲瑛教授常说："法无定法。"针对患者的不同病情，用药疗效就是最大的法。例如桂枝和白芍的用量相等，就有和营卫解肌的作用，白芍的用量比桂枝多一倍，就成为治太阳病误下，转属太阴，因而腹满时痛的方子；又如左金丸川黄连与吴茱萸的用量比例随病情而变；枳实配白术、苍术配黄柏的用量比例常随病情而变；另外，药物的用量也与年龄的大小、体重的大小、病邪的盛衰、身体的强弱、气候的冷暖等都有着密切的关系，临床必须注意"因人、因时、因地"而治宜，注意个体差异，提高临床疗效。

二、运用动物类药物治疗疑难杂症的特色与经验

1. 注意辨证辨病密切结合

以辨证为核心，个体化施治、辨证论治是中医的核心，是临床上取得疗效的关键，也是中医治疗疑难杂症的优势所在。每位患者的具体情况不同，病情有轻重，邪气有深浅，体质有强弱，同一种疾病发生在不同的患者身上可出现相同的临床证候，同一位患者在不同的发病阶段又会表现出不同的临床特点，即同一个病种在不同的患者，可有不同的"证"，而不同类型的"病"也可能会表现出相同的"证"。但孰轻孰重，孰先孰后，要因情况差异具体分析，审证求因，对"证"下药，强调个体化治疗，方可在临床上取得满意的效果。始终以"证"为核心，随证而治，证变治亦变，据证及时调整治疗思路，这些都是周仲瑛教授辨证用药的基础。临床疑难杂病，虽病位不同，病势各异，病性有别，但常兼夹有因气血津液代谢阻滞而导致的痰浊、瘀血等病理产物。故对疑难杂病，祛瘀化痰是

常用且非常关键的治法。就药物而言，祛瘀化痰药种类繁多，但虫类药物更为广大临床医师所常用。周仲瑛教授常说：对于顽症、久病、难症、重疾，因其病位较深，一般植物类药物难以取效。而虫类药物"体阴而用阳"，具有破血活血、化痰散结、解毒止痛之功，适当选用易于提高疗效。但临床尤其注意辨证结合辨病，注意药物配伍动物类药的使用应遵循中医的整体观念和辨证施治，并可结合现代药理的研究成果，兼顾辨病治疗。临床应用时，还应注意该类药物相互之间以及与其他药物的配伍问题，根据疾病的轻重缓急适当选用。病之初，正未虚，可选用峻利之剂；病久正虚，或体质虚弱的老人、幼童，当配用扶正、补益气血之品，或改用丸药及其他剂型以图缓攻。

2. 注意每种动物类药物特性不同

周仲瑛教授常说：动物类药物中每种药物特性不同，但每种药物主治有所区别，应根据具体情况适当选用，如虫类药的共性为破血行血、化痰散结、搜剔止痛，但全蝎、僵蚕对于风痰入络的面瘫较佳，而乌梢蛇、地龙、蜈蚣对于瘀血入络的痹证、中风后遗症作用较好，地鳖虫、九香虫及虻虫等对癌性疼痛作用突出；在介壳类药物中，龟甲滋阴力甚，鳖甲软坚力强；在海壳类药物中，瓦楞子、海螵蛸制酸止痛力强，而石决明、珍珠母平肝潜阳、镇心安神更胜一筹；在动物角类药物中，鹿角温肾填髓，水牛角、羚羊角清热凉血开窍。若头痛剧烈，可加虫类搜剔之品，如全蝎、僵蚕、地龙、蜈蚣等以通络定痛；头痛如锥如刺属瘀重者，加炮穿山甲类药物破血行瘀。

3. 注意药物的使用禁忌、剂量和不良反应

周仲瑛教授常说：虫类药辛散而燥、作用峻利，血虚风燥、阴虚体质之人和妇女当慎用。久病必伤及于肾，尤其是真阴不足之时，动物药中的介壳药类药物可滋阴补肾、软坚散结，但龟甲、鳖甲偏于咸寒，脾胃虚寒者当慎用；同时一些动物类药的用量要准确掌握，虫类药物入汤剂时一般为 3~6g，入粉剂吞服时仅控制在 0.6~1g，龟甲、鳖甲用量一般为 10~15g，海壳类药物用量 15~30g。另外，需注意配伍其他药物以防止动物类药的毒副作用，如虫类药使用时可适当配伍养阴药，咸寒之品适当配伍健脾和胃药。周仲瑛教授常说：动物类药含有异体蛋白，其中许多虫类药又具毒性，所以在使用过程中需注意观察患者的用药反应，"中病即止"，以防止毒副作用、过敏反应的发生，有反应时应及时停药，积极处理。

三、运用草本类药物治疗疑难杂症的特色与经验

1. 自创药对天仙藤、鸡血藤

周仲瑛教授认为，天仙藤为青木香之藤，味苦，性温，归肝脾肾经，具有行气活血、利水消肿、解毒之功，主治疝气痛、胃痛、产后血气腹痛、风湿痹痛、妊娠水肿、蛇虫咬伤；鸡血藤，味微甘，性温，归肝肾经，具有活血舒筋通络、养血调经之功，治手足麻木、肢体瘫痪、风湿痹痛、妇女月经不调、痛经、闭经。周仲瑛教授在辨证施治的前提下，配合使用二药，而取其具有行气活血、疏通经络、利水消肿之功。凡有气血不调之浮肿，诸如特发性水肿，中风后遗症、高血压、心脏病因气血不调所致的浮肿以及手足麻木不仁，均可配合使用此二药，且可达到较好的临床治疗效果。

2. 变通使用苍耳草

周仲瑛教授常言，苍耳的药用部分为菊科一年生草本植物苍耳的果实和茎叶，味辛、苦，性小寒，有小毒，归肺、肝经，具有祛风、清热、解毒等作用。现代药理研究证实本品具有抗微生物、降血糖、抗炎、镇痛、免疫抑制、抗凝血酶、抗氧化等作用，对心血管系统、血液系统、呼吸系统、免疫系统的多种疾病有治疗作用。历代医药学家多以该药的果实入药（苍耳子），因其有小毒，易耗散气血，故运用较谨慎，用量亦小。周仲瑛教授认为苍耳的茎叶（苍耳草）与其果实作用相似，且毒性较小，药性和缓，无升散过度、伤气耗血之虑，大剂量（15～20g）运用亦较安全；并对其主治、功用进一步发挥，用于治疗类风湿关节炎、风湿性心脏病、心衰、荨麻疹、过敏性哮喘等疾病，或径直选用，或在辨证的基础上参入本品，往往收效显著。

3. 善于使用沉香、檀香

沉香出自《名医别录》，味辛、苦，性温，入肺脾肾三经，能降气、调中、暖气，主治肾虚气喘、呕吐、呃逆、胸腹胀痛、腰膝虚冷、大肠虚闭、小便气淋、男子精冷等证。檀香出自《名医别录》，味辛性温，入脾胃肺经，能理气和胃，主治心腹冷痛、噎嗝、呕吐、胸膈痞闷不舒等症。上两药各等份共碾细粉，每次1～1.6g，或径直选用，或在辨证的基础上随煎剂冲服，则宣发气滞、降逆止痛作用明显加强。

四、运用复法配伍治疗疑难病的特色与经验

1. 温清并用

温清并用是将具有清热作用的寒凉药与具有温阳散寒作用的温热药配合使用，适用于寒热错杂、湿热蕴结、水热互结等证候，如周仲瑛教授常用细辛加石膏、川芎加大黄、川黄连加吴茱萸等寒热并用，温清并用，法同于反佐法。反佐法是指"寒药中佐以热药以治热的病症，热药中佐以寒药以治寒的病症"的配伍反佐法；或"治热以寒，温而行之；治寒以热，凉而行之"的服药反佐法。周仲瑛教授常用此法治疗慢性肾炎、慢性肾功能衰竭、慢性胃炎、慢性肠炎、支气管哮喘、胆道蛔虫症、痢疾等病。尤其是中焦脾胃疾病，即使无明显寒热错杂之象，周仲瑛教授也采用辛温与苦寒合法，如半夏泻心汤合左金丸之治胃痞等，按主次配伍，每能提高疗效。

2. 补泻兼施

补泻兼施是将补益药与祛邪药配合使用，适用于正气虚而邪气实的虚实夹杂证。《素问·三部九候论》曰："实则泻之、虚则补之。"虚实夹杂则补泻兼施。由于在病变过程中虚实往往互为因果，所以此法应用很广，正虚邪实、虚实夹杂，治以扶正，还需祛邪，达到扶正而不助邪、祛邪而不伤正的目的。《景岳全书》云："攻但可用于暂……不可以收缓功；补乃可用于常……不可以求速效。"论祛邪，则云："贵乎察得其真，不可过也。"论扶正，云："贵乎轻重有度，难从简也。"说明虚实夹杂时，用药之法之度的难于把握。周仲瑛教授补虚常用枸杞、沙参、生地黄、怀牛膝、桑寄生、何首乌、黄精、淫羊藿、金毛狗脊、续断、太子参、西洋参、黄芪、当归、白芍等补而不腻、温而不燥、益气而不壅、补血而不留瘀之品；祛邪常用天麻、沙苑子、白蒺藜、白僵蚕、半夏、白附子、

川芎、姜黄、桃仁、丹参、泽兰、水蛭、香附、枳壳、玫瑰花、防己等攻而不过、凉而不凝、行气而不耗气、活血而不动血之品。周仲瑛教授认为，临床上正虚与邪实往往结伴而行，所以初病未必纯实，久病未必纯虚，而是虚实错杂者多，尤其是患有慢性难治性疾病者更是如此，此法治疗肿瘤、甲状腺功能亢进症、脂肪肝、肝硬化、高脂血症、肾病等疾病。在具体应用时，还要分清虚实的主次、轻重，做到"扶正而不留邪，祛邪而不伤正"。

3. 敛散相伍

敛散相伍是将具有疏散气滞与酸涩收敛或发散外邪与收敛固涩作用的药物配合使用，适用于脘腹隐痛，肺虚寒饮之咳嗽、哮喘，营卫不和之自汗等病证。周仲瑛教授常用黄芪加防风补散合用，大黄加人参攻补兼施，细辛加五味子敛散合用。如慢性腹泻脾肾两虚，同时兼有肝气横逆者，可用香砂六君子汤、四神丸，合痛泻要方化裁，并加石榴皮、乌梅炭等；若慢性咳嗽、哮喘，既有痰伏于肺，又见肺气耗散者，可取炙麻黄合诃子（或五味子），一散一敛，以适应肺气的开合。正所谓"肺欲收，急食酸以收之，以酸补之，以辛泻之"。补与散、散与敛作用是相对的，配伍使用会受到一定程度的制约，但配伍使用另有其统一的一面。如疏散气滞大多辛温香燥易耗气伤阴，与酸涩收敛药同用既可缓急止痛，又能防止疏散气滞药疏散太过耗气伤阴。周仲瑛教授常用此法治疗萎缩性胃炎、浅表性胃炎、慢性气管炎、支气管哮喘、肺气肿以及杂病自汗等。

4. 升降相合

升降是人体脏腑气机运动的一种形式，人体脏腑气机的正常活动，维持着人体正常的生命活动。如肺气的宣发与肃降，肝气的升发与疏泄，脾气的升清与胃气的降浊，肾水的上升与心火的下降等，都是脏腑气机升降运行的具体表现。升降反常是指脏腑气机升降运行与其正常生理趋势相反，亦即当升不升而反下陷，应降不降而反上逆。如中气下陷之泄泻、脱肛、阴挺、内脏下垂，胃气上逆之呕恶、嗳气、脘胀，心肾不交之心悸、失眠等。临床以升降反常的病症为多见，非单纯升清（阳）或降逆所能奏效，必须升降并用，以达到调整人体气机升降紊乱、使之恢复正常的目的。升降并用是将具有升提气机作用的药物与具有平降逆气作用的药物配合使用，适用于气机升降失常的病证，周仲瑛教授常用枳壳加桔梗升降配伍。哮喘、慢性肾功能衰竭、消化性溃疡、慢性胆囊炎、高血压、糖尿病等疾病常用此法。

总之，外感六淫、内伤七情、饮食劳倦等多种病因，可同时或先后侵袭机体，致使气血失调，多脏受损。因此，当今患者往往多病丛生，病因复合，证候复杂，机制多途，多种病因相兼。对于这一类疑难病证，常法小方便难以取效，必须用复法组方才能取得满意效果。周仲瑛教授对一些疑难杂病的治疗擅长复法配伍取得反佐从治，将两种相互对立、作用相反的治法联合应用，监制、缓和其不良反应，消除一法单药的弊端，如纯补滞气、寒热格拒等，进一步增强临床疗效。

（传承弟子韩旭撰写，周仲瑛指导）

第六节　类风湿关节炎阴虚络热证辨治

　　类风湿关节炎（简称 RA）是一种以关节滑膜慢性炎症为特征的自身免疫性疾病，其发病率、致残率高，尚无特效疗法。周仲瑛教授经过多年的临床实践，认为"阴虚络热"是 RA 的常见临床证型，采用养阴清热、宣痹通络法治疗，取得了良好的疗效。兹将对本病辨治的探讨报告如下。

一、RA"阴虚络热证"的立论依据

1. 文献依据

　　根据类风湿关节炎的临床表现，本病当属"顽痹"范畴，有别于一般的痹证，是痹证中的特殊类型。对于痹证的认识，《素问·痹论》就有寒热之分，"其寒者，阳气少，阴气多，与病相益，故寒也。其热者，阳气多，阴气少，病气胜，阳遭阴，故为痹热"。热痹之名亦首见于《素问·四时刺逆论》，文中曰："厥阴有余病阴痹，不足病生热痹。"成为后人辨证治疗热痹的理论依据。张仲景在《金匮要略·痉湿暍病脉证治第二》中用清宣利湿之剂麻黄杏仁薏苡仁甘草汤，治疗风湿化热之"一身尽疼，发热，日晡所剧者"，首创热邪所致痹证的治疗大法。巢元方对热痹的病机有独特的见解，认为病由"热毒气从脏腑出，攻于手足，手足则焮热、赤肿、疼痛也"，倡导脏腑积热致痹学说。张子和《儒门事亲》则提出"痹病以湿热为源，风寒为兼，三气合而为痹"，强调湿热致痹的重要性。朱丹溪在《丹溪心法》中阐发了"湿热相火为病甚多"的观点，认为"六气中，湿热为患者十之八九""大率有痰、风热、风湿、血虚"，创立有效名方二妙散治疗湿热蕴于经络的热痹。明清医家对热痹的理论和治疗更有较深阐述，记载了诸多有效方剂。如秦景明《症因脉治》中明确提出了热痹之名，"热痹之症，肌肉热极，口唇干燥，体上如鼠走状"，热痹乃"阴血不足，阳气偏旺，偶因热极见寒，风寒外束"所致。李用粹则在总结前人热痹之论的基础上，在《证治汇补》中进一步发挥说："湿热痰火、郁气死血，流于经络四肢，悉能为麻为痹"。吴鞠通在《温病条辨》中提出"痹之因于寒者固多，痹之兼乎热者，亦复不少"，创宣痹汤和加减木防己汤治疗热痹，并告诫切忌用辛热之剂，以防耗其血，助其热，总应以清热为大法。尤其是叶天士对热痹"初病湿热在经，久则瘀热入络"病理演变过程的论述，对指导临床治疗用药具有极其重要的意义。汪蕴谷则明确指出痹证既有外感而致者，也有内生而致者，切不可一见寒热表现，轻率地断为外感，故痹之热者，"红肿热痛"，乃由"风自内动，湿热内生""属阴虚有火"。有鉴于世人治痹之弊，汪氏进一步提出治法宜"投壮水益阴"（《杂症会心录·痹症》）。从上可见，历代医家对痹证的论述已在《素问·痹论》的基础上有较多阐发，认识到痹病并非局限于风、寒、湿三证，其病因也不仅为"风、寒、湿三气合而为痹"，而有外感内伤之别、虚实不同，还涉及热、痰、瘀等病理因素。这些论述充实和发展了《黄帝内经》"三气"致痹的理论，从而为"阴虚络热证"的确立提供了重要的文献依据和理论基础。

2. 临床依据

热痹患者往往有关节疼痛，按之灼热，皮色红，关节内有如火烧，痛处喜凉，欲就凉处，甚则痛不可近，或兼有全身发热，口苦口干，咽干或痛，尿黄便干，苔黄，脉数等症。而热邪最易伤阴，故热痹每有阴虚见症，如午后潮热、五心烦热、舌红少苔、脉细数等。此类证候尤其多见于久罹痹证、反复发作之 RA 患者。初步的流行病学调查资料也显示，RA 患者中辨证属热痹者占有相当大的比例。如陈氏等对 600 例 RA 患者的中医分型采用计算机进行统计分析，其中风寒湿阻型 261 例，风湿热郁型 261 例，肝肾阴虚型 36 例，痰瘀互结型 42 例，而风湿热郁型和肝肾阴虚型占 49.5%。唐氏等对 267 例 RA 患者的辨证观察结果为阴虚证有 53 例，占 19.85%，大多表现为肝肾阴虚。临床实际和证候统计分析结果揭示了"阴虚络热证"存在的客观性和广泛性，是该证提出的重要临床依据之一。对于 RA 的临床治疗，许多医家已认识到本病病机与阴虚、热郁、痰瘀相关。王氏等用养阴清热除湿汤治疗 RA 急性发作期 124 例，结果痊愈 13 例，显效 69 例，有效 39 例，无效 3 例，总有效率为 97.6%。张氏等用滋阴凉血、清热解毒的风湿 I 号方（生地黄、白薇、石斛、青蒿、秦艽、牡丹皮、金银花、蒲公英、威灵仙、独活等）治疗 RA 活动期阴虚内热型患者 44 例，总有效率为 94.10%。王氏等提出热毒瘀血痹阻脉络是活动性 RA 的主要病机，采用清热解毒、活血通络法治疗取得了良好的疗效。综上所述，现代医家分别应用养阴清热、清热解毒、清热祛湿、活血通络等方药治疗 RA 所取得的临床疗效，可作为确立该证的治疗学依据。

3. 实验佐证

现代实验研究也为"阴虚络热证"提供了有力佐证。动物实验研究表明滋阴养血、清热通络、凉血散瘀、清化痰热的药物具有抗炎镇痛、调节免疫功能等作用。如从养血敛阴的白芍中提取的有效成分白芍总甙能抑制角叉菜胶诱导的大鼠足肿胀；对脂多糖（LPS）诱导的大鼠腹腔巨噬细胞产生 IL-1 具有低浓度促进和高浓度抑制的双向作用；也可使佐剂性关节炎大鼠腹腔巨噬细胞产生前列腺素 E_2（PGE_2）水平明显降低；对大鼠多发性关节炎有治疗作用。祛风通络的青风藤中提取的青藤碱有明显的镇痛、抗炎作用，对小鼠热板法、小鼠扭体法、小鼠电刺激法 3 种实验方法诱导的疼痛均呈现镇痛作用，并可抑制由角叉菜胶诱发的大鼠足肿胀，显著降低大鼠足跖炎症渗出物中的前列腺素 E（PGE）含量，提示青藤碱抑制炎症局部前列腺素（PG）合成或释放的作用可能是其镇痛、抗炎作用机理之一。滋阴清热的生地黄有抗炎作用，能抑制大鼠实验性甲醛性足肿胀；抑制免疫性抗体的产生，对免疫系统的各阶段显示出增强或抑制作用，参与维护机体的稳定。其他如秦艽、忍冬藤、豨莶草、汉防己、牡丹皮、赤芍、桑寄生、薏苡仁、土茯苓、黄柏、地龙、元胡等药物的提取物或有效成分分别能抗过敏介质释放、抗组胺、抗乙酰胆碱、抑制抗体、抗变态反应。以上实验研究，从探索中药治疗 RA 作用机制的角度，为"阴虚络热证"的确立提供了药理学依据。

二、 RA"阴虚络热证"的病因病机分析

1. 病因

先天禀赋不足：流行病学调查和遗传免疫学的研究发现，遗传因素在 RA 的发病中起

着重要作用，人类同种白细胞抗原（HLA）D 位点上存在 RA 易感基因，RA 患者与 HLA-DR4 基因密切相关，有明显的家族倾向。从患者的性别来看，女性是男性的 3 倍，且发病每与经、胎、产等激素水平变化有关。临床研究资料发现 RA 患者妊娠期间病情减轻，口服避孕药的女性发病减少；而产后病情通常恶化。《灵枢·五音五味》曰："妇人之生，有余于气，不足于血，以其数脱血也。"《傅青主女科·产后》又说："产后百节开张，血脉流散，气弱则经络间血多阻滞，累日不散，则筋牵脉引，骨节不利。"盖女子以肝为先天，胞脉系于肾，经、胎、产均可导致气血失调，肝肾亏虚，筋骨失养，血瘀络痹。由此说明先天禀赋不足是 RA 最根本的发病原因。

素体阴血亏虚：RA 的发病高峰在 35～45 岁。素体阴亏，年老体弱，烦劳过度，暗耗阴血，或房事不节，耗损精血，均可致阴亏液乏。阴血不足，一者易致经络涩滞，生痰生瘀；二者由于络脉不充，易感三气，邪痹经络；三者阴虚内热，经络先有蓄热，复加外受客热，又可内外合邪致病。

久痹伤阴、邪郁化热：痹证可因直接感受风湿热邪，日久耗伤阴液，或风寒湿邪痹阻经络，郁久化热伤阴，而素体阳盛，嗜酒辛辣，内有蕴热等亦是促使外邪化热伤阴的重要因素。《类证治裁》云："初因风寒湿邪郁痹阴分，久则化热攻痛。"

用药不当，失治误治：长期服用辛香走窜之品及虫类搜风药，一则直接耗气伤阴，二则可使邪从热化，而致阴伤；或素体偏于阴虚，久用温燥药物，重伤阴液。此外，久用、过用肾上腺皮质激素（纯阳之品）也是久痹阴伤、经络蓄热的重要原因。

2. 病机

肝肾阴虚，经络蓄热，风湿痹阻，痰瘀互结是其基本病机：脏腑之虚重在肝肾，但以肾为主。RA 热痹起病多由素体虚弱，后天劳损，阴血不充，外邪侵袭，风湿热邪痹阻经络而致。早期虽以邪实为主，然标实的同时寓有本虚，先天禀赋不足，肾精（阴）亏虚是其发病之根。久痹则邪热耗伤阴血，病及脏腑及所属五体而致虚。邪热内舍肝肾，伤及肝肾之阴，则使关节失养而不用，筋骨失养而挛缩。故脏腑之虚重点在于肝肾。清·汪文绮在《杂症会心录》中也认识到痛痹有因肝肾阴虚、虚火内生所致者，"肝肾为病，筋脉失于荣养，虚火乘于经络而红肿疼痛"。肝肾阴虚不但可致痹证的发生，且直接影响其邪正消长、病情进退等病理转归及预后。至虚之处，即为容邪之所，肝肾阴虚，反复感邪，屡发不愈，则正虚邪恋，成为顽痹痼疾。病位在于筋骨，RA 阴虚络热证之病变由经络深入关节，其临床主症为关节疼痛、红肿、僵直畸形。正如《医学正传》所说："肢节肿痛，痛属火，肿属湿，兼受风寒而发动于经络之中，湿热流注于肢节之间而无已也。"关节为骨之交接，由筋膜束合而成。筋膜附着于骨而聚于关节。若肾阴精亏损，骨髓化源枯竭，骨骼失养，则骨质疏松，酸软无力，以致关节拘挛屈曲，强直畸形，终因筋伤骨损，而成残废。故 RA 阴虚络热证的病变部位主要在于筋骨。风湿热邪痹阻是病情迁延反复的重要因素。风湿是痹证的主要病因，《金匮要略·痉湿暍病脉证治》载："风湿相搏，一身尽疼痛。""风湿相搏，骨节疼烦掣痛，不得屈伸，近之则痛剧。"说明关节疼痛由风湿入侵所致，且每因与寒或热相合而异性。若风湿与热相搏，阻于经络，流注关节，则致热痹。风湿热邪既可外感，亦可内生。就 RA 而言，外邪作用于人体后发病，外入之邪未必始终羁留不去，每因内外相引，同气相召，导致风、湿、热内生，成为久痹的病理基础。具体言之，外风可引触身中阳气变生内风，此即叶天士所说的"身中阳气之动变"，而导致"内风动越"的病理现象；外湿困遏则内湿难化；外邪久郁，可内生郁热，致经络蓄热为病。可见风、湿、热既是致病之因，更是重要的病理因素。RA 在病情迁延不愈、反复消长的过程中，常因外感风湿热邪，痹阻经络，而使病情急性发作，出现关节疼痛灼热、肿胀，兼见恶风发热，痛处游走不定，四肢肌肉酸楚、困重，内生风湿热邪留着，又与外感之邪相合，则使症状持续加重，难以缓解。一般而言，RA 早期、急性发作期以外邪为主导，而中、晚期则内生之邪即为病久难愈的重要条件。痰瘀是主要病理因素，二者因果为患。久痹不已，不仅外感、内生之风湿热诸邪客于经络骨节，痹阻气血，亦可因留邪与气血相搏，津液不得随经运行，凝聚成痰，血脉涩滞不通，着而成瘀，正如《医碥·杂症》中所云："湿能停痰聚液。""热盛亦生湿成痰……则亦不通而痹矣。"热可致瘀，即清·王清任《医林改错》说："血受热则煎熬成块。"瘀血形成后，又每与热邪互结而成瘀热，瘀热阻络，则关节红肿剧痛。阴血亏虚，脉道不充，亦可致瘀，此即"阴血内弱，脉行不利"（《注解伤寒论》）之意；阴虚则内热灼津成痰，血行艰涩成瘀。而痰瘀又可阻滞经络，壅遏邪气，痰瘀邪气相搏，深伏血络，使经络气血闭阻尤甚。故临床表现为关节肿大畸形，痛有定处，僵硬不利，皮下结节或出现红斑，脉络异常，肌肤甲错，女性患者可伴见闭经、痛经，舌质暗红隐紫而有瘀点、苔黄腻、脉涩或滑数等 RA 的特异性证候。诚如《类证治裁·痹症》所论，痹久"必有湿痰败血瘀滞经络"。在 RA 的病变过程中，痰与瘀常常因果为患，既可因瘀致痰，亦可因痰致瘀，痰瘀互结终致痰瘀痹阻经络、骨骱，胶固难化，而使病势缠绵，迁延不愈，而阴虚络热证则为痰热、瘀热的凝结胶固。

病理性质为本虚标实，虚实夹杂：久痹邪留伤正，虽曰由实致虚，但纯虚无邪者罕见，多为本虚标实。本虚指肝肾阴血的亏虚，标实指风湿热邪和痰浊瘀血。肝血不足，肾精亏虚，导致筋柔骨弱，关节每为病邪易犯之处。故患者常易反复感邪而使病情急性发作，表现实多于虚；而病情相对稳定期，则外邪已处于相对次要地位，病理特点为虚中夹实。然而必须强调，虚实之间又常因果错杂，本虚易于感邪而致标实，反之，标实又可加剧本虚，进一步耗损阴血，导致痰浊瘀血不断内生，形成恶性循环，而使病情加重。

三、"阴虚络热证"的含义

经脉为里支而横者为络，起着沟通表里、上下，联络脏腑组织和运行气血的作用。络脉为经之分枝，遍布周身内外、五脏六腑九窍无处不有，亦为病邪入侵的途径。《类证治裁·痹证》曰："风寒湿合而成痹，蕴邪化热，蒸于经络，四肢痹痛。"尤在泾则在《素问·痹论》的基础上更有发挥，其在《金匮翼》中云："热痹者，闭热于内也……所谓阳遭阴者，脏腑经络，先有蓄热，而复遇风寒湿气客之，热为寒郁，气不得通，久之寒亦化热。"根据历代医家论述和临床实际，可以得出"阴虚络热证"是 RA 的常见临床证候。由于 RA 病势缠绵，经久不愈，反复发作，虚实错杂，故热痹往往呈现阴虚与经络蓄热并见，兼有虚热、痰热、瘀热、湿热的蓄积，而致经络痹阻，继则深入筋骨、关节。临床表现为关节疼痛，局部肿胀，皮下红斑、痰核，或变形强直，皮色变红，触之觉热，肌肤红斑，潮热盗汗，口干欲饮，五心烦热，腰膝酸软，形体消瘦，小溲色黄，大便干结，舌红苔薄或少苔，光剥，脉细数等症。

四、养阴清热、宣痹通络的立法意义

1. 养阴重在养肝肾之阴

明·张景岳认为"诸痹者皆在阴分，亦总由真阴衰弱，精血亏损，故三气得以乘之而为此诸证"，并提出"治痹之法，最宜峻补真阴，使血气流利，则寒邪随去；若过用风湿痰滞等药而再伤阴气，必反增其病矣"（《景岳全书》）。张景岳的峻补真阴治痹说，对于临床确有指导意义。盖肾藏精主骨、肝藏血主筋，肾为先天之本，女子以肝为先天，而RA的发病与先天禀赋不足密切相关。故肝肾之阴得养，则根本得固，筋骨得濡，邪不易侵，病可趋愈。且肝肾同源，补肾即可益肝，临床用药又应以补益肾阴为主，通过滋肾养阴而达到清泄络热的目的。

2. 清热包括清虚热、清痰热、清瘀热、除湿热

经络蓄热是RA"阴虚络热证"缠绵难愈的重要原因，热可耗伤阴精，热能灼津成痰，血热互结可以成瘀。此外，热与湿合，热蒸湿动，湿遏热伏，壅阻气血，终致湿热痰瘀胶结于关节筋骨乃至脏腑而成为顽症。清·沈明圭所著《痹证析微论》云："若邪郁病久，风变为火。寒变为热，湿变为痰，即当易辙寻之，以降火清热豁痰为主，参以通经活血，疏散滞邪之剂，亦可全作三气治哉。"因此，对于RA"阴虚络热证"的治疗，临证立法必须本着有热必清的原则，辨清热邪的性质分别予以滋阴清热、清化痰热、凉血散瘀、清热利湿等法，使虚热得清，痰热得化，瘀热消解，湿热宣化。

3. 宣痹通络兼顾痰、瘀的病理因素

宣痹通络仍然是RA阴虚络热证的治疗中心。热痹之症，除关节红肿热痛、筋脉拘急之临床见症外，因邪实热盛，导致阴虚，又可出现潮热口渴、舌红少津，对此纯用养阴之法尚难取得良效，故须扶正与祛邪兼顾，逐邪宣痹之药与养阴清热之品合用。因本病较顽固，治疗时可选用一些藤类、枝类及虫类药搜风通络，以加强宣痹通络的作用，此即前人所谓"藤类药善走经络，通络引经，直达病所""风邪深入骨骱，如油入面，非虫蚁搜剔不能为功"之意。再者，临证施治除投祛风清热化湿之剂以宣痹通络外，尚需注意痰、瘀的病理因素，酌情配伍清痰热、化瘀热的药物。现代医家何氏认为引起RA的各种病因均可导致瘀血的产生，而瘀血阻络证可出现在RA的各期；王氏等研究均发现RA患者存在着不同程度和不同特点的高血黏状态，血中免疫复合物增加，甲皱微循环异常，从而证实了RA"不通则痛，瘀滞则肿"的主要病机是客观存在的。清化痰瘀可消除病理产物，宣畅气血，疏通经络，使气血畅行，津液流通，从而起到宣痹通络的作用，达到减轻临床症状、改善关节功能的目的。

（传承弟子周学平撰写，周仲瑛指导）

第七节　阳虚型高血压辨治

高血压属于中医"眩晕""头痛"等范畴，原发性高血压在临床上多表现为阴虚阳亢、痰火内盛等证型，但有一部分患者表现为阳气虚损证候，周仲瑛教授在临床上对此型高血压以温养肝肾法治之收效较好，现将其经验介绍如下。

一、病理机制认识

周仲瑛教授认为本型高血压的病理机制有其特殊性，归纳起来有如下几个方面：素体（年高）阳虚，肝肾不足；过用寒凉，阴寒内生；久（他）病及肾，元阳受戕。具体分述如下。

1. 阳虚阴盛

若素体阳气不足，或年高阳气亏虚，或热病过用寒凉，克伐阳气，或久病阴损及阳，则可致阳气匮乏。阳气一虚，阴寒内生，一则寒性凝滞，如《素问·举痛论》之"寒气入经而稽迟，泣而不行，客于脉外则血少，客于脉中则气不通"，由是则气血运行不畅，滞涩脉中；二则寒性收引，也如《素问·举痛论》之"寒气客于脉外则脉寒，脉寒则缩踡，缩踡则脉绌急，绌急则外引小络"，血管挛缩，脉络绌急，亦即血管呈现一种高收缩状态。现代医学研究证明，老年高血压特点是半数以上以收缩压升高为主，其血流动力学特点为外周血管和阻力增高，而心排血量正常或降低，多属于低肾素型高血压。临床表现为头痛头晕，肢体凉麻，尚可见有恶寒怕冷、溲清便溏等一些全身症状。

2. 阳虚失煦

阳气式微，命火不足，失其温煦之职，心脉鼓动无力。在内则无以温养心气，推动气化；在外则无以温煦四末。《医林改错》云："元气既虚，必不能达于血管，血管无气必停留而瘀。"《素问·调经论》曰："血气者，喜温而恶寒，寒则泣不能流，温则消而去之。"《仁斋直指方》指出："瘀滞不行，皆能眩晕。"

3. 阴阳失调

由于肝肾同源，精血互生，肝肾虚损可表现为精血不足的见症，另一方面，肝肾阴阳之间的关系极密切，两者息息相通，相互制约，协调平衡，既可出现水不涵木的阴虚阳亢之证，也可见肝失温养的虚寒证候。虚风内动发为眩晕，此型患者以老年及妇女绝经期居多，如张景岳认为："眩晕一证，虚者居其八九，而兼火兼痰者，不过十中一二耳。"

二、治疗规律探讨

周仲瑛教授认为本型高血压的治疗应以温养肝肾为主，参以益气活血，化痰祛瘀，方宗二仙汤加减。本方以仙茅、淫羊藿、巴戟天滋养肝肾二经，温阳祛寒，扶正培本；当归养血和血，温通经脉；知母、黄柏以泻相火，并防温药过于辛燥，尚寓阴中求阳之意。头痛明显加川芎；肢体麻木、疼痛加鸡血藤、片姜黄、路路通；腰膝酸软加炒杜仲、桑寄生等。

三、验案举隅

病案一

潘某，女，63 岁。

患者患原发性高血压 20 余年，常服中药治疗，但控制不满意，血压波动于（170～202）/（100～125）mmHg 之间。目前头昏胀，视物模糊，左足清冷不温，左臂乏力，难持重物，肢麻，腿足酸软，足底酸痛。舌苔薄，质淡，脉细。血压 170/125mmHg，查肾功能正常。证属肾阳亏虚，肝失温养，风木内动，气血失和。处方：巴戟肉、川芎、当归各 10g，炒杜仲、桑寄生、生地黄各 15g，天麻、鸡血藤、怀牛膝各 12g，灵磁石（先煎）25g。7 剂，每日 1 剂。

二诊：患者药后感左足冷，左半边胸闷，噫气不舒，头昏，右目视糊。舌苔薄，质淡，血压 160/96mmHg。温养肝肾有效，原法巩固，初诊方加青木香 6g。7 剂，每日 1 剂。

三诊：患者服药 1 个月，现停服 3 周，头昏不显，左手臂酸、麻木，手掌略有浮肿，左下肢筋脉牵引疼痛，足底酸痛，行走不利。舌苔薄，质淡，脉细，血压 160/90mmHg。肝肾亏虚，气血失调，仍当温养，初诊方去生地黄、灵磁石，加天仙藤 12g，豨莶草 15g。每日 1 剂。

四诊：前药服用 1 周后，患者血压基本稳定，今测血压为 142/84mmHg，但左足膝关节仍有酸痛，下肢筋脉时拘急，行走不利，右手臂时有麻胀。舌苔薄黄，质暗，脉沉细。守法巩固。

后宗此法间断调治，随访 4 年，血压稳定。

病案二

李某，女，38 岁。

患者有高血压病史 2 年余，常服山绿茶片治疗，效不明显，现自觉颈部僵硬酸痛，时有意识模糊，胸部闷塞不适，头昏，偶有下肢清发凉，经行先期，量少色暗。舌苔薄黄稍腻，质淡暗，脉沉细。测血压 160/95mmHg。证属肝肾不足，阴虚及阳。处方：淫羊藿、仙茅、巴戟肉、当归、知母、川芎、天麻各 10g，黄柏 6g，生地黄、桑寄生、白蒺藜各 15g，葛根 12g。

二诊：药服 7 剂，血压降至 140/80mmHg，反觉头目不清，疲劳乏力，双下肢冷。舌苔薄黄，脉细，唇暗。仍从阴虚及阳，肝肾不足治疗，初诊方加枸杞 15g，继服 7 剂。

三诊：血压 120/70mmHg，两足怕冷，经行先期，不畅有块。舌苔薄，质暗，舌体稍胖，脉细。仍当温养肝肾，续以前方加减，诸症渐平，血压稳定。

四、小结

病案一以温养肝肾法使血压保持稳定，提示阳虚型高血压有其自身的特殊发病机理，与阴虚及阳似同而异，因肾阳亏虚，阴中火衰，火不归宅，虚阳浮越于上，并可因肾虚不能温养肝木助其升发条达，而致虚风内动。故通过温肾气，可以达到潜纳虚阳、引火归宅、养肝息风、温通气血的目的。病案二经治疗后未再反复，这表明中药治疗高血压只要辨证精当，不仅能收到良好的降压效果，而且稳定、长效。

（传承弟子霍介格撰写，周仲瑛指导）

参考文献

［1］ 朱杰.审证求机复法合方——国医大师周仲瑛教授的变与不变［J］.中医药通报，2013，12（02）：20-24.

［2］ 聂炜珏，冯哲，周玲玲，等.基于功效-物质-机制探讨异类相制理论的科学内涵［J］.中医杂志，2022，63（16）：1501-1506.

［3］ 刘德麟.分子网络调节——分析中药分子药理的理论工具与实验方法［J］.中国中医基础医学杂志，1997（06）：3-7.

［4］ 刘德麟.分子配伍与网络分析——中医药学的分子原理与研究战略［J］.自然杂志，2000（03）：141-145.

［5］ 刘德麟，梁菊生.广义证候与分子方剂——关于证候与方剂现代化——方证学研究的思考［C］//.中国中西医结合学会成立20周年纪念大会论文集，2001：156-157.

［6］ 刘德麟，梁菊生，康旭亮，等.中药方剂成分高度简化的可能与意义［J］.科技导报，2006（11）：61-67.

［7］ 刘德麟，梁菊生，康旭亮，等.中药分子方剂——医药科学的新生长点［J］.自然杂志，2006（06）：337-340.

［8］ 赵智强，周仲瑛.现代人体检测指标植入中医辨治体系探讨［J］.南京中医药大学学报，2020，36（04）：429-432.

［9］ 韩旭，陈四清，史锁芳，等.周仲瑛教授治疗疑难杂症用药特色与经验撷英［J］.中医药学报，2013，41（02）：67-70.

［10］ 周学平，周仲瑛.类风湿关节炎阴虚络热证辨治初探［J］.中国中医基础医学杂志，2004（01）：53-56.

［11］ 霍介格.周仲瑛治疗阳虚型高血压经验［J］.浙江中医杂志，2005（01）：23-24.

第二章

活用方药

第一节 活用经方治疗疑难病

周仲瑛教授擅治内科疑难杂证，以复法大方为特色，整体辨证，病证合参，临床上每获佳效。临证将经方融入复法之中，是周仲瑛教授诊治疑难病的重要特色之一。

一、经方合用

1. 金匮肾气丸合五苓散治膀胱癌术后肾功能减退案

患者，女，52岁。患者因膀胱癌于1年前手术，术后体力一直未复。近查有双肾积水，肾功能减退，特来求中医诊治。刻下见：疲劳乏力，头晕背冷，恶心纳差，腰部时有灼热不适，入夜则感足踝酸胀，大便略溏，量少不畅，小便夹有泡沫。面色㿠白无华，舌质暗淡隐紫，苔白略厚，脉细无力。此乃久病正损，肾阳亏虚，水湿不化，脉络瘀阻所致。治当温补肾阳，化瘀行水。方选金匮肾气丸合五苓散加减。处方：制附子5g，肉桂（后下）3g，猪苓20g，茯苓20g，山茱萸10g，丹皮10g，熟地黄10g，肉苁蓉10g，白术10g，生黄芪20g，乌药10g，淫羊藿10g，怀牛膝10g。7剂，常法煎服。患者服上方后，头晕、恶心减轻，饮食好转，大便通畅，小便正常。两足酸胀明显。舌质暗淡，苔薄白，脉细无力。原方继进，上方加炒杜仲12g，7剂。此后以温阳益肾，化气行水为主法，随症加减进退。服药150余剂，自觉症状基本消失，精神面色明显好转，复查肾功能恢复正常，B超提示双肾积液较前有明显改善。

按语：《金匮要略》用肾气丸有五：脚气、腰痛、短气有微饮、消渴、妇人转胞。以上五病虽症状不同，但病机皆属于肾阳亏虚，气化功能减退，故均可用肾气丸温肾化气。《伤寒论》之五苓散由猪苓、茯苓、泽泻、白术、桂枝组成，功能通阳化气利水，主治水蓄膀胱，气化不利之太阳蓄水证和水逆证（蓄水重证）。本病诊断明确，但治疗较棘手，属于难治病之列。周仲瑛教授强调，诊治此类病症，应注意三点：一是要细审病机，抓主要矛盾。本案患者临床表现错综复杂，然结合病因、病程、症状、舌脉综合分析，则以肾阳亏虚为本，水湿难化，络脉瘀阻，水瘀久结，郁而发热，治当温肾化气行水。方中选用金匮肾气丸与五苓散方中主药：附子、肉桂、猪苓、茯苓、白术、熟地黄、山茱萸、丹皮温肾化气利水，兼清瘀热；又用生黄芪、肉苁蓉、乌药、淫羊藿、怀牛膝以加强益气温阳利水之功。二是要观察药后反应，分析用药是否确当。三是中病要守方。患者二诊时头晕、恶心减轻，纳食好转，说明药已中的，可守方治疗。难治病症之病理变化大多难以短期改善，因此，在诊治切合病机之候，就应守方继进，缓缓收功。

2. 酸枣仁汤合百合地黄汤治失眠案

患者，女，34岁。患者因长期思虑、忧郁导致失眠，半年来加重，曾服用多种中西药物均无疗效。最近服用较强安眠药仅勉强入睡4~5小时，且睡眠不酣。伴烦躁、焦虑不安，胸闷憋气，经行不爽量少，大便时秘，纳可，口干不重。舌边尖暗红，苔淡黄腻，脉细滑。证属肝郁化火，痰热内蕴，血府血瘀，阴不涵阳，心肾失交。处方：熟枣仁30g，栀子10g，丹皮10g，丹参10g，知母10g，夏枯草10g，法半夏10g，醋柴胡5g，炒延胡索15g，桃仁10g，红花10g，川芎10g，制香附10g，黄连5g，肉桂（后下）2g，百合12g，生地黄12g，合欢皮15g，煅龙牡（先煎）各25g。常法煎服，7剂。二诊失眠略有好转，临晚有困倦感，夜寐达5小时，多梦，早醒，焦虑减轻。脉细弦，舌苔黄，舌质暗，衬紫。原方加麦冬10g，龙胆草6g，珍珠母（先煎）30g，7剂。三诊睡眠基本正常，夜半醒一次，多梦减轻，烦躁已平。舌质暗红，苔薄黄，脉细。治以清肝解郁，安神宁心。原方加麦冬10g，龙胆草6g，珍珠母（先煎）30g，赤芍10g，10剂。

按语：失眠是临床上较难获得稳固疗效的疑难病症。周仲瑛教授反复强调，辨治失眠必须深入分析导致失眠的病因，从病理因素入手是提高其疗效的关键。失眠的主要病机是阳不入阴，而郁、瘀、痰、火是阳入阴途受阻的主要因素，也是引起失眠的主要病理因素。人体是一个有机整体，因此失眠与五脏均有关，但其主脏在心、肝。酸枣仁汤及百合地黄汤均出自仲景之《金匮要略》。其中酸枣仁汤为养阴清热、宁心安神之剂，由酸枣仁、甘草、知母、茯苓、川芎组成，主治"虚劳虚烦不得眠"之症，因此本就可以用治失眠一疾。百合地黄汤功能养心润肺，益阴清热，仲景用此方治疗百合病"欲卧不能卧"等症，故二方联用，协同增效。本案患者除失眠主症外，尚伴有明显的抑郁、焦虑，为肝郁化火之征。周仲瑛教授采用调肝之法，用柴胡、延胡索疏肝，熟枣仁养肝、敛肝，栀子、夏枯草、龙胆草清肝、泻肝，珍珠母、煅龙骨、煅牡蛎平肝、镇肝。针对失眠的病理因素，周仲瑛教授从复法入手，用柴胡、延胡索解郁，丹参化瘀，半夏化痰，用栀子、夏枯草、知母清火。如此组方，主次兼顾，药繁而不杂，因势利导，各个击破，因而取效迅捷。

二、经方活用

1. 抵当汤案

患者，男，54岁。患者腰痛病史多年，近期病发，于当地医院治疗无效。现平卧不能自主行动，痛不能忍，两下肢不能站立，左手臂不能活动、疼痛、麻木，纳食尚可，大便偏干。舌质红偏暗，苔薄黄腻，脉弦。腰部CT示：L3~L4、L4~L5、L5~S1椎间盘突出，查MRI排除脊髓占位。西医诊断：腰椎间盘突出症；中医诊断：腰痛。辨证为湿热痰瘀阻络，气血涩滞。治以清利湿热，调理气血，活血通络止痛，方以抵当汤加减。药用：熟大黄5g，桃仁10g，炙水蛭5g，炮山甲10g，泽兰15g，炙全蝎5g，制天南星10g，姜黄10g，续断片15g，牛膝12g，骨碎补10g，14剂。二诊患者腰痛减轻，但双下肢肿胀，尤以双踝、左前臂为甚，治守原意，原方加防己12g，天仙藤15g，晚蚕沙（包煎）10g，威灵仙 15g，黄柏 10g，改熟大黄为 10g，7 剂。三诊患者左手臂已可活动，疼痛亦减，仍感麻木，双下肢肿胀减轻，余症同前。上方加土鳖虫 6g，7 剂。四诊患者在搀扶下可缓慢行走，左上肢仅能做轻微劳动，有时肢体酸痛，大便正常，纳食良好，精神转佳。舌苔薄黄腻，质红偏暗，脉小弦。上方原方加路路通 12g，14 剂。五诊患者可举步自由行走，左手可自由活动，两膝仍有酸痛，舌脉同前。上方去炮山甲，加黄芪 20g，松节 12g，14 剂。

按语：本案以腰痛为主症，辨证以湿热痰瘀阻络，气血涩滞为病机特点，周仲瑛教授选用抵当汤加味治疗。方中桃仁活血破瘀，熟大黄下瘀泻热，二者合用，瘀热并治，共为君药。伍以水蛭、炮山甲、牛膝活血通络止痛，制天南星、全蝎化痰散结，续断片、骨碎补补肝肾、强筋骨、行血脉，泽兰活血利水。二诊症状缓解，但肢体肿胀，故加防己、晚蚕沙、天仙藤、黄柏、威灵仙清利湿热，调理气血。三诊加土鳖虫，寓以代原方中的虻虫之意，与炮山甲相配以助活血。五诊时患者症状明显改善，故去破血之炮山甲，加黄芪、松节益气止痛，以善其后。

2. 旋覆代赭汤案

患者，女，55 岁。患者有浅表性胃炎病史 20 余年，近做胃镜检查示"慢性萎缩性胃炎伴肠上皮化生，幽门螺杆菌（+）、活动性浅表性胃炎"，曾于多处诊治无效。患者常有脘腹痞胀，连及右肩背，餐后 1 小时俯身则有食物反流，反流物夹有苦味，胃脘怕凉，嗳气频作，舌体麻痛，大便溏。舌质紫，苔黄薄腻，舌下青筋暴露，脉小弦。证属脾胃虚寒，湿热中阻，和降失司，久病络瘀。治拟寒温并用，和中消痞，活血通络。予旋覆代赭汤加减：党参 10g，旋覆花（包煎）6g，代赭石（先煎）20g，法半夏 10g，橘皮 6g，竹茹 6g，藿香 10g，紫苏叶 10g，黄连片 3g，炮姜 3g，砂仁（后下）3g，豆蔻（后下）3g，醋香附 10g，失笑散（包煎）10g，7 剂。二诊患者嗳气减少，餐后未见食物反流，脘腹怕冷好转，大便有时偏稀，有时成形。舌质暗，苔黄薄腻，舌下青筋暴露，脉细弦。上方加姜黄 10g，九香虫 5g，7 剂。三诊患者舌体仍感麻辣，右肩痛。舌质暗红，苔黄薄腻，脉细弦。初诊方改黄连片 5g，加姜黄 10g，7 剂。四诊患者腰背酸胀不适，舌面火辣减轻，微有麻感，大便转实，纳食良好，嗳气减少。舌质暗有瘀斑，苔薄黄，脉细弦。治守原意，三诊方加路路通 10g，14 剂，善后。

按语：胃痞是指心下痞塞，胸膈满闷，触之无形，不痛的证候。临证每以虚实夹杂、寒热互结为多，病多迁延难愈。关于此病的治疗，周仲瑛教授认为应遵张仲景辛开苦降大法，参考"痞证"论治。因有餐后俯身则反食、嗳气频作之特点，故用旋覆代赭汤意组方，以加强和胃降逆之功。方中党参甘温益气，补气健脾；旋覆花、赭石、橘皮、竹茹、香附降上行之逆气；法半夏、炮姜辛开，黄连苦降，如此辛开苦降，寒温并用，相反相成，取其和胃降逆散痞之功；患者脾虚湿阻，运化不健，故又以藿香、紫苏叶、砂仁、豆蔻芳香醒脾，化浊消食；患者病逾数十载，久病入络，故加失笑散、姜黄、路路通活血通络。

三、体会

"疑难病"一般是指在诊疗中，病因复杂未明、诊断难以统一、医治难度较大的一类疾病。可以说，疑难病涉及人体各个系统，包括现代医学的一些功能性疾病、慢性疾病、精神性疾病和诸多诊断不明的疾病、恶性肿瘤及众多的综合征等，也包括了临床上的怪病、奇病、顽症、宿疾等病情复杂的疾病。

综观以上医案诊疗经过，笔者认为周仲瑛教授在临证中运用经方治疗疑难病的思路和方法大致有四个特点：①重病机，抓主症。周仲瑛教授认为，审证求"机"，是辨证的基本要求。"求机"的过程，就是辨证的过程。求因论治是中、西医诊治疾病的常识，而在中医学的理论体系中，则有更深的含义，确切地说，就是审证求"机"，辨证论治。抓住了病机，就抓住了病变实质，治疗也有了更强的针对性。如第一案中，临床表现虽错综复杂，然结合病因、症状、舌脉等综合分析，病机关键在于肾阳亏虚，水湿难化，治当温肾化气行水。而周仲瑛教授又抓住"双肾积水"之"水湿"特点，仿金匮肾气丸与五苓散意化裁组方，取得较好疗效。②用古方，参中西。如第二案中，失眠是临床上较难获得稳固疗效的常见疑难病症。周仲瑛教授在四诊合参后认为其主要病机是阳不入阴，主要因素有郁、瘀、痰和火，主脏在心、肝。患者除失眠外，尚伴有明显的抑郁、焦虑，周仲瑛教授用治疗失眠之酸枣仁汤合百合地黄汤为主方，兼用调肝之法，师古而不泥古，辨病与辨证相结合，故而疗效显著。③中西贯通，辨病、辨证、辨体相结合。如第三案，腰椎间盘突出症是临床中老年常见难治性疾病，周仲瑛教授在四诊合参后认为其病机关键是瘀血阻滞，故以抵当汤为主方化裁论治，疗效显著。④倡复法，用复方。复法复方，是指在二种以上治法的指导下将两个以上方剂联合应用，它是周仲瑛教授在诊治疑难疾病过程中常用的思维方法，如格林巴利综合征、变应性肉芽肿性血管炎、恶性肿瘤等。在第四案中，病机寒热错杂，既有脾胃虚寒，又有湿热中阻，和降失司，还有久病入络的一面，故治疗必须寒温并进，消痞和中，佐以活血。周仲瑛教授组方时以旋覆代赭汤为主方，又寓有橘皮竹茹汤、香苏散降逆和中，香附旋覆花汤、失笑散理气活血通络之意。临床上周仲瑛教授常将经方融入于复法复方中治疗疑难病，如强直性脊柱炎、卵巢癌、下肢静脉血栓、顽固性神经衰弱、心律失常等，均取得满意疗效。周仲瑛教授活法变通、古方今用，多途径寻求有效治疗方法，为疑难病的治疗提供了一条可行之路。

以上四案，周仲瑛教授均以经方复合组方，取得满意疗效。周仲瑛教授使用经方治疗疑难病，或用其方，或师其法，活法变通，随症而施，扩大了经方的治疗范围，值得后学者借鉴。

（再传弟子赵惠执笔，导师王志英指导）

第二节　游山散加味治疗胃痛

周仲瑛教授在运用古方治疗疑难病方面积累了丰富的临床经验。今随诊习研中遇周老应用游山散加味治疗胃痛验案 1 则，感其遣方独特，故特录于此。

一、验案摘要

患者，男，41 岁。

2006 年 11 月 28 日初诊：患者胃痛近 20 年，多次胃镜检查为浅表性胃炎，糜烂性胃炎，肠上皮化生，幽门螺旋杆菌（+），胃脘常苦闷塞疼痛。舌苔黄薄腻，质隐紫暗黑。此为湿热浊瘀中阻，胃气和降失司。处方：炒延胡索 10g，煨草果 5g，制没药 12g，莪术 10g，炒黄芩 10g，厚朴 10g，九香虫 5g，法半夏 10g，橘皮 6g，带皮槟榔 10g，失笑散（包煎）10g。常法煎服，7 剂。

2006 年 12 月 5 日二诊：久患胃病，从湿热浊瘀治疗，患者病减大半，痞胀缓解，背后牵引疼痛，痛时如针刺，嗳气间作。舌苔浊腻能化，罩黄，质紫，脉细涩。此为湿浊中阻，久病络瘀。上方加白蔻仁（后下）3g。

此后守法调治月余，痛痞均解，舌质转红。

二、体会

胃主受纳腐熟水谷，故胃又被称为"水谷之海"。胃的这种特殊生理功能决定了其易寒、易热、易虚、易实、易湿、易滞，久病易瘀的病理特点。病机亦常常表现为寒热错杂，虚实相兼，气滞湿阻，胃络瘀阻，因而胃病患者常常有胃脘部的痞塞胀满、疼痛、嗳气、气窜等临床症状。针对胃病错综复杂的病机，周老多从辛开苦降、清化湿热、理气和胃、活血化瘀立法，采用复法复方组合成方，并可根据寒、热、虚、滞、瘀的程度灵活加减组合成方，在此基础上加用疗效确切的中药。如苔腻脘痞明显者，加藿香、佩兰、草果、白豆蔻、砂仁、荷叶；痰湿中阻，纳呆口黏者，加泽兰、泽泻、生薏苡仁；瘀血明显加山楂、丹参、鸡内金；气滞者加九香虫、陈莱菔英、槟榔、降香、郁金、大腹皮；胃冷畏寒者，加制附子、肉桂、干姜；病涉少阳者，加醋柴胡而成肝胃并调之剂；胃阴不足者，加石斛、麦冬、乌梅；癌肿者，加用山慈菇、炙蟾皮、薜荔等解毒抗癌药。

游山散为古书《良方》所载，由延胡索、没药、草果、五灵脂四味药组成，具有活血化瘀、通络止痛和燥湿健脾之功。主要用于治疗病程久延，痛处固定不移，甚则刺痛或虫蚀样痛以及脘痞、纳呆、苔腻为主要临床特征的病证。

足阳明胃乃多气多血之腑，而多气则胃病易于气郁化热；多血则胃病又易伤及脉络出现血瘀。而慢性萎缩性胃炎的一个病理特点就是络瘀。现代医学也认为萎缩性胃炎是由局部微循环障碍而胃黏膜充血、水肿、糜烂以致萎缩，从胃镜中也可观察到患者的胃黏膜萎缩变薄、黏膜下血管网或见陈旧性出血斑等，这些都表明该病与瘀血阻滞有关，瘀血阻滞可见于各型慢性萎缩性胃炎中。一般而言，初病在气，以胀为主；久病入络，以痛为主。

周老经验，治疗慢性萎缩性胃炎，不一定要见舌质紫暗才用活血药，也不一定有痛才用活血药。既然是慢性，从病机分析入手，病久就有血运不畅存在。周老经验，舌质紫暗是血瘀的早期外候，要注意辨认。本案患者胃痛病史长达 20 载，病程较久；疼痛时有刺感，舌质隐紫暗黑，更是"久病入络"瘀血之明征。周老辨其久病络瘀，非临证心细，缜密深虑者则难断；更从其胃脘常苦闷塞，苔黄薄腻，辨其在久病络瘀的基础上兼有湿热中阻，气机不畅，非功夫独到，入木三分者则难为。古有"见血休治血"之说，而周老强调"见瘀休治瘀"，要求治瘀求因、定位。临证时应首辨瘀血的成因，分虚实论治，分别采用理气祛瘀、散寒（温经）祛瘀、清热（凉血）祛瘀、补阳祛瘀、益气祛瘀、滋阴祛瘀及养血祛瘀等求因祛瘀七法。根据病变部位，常用的治法又有通窍祛瘀、通脉祛瘀、理肺祛瘀、消积（软坚）祛瘀、利水祛瘀、通经祛瘀、和络祛瘀、止血祛瘀、消痈祛瘀、疗伤祛瘀、理胃祛瘀、通腑祛瘀等定位祛瘀十二法。瘀血与痰浊一样，既是某些病因所形成的病理产物，又是导致多种病症的病理因素，临床涉及范围较广，不论任何疾病，或是在疾病的某一阶段，凡是反映"瘀血"这一共同病理特征，或兼有"瘀血"症状的，如疼痛固定，痛如针刺，舌有瘀斑瘀点，脉涩，或有出血，精神神志、感觉或运动异常而有瘀血征象者，都可按照异病同治的原则，采用或兼用活血化瘀的方法治疗。鉴于此，在本案中周老紧紧抓住胃痛"瘀血"的根本病机，治疗从胃入手，以活血化瘀为先，同时顾及湿热气滞病机，清化湿热，理气和胃。方中用游山散化湿浊，祛瘀血，通经络止痛；九香虫、槟榔、厚朴理气止痛；黄芩、法半夏、橘皮泄热散结开痞；蒲黄合游山散之五灵脂即失笑散，周老用失笑散，没有按常规煎剂处方，而直接用散剂，取其"散者，散也"之意，即祛瘀止痛的意思。另外，失笑散功效除活血之外又有祛瘀止痛之功，更切合本案病情的需要。莪术加强理气活血止痛之功，且和方中槟榔、厚朴联用又有消积下气除满之功，与胃之通降之性相合。本案体现了周老临证治疗疑难病立足辨证，重视应用古方但又不拘泥于古方，活法巧用的特点，如是方能执简驭繁，达到治疗目的。

（再传弟子赵惠执笔，导师王志英指导）

第三节　柴前梅连散治疗疑难病症

柴前梅连散是周仲瑛教授常用的一首时方，现将其临证运用的经验总结如下。

一、方源

柴前梅连散出自南宋杨倓的《杨氏家藏方》，原名前胡散，后元代萨谦斋录入《瑞竹堂经验方》，始更名为柴前梅连散。其主方由柴胡、前胡、胡黄连、乌梅肉组成，服法中又有秋石、韭根白、猪胆、猪脊髓同入。虽明代吴昆指出本方为治劳风之专方，但后世识此方者不多，唯清代吴澄、曹仁伯、王旭高及近代程门雪对此方颇为推崇，指出其治疗虚劳门中风劳或劳风之疾，尤胜于罗天益之秦艽鳖甲散，具有开达伏邪、酸苦泄热之功。周仲瑛教授亦深识此方，临证选用参合前贤之意，又有其独到之处。

二、主治疾病

1. 疾病特点

周仲瑛教授在临床常常运用柴前梅连散治疗多种以长期发热为主症，以咳嗽间作为主要兼证的疑难病症，临床表现或为长期发热，伴有咳嗽，或先有反复咳嗽，后见发热，同时此类病证在临床中，具有诊断似实似虚，疑似难断，治法非攻非补，常法久治不愈的特点，又属疑难病症的范畴。

2. 涉及病种

其所涉病种虽以感染类疾病多见，但也包括多种免疫系统疾病、血液系统疾病以及肿瘤，虽以肺系病变居多，但也可涉及肺外其他系统。

三、选用指征

分析周仲瑛教授选用柴前梅连散治疗的医案，此类病症之所以疑似难断，是由于其具有多种因素杂合为病的特点，归纳而言主要有三：一是外感与内伤相兼，二是正损而邪伏不去，三是肺肝两脏同病。这三点也是周仲瑛教授临证选用本方的重要指征。

1. 外感与内伤相兼

从发病特点来说，此类病症多是外感与内伤相兼为病，临床多可见因风成劳。劳病受风有两种情况：①因风成劳，多是先有外感，迁延不愈，或病情反复，进而转为劳伤，外邪不去而内伤已现，即吴昆所言"伤风不醒每成劳"之因风成劳；②劳病受风，多是素有劳损，复受外感，既有内伤外邪因伏，遂成迁延不愈，即曹仁伯所言"粉红痰后，变为青黄，劳风之根"之劳病而受风。

2. 正损而邪伏不去

从临床表现来说，此类病症临床多表现为正损而邪伏不去，临床可见阴气耗伤、伏热不退与风咳不止三个方面的特点：①阴气耗伤，多可见口干欲饮，手足心热，少汗，以及形寒易感，易汗等表现，其病机，多以阴伤而生内热，或气伤而卫表失和；②伏热不退，多可见午后发热，夜半而退，或起伏不定，热前形寒，热时汗少，热退汗出，其病机总以劳伤热伏为变，因正气不足而枢机不利，阴气耗伤而内热相并；③风咳不止，多可见遇冷热刺激咽痒易咳，或咳嗽阵作呛咳气急，干咳无痰少痰，或咳嗽痰黏难咳，或咳嗽痰白胸闷，其病机，总以劳伤风伏为变，因卫气不和而外风难去，阴气两伤而内风相合。

3. 肺肝两脏同病

从脏腑病变来说，伏热与风咳其本皆在肝肺两脏，一方面因肝失于疏解，枢机不利，邪气伏郁而难解，另一方面因肺之气阴耗伤，内热又起，与邪热相并，邪伏阴分而难透，故而见身热起伏，久治不效；同时一方面因肺失于清肃，外受之风气难去，舍肺而致咳，另一方面肝之阴气有损，内风自生，又与外风相合，风气深伏而难散，故而见风咳不止，久治乏效。

四、方义解析

周仲瑛教授喜用擅用此方，是由于本方组方精当，治疗此类病症，有其他方剂所不及之处。分析此类病症，之所以治疗棘手，是由于其治疗时有三难，而本方精妙之处在于，主方虽只柴前梅连四药，却恰好一一解决了这三个治疗的难点。

1. 虚实攻补的把握

此类病症治疗上的难点首先在于虚实攻补的把握，由于本病证正虚而邪伏，正如吴澄所言，"偏于攻者，则外邪不去，而元气反先受伤，偏于补者，则正气不能逮复，而邪反陷入"。此时治疗，则一宜敛散同用，一宜酸苦相并。本方乌梅之敛，可引柴前入气阴至虚之地，而祛散伏风；柴前之疏解，可除肝肺入虚之伏风，以助正复，柴前与乌梅同用，则敛散相合。本方乌梅之酸收，可敛气阴收浮热，而助苦泄；胡黄连之苦泄入阴可清泄伏热，以助正复，胡黄连与乌梅同用，则有酸苦泄热之功。

2. 外受与内生之邪气的把握

治疗上的第二个难点是外受与内生之邪的把握，由于本病症为外受之邪与内生之邪并存，单用疏散，则内生之邪难除，单用清泄，则外受之邪伏难透。此时治疗，则宜疏散与清泄并用，方中以柴前疏风散邪，以开达伏邪；以胡黄连清泄透热，以苦味泄热，二法合用，使疏中有清，清中有透，又寓表里双解之法。

3. 对邪气伏郁病位的把握

治疗上的第三个难点在于对邪气伏郁病位的把握，本病症邪气伏郁之关键的病位主要在肺肝，以肝失疏解而肺失清肃，此时治疗单以疏肝，则肺气难清，邪气难祛，单以理肺，则枢机不利，邪气难解。此时治疗一宜疏肝理肺同用，一宜肝肺气阴兼顾。柴胡可疏肝理气，而解肝郁，以复枢机，开中有升，前胡理肺下气消痰，可散风热，开中有降，如李士材言，二者"均为风药，但柴胡主升，前胡主降"，合用则能疏风下气理升降，具有肝肺同调，升降相因之妙。

五、加减变化

周仲瑛教授临证选用此方，常常根据其主治与组方特点，随证加减进退。在主方四药基础上，多取其法，加重养阴透热，兼以和解清润。服法中的药物，虽不用其药，但取其法，配合化痰除瘀。

1. 加重养阴

此类病症伏热伤阴，每致阴气耗伤，而见口干明显、五心烦热、失眠，或见乏力、神疲等表现，对于此类情况，周仲瑛教授临床常在本方乌梅酸收敛阴的基础上，取连梅汤之法，配合使用生地黄、天麦冬、南北沙参等养阴之品，或取生脉散之法，合用麦冬、太子参益气养阴，以补其不逮。

2. 加重透热

此类病症阴伤气耗，每致邪气深伏，而见发热起伏、潮热盗汗等表现，对于此类情况，周仲瑛教授临床常在本方胡黄连基础上，合用青蒿鳖甲汤，配用鳖甲、青蒿、知母、丹皮、葎草等透热之品，或参合清骨散，将柴胡变银柴胡，并酌配地骨皮、功劳叶、白薇等清透伏热药物，以增其效。

3. 兼以和解

此类病症肝失疏解，枢机不利，而致邪气留伏，常见口苦，胸中闷热等表现，或可合湿热蕴中，见纳差恶心，便溏等。对于此类情况，周仲瑛教授临床常在本方柴胡疏解的基础上，取法小柴胡与蒿芩清胆汤，合用青蒿、黄芩、半夏和解枢机，或变胡黄连为川黄连，参合连朴饮与藿朴夏苓汤，配用芦根、法半夏、茯苓、厚朴、藿香等解化湿热。

4. 兼以清润

此类病症肺失清肃，常致邪伏肺中，内化燥火，而见咳嗽气急，有痰难咳等表现。对于此类情况，周仲瑛教授临床常在本方前胡降气化痰基础上，取法泻白散，合用桑白皮、地骨皮等药，增强清肃之力，以泻其热，同时取法二冬二母散，配用天麦冬、知贝母等药，增强润化之力，以除其燥。

5. 配合消痰

此类病症阴伤而风伏，亦可见风伏化痰，症见鼻痒喷嚏，咽痒有痰，胸闷等，或津凝而化痰核，见淋巴结肿大等。对于此类情况，周仲瑛教授临床常变薤白通阳开郁之法，取升降散之意，选配姜黄、炙僵蚕、蝉衣、苍耳草等药以消痰散风，或取消瘰丸之法，选配牡蛎、玄参、贝母、夏枯草、制香附等药以化痰散结。

6. 配合除瘀

另外此类病症阴伤而热伏，亦可化毒成瘀，可见发热，头面红斑，手掌红斑，或见口干明显，心下痞胀，大便干结。对于此类情况，周仲瑛教授临床常化用秋石通瘀降火之法，参合犀角地黄汤，选用水牛角、生地黄、赤芍、凌霄花、鬼箭羽等药凉血散瘀，或取下瘀血汤法，选用大黄、桃仁、土鳖虫等药以攻下逐瘀。

六、验案举隅

病案一

患者，男，58岁。

2008 年 9 月 18 日初诊：患者 2006 年检查发现肺癌，2006 年 12 月手术，术后化疗 6 个疗程，放疗 31 次，近 2 个月出现发热，持续不退，查血象升高不显，血培养（-），使用抗生素+激素治疗，体温控制不佳。刻诊：身热起伏，体温在 38.5℃ 左右，略有形寒，热时汗不多，服退热药有汗，凌晨盗汗，咳嗽，痰少不多，色白不黄，大便正常。舌苔薄黄，质暗红，脉细数。拟诊癌毒久郁，气阴两伤，肺风劳热。治以养阴透热，清肺达邪，兼化癌毒。处方：炙鳖甲（先煎）15g，白薇 15g，青蒿 20g，知母 10g，生地黄 12g，丹皮 10g，胡黄连 3g，乌梅肉 9g，前胡 10g，葎草 25g，银柴胡 10g，地骨皮 15g，太子参 10g，冬凌草 20g，土茯苓 25g，蛇舌草 20g，龙葵 20g，炙桑皮 15g。7 剂。

2008 年 9 月 24 日复诊：发热未作，激素由 12 粒减至 8 粒，稍有咳嗽，有痰，呈泡沫状，肌肤有汗为舒。舌苔黄薄腻，质暗，脉细滑。上方加泽漆 15g，鱼腥草 20g，南北沙参各 12g。14 剂。继服两周，发热已平，余症亦减，随访其激素撤减亦无反复。

按语：本案为一例肺癌术后放化疗的患者，反复发热近 2 个月，其发热虽似放化疗引起，但合并感染以及癌性发热的情况尚不能排除，其诊断难明，而治疗乏效。分析其特点，既有正损癌毒内生的内伤之本，又有放化疗或外感内犯伤正的外受之因，当属劳病而受邪之证。临床见身热起伏而汗不多，发热伴有咳嗽痰少以及脉细数等风热伏而阴气伤的表现，属正虚而邪伏，符合柴前梅连散的使用指征。同时本例患者咳嗽痰少，又有黎明盗汗等表现，提示其阴分热伏较重，又有肺失清肃化燥之势。故而周仲瑛教授选用柴前梅连散，变柴胡为银柴胡，合用青蒿鳖甲汤加重透热，又合泻白散兼以清肃。同时酌配解毒清化之品兼化残留之癌毒，防其生变。药证相合，因此服药不足 7 剂发热已平，继服两周，其激素撤减亦无反复。

病案二

患者，女，50 岁。

2004 年 8 月 27 日初诊：患者于 2003 年中秋至 2004 年春节期间曾一度低热，伴有咳嗽，2004 年 3 月两侧颈部锁骨上淋巴结肿大，手术病理示增生性淋巴结炎。刻诊：患者近 4 个月又见低烧，测温 37.5~37.7℃，稍有怕冷，有汗不多，两颈部淋巴结仍可触及，性情急躁，口干不苦，手心热，二便正常。舌苔黄腻，脉细小弦滑。拟诊肝肾阴虚，气郁痰结。治以滋阴透热，开郁化痰。

处方：银柴胡 10g，黄连 3g，乌梅肉 9g，前胡 10g，牡蛎（先煎）25g，玄参 10g，大贝母 10g，白薇 15g，葎草 25g，地骨皮 12g，夏枯草 10g，制香附 10g，炙鳖甲（先煎）12g。7 剂。

2004 年 9 月 10 日复诊：患者身热降至 37.4℃ 以下，颈部淋巴结缩小，汗出不多，纳尚可，手心热，口干。舌苔薄黄腻，脉细滑。上方地骨皮改 15g，守法续用。继服两月，低热平，余症亦减，依法善后调治而愈。

按语：本案患者近 1 年时间反复出现低热，近 4 个月不退，伴有颈部锁骨上淋巴结肿大，虽活检提示为炎性增生，暂不支持结核与恶性病变诊断，但其病情反复不愈，仍需进一步排查，同时此炎性增生的原因也需要进一步分析，其诊断难明，治疗无从下手。分析其特点，本病初起见发热咳嗽有类外感之象，后转气郁发热等有类内伤之象，属伤风而成劳之证；临床见低热形寒，汗出不多，口干以及脉细等阴气伤、枢机不利而邪伏的表现，属正虚而邪伏，具备柴前梅连散的使用指征。同时本例患者发热形寒，口干，性情急躁，颈结痰核，脉小弦滑，提示又有肝郁化火伤津，以及气郁津凝成痰之变。故而周仲瑛教授选用柴前梅连散，变柴胡为银柴胡防其劫阴，变胡黄连为黄连以泄其热，同时配用香附夏枯草理肝开郁，合用消瘰丸化痰散结。同时酌配敛阴清透之品以增其效。药证相合，因此服药 14 剂，身热降而淋巴结缩小，继服两月则低热平余症减，依法善后调治而愈。

（传承弟子冯哲撰写，周仲瑛指导）

第四节　当归四逆汤加减治疗雷诺病

一、病历摘要

陈某，女，61岁。

2002年9月24日初诊：患者去冬以来两手清冷，肤色苍白，接触冷水加重，锻炼后身体虽热而两手清冷更甚，上海某医院检查示：IgA升高，抗核抗体1：1000，抗SSA（+），多家医院确诊为"雷诺病"，多方治疗无效。舌苔少，舌质淡隐紫，寸口脉细。证属寒凝血瘀，气血失调。治当温经通脉，益气活血。处方：炙桂枝10g，当归10g，白芍15g，细辛5g，炙甘草5g，红花10g，川芎10g，路路通10g，炙水蛭3g，生黄芪20g。14剂，常法煎服。

2002年10月8日二诊：现天气转凉，患者肢端青紫反复，接触冷水加重，肤色苍白，时有麻感。舌苔薄黄，舌质暗，脉细。同气相求，内外相引，寒凝血瘀，仍当温经益气通络。初诊方加鸡血藤15g，丹参15g，青皮6g。7剂，继进。

2002年10月15日三诊：患者局部皮肤转红转温。舌苔薄黄腻，舌质红，脉细。二诊方加片姜黄10g。14剂。

2002年10月29日四诊：寒冷天气患者肢端青紫又见明显，清冷不温，指端苍白。舌苔黄，舌质暗，脉细弦。此为内阳难御外寒。二诊方加淡干姜5g，制附片6g以温肾阳。14剂。

2002年11月12日五诊：患者双手苍白清冷减轻，手指色红不白，凉感不著，时有发胀，晨起显著。舌苔薄，质暗，脉细。药已中的。二诊方加干姜5g，制附片6g，熟地黄10g。继进28剂。

2002年12月10日六诊：患者两手食指苍白麻木虽有改善，但仍有发作，目前虽值冬季，亦无明显手冷。舌苔黄，质红偏暗，脉细。二诊方加干姜5g，制附片10g，熟地黄10g，鹿角片（先煎）10g再求。14剂。

2002年12月24日七诊：患者两手苍白、怕冷现象显减，虽寒冷亦肢端温暖，接触冷水亦不明显发白。舌苔薄黄，质暗红，脉细弦。补通兼施，药终获效，当守方善后，巩固疗效。处方：炙桂枝10g，白芍15g，当归12g，生黄芪25g，细辛5g，干姜6g，制附片6g，炙甘草5g，熟地黄10g，鹿角片10g，炙水蛭5g，鸡血藤15g，青皮10g，红花10g，川芎10g。14剂。

次年冬随访，手足厥冷未发。

二、讨论

脉者，血之府也，雷诺氏病似属中医学的"血痹""厥逆"等证范畴。四肢为诸阳之本，阳气不足，四末失其温养，所以手足厥寒。然不见其他阳微阴盛证，却又脉细欲绝，是血虚而又经脉受寒，血脉不利之故也。寒凝血瘀，脉络阻滞，肢体供血不足，致其发凉发麻、疼痛、发绀、发黑，甚则坏死。现代医学认为，本病是血管神经功能紊乱所引起的一种肢端小动脉阵发性痉挛性疾病，主要侵犯上肢。其病因与中枢神经功能失调、肢端小动脉本身缺陷、血中肾上腺素和去甲肾上腺素含量增高、内分泌功能障碍以及遗传等因素有关。寒冷、情绪激动、精神紧张为主要诱发因素。

当归四逆汤出自《伤寒论·辨厥阴病脉证并治》："手足厥寒，脉细欲绝者，当归四逆汤主之。"成无己注解云："手足厥寒者，阳气外虚，不温四末；脉细欲绝者，阴血内弱，脉行不利。与当归四逆汤，助阳生阴也。"可见本方主治阳虚寒凝致厥，手足厥冷、脉细为辨证之关键。本案患者，手足清冷遇寒加重、寸口脉细正合于此，故周仲瑛教授投此方施治。

方中当归味甘性温，入肝经，补血和血，能补能散，为温补肝经之要药；桂枝味辛甘性温，功能温经通脉，祛散经脉寒邪且能畅通血行；细辛味辛性温，外温经脉，内温脏腑，通达表里，以散寒邪，可助桂枝温经散寒，专司温经散寒而止痛；白芍专入肝脾，柔肝止痛，养血和营；黄芪味甘性微温，能补血中之气；川芎为血中气药，合红花、路路通活血理气，搜风止痛。在三诊疗效不显情况下，又合四逆汤、阳和汤方义，用附片、干姜温补肾阳，熟地黄温补营血，鹿角片温肾助阳，填精补髓，强壮筋骨，并藉血肉有情之品以助熟地黄养血。小剂量水蛭和血活血而无破血之弊。诸药合用，共奏温经通脉、行气活血之功。

本案一诊、二诊、三诊未用附片、干姜而无显效，四诊、五诊加附片、干姜，六诊又加鹿角片，层层加码，稳中求进，补而不燥，反映出周仲瑛教授临床用药大胆而又谨慎，果断而不孟浪，犹如将帅用兵，攻防兼备，步步为营，运筹帷幄，读后令人叫绝。

（传承弟子陈四清撰写，周仲瑛指导）

第五节　犀角地黄汤应用

本文就周仲瑛教授在理、法、方、药及临床上对犀角地黄汤（犀角已限制使用，可用水牛角代替）的应用与发展做一浅述。

一、阐发病机，不拘外感，提出"瘀热血证"论

因血热与血瘀互相作用形成的瘀热型血证，在古典医书中并无系统论述，仅散在于讨论热病及血证的有关章节中。张仲景首次述及瘀热一词及其证治，《伤寒论》128 条所论抵当汤的证治，即为外邪循经入里，深入下焦，与瘀血相搏而致的"蓄血"证，法取破下逐瘀，使瘀去热散病解。晋《小品方》创芍药地黄汤疗"伤寒及温病应发汗而不发之，内瘀有蓄血者，及鼻衄、吐血不尽，内余瘀血，面黄，大便黑者，此主消化瘀血"，《备急千金要方》所载犀角地黄汤的组成，功效及主治均与之同，书中明确指出"犀角地黄汤……消瘀血方"。嗣后被历代医家推崇为凉血散瘀的经典方剂。细究犀角地黄汤的主治证偏重于"伤寒及温病"等外感病邪所致病证，而忽视内伤诸因素。周仲瑛教授从临床实践中认识到，纵然六淫化火，疫毒入侵，热毒炽盛，搏血为瘀可致瘀热互结，但内伤久病，气火偏盛，逆乱脏腑，湿热痰瘀，壅塞脉道，热郁血瘀，戕伤血络而致瘀热出血在临床则更为多见，且常是内伤诸疾病程迁延，病势多变，病情复杂的主要原因。鉴于目前许多学者将瘀热这一病机纳入"瘀热相搏"证，周仲瑛教授指出瘀热所致的病证多端，临床可见高热、血证、疫斑、昏迷、疫黄、癥积、厥脱等，如仅以瘀热相搏一证统之，恐有外延过大，内涵不清之嫌，治疗亦缺乏针对性，故主张在"瘀热血证"门下列若干分证，如瘀热血溢证、瘀热阻窍证、瘀热水结证、瘀热发黄证等，从而使瘀热的不同病机、病证特点具体而明确，更利于辨证施治，从而丰富和发展了犀角地黄汤主治病证的病因病机内容。

二、切合临床、古方新用，扩大主治范围

周仲瑛教授临证善于辨证求机，所谓求机者，是探求疾病发生、发展的病变机理与本质，包括求发病原因、求病理因素、求病变脏腑及彼此相互间的关系，尤其要知常达变。临床选方择药，常常以证立法，药随证转，施法灵活，具体体现在周仲瑛教授对古方的运用上既忠实于立法、组方的原意，又不为其所束缚，切合临床实际而灵活使用。在对犀角地黄汤的临床应用上体现了周仲瑛教授的这一临证特点。他认为，犀角地黄汤远不局限于外感病范畴，举凡内、外、妇、儿各科的多种急慢性疾病中出现血热、血瘀、出血征，现代实验检查符合 DIC 诊断指标、血液流变等异常，甲襞微循环异常，血小板黏附和聚集异常者皆可随证施用，从而跳出了犀角地黄汤原意专治外感之窠臼。如周仲瑛教授在论治流行性出血热少尿期证治时提出"三毒论"，即热毒、血毒与水毒，而"蓄血（血毒）"则是形成出血热病变过程中少尿期的主要病理基础，因此以犀角地黄汤凉血散瘀，解血分之热，散瘀结之血为主，配用泻下逐瘀利水之品组方治疗，大大降低了出血热少尿期的病死率。真性红细胞增多症以皮肤黏膜红紫、脾脏肿大和血容量绝对增多、血液黏度高、血细

胞和血小板增多为主要临床特征，根据这一临床特征，周仲瑛教授论治多从"络热血瘀，瘀热搏结"着手，法取清热凉血化瘀，以犀角地黄汤为主，视病情兼杂或配清化湿热、或伍补气健脾，或合补益肝肾等法，在患者临床症状得以缓解的同时，实验室检查指标亦趋改善。

周仲瑛教授还将凉血散瘀法的思想贯彻到中医急症救治中。瘀由热成，热因瘀留或瘀郁生热，热灼血瘀致瘀热互结，"热附血而愈觉缠绵，血得热而愈形胶固"，瘀热为患，深伏营血，阻滞搏结，对脏腑经络有着广泛性的损伤，并因瘀热停滞留着的重点脏腑有异，而出现不同的病证，如瘀热上犯清窍，扰乱神明则见神昏、发狂；瘀血闭塞心窍，心营为热所劫，心气为瘀所阻可致昏迷；血瘀热炽，耗气伤津，血稠凝滞阻遏，阴阳气不相顺接，则发生厥脱；瘀热搏结，损伤血络，而见广泛性出血；湿热瘀毒互结，熏蒸肝胆，可见急黄等。其临床应用皆扩大了犀角地黄汤的原适用范围。

三、深研药性，圆机活法，加减变通创新方

擅于变用古方，使之更加符合病情、切中病机，是周仲瑛教授的临证处方用药特点之一。犀角地黄汤药仅四味，虽然全方配伍寓有清热解毒、凉血化瘀、生津养阴之意，但由于犀角的药源受到限制，大大削减了本方的功效；且瘀热互结深伏营血，充斥三焦，变证丛杂，使本方远不能适应临床证治。据此，周仲瑛教授针对瘀热血证病变过程中每易出现伤阴、动血、动风、窍闭、厥脱的特点，在细辨病变脏腑，详察兼证、变证的基础上，以犀角地黄汤为主配伍具有不同功用药物进行施治。血热炽盛，极易灼津耗液，损伤营阴，加之血热血瘀，因出血，亦易导致阴血耗损，因此常常配用滋阴生津增液之品，如玄参、麦冬、石斛、芦根等；阴虚动风，又当加入凉肝息风之羚羊角、钩藤、桑叶、菊花、石决明等；瘀热阻滞，络伤血溢者，参入清热、活血化瘀、止血之黑山栀、紫珠草、参三七等；瘀热阻窍，内闭心包，神昏谵语，伍用开窍醒神之丹参、郁金；血蓄下焦、瘀热水互结，合桃仁、芒硝、怀牛膝、猪苓以泻下通瘀利水。此外还据瘀热损伤的重点部位用药，如重症肝炎病位在肝，宜合丹参、虎杖、紫草、桃仁等；出血性坏死性小肠炎病位在小肠，可加马齿苋、白头翁、生地黄、生槐花等，使临床加减用药得到充实，完善了前人之所未备。

周仲瑛教授积五十余年的临床经验，创制出多首行之有效的方剂，如治疗高血压病气血失调证之调和气血汤；治哮喘正虚邪实，肺肾两亏，痰浊壅盛之平喘固本汤；治阴虚胃痛之滋胃饮；治慢性乙型肝炎湿热瘀结之化肝解毒汤等。在犀角地黄汤的基础上切合临床实际衍化而成的丹地合剂——地丹凉血注射液用治多种疾病如肺结核、肠伤寒、急性感染并发 DIC 等引起的瘀热型血证。药用水牛角片代犀角、制大黄为君，水牛角功类犀角，能清热凉血解毒，制大黄清热泻火，凉血化瘀，且制大黄有轻泄之功，使瘀热之邪有出路，两药合用凉血化瘀之力更强；生地黄滋阴清热、凉血止血，丹皮泻血中伏热、凉血散瘀，赤芍凉血活血、和营泄热，三药助君药更好地发挥凉散之功，共为臣药；山栀清热解毒、凉血止血，人中白凉血解毒、降火消瘀为佐药；白茅根入血消瘀、清热生津、凉血止血为使。诸药合用能清血分之热、散血中之瘀、解血分之毒、止妄出之血，从组方结构来看类同犀角地黄汤，然由于在原方的基础上加重了清热解毒、凉血散瘀、养阴生津的用药，使新方的作用更趋全面而紧凑，配伍更臻完善，犀角地黄汤的运用于继承中得到发扬和创新。

四、验案举隅

马某，女，50 岁，工人，初诊时间为 1996 年 10 月 26 日。

经潮量多，下肢瘀斑十余年。

患者自月经初潮起，一直量多如崩，甚则口鼻俱出，85 年查血小板低下（40~60×10^9/L），下肢瘀斑，目前长期服用泼尼松，最大量每日 12 片，维持量每日 2 片，目前仍经潮量多，周期尚准，五、六日净，口鼻目睛俱有出血，量少，口干口臭，饮水不多，身半以上发热，腿足发冷，面色萎黄不华。舌苔薄腻，质淡偏暗，脉细弱。证属气阴两虚，阴阳俱损，冲任不固，拟从补益气阴，固摄冲任治疗。处方：潞党参 15g，枸杞 12g，鹿角霜 10g，炙龟甲（先煎）10g，阿胶（烊冲）10g，水牛角片（先煎）12g，赤芍 10g，丹皮 10g，生地黄 12g，旱莲草 15g，煅人中白 6g，血余炭 10g。

药后三周复诊：月经来潮，血量较多，妇科用激素控制，今日将净，心慌，恶心，头晕，口干。苔黄薄腻，质暗，脉细数。查血色素 7g，血小板 6 万。转从血热妄行，冲脉失约，血虚阴伤治疗。处方：水牛角片（先煎）12g，生地黄 15g，赤芍 10g，丹皮 10g，黑山栀 10g，阿胶（烊冲）10g，旱莲草 15g，血余炭 10g，紫珠草 15g，大黄炭 4g，龟甲（先煎）15g，仙鹤草 15g，茜根炭 10g。

服上药一周后，鼻衄一次，血量不多，头昏胀，手足冰冷，食纳尚可，二便尚调，苔黄薄腻，脉细。崩漏久病，气血耗伤，阴阳并损，治宜阴阳并调，佐以凉血化瘀。处方：潞党参 15g，枸杞 12g，炙龟甲（先煎）15g，鹿角霜 10g，水牛角片（先煎）12g，生地黄 15g，赤芍 12g，丹皮 10g，茜根炭 10g，大黄炭 4g，旱莲草 15g，炙乌贼骨 15g，阿胶（烊冲）10g。

上方连续服用 3 月余，月经基本如期来潮，血量中等，精神转佳，面色红润，食纳正常，仅偶见肢麻。舌苔薄黄，质暗红，脉细。3 月 8 日查血常规：RBC4.2×10^{12}/L，PC171×10^9/L，WBC8.4×10^9/L，泼尼松已由每日 12 片减至半片。病情稳步好转，仍应补益肝肾，凉血化瘀以求巩固疗效。处方：水牛角片（先煎）15g，生地黄 15g，赤芍 12g，丹皮 10g，茜根炭 10g，大黄炭 4g，旱莲草 15g，女贞子 10g，山萸肉 10g，怀山药 12g，阿胶（烊冲）10g，龟甲（先煎）15g。

患者坚持服用上方 3 个月，病情未见反复，多年重疴告愈。

按语：本病例的病机本质在于"瘀热阻络"，由于络中瘀热阻滞，血热离经妄行，血瘀不能循经，致使血液无法循于常道，溢于脉外而出于九窍，溢于皮下肌肤，停于脏腑，故治疗必当以凉血化瘀为基本大法，同时兼顾本虚及其他兼夹症情。治崩漏之"塞流、澄源、固本"于本例患者而言，络中瘀热不清为其病理关键，而本患者血证 30 余年，崩漏下血、目睛出血、鼻衄、齿衄屡伤阴血致本虚，本虚标实，虚实夹杂，治疗当凉血化瘀以澄其源、补肝肾、益阴血以复其旧、固冲任、摄阴血以塞其流。水牛角片、生地黄、赤芍、丹皮、紫珠草凉血清热化瘀；茜根炭、大黄炭、仙鹤草等清热凉血，收敛固摄；龟甲、旱莲草、女贞子、山萸肉、怀山药、阿胶等补肝肾，固冲任，全方标本兼顾，虚实同治。

（传承弟子刘菊妍撰写，周仲瑛指导）

第六节　膏方辨治恶性肿瘤

恶性肿瘤严重影响人类生命健康，具有病机复杂、变化多端、虚实夹杂、易转移复发、治疗棘手等特点。中医学对肿瘤的认识已有数千年历史，对其治疗有独特的优势，其中膏方的应用越来越受到医家的重视。膏方具有个体性强、组方特色鲜明、配伍灵活、多法兼备服用方便等特色，并且又切合肿瘤作为一种慢性病需要长期调治的客观需求，为不少患者所接受。周仲瑛教授临床使用膏方治疗恶性肿瘤取得较为满意的疗效，试探讨如下。

一、膏方防治肿瘤的渊源和优势

膏方与丸、散、丹和汤一样，是中医药临床常用的一类剂型。《理瀹骈文》指出："膏方取法，不外于汤丸，凡汤丸之有效者皆可熬膏。"《膏方大全》："膏方者，盖煎熬药汁成脂液，而所以营养五脏六腑之枯燥虚弱者也，故俗称膏滋药。"解释了膏方的由来及功效。朱杰提出："膏集百草精华，滋养生命灵光。荡涤六淫邪毒，安抚七情内伤。"

古医籍中膏方除用于养生保健之外，很早就有用于治疗多种癌瘤的记载，如：八仙膏（《东医宝鉴》）治疗噎膈、反胃；专翕大生膏方（《吴鞠通医案》）治膈症阴衰阳结、食入则痛；三贤膏（《青霞医案》）治乳岩疼痛；夏枯草膏（《医宗金鉴》）治乳岩或恶核等。

现代中医使用膏方多注重在癌瘤兼症、减少抗癌治疗中的不良反应、癌症康复和防复发等方面发挥其作用。如《中成药商品学》记载的用于恶性肿瘤的膏方如下：癌症恶病质消瘦、眩晕、纳呆用十全大补膏；肝癌肝肾阴虚用二至膏；肺癌痰多气喘、痰涎呕恶用止咳定喘膏；妇科癌瘤血虚漏下用当归补血膏；头颈或胸部癌瘤放疗后口腔溃烂、咽痛痰血用养阴清肺膏；癌症放、化疗后肺脾阴虚的康复治疗可用琼玉膏等。

膏方治疗中晚期恶性肿瘤的优势，还体现在作用持久、针对个体、口味适宜，能增加疗效、减缓毒性、调节免疫等方面。现代医学目前对肿瘤乏力、厌食、消瘦症状的缓解尚无有效措施，而膏方能缓解乏力、改善食欲、增加体重，具有不可替代的优势。

二、膏方辨治恶性肿瘤思路

1. 以癌毒复合病机辨识肿瘤

周仲瑛教授创建的癌毒复合病机理论认为，癌毒作为导致癌病的一类特异性致病因子，是由于人体在脏腑失调、气血紊乱的基础上，同时受内外多种因素的诱导而产生。癌毒作为特异性致病因子，既可作为致病因素，又可作为病理产物，导致脏腑经络气血受损，进而痰、湿、瘀、热等病邪油然而生，并与癌毒相互胶结，形成杂合为病、互为因果的恶性循环。

肿瘤之初由无形之邪发展到有形实邪，正气亏虚是其产生的基础，至虚之处便是留邪之所。癌毒留结，津凝为痰，血停为瘀，癌毒与痰、瘀互结形成肿块，耗伤气血精微以自养，故形体消瘦，瘤体增大，酿生痰瘀等物。癌毒善于流窜走注，或伏藏体内，导致肿瘤的转移和复发，变生多种复杂证候，出现多因复合、多病位复合、多病势复合的表现，常常具有隐匿、凶顽、多变、损正、难消的特点。

因此，一般而言，肿瘤复合病机的临床特点是：正虚多以肝脾肾三脏为主，严重者甚至发展到五脏气血阴阳俱损；邪实多从气滞开始，发展到痰湿瘀毒瘀滞互结，或寒化或热化，或寒热错杂。进而，其本虚标实，标本主次，错综复杂。

2. 倡以复法大方辨治肿瘤

周仲瑛教授所倡导的复法大方，乃针对证候复杂、病机多端的疑难病症而设，是在中医整体观念和综合辨证的前提下，采用两种及以上的治法，并根据治法而形成多个方义的联合运用。该法恰合《素问·异法方宜论》"杂合以治，各得其所宜"之旨。

恶性肿瘤的症状繁杂、病机复杂，病性为正虚邪实，而复法大方则切合恶性肿瘤疾病的治疗思路。癌毒走注，病及多个脏腑，症状表现不一，在疾病不同阶段，如手术前后，或化疗、放疗期间，均可出现复杂的临床表现。因此，需要在复杂的症状中寻求复杂的病机，制定理法方药及配伍思路明确的治疗大法，而复法大方可以多脏并调，标本同治，有助于提高肿瘤疾病的临床疗效。

3. 膏方应用技巧及特色

世界卫生组织于 2006 年首次指出癌症是一种可以调控的慢性疾病，认为其具有多样化和多态性，对于中晚期肿瘤的治疗目的是努力提高肿瘤患者的生存质量、延长其生存期、稳定肿瘤病灶、改善相关症状。周仲瑛教授认为恶性肿瘤的治疗要遵循"阴阳贵乎平、治病必求本"的理念，把握病性、病位之间的相关性，兼顾并治，或寒热并用，或气血同调，或痰瘀同治，并需注重归经用药。其中，化痰祛瘀是治疗肿瘤的重要大法。

肿瘤癌体辨证局部为实，整体为虚，是虚实夹杂之病，应根据患者正邪消长情况采用不同的治疗原则。邪实予清热解毒，或予祛瘀软坚；正虚予健脾补肾，或益气补血。肿瘤早期，宜用健脾益气、祛瘀解毒法，而痰、热、瘀、毒则因滋腻之品恐有闭门留寇之虞，需权衡用药比例；延至晚期，矛盾对立更加明显，终至正气溃败，大骨枯槁，大肉陷下，语声低微，气喘息促，厌食不饥，神思恍惚，整体衰竭，成为败局，既不可攻，又不可补，惟有姑息治疗，以延朝夕，当"执中央以溉四旁"，健胃以助受纳，用香砂六君子汤、益胃汤等，以求缓其所苦，延长生存时间。

对于肿瘤手术、放疗、化疗出现毒副作用者，膏方有其适应证，亦有其禁忌证。如出现术后乏力，机能恢复慢，化疗骨髓抑制而致白细胞低下，放疗引起的神经毒性等，中医药有其独到的优势，膏方药力持久，叶天士所谓"王道无近功，多服自有益"，为之验证。由于一般膏方易壅滞脾胃，因而素有脾胃虚弱或痰湿偏盛之体，如出现腹胀、纳呆等症，则不宜服用膏方，需服用汤药改善症状后方可继用膏方。

膏方组成看似庞杂，却从整体观念出发，辨证论治，诸法相合，实属井然有序，通过扶正和祛邪两方面治疗肿瘤以提高患者的生存率。周仲瑛教授提倡中医膏方辨治肿瘤当以临床症状为依据，复合病机为主导，交叉复法组方，据病位脏腑多重病理因素而选药。如是审证求机，活化辨证，辨机论治，万举万当。

三、验案举隅

高某，女，44岁。

2007年12月5日初诊：患者于2006年4月行膀胱癌手术，并因子宫肌瘤行子宫摘除术，术后长期进行膀胱灌注，时有尿血，常见尿频、尿急、尿痛，劳累易发，腰酸，胃胀。今春体检见甲状腺肿大，甲状腺功能正常，乳腺增生。舌苔淡黄薄腻，质暗隐紫，脉细滑。辨证为肝肾亏虚，气阴两伤，下焦湿毒郁结不尽。

膏方：炙鳖甲360g，炙龟甲200g，党参360g，枸杞300g，生地黄360g，山萸肉300g，炙女贞子300g，旱莲草360g，地锦草360g，仙鹤草450g，土茯苓450g，薏苡仁450g，焦白术300g，黄芪300g，石斛300g，金毛狗脊450g，白毛夏枯草300g，肿节风300g，薜荔果450g，炙鸡内金300g，海藻300g，炒六曲300g，制香附300g，八月札360g，青皮180g，陈皮180g，半枝莲360g，龙葵360g，鸡血藤360g，炒谷芽300g，炒麦芽300g，阿胶300g，三七粉（兑入）100g，蜂蜜1000g。如法制膏，每日早晚各1次，每次1匙。

2008年11月14日复诊：患者服用后不适症状逐渐消除，今年未见血尿，其间复查甲状腺肿大、乳腺增生如前。目前无不适症状，舌苔黄薄腻，质暗红，脉细，要求膏方治疗。守上方加老鹳草360g，冬凌草360g，玄参300g，黑木耳150g，白茅根450g，如法制膏。

按语：膀胱癌毒作为特异性病理因素，病位在膀胱，气滞不畅，津凝成痰，湿蕴为浊，化痰成瘀，与湿浊痰瘀互结成病理产物，可导致肾不藏精，封藏失职，也可因气化不利，开阖失节。患者以肾气不足为本，又由于长期膀胱灌注，水湿内注，久蕴化热，而以湿热郁阻为标。膀胱气化受阻，可见小便不利症状；平素肝肾亏虚，肝郁气滞，痰瘀交阻，则在上可见甲状腺肿大，在中可见乳腺增生，在下可见子宫肌瘤；手术损伤脉络，耗损气血，气阴两伤，下焦湿毒郁结不尽，见苔淡黄薄腻，质暗隐紫，脉细滑。治疗方法为补益肝肾，益气养阴，清化下焦湿热蕴毒。方中枸杞、生地黄、山萸肉、炙女贞子、旱莲草、金毛狗脊补益肝肾；党参、黄芪、石斛、薏苡仁、焦白术、鸡内金、炒六曲、制香附、青皮、陈皮、炒谷芽、炒麦芽等益气养阴，健脾和胃；鸡血藤、炙龟甲、炙鳖甲、地锦草、仙鹤草、海藻以活血祛瘀，软坚散结。针对泌尿系统肿瘤，周仲瑛教授主张辨证结合辨病，结合痰、湿、瘀、毒的特点及主次不同，选择相关的具有抗肿瘤作用的药物，如方中的半枝莲、肿节风、冬凌草、土茯苓、龙葵、八月札、白毛夏枯草、薜荔果等。

四、结语

周仲瑛教授应用膏方治疗恶性肿瘤，以其个体性强和组方特色鲜明为特点，取得了独特的疗效。应用膏方时所采用的复法大方，是针对疾病的复杂病机而设，集数法于一方，融攻补于一炉，"实宜量重，虚宜剂平，缓宜味多，急宜方精"。周仲瑛教授指出，临床运用膏方治疗肿瘤，医者须遵循辨证论治原则，熟练掌控理法方药法度，深思熟虑，力求整体考量，做到攻补相宜，动静配合，施之有度，阴阳调和。总之，周仲瑛教授的复法大方为中医膏方治疗恶性肿瘤拓展了新的治疗思路和手段，具有广阔的应用前景。

（传承弟子陈顺中撰写，周仲瑛指导）

第七节　动物类药物治疗疑难杂症

周仲瑛教授认为疑难杂症、顽疾或久病多为痰瘀作祟、真阴亏虚。动物类药尤其是虫类药多具有破血行血、化痰散结、息风搜剔止痛的共性，而介壳类药又具有养阴润燥散结之特征。本文介绍周仲瑛教授应用动物类药的临床经验如下。

一、动物类药物的适应证

因人、因地、因时制宜和辨证论治是周仲瑛教授诊治疾病的基本特点，辨证用药是其一贯强调的原则。对于动物类药常根据此类药物的共同特点及独特个性，"有的放矢"地使用。

1. 治疗各种疼痛

内科临床常见疼痛多为"肿瘤""痹证""中风"的并发症状或后遗症状。按照中医"不通则痛"的理论，疼痛的主要病机是经络气血凝滞不通，津液凝涩不畅。周仲瑛教授认为，临床一些久治不愈的顽痛皆有"瘀痰"，在治病求本的同时加用虫类药，可获捷效。

如对于癌性疼痛，周仲瑛教授常使用蜈蚣、广地龙、炙全蝎、土鳖虫、九香虫、露蜂房等以破血行血、化痰散结、息风搜剔止痛。或配合祛风止痛的细辛、白芷，或配合散寒止痛的川乌、草乌、肉桂，或配合化痰之品如白附子、皂荚、白芥子、天南星，或配合理气止痛之延胡索、香附、青皮、木香等。

对于痹证疼痛，周仲瑛教授常使用炮山甲、乌梢蛇、广地龙、蜈蚣、炙全蝎、露蜂房等息风搜剔、化瘀止痛。或配合温阳散寒止痛的川乌、草乌、附子、淫羊藿、巴戟天、鹿角霜，或配合祛风除湿之羌活、独活、苍术、防风和燥湿化痰之南星，或配合养血活血之川芎、鬼箭羽、赤芍药、白芍药、桃仁、红花、片姜黄、鸡血藤、广郁金，或配合祛风湿通经络之青风藤、海风藤、络石藤、桑枝、石楠藤、油松节、雷公藤、威灵仙，或配合强腰补骨壮脊之金毛狗脊、杜仲、桑寄生、骨碎补、川断、千年健等。

对于头痛，周仲瑛教授常用蜈蚣、广地龙、炙全蝎搜风通络止痛。或配合平肝潜阳之石决明、珍珠母等，或配合祛风活血止痛的白芷、川芎、蔓荆子、葛根，或配合平肝潜阳之天麻、钩藤、白蒺藜，或配合滋养肝肾之枸杞、制黄精、何首乌、山萸肉、生地黄。

2. 治疗"不通"之病

"不通"是多种病症或疾病病机的泛称，包括鼻塞不通、乳汁不通、小便不通、瘿瘤瘰疬及癌肿等。在治疗时，应用动物类药中尤其是虫类走窜类药能流通全身血脉，逐散各部位瘀血、顽痰而建功。

对于脑瘤，周仲瑛教授认为其病理关键在于"风、痰、瘀、毒、虚"，在急性发病期（初、中期）可用虫类药走窜搜风、化痰解毒、通络定痛、活血消癥；缓解期则不忘扶正，以滋肾填髓为主，可选用蜈蚣、广地龙、炙全蝎、土鳖虫、露蜂房、牡蛎、炙僵蚕以毒攻毒、化瘀散结，用鳖甲、石决明滋阴填髓、平肝息风。或加用制白附子、制南星、山慈菇、法半夏、泽兰、泽泻、泽漆化痰散结、淡渗利湿，或加用天麻、钩藤、沙苑子、白蒺藜平肝潜阳，或加用枸杞、川石斛滋养肝肾，或加用漏芦、白毛夏枯草等品抗癌解毒。

周仲瑛教授认为，肝癌的主要病理因素为湿热瘀毒结聚，故治疗以清化湿热、化瘀解毒为主，在此基础上加用散结消癥之品。动物类药常用土鳖虫、炙蟾皮、穿山甲、蜈蚣等以毒攻毒、化瘀散结。或加茵陈、虎杖、垂盆草、鸡骨草、酢浆草、败酱草、苦参清热利湿解毒，或加用柴胡、八月札、制香附等疏肝理气止痛，或加用白花蛇舌草、半枝莲、龙葵、蒲公英、石打穿、肿节风、水红花子、莪术等抗癌解毒消癥。

周仲瑛教授认为，乳腺癌的基本病理因素为"气郁""气火""痰瘀癌毒"凝阻乳络，治疗时可用具有解毒抗癌、通络散结作用的动物类药，如露蜂房、穿山甲、牡蛎等。在辨证基础上可加用疏肝解郁之品，如柴胡、炒枳壳、青皮、陈皮、枸橘李、橘核、八月札、白芍药、制香附，或加用牡丹皮、黑山栀、龙胆草清肝泻火，或加用漏芦、王不留行、路路通、菝葜、半枝莲等通络散结、抗癌解毒，或加用玄参、麦冬滋阴散结。

3. 治疗痿废

痿废很难指具体的某个病症，而是一个较广义的概念，通常指肢体某部分功能进行性衰退，甚至完全丧失，如半身不遂、口眼歪斜、舌强不语、阳痿不举、肌肉萎缩、震颤麻痹等，属于西医所谓的神经系统疾患。此类疾病病程缠绵，治疗比较棘手。

对于中风后遗症"痿废"，周仲瑛教授常用穿山甲、广地龙、全蝎、僵蚕祛痰化瘀通络。可配合桂枝、黄芪、白术、葛根等温阳益气，或配合赤芍药、川芎、鸡血藤活血通络，或配合天麻、钩藤、白蒺藜平肝潜阳，或配合补骨脂、金毛狗脊、杜仲、桑寄生、骨碎补强腰壮脊。

对消渴并发手足麻痹，周仲瑛教授常用全蝎、僵蚕、广地龙、水蛭化瘀搜络祛痰。同时根据病患不同的病理因素，配以桑叶、地骨皮、天花粉、知母、葛根清肺润燥、滋阴生津，或配以黄连、藿香、佩兰、炒苍术清中燥湿、芳香化湿悦脾，或配葛根、丹参、路路通、川芎、鬼箭羽、泽兰、玄参凉血活血、化瘀通络，或配黄芪、太子参及生地黄以益气养阴，或配川石斛、枸杞、生地黄、山茱萸滋肾养阴，或配桑寄生、川断、怀牛膝、狗脊、骨碎补强腰壮脊。

4. 治疗"哮病""喘证"

"哮病""喘证"类似于西医学之慢性支气管炎喘息型或支气管痉挛反复发作。本病多与"宿痰"有关，属本虚标实证。标实在于"风、痰、瘀"，本虚在于"肺脾肾虚"。周仲瑛教授临证常用地龙、僵蚕、蝉衣息风解痉，冬虫夏草、蛤蚧纳气平喘。可配合葶苈子、苏子、白芥子、莱菔子降气化痰平喘，或配合黄芩、海蛤壳、桑白皮、全瓜蒌、射干清化痰热，或配合杏仁、前胡、紫菀、款冬花、平地木化痰止咳，或配合灵磁石、熟地黄补肾纳气。

5. 治疗"硬化及结节"类疾患

以肺纤维化及肝硬化为例，治疗肺纤维化，周仲瑛教授善用炙鳖甲、僵蚕养阴化痰、软坚散结，配合炙蜈蚣入络化瘀。可配合益气养阴的太子参、生黄芪、南沙参、北沙参、天冬、麦冬、灵芝，或配合活血通络之茜草根、旱莲草、仙鹤草、煅花蕊石，或配合散结解毒之泽漆、猫爪草、露蜂房、山慈菇等。

对于肝硬化，周仲瑛教授善用炙鳖甲软坚散结。可配合北沙参、大麦冬、川石斛、枸杞、白芍药滋肾养阴，或配合太子参、焦白术、怀山药健脾益气，或制香附、炒延胡索、青皮、陈皮等配合疏肝理气，或配合茵陈、垂盆草、田基黄、苦参、野菊花、鸡骨草、虎杖、平地木等清热利湿，或配合山慈菇、泽漆、露蜂房、石打穿等解毒散结，或配合旱莲草、茜草根、老鹳草、马鞭草、路路通、赤芍药、片姜黄等滋阴化瘀通络。

6. 治疗虚劳

在治疗虚劳时，周仲瑛教授多根据患者气血阴阳皆损、五脏虚弱的特点，在辨证施治基础上，从"精血同源""脾胃乃后天生化之源"着手，常用鹿角片、龟甲阴阳同补。可配合阿胶珠、熟地黄、当归、山萸肉填精生髓，或配合黄芪、党参、白术健脾益气生血。同时需要注意积极配合治疗引起"虚劳"之原发疾病。

7. 治疗痒证

周仲瑛教授治风疹、痤疮、鼻渊等有瘙痒之疾，常用蝉衣及白花蛇舌草、乌梢蛇、地龙、苍耳虫息风通络，必要时配水牛角凉血清热。可配合苍耳草、防风祛风止痒，或配合藿香、黄芩、白鲜皮、地肤子、苦参、土茯苓清利湿热，或配合紫草、茜草、生山楂、鬼箭羽凉血消斑，或配合金银花、天葵子、野菊花、蒲公英、紫花地丁、黄连、黄芩、黄柏等清热解毒。

二、动物类药物的使用要点

痰、瘀由人体的气血津液代谢异常所产生，痰为津聚，瘀为血滞。《丹溪心法》认为："百病中多有兼痰者。"而《证治准绳》则言："百病由污血者多。"临床疑难杂病，虽病位不同，病势各异，病性有别，但常兼夹有因气血津液代谢阻滞而导致的痰浊、瘀血等病理产物。故对疑难杂病，祛瘀化痰是常用且非常关键的治疗法则。就药物而言，祛瘀化痰药种类繁多，虫类药物更为广大临床医师所常用。尤其对于顽症、久病、难证、重疾，因其病位较深，一般植物类药物难以取效。而虫类药物"体阴而用阳"，具有破血活血、化痰散结、解毒止痛之功，适当选用易于提高疗效。久病必伤及于肾，尤其是真阴不足之时，动物药中的另一大类药物如介壳药又可滋阴补肾、软坚散结。

总结周仲瑛教授的经验，临床运用动物类药物需注意如下事项。

1. 辨证结合辨病，注意药物配伍

动物类药的使用应遵循中医的整体观念和辨证施治，并可结合现代药理的研究成果，兼顾辨病治疗。临床应用时，还应注意该类药物相互之间，以及与其他药物的适当配伍问题。

2. 根据药物的特性适当选用

动物类药物中每种药物特性不同。如虫类药的共性为破血行血、化痰散结、搜剔止痛，但每种药物主治有所区别，应根据具体情况适当选用。如全蝎、僵蚕对于风痰入络的面瘫较佳，而乌梢蛇、地龙、蜈蚣对于瘀血入络的痹证、中风后遗症作用较好，地鳖虫、九香虫及虻虫等对癌性疼痛作用突出。在介壳类药物中，龟甲滋阴力甚，鳖甲软坚力强。在海壳类药物中，瓦楞子、海螵蛸制酸止痛力强，而石决明、珍珠母平肝潜阳、镇心安神

更胜一筹。在动物角类药物中，鹿角温肾填髓，水牛角、羚羊角清热凉血开窍。

3. 根据疾病的轻重缓急适当选用

病之初，正未虚，可选用峻利之剂；病久正虚，或体质虚弱的老人、幼童，当配用扶正、补益气血之品，或改用丸药及其他剂型以图缓攻。

4. 掌握药物的使用禁忌和剂量

虫类药辛散而燥、作用峻利，血虚风燥、阴虚体质之人和孕妇当慎用。介壳类药物如龟甲、鳖甲偏于咸寒，脾胃虚寒者当慎用。同时一些动物类药的用量要准确掌握，虫类药物入汤剂时一般为 3~6g，入粉剂吞服时仅控制在 0.6~1g；龟甲、鳖甲用量一般为 10~15g；海壳类药物用量 15~30g。另外，需注意配伍替他药物以防止动物类药的毒副作用，如虫类药使用时可适当配伍养阴药，咸寒之品适当配伍健脾和胃药。

5. 密切观察不良反应

动物类药含有异体蛋白，其中许多虫类药又具毒性，所以在使用过程中需注意观察患者的用药反应，以防止毒副作用、过敏反应的发生。有反应时应及时停药，积极处理。

三、验案举隅

1. 癌性疼痛

刘某，男，43 岁，脑膜瘤术后。

2001 年 6 月 19 日初诊：患者于 1999 年因巨大脑膜瘤手术后做 γ 刀治疗两次，尚有部分残余。近两个月两侧头痛，视物模糊，手足心热，大便溏（每日 3~4 次），尿黄。舌暗红，苔薄，脉小弦滑。辨证当属风痰热毒瘀阻，清阳不展。处方：水牛角片（先煎）15g，赤芍药 10g，生地黄 12g，牡丹皮 10g，白薇 15g，炙全蝎 5g，炙蜈蚣 3 条，制南星 10g，炙水蛭 5g，炮山甲（先煎）6g，炙僵蚕 10g，山慈菇 12g，泽泻、泽兰各 15g，枸杞 10g，天冬 10g，露蜂房 10g，川芎 10g。

2001 年 10 月 29 日二诊：患者头痛缓解，视物模糊减轻，手足心发热，大便正常。舌暗紫，苔黄，脉细滑。证属风痰热毒瘀阻，肝肾阴虚。处方：初诊方改枸杞 15g，加地骨皮 12g，黄柏 10g，知母 6g，制龟甲（先煎）10g。

2001 年 12 月 17 日三诊：患者头痛缓解，右目视物模糊减轻，稍有胀感，两足心热，大便不溏。CT 复查病灶稳定。证属风痰热毒瘀阻，肝肾阴伤。处方：炙鳖甲（先煎）15g，白薇 15g，山慈菇 15g，泽漆 15g，泽兰、泽泻各 12g，炙蜈蚣 3 条，炙僵蚕 10g，制南星 10g，天冬、麦冬各 10g，天花粉 12g，露蜂房 10g，炙全蝎 5g，炮山甲（先煎）6g，牡丹皮 10g，生地黄 15g，川芎 10g，川石斛 10g，枸杞 10g，黄柏 10g，知母 10g，山萸肉 10g，熟酸枣仁 25g，地骨皮 15g，土鳖虫 5g，煅瓦楞子 15g。

此后以此方为基础加减，失眠加苦丁茶 10g，夜交藤 25g；尿频加用覆盆子 12g，煨益智 10g。患者持续治疗，至今病情稳定，无病灶扩大与转移，临床症状基本消失。

按语：脑膜瘤为颅内肿瘤的一种，临床有良性、恶性之分，目前西医以手术切除为主要治法。但因本病组织类型复杂，临床症状多样，肿瘤完全切除率低，故中医药治疗是很好的减缓症状、防止复发的手段。本例患者为脑膜瘤术后，尚有部分瘤组织残余，临床以头痛、视物模糊、手足心热为主症。本病当属中医头痛范畴，由风痰热毒瘀阻、肝肾阴伤所致。故治疗时予水牛角片、赤芍药、生地黄、牡丹皮、川芎凉血清热解毒，全蝎、蜈蚣、制南星、土鳖虫、炙水蛭、炮山甲、炙僵蚕搜风祛痰、化瘀通络，枸杞、天冬、麦冬养肝肾之阴，黄柏、知母滋阴降火，山慈菇、露蜂房、泽漆抗癌解毒，防止肿瘤的增大、复发与转移。全方药证相符，故取得满意的临床疗效。

2. 多发性硬化症

王某，女，47岁。

2001年5月14日初诊：1997年3月感冒，症见嗅觉失灵，头晕。1998年10月因劳累头晕加重，左侧手足乏力、活动不灵、麻木。经多次MRI检查，最后诊断为"多发性硬化症"，用激素治疗一度有效，感冒后又见加重。刻诊：左侧头部麻木，疲劳乏力，左侧手足软弱，气短声低，不欲饮食，二便尚调。舌暗紫、苔薄黄腻，脉细。服用泼尼松每日60mg。辨证为气虚湿困，肝肾阴虚，风痰瘀阻。处方：生黄芪30g，葛根15g，生白术15g，生薏苡仁15g，川石斛12g，片姜黄10g，怀牛膝10g，炮山甲（先煎）10g，乌梢蛇10g，炙全蝎5g，潞党参15g，当归10g，鸡血藤20g，制南星10g，炙僵蚕10g。同时配合服用复方马钱子胶囊0.25g，每日2次。

2001年5月21日二诊：患者语言声低，左侧手臂活动不灵、怕冷、吹风受凉后疼痛，右侧手臂稍麻，纳差，恶心，睡眠不佳，口干。舌苔黄腻，脉细滑略数。证属风痰瘀阻，气血不能灌注，肝肾亏虚。处方：制白附子10g，制南星10g，炙全蝎5g，炙僵蚕10g，炮山甲（先煎）10g，当归10g，生黄芪30g，炙蜈蚣3条，法半夏10g，细辛4g，炒白芥子9g，炙桂枝10g，熟地黄10g，鹿角片（先煎）10g，炮姜3g，炒六曲10g，川石斛10g，夜交藤25g。

2001年5月28日三诊：患者药后左侧头部、右侧肩臂麻木减轻，右肩麻木亦有好转，左侧手足稍凉，手心烫，晨尿色黄，阵发心慌，寐差。舌苔黄腻，脉濡滑数。原方加炒苍术10g，黄柏10g。

2001年6月4日四诊：患者左侧颜面及右侧肩臂均有麻木感，肩臂时麻，头晕头痛不显，语言费力，心慌，纳差，口干。舌淡暗、苔薄黄腻，脉细滑。辨证为肝肾亏虚，风痰瘀阻，湿热内蕴。处方：制白附子10g，炙僵蚕10g，炙全蝎6g，炮山甲（先煎）10g，白薇15g，泽兰15g，广地龙10g，生黄芪40g，葛根20g，炒苍术10g，炒白术20g，木防己12g，黄柏10g，天仙藤15g，片姜黄10g，炙蜈蚣3条，淫羊藿10g，制南星10g，法半夏10g，枸杞10g，川石斛12g。

此后一直在此方基础上加减用药。寐差、夜寐易惊加合欢皮15g，夜交藤25g；颜面、肩臂麻木加白薇15g，泽兰10g，鸡血藤20g，片姜黄10g；食后腹胀加砂仁（后下）3g，炒六曲10g，陈皮6g，丹参15g；怕热、尿黄加木防己10g，知母10g，生地黄10g。

患者治疗至今，激素全部停服，病情明显改善，已能正常工作。

按语：多发性硬化症是一种中枢神经脱髓鞘疾病，其病灶播散广泛，以颅神经损害为主，多表现为感觉障碍、运动神经受阻、尿潴留等。目前西医无特效疗法，激素及免疫抑制剂仅可缓解部分症状，营养神经药物亦只能控制或延缓病情发展。本例患者以感觉障碍如左侧颜面及右侧肩臂均有麻木感为主症，结合疲劳乏力，气短声低，手足软弱，首先考虑为气虚湿困。因治疗不效，患者又具有手心烫、晨尿色黄、口干等症，故辨证为风痰瘀阻，气血不畅，肝肾亏虚，湿热内蕴，治疗以真方白丸子加味。药用白附子、僵蚕、全蝎、广地龙、炙蜈蚣、制南星搜风化痰、祛瘀剔络；炮山甲、白薇、泽兰、天仙藤、鸡血藤活血通络、利水消肿；炒苍术、炒白术、木防己、黄柏、生薏苡仁清热利湿；枸杞、川石斛、生黄芪、葛根补益肝肾、益气生肌除痹。患者用药后症状得以改善，激素用量减少并逐步停用，生活质量提高。

四、结语

限于篇幅，前述所例举的关于周仲瑛教授临床运用动物类药治疗疑难杂病的经验，仅为其学术思想的一部分。其他如周仲瑛教授用刺猬皮治疗肛周瘙痒、大便不爽及遗精，独角蟑螂治疗食道癌、胃癌等等，均未一一列举介绍，有待于今后进一步总结。

（传承弟子叶丽红撰写，周仲瑛指导）

第八节　花类中药应用

花类中药，因其色泽艳丽、质地轻柔、芳香宜人，自成一格。古人认为，"诸花皆升""凡花皆散"，其味多辛苦，性偏寒凉，在外感表证、上焦疾病的治疗中使用普遍。周仲瑛教授在临证中用药范围十分广泛，其中花类药亦是其临证时常用的配方佐使之品，涉及内、外、妇、儿多种病症。通过病案整理发现，周仲瑛教授使用频次较高的花类药物共计20 种：红花、旋覆花、白残花、菊花、厚朴花、野菊花、丁香、款冬花、玫瑰花、槐花、凌霄花、辛夷、金银花、绿萼梅、荠菜花、合欢花、月季花、鸡冠花、密蒙花、佛手花。现按主要功效进行分类并将应用特色及配伍经验总结如下。

一、理气解郁类

花类药材气味芬芳、质地轻柔、轻扬浮散。芳香之气轻灵走窜，故能条达肝木，调肝气以解郁，代表药物如玫瑰花、绿萼梅、合欢花等。玫瑰花性温味甘，归肝、脾经。《本草正义》谓："玫瑰花，香气最浓，清而不浊，和而不猛，柔肝醒胃，疏气活血，宣通窒滞而绝无辛温刚燥之弊，断推气分药之中，最有捷效而最为驯良者，芳香诸品，殆无其匹。"作为花类药的代表，玫瑰花主要用于肝气郁结、肝胃不和、气滞血瘀诸证，周仲瑛教授临证时善将其用于肝木乘脾证，如慢性胃肠疾患属肝郁脾虚用逍遥散、脾虚肝旺用痛泻要方合左金丸的同时皆可配伍玫瑰花、乌梅肉。玫瑰花行气疏肝，乌梅肉酸涩收敛生津，疏敛并用。周仲瑛教授治疗慢性萎缩性胃炎的验方"滋胃饮"中亦有此对药组合，舒肝柔肝，酸甘养阴，疗效显著。

绿萼梅性平味酸、涩，归肝、胃、肺经，具有疏肝和中、化痰散结的功效。《本草纲目拾遗》言绿萼梅"开胃散郁……助清阳之气上升……止渴生津，解暑涤烦"。除常用于肝胃不和证、肝气郁结证外，周仲瑛教授还将绿萼梅拓宽应用于气机瘀滞之心系病证，如胸痹、心悸表现出心胸郁闷、心悸不著、心情不畅时，常用绿萼梅、川芎、丹参三药配伍，通行气血。此外，亦配伍用于肝郁不达、痰气互结、神机失用引起的肝厥、癔症。

合欢花是豆科植物合欢的干燥花序，性平味甘，归心、肝经，不仅疏肝理气，更能解郁安神。《神农本草经》言："主安五脏，和心志，令人欢乐无忧。"周仲瑛教授常用于肝郁伤神证，症见抑郁不舒、虚烦不眠、健忘多梦等，常以合欢花与玫瑰花、绿萼梅、酸枣仁、龙眼肉、夜交藤等安神药物配伍应用。另癌症患者常有郁结之相，周仲瑛教授提出癌症"起于无形之气，继成有形之质"，故而辨治此类患者常伍入合欢花、玫瑰花等一两味理气解郁之品。

二、疏肝和胃类

脾失健运，湿浊困脾，土壅则木郁，或肝郁气滞，疏泄失常，出现土木不和之证。花类药芳香辟秽、化浊燥湿，具有疏肝和胃之效，常用药如白残花、厚朴花、佛手花、丁香等。

白残花是周仲瑛教授的特色用药之一。白残花主产自江苏省、山东省的部分地区，是粉团蔷薇的花，具有清暑、和胃、止血之功效。《医林纂要》曰："干之可罨金疮，去瘀生肌。"常应用于以下病证：①肝胃不和，因肝胃不和、湿热中阻出现胃中灼热、嘈杂等症，常以白残花配伍理气、清湿热之品同用，清热同时又能疏肝和胃。②脾胃伏火，周仲瑛教授受《本草纲目拾遗》中野蔷薇"口疮煎汤漱口"所启发，对症使用此花治疗口腔溃疡，收效甚好。胃热偏重者，以白残花配伍芦根、玄参，清泻胃火兼生津；阴伤明显者，以白残花配伍石斛，滋养胃阴兼清胃热；若溃疡创面已糜烂，以白残花配伍马勃，清热止血敛疮。③火炎于上，白残花味甘性凉，常配伍挂金灯、玉蝴蝶、玄参、西青果等清咽利喉之品，治疗慢性咽喉炎症见局部暗红充血、窒塞肿痛者。

厚朴花和佛手花均能理气宽中，化浊和胃。临证脾胃病常见气滞胃脘，症见脘胀连胁、嗳气不畅、呕恶食少等，周仲瑛教授常以一贯煎、连梅汤、左金丸加减，同时配伍玫瑰花、佛手花、厚朴花等理气且不辛燥之品，以防劫伤胃阴。三药功似而有别：厚朴花味苦性微温，理气宽中、芳香化湿，善治湿邪困脾、气滞胀满；佛手花疏肝解郁、理气和中，善治气滞疼痛、胸闷痞满，此两者偏行气分；玫瑰花疏肝理气、活血散瘀，兼入血分，三药合用则气血并调，肝胃同治。

丁香辛温芳香，功效暖脾胃、助肾阳、散寒湿。《医林纂要》曰其"补肝，润命门；暖胃，去中寒；泻肺，散风湿"。周仲瑛教授指出，丁香擅温中焦而行滞，尤善降逆，是治疗胃寒呕逆、嗳气的要药，常配柿蒂、竹茹同用；又入肾经，温下元，可配蛇床子、九香虫治疗阳痿早泄。此药辛温走窜，外用亦佳，如丁桂散（丁香、肉桂）贴脐散寒止痛，还可纳鼻用于宣通开窍，研末外敷治疗早期乳痈等。周仲瑛教授认为，公丁香较母丁香效力强，故临证习用公丁香。

三、清热散邪类

花类药性多辛、苦，具有清泻火热之功，同时体轻质柔，轻清上行，偏行肌表，开宣毛窍，辛散祛风，解表散邪，常用药如菊花、野菊花、辛夷、金银花、密蒙花等。

菊花在《神农本草经》中被列为上品，品种较多，目前临床常用有黄菊、白菊和野菊花。《本草纲目拾遗》记载："黄茶菊……明目祛风，搜肝气，治头晕目眩，益血润容，入血分；白茶菊……通肺气，止咳逆，清三焦郁火，疗肌热，入气分。"野菊花辛散苦降，清热解毒之功尤甚，《本草求真》曰："凡痈毒疔肿，瘰疬，眼目热痛，妇人瘀血等症，无不得此则治。"周仲瑛教授指出，风热表证常用白菊，清热解毒常用黄菊、野菊花。野菊花清热解毒之功尤甚，是历代治外科疗痈之良药。此外尚拓展用于：①湿热蕴结证，湿热瘀毒、肝脾失调是慢性病毒性肝炎的主要病机，如热毒明显，表现为面色潮红，或有赤丝血缕，口干苦黏，大便秘结，小便黄，苔黄腻者，常用野菊花与龙胆草、金银花、大青叶、蒲公英等配伍使用以清热化湿解毒。②肝阳上亢证，症见头晕目眩，头胀头痛，面赤，头筋跃起，脑响耳鸣，烦躁，肢体麻木，口干口苦，常用天麻钩藤饮配伍野菊花、罗布麻叶、珍珠母等清肝泻火、息风潜阳。菊花与野菊花功效相似，但野菊花"清"肝作用强而白菊花意在"平"肝，无论是清热解毒还是清肝息风，野菊花作用都更佳。

辛夷辛散温通，芳香走窜，上行头面，善通鼻窍，是治鼻渊头痛、鼻塞流涕的要药，偏寒偏热的表证均可配伍应用。周仲瑛教授指出，本品具有一定的抗过敏效应，因此治疗过敏性鼻炎、过敏性哮喘常配伍辛夷以缓解鼻痒流涕的症状。现代研究也证实，辛夷中的多种有效成分有抗变态反应的作用。

金银花和密蒙花均是疏散风热之品。金银花芳香疏散、透热达表，又擅清热解毒、散痈消肿，在风热表证、热毒内盛或痈疮阳证中常用。如热毒蕴表引起的疔疮肿毒等皮肤疾患常用方五味消毒饮，即取金银花、野菊花、紫花地丁、蒲公英、天葵子同用。密蒙花清热利湿、明目退翳，为眼科专用药。临证用此药配伍清肝明目之菊花、青葙子、谷精草治疗目赤肿痛，或配伍养肝之枸杞、女贞子等治疗视物昏花。

四、降气化痰类

花类药大多能疏畅气机，芳香化浊，助脾健运，而脾运得健，则津液正常输布，不易化湿生痰聚饮。旋覆花、款冬花是此类花类药的代表。

旋覆花苦、辛、咸，归肺、脾胃、大肠经，善降气化痰平喘咳，降胃气止呕噫，消痰行水除痞满，故有"诸花皆升，旋覆花独降"一说。临床常应用于痰饮伏肺、痰浊中阻引起的诸多病证。如周仲瑛教授常在三子养亲汤、苏子降气汤基础上合用旋覆花以降气温肺化痰；或桑白皮汤合旋覆花加减以清肺泻热，降逆平喘；或与赭石、法半夏、降香等药配伍以降逆胃气，止噯止呕。除此之外，若因痰气中阻，出现络气不和、胸胁疼痛者，常选旋覆花与红花、茜草根、郁金、香附配伍以理气和络，仿《温病条辨》香附旋覆花汤之义，张锡纯曾言："旋覆花为平肝降气之要药。"

款冬花辛温而润，止咳化痰，治疗咳喘无论寒热虚实、病程长短皆可配伍使用，见于古今诸多治咳喘方中。其常常与紫菀相须而用，款冬花性质温和，润而不燥，擅止咳喘，而紫菀更侧重祛痰。周仲瑛教授临证治疗咳喘证，常以款冬花配伍麻黄、射干、杏仁、紫苏子治疗风寒咳喘；配伍桑白皮、炒黄芩、金荞麦根治疗风热咳喘；配伍紫菀、百合、玉竹、羊乳润燥止咳治疗阴虚咳喘。

五、通利活血类

"人之所有者，血与气耳"，气血调和则五脏安和，经脉通畅。花类药气味芳香可行气，色多红赤能入血，凡气滞血瘀证，皆可取之调和气血，常用药如红花、玫瑰花、凌霄花、月季花等。

红花归心、肝经，辛散温通，擅长活血散瘀、通经止痛，是治疗癥瘕积聚、瘀滞肿痛之要药。周仲瑛教授指出，红花的使用需关注量效关系，红花多用则破血，故妊娠妇女、有出血倾向者要慎用；但少用可生血，故而对于血滞血虚，可配伍 3~5g 红花，能起到祛瘀生新的作用。月季花和凌霄花均是妇科和血调经常用药，月季花独入肝经，既能活血调经，又能疏肝解郁，用于因肝血郁滞出现月经先后无定期、痛经、闭经等，常与玫瑰花相须使用。

凌霄花性寒，既能破瘀通经，又兼清热凉血、祛风止痒。《本草求真》言："凡人火伏血中，而见肠结血闭，风痒、崩带、癥瘕，一切由于血瘀血热而成者，所当用此（凌霄花）调治。"除用于月经不调，尚用以治疗：①血热风盛，如系统性红斑狼疮患者出现斑疹红赤瘙痒，以凌霄花与鬼箭羽活血散瘀、祛风止痒，是周仲瑛教授的常用药对之一；再如血热风盛之牛皮癣、紫癜，出现肌肤斑疹隐隐、色红赤或紫暗、灼热瘙痒等症，常以犀角地黄汤为主，配伍凌霄花、槐花、紫草、菝葜等凉血祛风解毒之品。②瘀热阻胞，因瘀阻胞宫，经闭不行，瘀而化热者，可与当归、赤芍、红花、肉桂、白芷、延胡索、刘寄奴同用破瘀通经。

六、凉血止血类

部分花类药性质寒凉，味多甘苦，常归心、肝、脾经，清泄血分之热兼具止血之功。因热盛迫血妄行，损伤血络，出现吐血、衄血、便血、尿血、崩中漏下等各类出血，皆可酌情配伍使用，如槐花、鸡冠花、荠菜花等。

槐花是豆科植物槐的干燥花，性寒凉，归肝、大肠经，长于凉血止血、清泄肝火，可用于血热妄行所致各种出血证。《本经逢原》言槐花"苦凉，阳明、厥阴血分药也，故大小便血及目赤肿痛皆用之"。周仲瑛教授临床习用槐花治疗下焦血热出血诸症，如配槐角炭、炙刺猬皮治疗痔疮出血；配败酱草、凤尾草、椿根白皮治疗肠风便血，赤白下痢；配白茅根、小蓟治疗血淋；配鸡冠花、侧柏叶治疗崩中漏下、赤白带下。药理研究表明，槐花中的有效成分可以减少毛细血管的通透性，证实其有止血之效。同时槐花入肝经，对于肝经郁热或肝火上炎者，可与焦栀子、菊花或野菊花等配伍清泄肝火。

鸡冠花和荠菜花二者均性凉味甘，归大肠经，功能凉血止血、清热利湿，主治崩漏便血、赤白下痢。因鸡冠花收敛止血力强，又归肝、肾经，故在妇科诸下血病证中周仲瑛教授喜用此药配伍，遵《本草纲目》"分赤白用"，一般赤痢赤带用红色花，白痢白带用白色花。荠菜花偏清热凉血，可配伍荔枝草、地锦草、白茅根用于湿热下注出现血淋、乳糜血尿等尿路感染性疾患中，鲜品更佳。

七、验案举隅

患者，男，58岁。

2007年9月19日初诊：患者胃部胀满间断发作1年，刻下：胃部时有痞胀阻塞感，嗳气，纳呆，多食不舒，口干，时有心烦意乱，心悸手抖，胸膈有一过性放射样疼痛，小便黄，大便溏，每日2～3次。舌质暗红，苔黄薄腻，脉细滑。胃镜检查提示慢性浅表性萎缩性胃炎。心电图检查无异常。西医诊断：慢性浅表性萎缩性胃炎。中医诊断：胃痞，心悸。病机：心胃同病，热郁气滞，津气两伤。处方：太子参10g，焦白术10g，茯苓10g，炙甘草3g，炒白芍10g，黄连3g，北沙参10g，丹参12g，制香附10g，紫苏梗10g，砂仁（后下）3g，厚朴花5g，玫瑰花5g，煨木香5g，法半夏10g，陈皮6g。28剂，每日1剂，水煎分早晚两次口服。

2007年10月24日二诊：患者药后食纳好转，餐后无胀塞感，嗳气为舒，心烦易怒感基本缓解，胸痛发作减少，颜面痒，眼角较重，大便通畅成形，每日1～2次。舌质暗红，苔黄薄腻，脉细滑。初诊方加旋覆花（包煎）5g，茜草根10g，苍耳草15g。28剂，每日1剂，水煎服。

2007年11月21日三诊：患者近来胃无痛胀，食纳知味，稍有嗳气，口干不显，胸膈隐痛感缓解，大便正常。初诊方去法半夏，加白残花 5g，旋覆花（包煎）5g，茜草根 10g，麦冬 10g，蒲公英 15g，焦山楂 10g，焦神曲 10g。28 剂，每日 1 剂，水煎服。

服药至 2007 年 12 月底，胃脘无明显不适，胸膈隐痛基本缓解，纳食可。

按语：胃痞以胃脘部位自觉满闷阻塞为其主症，多因寒、热、食、湿、痰、瘀内蕴，脾之升运不健，胃之纳降失司，胃气壅滞所致。本病虽有虚实之分，但临床多见虚实相兼、寒热错杂之证。本例患者辨证以气滞、热郁、中虚表现为主，先以香砂六君子汤运脾健胃，理气和中，补中寓通；津气两伤，故以太子参代替党参益气生津；热郁津伤，胃阴不能濡润，加沙参、白芍酸甘养阴，少量黄连清胃中郁热；久病由气及血，胸中时有疼痛，故取丹参饮、香苏散之义，心胃同治，行气活血止痛；再佐以厚朴花、玫瑰花理气而不辛燥，时时顾护胃阴。虚实合治，通补兼施，故而一诊而效。复诊时因胃痞缓解，以胸胁疼痛为主，故加用旋覆花、茜草根，取旋覆花汤之义，加强理气和络之力；苍耳草疏散风邪，对症治疗颜面瘙痒。三诊时病情进一步好转，在初诊方基础上去辛温之法半夏，加清热兼疏肝和胃之白残花，养阴生津之麦冬，清热解毒之蒲公英和健脾和胃之山楂、神曲，诸药相互配伍，取得良好疗效。

八、小结

周仲瑛教授认为，花类中药具有轻柔、透散特质。"轻柔"是指其芳香透达、轻灵之特性，不易耗伤正气。如临床常用疏肝理气的药物虽多，但理气之品多偏辛香燥热，易耗伤阴血，同时肝气郁结极易化火而伤阴，尤其对久病兼有阴血不足之体，选药应当慎重，此时药性平和之花类理气解郁药就是最佳选择。"透散"是指其擅于疏利气机、调畅气血，多能促进气机升降出入。如女子以肝为先天，又因经、带、胎、产，有气常有余血不足的生理特点，而花类药调达气血又兼性质平和，故妇科病证中常常配伍。徐之才《药对》中提出"轻可去实"，花类药亦如是。虽是质地轻柔之品，只要在辨证论治的基础之上使用得当，轻剂亦可取得良效。正如周仲瑛教授推崇的孟河名家费伯雄所言："天下无神奇之法，只有平淡之法，平淡之极，乃为神奇。"

（传承弟子李柳撰写，周仲瑛指导）

第九节　冷癖草药应用

周仲瑛教授重视临床实效，用药思路开阔。除了能娴熟地应用常用药之外，对某些冷癖中草药的应用也颇有心得，现择其中 6 种加以介绍。

一、苍耳草

苍耳草，味辛、苦，性微寒，具有祛风、清热、解毒等功效。与苍耳子相比，苍耳草药性和缓，毒性较小，周仲瑛教授常在辨证基础上加入本品，用以治疗过敏性鼻炎、哮喘、类风湿关节炎、溃疡性结肠炎、肠易激综合征、紫癜性肾炎、荨麻疹、皮肤过敏、神经性皮炎、鹅掌风、手足皲裂等病症。周仲瑛教授临床应用苍耳草，既强调不拘病名、辨证论治的灵活性，又重视指征明确、不能随意的原则性。其应用苍耳草的指征是：病位在肺肝，病性属风热，病症为瘙痒，病理为过敏。而病性属虚、属寒，病位在里者则当慎用。

二、佛耳草

佛耳草，性味甘平，具有祛痰、止咳、平喘、祛风湿等功效，可用于咳嗽、痰喘和风湿痹痛等。周仲瑛教授将本品加入复方应用，取其止咳平喘之功。如治疗感冒、支气管炎、哮喘等呼吸系统疾病，症见咳嗽、痰多或伴有气喘者。应用时，常配合杏仁、紫菀、款冬花温肺降气，配合紫苏子、莱菔子化痰泄浊。

病案一

阮某，男，61 岁。

初诊：患者自 1997 年以来，慢性支气管哮喘反复发作，逐年加重，原先冬甚于夏，目前冬夏均发。6~8 月 3 个月间每月均发，一般多先咳后喘，喉中无哮鸣音，咳痰不多，胸闷，口干欲饮，怕热，多汗，二便尚调。舌苔黄薄腻，质暗红，中裂，脉细，沉取兼滑数。辨证：肺热内郁，热郁津伤。处方：炙麻黄 5g，杏仁 10g，甘草 3g，石膏 25g，知母 10g，法半夏 10g，炙桑白皮 12g，南沙参、北沙参各 12g，炒紫苏子 10g，炒黄芩 10g，地龙 10g，平地木 20g。

二诊：患者咳喘无明显改善，咳重于喘，痰白不黏，呈泡沫状，胸闷，口干，易汗。舌苔黄薄腻，质红，脉细滑。辨证：痰热蕴肺，肺气不宣。初诊方去黄芩、地龙、平地木，加枇杷叶 10g，僵蚕 10g，佛耳草 12g，7 剂。

三诊：咳嗽缓解，气喘能平，痰少色白、质清，胸闷，咽痒不剧。舌苔黄腻、质偏红，脉细滑数。再予清养肺气，化痰平喘之法，初诊方加平地木 20g。

1 周后，喘已平，稍咳，痰少，原法巩固治疗而愈。

三、地耳草

地耳草，味苦、甘，性凉，具有清热利湿、消肿解毒的功效。常用于治疗传染性肝炎、热淋、肿毒、毒蛇咬伤等。周仲瑛教授将本品用于重型肝炎、肝癌以及胆囊疾患伴有黄疸时，常配伍茵陈、黄芩、鸡骨草等，以清热解毒、利湿退黄，常用量20~30g。

病案二

柏某，女，30岁。

初诊：患者黄疸持续1个月余，面黄、目黄、尿黄，皮肤瘙痒，胁肋不痛，无恶心呕吐，口苦，大便正常。舌苔黄腻，质暗紫，口唇紫，脉细滑数。B超：慢性胆囊炎，多发性胆结石，肝、胰未见异常。实验室检查：总胆红素148.6μmol/L，直接胆红素54.7μmol/L，其余肝功能指标正常。辨证：肝胆湿热郁滞，疏泄失司。处方：茵陈12g，熟大黄4g，金钱草25g，海金沙（包煎）15g，郁金10g，炙鸡内金10g，青皮10g，炒枳实10g，虎杖15g，败酱草15g，胆南星10g，山楂12g，莪术10g，鸡骨草20g，地耳草20g。7剂，常法煎服。

二诊：患者黄疸仍未消退，周身皮肤瘙痒，面色暗滞。舌苔淡黄腻，质紫，脉滑。仍从湿热瘀阻、肝胆疏泄失司治疗。方药：茵陈15g，熟大黄4g，金钱草20g，海金沙（包煎）15g，苍术15g，黄柏10g，苦参10g，地肤子20g，赤芍15g，桃仁10g，莪术10g，鸡骨草15g，地耳草20g。7剂。

三诊：患者黄疸好转，总胆红素已降至89.47μmol/L，皮肤瘙痒减轻，尿黄转淡，大便正常，食纳知味，胁肋不痛。舌苔淡黄腻，质紫，脉细。仍当疏利肝胆，清化湿热，化瘀通络。初诊方加虎杖15g，车前草12g。14剂。

后据此法加减调治，患者黄疸基本消退，大便正常，尿色偏黄，肌肤瘙痒已止。

四、金沸草

金沸草，味咸，性温，具有散风寒、化痰饮、消肿毒、祛风湿等功效，主治风寒咳嗽、伏饮痰喘、胁下胀痛、风湿疼痛等。周仲瑛教授将本品融入复方煎汤内服，每用12~15g，治疗喘息型支气管炎。周仲瑛教授认为，金沸草性味功效和旋覆花相似，性善疏散，临床用于外感风寒痰多之证，与射干相伍则可加强降气化痰之效果。若证属阴虚劳咳或温热燥嗽者，则当禁用。

病案三

付某，女，38岁。

初诊：患者产后受凉，咳喘发作，经西医抗感染治疗未愈。就诊时仍有咳喘，咳痰不多，咽痒，口干，午后及夜晚汗多，食纳知味，二便尚调，精神亦可。舌质暗红，苔淡黄腻，脉细滑。辨证：肺虚卫弱，风寒郁肺。治法：宣肺解表，止咳平喘，兼益气固表。处方：炙麻黄5g，杏仁10g，甘草3g，前胡10g，桔梗5g，炙白前10g，炒紫苏子10g，炙款冬花10g，法半夏10g，南沙参10g，炙桑皮10g，炒白芍10g，黄芪15g。常法煎服，7剂。

二诊：患者服药后咳喘减轻，无痰，汗出减少，胸闷心慌，怕冷不显，口渴欲饮，纳少，二便尚可。舌苔薄黄腻，质暗红，脉细滑。继以原法出入，上方加炙紫菀10g，丹参12g，泽漆12g。常法煎服，14剂。

三诊：咳喘残留不净，咽痒，喉有痰声。上方加射干10g，合欢皮10g，金沸草10g。常法煎服，14剂。药后病愈。

五、鹅不食草

鹅不食草，味辛性温，无毒，具有祛风、散寒、胜湿、去翳、通鼻窍等功效。临床用于治疗感冒、头痛、鼻渊、鼻息肉、咳嗽、喉痹、耳聋、目赤翳膜、风湿痹痛、跌打损伤、肿毒、疥癣等，煎汤内服，每用5~9g；或捣汁外用，捣烂塞鼻，或研末搐鼻。现代药理研究证实，本品具有抑菌、止咳、平喘、抗癌、抗变态反应等作用。周仲瑛教授常用本品制成吸入剂，配合汤药内服，治疗各类型鼻炎。具体方法：鹅不食草60g，薄荷叶20g，研极细末，分次吸入，每日3~4次。

六、狗舌草

狗舌草，味苦性寒，具有解毒、利尿、活血、消肿的功效。临床可用于肺脓疡、尿路感染、小便不利、白血病、口腔炎等。周仲瑛教授常用本品治疗三类病证，一是在清热凉血的基础上，配伍本品和肿节风、苍耳草等，以清热利湿、祛风止痒，治疗过敏引起的皮肤瘙痒；二是用本品配伍山慈菇、泽漆、猫爪草、肿节风、漏芦、（炙）僵蚕、露蜂房、鱼腥草、白花蛇舌草等，清热解毒，化痰祛瘀，散结消癌，以治疗肿瘤；三是与紫草、漏芦配伍，治疗系统性红斑狼疮热毒证。其常用量是15~20g。

病案四

计某，男，69岁。

初诊：患者既往有高血压、糖尿病、高脂血症病史，2003年曾有肺部空洞，按肺结核治疗。今年4月出现痰中带血，到多家医院查痰中有鳞癌细胞，接受γ刀治疗；5月9日CT显示右上肺肿块介入后较前缩小，内部坏死明显，两肺感染，局限性纤维化，局部气管扩张。目前尚有咳嗽、胸闷痛，无盗汗。舌苔黄厚腻，质暗，脉小滑。拟从热毒痰瘀阻络、气阴两伤治疗。处方：南沙参、北沙参各12g，太子参10g，麦冬10g，天花粉10g，薏苡仁15g，山慈菇12g，泽漆15g，猫爪草20g，肿节风20g，漏芦15g，仙鹤草15g，炙僵蚕10g，蜂房10g，鱼腥草20g，地骨皮15g，白花蛇舌草20g，狗舌草20g。

上方加减治疗月余后复查CT：右上部病灶缩小；纵隔淋巴结肿大；右上尖、后段、右下肺背段多发病灶。患者自觉症状不多，稍咳痰，精神良好，二便正常。

周仲瑛教授强调，应用冷癖中草药必须在探索和掌握其性味功能的前提下，辨证应用；使用冷癖中草药用量可适当加大，以突出治疗重点，尽快缓解主症；同时注意观察其毒副作用，达到减毒增效的目的。

（传承弟子王长松撰写，周仲瑛指导）

参考文献

［1］　赵惠，王志英，朱垚，等.周仲瑛经方活用治疗疑难病验案［J］.中医杂志，2014，55（05）：373-375.

［2］　赵惠，王志英，周仲瑛.周仲瑛经方合用治疗疑难病验案撷萃［J］.时珍国医国药，2014，25（11）：2781-2782.

［3］　赵惠.周仲瑛应用游山散加味治疗胃痛经验［J］.环球中医药，2014，7（01）：57-58.

［4］　冯哲，叶放，赵智强，等.周仲瑛运用柴前梅连散治疗疑难病证经验［J］.时珍国医国药，2017，28（09）：2264-2265.

［5］　陈四清.周仲瑛医案当归四逆汤加减治雷诺氏病［J］.江苏中医药，2005（05）：30-31.

［6］　刘菊妍，顾勤.周仲瑛应用犀角地黄汤的体会［J］.中国医药学报，2000（01）：55-57.

［7］　陈顺中，叶放.国医大师周仲瑛应用膏方辨治恶性肿瘤经验［J］.中医药通报，2021，20（04）：12-14.

［8］　叶丽红，王敬卿.周仲瑛运用动物类药物治疗疑难杂症的经验［J］.上海中医药杂志，2007（12）：1-4.

［9］　李柳，叶放，吴勉华，周仲瑛.周仲瑛应用花类中药经验［J］.中医杂志，2020，61（03）：197-200+234.

［10］　王长松.周仲瑛习用冷僻草药选介［J］.中医杂志，2011，52（24）：2151-2152.

附录 传承弟子简介

（按正文作者首次出现顺序排序）

1. 传承弟子：叶放，男，南京中医药大学研究员、主任中医师、博士研究生导师。2003~2006 年跟随周珉教授攻读博士，并开始跟随周仲瑛教授学习，博士毕业后留在南京中医药大学第一临床医学院中医内科急难症研究所（国医大师周仲瑛传承工作室、国家中医药管理局中医瘀热病机重点研究室）工作至今，专职开展传承研究和传承工作室建设。2007~2008 年参加南京中医药大学青年教师托举项目，2009~2012 年参加江苏省优秀中青年中医临床人才高级研修班（第一批），指导老师均为周仲瑛教授。2020 年参加中华中医药学会国医大师学术传承人项目，拜师周仲瑛教授并出师。为《医道探微——与国医大师一起守望中医》《中医内科学习题集》第 11 版主编，全国高等中医药院校规划教材《中医内科学》第 11 版副主编。

2. 传承弟子：周学平，女，南京中医药大学教授、主任中医师、博士研究生导师。1987~1990、1994~1998 年分别跟随周仲瑛教授攻读硕士、博士学位。硕士毕业后一直在南京中医药大学第一临床医学院中医内科急难症研究所（国医大师周仲瑛传承工作室、国家中医药管理局中医瘀热病机重点研究室）开展传承研究工作。曾与周仲瑛教授共同主编《中医病机辨证学》《从瘀热论治内科难治病》《中医内科证治精义》等专著。获"中华中医药学会科技之星""江苏省有突出贡献中青年专家""江苏省优秀科技创新团队带头人""江苏省中青年科技领军人才"等称号。

3. 传承弟子：吴勉华，男，南京中医药大学二级教授、主任中医师、博士研究生导师。1978 年本科毕业后留在周仲瑛教授身边学习与工作，1986~1989、2000~2004 年分别跟随周仲瑛教授攻读硕士、博士学位，为周仲瑛教授开展出血热研究和中医内科急难症研究所（国医大师周仲瑛传承工作室、国家中医药管理局中医瘀热病机重点研究室）的首批骨干成员。曾主编《周仲瑛临床经验精粹》、全国高等中医药院校规划教材第 9 版、第 10 版和第 11 版《中医内科学》等专著。为第二届全国名中医、全国中医药高等学校教学名师、首届岐黄学者、全国老中医药专家学术经验继承工作指导老师、江苏省有突出贡献中青年专家、江苏省名中医。

4. 传承弟子：史锁芳，男，江苏省中医院主任中医师、教授、博士研究生导师、长江学者、江苏省名中医。为 2008 年江苏省中医院院内师承国医大师周仲瑛教授学术经验临床学习班成员、2009 年江苏省优秀中青年中医临床人才高级研修班（第一批）学员、2013~2016 年国家中医药管理局第三批优才学员，指导老师均为周仲瑛教授。获"全国抗击新冠肺炎疫情先进个人""全国卫生健康系统新冠肺炎疫情防控工作先进个人"称号。

5. 传承弟子：冯哲，男，南京中医药大学副教授、副主任中医师、硕士研究生导师。

2007~2010、2010~2013 年分别跟随薛博瑜教授、周学平教授攻读硕士、博士学位，同时跟随周仲瑛教授师承门诊学习。2013 年博士毕业后留在南京中医药大学第一临床医学院中医内科急难症研究所（国医大师周仲瑛传承工作室、国家中医药管理局中医瘀热病机重点研究室）工作至今，专职开展传承研究。

6. 传承弟子：唐蜀华，男，教授、主任中医师、博士研究生导师，1991 年国家中医药管理局第一批全国老中医药专家学术继承人，指导老师为周仲瑛教授。为第二届全国名中医、全国老中医药专家学术经验继承工作指导老师、江苏省名中医、江苏省首届国医名师、江苏省"十大医德标兵"，享受国务院政府特殊津贴。

7. 传承弟子：仝小林，男，中国科学院院士、教授、主任中医师、博士研究生导师、岐黄学者，为周仲瑛教授指导的首位博士（1985~1988 年）。长期致力于中医药传承与创新研究，首倡"态靶辨治"，有机融合中医"调态"西医"打靶"策略，以糖尿病为示范，建立了以"核心病机-分类分期分证-糖络并治"为框架的糖尿病中医诊疗新体系，研发了针对糖尿病不同阶段的有效治疗方药，其系列成果被纳入国际、国内中医专病指南等。获第六届全国杰出专业技术人才、第二届全国创新争先奖，被授予 2020 年"最美科技工作者""全国抗击新冠肺炎疫情先进个人""中医药高等学校教学名师"称号。为《糖络杂病论》《重剂起沉疴》《疑难病中医治疗及研究》主编，《周仲瑛辨治流行性出血热实录》副主编。

8. 传承弟子：薛博瑜，男，南京中医药大学教授、主任中医师、博士研究生导师。1990~1994 年跟随周仲瑛教授攻读博士学位。长期跟随周仲瑛教授开展中医内科教学与教材编写工作，主编出版国家规划教材《中医内科学》《中医内科学临床研究》多部，与周仲瑛教授共同主编《周仲瑛实用中医内科学》。获江苏省五一劳动奖章。

9. 传承弟子：过伟峰，男，南京中医药大学研究员、主任中医师、博士研究生导师。1988~1991 年跟随周仲瑛教授攻读博士学位，毕业后曾在南京中医药大学第一临床医学院中医内科急难症研究所开展传承研究工作。

10. 传承弟子：周珉，女，南京中医药大学教授、主任中医师、博士研究生导师。自幼跟随其父全国名老中医周筱斋教授学习中医，1983~1986、1987~1990 年分别跟随兄长周仲瑛教授攻读硕、博士学位，深得家传，造诣精深。率先随兄长一起开展中医药抗击流行性出血热研究，其后重点对慢性乙型肝炎、慢性丙型肝炎等各种肝病进行系列研究。曾担任南京中医药大学副校长、江苏省中医药管理局局长、江苏省卫生厅厅长（党组书记）、江苏省委组织部副部长、江苏省政协副主席、党组副书记，江苏省委统战部部长等职，党的十五大、十六大、十七大代表，十一届全国政协委员。为全国老中医药专家学术经验继承工作指导老师、江苏省名中医，享受国务院特殊津贴。

11. 再传弟子：鲍婷婷，女，北京中医药大学在读博士研究生。2020 年至今跟随仝小林教授攻读博士学位，同时传承学习周仲瑛教授学术经验。

12. 传承弟子：陶夏平，男，中国中医科学院广安门医院，主任中医师、中央保健会诊专家，1999~2002 年跟随周仲瑛教授攻读博士学位。

13. 再传弟子：周静汶，女，南京中医药大学讲师。2016~2019、2019~2022 年分别跟随顾锡镇教授、叶放教授攻读硕士、博士学位，同时传承学习周仲瑛教授学术经验，2022

年博士毕业后留在南京中医药大学第一临床医学院中医内科急难症研究所（国医大师周仲瑛传承工作室、国家中医药管理局中医瘀热病机重点研究室）工作，专职开展传承研究。

14.传承弟子：王旭，女，南京中医药大学教授、主任中医师、博士研究生导师。1995~1999年跟随许芝银教授与周仲瑛教授攻读博士学位。

15.传承弟子：陈顺中，男，泰州市中医院主任中医师、泰州市名中医。2013~2016年参加第三批全国优秀中医临床人才项目，指导老师为周仲瑛教授。获江苏省"333工程"人才、第一批江苏"卫生拔尖人才"等称号。

16.传承弟子：赵智强，男，南京中医药大学教授、主任中医师、博士研究生导师。1996~2000年跟随周仲瑛教授攻读博士学位，2009年开始调至南京中医药大学第一临床医学院中医内科急难症研究所（国医大师周仲瑛传承工作室），专职开展传承研究工作。曾主编《中医毒邪学说与疑难病治疗》《中医临床过程中的思维与方法》等专著。

17.传承弟子：程海波，男，南京中医药大学教授、主任中医师、博士研究生导师、岐黄学者。2001~2005年跟随周学平教授攻读硕士学位，2005~2008年跟随吴勉华教授攻读博士学位，1997年毕业后曾在南京中医药大学第一临床医学院中医内科急难症研究所工作。1997~2008年跟随周仲瑛教授师承门诊学习。2020年参加中华中医药学会国医大师学术传承人项目，拜师周仲瑛教授并出师。曾主编《癌毒：中医病机创新理论研究与应用》等专著。为国家"万人计划"领军人才、科技部中青年科技创新领军人才、国家中医药传承创新团队带头人、江苏省有突出贡献的中青年专家。

18.传承弟子：郭立中，男，南京中医药大学教授、主任中医师、博士研究生导师。1998~2000年跟随周仲瑛教授博士后进站，博士后出站后留在南京中医药大学第一临床医学院中医内科急难症研究所（国医大师周仲瑛传承工作室、国家中医药管理局中医瘀热病机重点研究室）工作至今，专职开展传承研究和传承工作室建设。2008年入选国家中医药管理局第四批全国老中医药专家学术经验继承人，2009年参加江苏省优秀中青年中医临床人才高级研修班（第一批），指导教师均为周仲瑛教授。曾带领工作室传承团队协助周仲瑛教授主编《瘀热论——瘀热相搏证的系列研究》《周仲瑛医论集》，主编《周仲瑛学术思想与临证精粹》等专著。

19.传承团队骨干：金妙文，女，南京中医药大学研究员、主任医师、博士生导师。1977年由江苏医院调至南京中医学院附属医院工作，1978~1979年参加西学中班脱产学习1年，自1980年开始与周仲瑛教授一起带领团队抗击流行性出血热疫情十多年，曾主编《周仲瑛辨治流行性出血热实录》《周仲瑛学术思想与临证精粹》等专著。为享受国务院特殊津贴专家、中西医结合贡献奖获得者、全国第三批老中医药专家学术经验继承工作指导老师、江苏省名中西医结合专家、江苏省第三批老中医药专家学术经验指导老师。

20.传承弟子：王志英，女，南京中医药大学研究员，主任中医师、博士研究生导师。70年代中期开始从周仲瑛教授学习，曾为周仲瑛教授开展出血热防治研究团队骨干，长期在南京中医药大学第一临床医学院中医内科急难症研究所（国医大师周仲瑛传承工作室、国家中医药管理局中医瘀热病机重点研究室）专职开展医教研传承工作。1995~1999年跟随周仲瑛教授攻读博士学位。曾协助周仲瑛教授主编全国高等中医药院校规划教材教参第7版、《中医内科学》第8版，主编《跟周仲瑛抄方》《国医大师周仲瑛辨机论治肺系病临证经验》。

21. 传承弟子：朱垚，男，南京中医药大学副教授、副主任中医师，2003～2007年跟随王旭教授攻读硕士学位，2005年开始在周仲瑛教授门诊抄方学习，2007年硕士毕业后留在南京中医药大学第一临床医学院中医内科急难症研究所（国医大师周仲瑛传承工作室、国家中医药管理局中医瘀热病机重点研究室）工作至今，专职开展传承研究工作至今。2012～2014年参加南京中医药大学首届师带徒传承项目，2011～2015年在职攻读博士学位，指导老师均为周仲瑛教授。

22. 传承弟子：金路，女，南京中医药大学讲师、副主任中医师，2002～2005、2005～2008年分别跟随王志英教授攻读硕士、博士学位。2003年开始在周仲瑛教授门诊抄方学习，并接受周仲瑛教授亲传。2008年博士毕业后留在南京中医药大学第一临床医学院中医内科急难症研究所（国医大师周仲瑛传承工作室、国家中医药管理局中医瘀热病机重点研究室）工作至今，专职开展传承研究。2009～2010年参加江苏省中医药管理局青苗培养工程，2012～2014年参加南京中医药大学首届师带徒传承项目，指导老师均为周仲瑛教授。2020年参加中华中医药学会国医大师学术传承人项目，拜师周仲瑛教授并出师。

23. 传承弟子：李柳，女，南京中医药大学副教授，2007～2010年、2014～2018年分别跟随吴勉华教授攻读硕士、博士学位，2008年开始在周仲瑛教授门诊抄方学习，并接受周仲瑛教授亲传。2010年硕士研究生毕业后留在南京中医药大学第一临床医学院中医内科急难症研究所（国医大师周仲瑛传承工作室、国家中医药管理局中医瘀热病机重点研究室）工作至今，担任传承秘书，专职开展传承研究。2020年参加中华中医药学会国医大师学术传承人项目，拜师周仲瑛教授并出师，为第三批江苏省老中医药专家学术经验继承人。

24. 传承弟子：朱敏为，女，南京中医药大学讲师、主治中医师。2007～2009年跟随吴勉华教授攻读硕士学位，同时开始跟随周仲瑛教授门诊学习。2009年硕士毕业后留在南京中医药大学中医内科学教研室，次年调入南京中医药大学第一临床医学院中医内科急难症研究所（国医大师周仲瑛传承工作室、国家中医药管理局中医瘀热病机重点研究室）工作至今，专职开展传承研究。

25. 传承弟子：霍介格，男，江苏省中西医结合医院主任中医师、江苏省名中医、第七批全国老中医药专家学术学术经验继承工作指导老师。2002～2005年跟随周珉教授攻读博士学位，同时跟随周仲瑛教授学习。2012～2015年参加第二批江苏省优秀中青年中医临床人才研修项目，指导老师为周仲瑛教授。

26. 传承弟子：张成铭，男，江苏省中医院主任中医师。2000～2003年攻读博士研究生，2009年参加第二批全国优秀中医临床人才研修项目，指导老师均为周仲瑛教授。

27. 再传弟子：皇金萍，女，徐州市中医院副主任中医师。2017年至今跟随叶放教授攻读博士学位，同时传承学习周仲瑛教授学术经验。

28. 再传弟子：夏飞，男，南京市中医院副主任中医师。2019～2022年跟随吴勉华教授攻读硕士学位，同时学习周仲瑛教授学术思想和临证经验。为第三批江苏省老中医药专家学术经验继承人。

29. 传承弟子：刘喜明，男，中国中医科学院广安门医院，主任中医师，教授，博士研究生导师。2008~2012 年参加国家中医药管理局第二批全国优秀中医临床人才项目，指导老师为周仲瑛教授。

30. 传承弟子：杨月艳，女，江苏省中医院主任中医师。2000~2003 年跟随周珉教授攻读博士学位，并开始跟随周仲瑛教授传承学习。2012~2014 年第五批全国老中医药专家学术经验继承人，指导老师为周仲瑛教授。

31. 传承弟子：方樑，女，南京中医药大学讲师、主治中医师。2007~2010 年跟随周学平教授攻读硕士学位，2010~2013 年跟随周仲瑛教授攻读博士学位。2009~2016 年在周仲瑛教授师承门诊学习。2014~2015 年江苏省中医药管理局第七批"青苗培养工程"培养对象，指导老师为周仲瑛教授。

32. 传承弟子：陈健一，男，江苏省中医院主任中医师。2008~2011 年参加首届江苏省优秀中青年中医临床人才项目、周仲瑛教授学术经验临床师承学习班、江苏省中医院第二批院内跟师中医临证学习班，指导老师为周仲瑛教授。

33. 传承弟子：季建敏，男，江苏省中医院主任中医师。2007 年跟随周仲瑛教授师承门诊学习，2012~2013 年参加第三批全国优秀中医人才研修项目，指导老师为周仲瑛教授。

34. 再传弟子：李文婷，女，南京中医药大学讲师。2011~2013、2013~2016 年分别跟随吴勉华教授攻读硕士、博士学位，同时在周仲瑛教授师承门诊学习。博士毕业后留在南京中医药大学"江苏省中医药防治肿瘤协同创新中心"，专职开展名医学术传承创新工作。

35. 传承弟子：顾锡镇，男，江苏省中医院主任中医师、硕士研究生导师、江苏省中医院名中医。1991~1994 年跟随周仲瑛教授攻读博士学位。

36. 传承弟子：郑志攀，男，河南省人民医院副主任中医师。2014~2017 年跟随周仲瑛教授攻读博士学位，开展周仲瑛教授防治外感热病学术经验专项研究。

37. 传承弟子：朱佳，男，江苏省中医院主任中医师、教授、博士研究生导师，享受国务院政府特殊津贴。1986~1989 年跟随周仲瑛教授攻读硕士学位，2009~2012 年参加江苏省中医药领军人才项目，全国第二批优秀临床人才，指导老师为周仲瑛教授。

38. 传承弟子：吴敏，女，南京中医药大学教授、主任中医师、硕士研究生导师。1992~1996 年跟随周仲瑛教授攻读博士学位。

39. 再传弟子：孙明月，女，九芝堂股份有限公司研发中心医学与临床部高级医学专员。2015~2018 年跟随王志英教授攻读硕士学位，同时在周仲瑛教授师承门诊学习。

40. 传承弟子：顾宁，男，南京市中医院主任中医师、教授、博士研究生导师、江苏省名中医。1998~2001 年跟随周仲瑛教授攻读博士学位。为江苏省中医药领军人才、江苏省"六大人才高峰"高层次人才培养对象、南京市有突出贡献中青年专家，获第二届"全国百名杰出青年中医"等称号。

41. 传承弟子：施建勇，男，深圳市玄技堂中医联盟体主任中医师。1985~1987 年于中医内科研究生班学习，硕士论文指导老师为周仲瑛教授。毕业后继续跟随周仲瑛教授攻读博士学位。

42. 传承弟子：李振彬，男，解放军白求恩国际和平医院主任中医师、博士研究生导师。1993~1995 年跟随周仲瑛教授攻读博士学位。

43. 传承弟子：何煜舟，男，浙江省中医院主任中医师、硕士研究生导师。2004 年参加浙江省特聘师带徒项目，指导老师为周仲瑛教授。

44. 传承弟子：陈四清，男，江苏省中医院主任中医师、硕士研究生导师。为江苏省中医院名中医、全国首批百名中医药科普专家。1999~2002 年跟随周仲瑛教授攻读博士学位。2008~2011 年参加江苏省优秀中青年中医临床人才高级研修项目，2012~2015 年参加全国第三批中医临床优秀研修人才项目，指导老师均为周仲瑛教授。曾主编《周仲瑛临证医案精选》《周仲瑛医案赏析》《国医大师周仲瑛辨治疑难病证方略》等专著。

45. 传承弟子：盛梅笑，女，江苏省中医院主任中医师、教授、博士研究生导师、江苏省名中医。2008~2012 年参加国家中医药管理局第二批全国优秀中医临床人才项目，指导老师为周仲瑛教授。获首届江苏省中医药领军人才称号。

46. 传承弟子：樊銮，男，主任中医师、教授。1998 年跟随周仲瑛教授攻读博士学位，2001 年赴美，在华盛顿特区乔治城大学博士后进站，主要从事中药、保健食物药理及毒理研究。现任美国中医院校联合会科研部部长、华盛顿美京中医院主任。

47. 传承弟子：顾勤，女，南京中医药大学教授、主任中医师、硕士研究生导师。1996~2000 年跟随周仲瑛教授攻读博士学位，1993~2004 年跟随周仲瑛教授门诊抄方学习。曾在南京中医药大学第一临床医学院中医内科急难症研究所工作。主编《跟周仲瑛抄方》。

48. 传承弟子：董筠，女，江苏省中医院主任中医师、硕士研究生导师、江苏省中医院名中医。2013~2016 年跟随周仲瑛教授攻读博士学位，2012~2016 年为第五批全国老中医药专家学术经验继承人，2017~2020 年为全国第四批中医临床优秀人才培养对象，指导老师为周仲瑛教授。2008~2020 年跟随周仲瑛教授师承门诊学习。为江苏省"333"工程第三层次人才培养对象、江苏省卫生拔尖人才。

49. 传承弟子：周宁，男，副主任中医师，周仲瑛教授之子。自幼在周仲瑛教授身边学习、工作，耳濡目染，家学底蕴丰厚。

50. 再传弟子：苏克雷，男，江苏省中西医结合医院副主任中医师、硕士研究生导师。2007~2011 年跟随郭立中教授攻读硕士学位，同时在周仲瑛教授师承门诊学习。获江苏省"青年医学人才"称号。

51. 传承弟子：王敬卿，女，南京市中医院主任中医师、南京市名中医。1999~2002 年跟随周仲瑛教授攻读博士学位，2008~2011 年参加首届江苏省优秀中青年中医临床人才培训班，指导老师为周仲瑛教授。

52. 传承弟子：周欣，女，江苏省中医院副主任中医师，为周仲瑛教授孙女。自幼在周仲瑛教授身边学习，耳濡目染，家学底蕴丰厚。

53. 传承弟子：周同，女，副主任中医师，为周仲瑛教授女儿，自幼在周仲瑛教授身边学习、工作，耳濡目染，家学底蕴丰厚。

54. 传承弟子：陈远彬，男，广东省中医院副主任中医师。分别于 2010 年、2020 年硕士、博士毕业，导师为林琳教授。2014~2017 年参加广东省中医院周仲瑛学术经验传承工作室中医临床优秀人才培养项目，曾专职开展传承研究。

55. 传承弟子：林琳，女，广东省中医院主任中医师、教授、博士研究生导师。2000

年参加广东省中医院全国名中医来医院带徒项目，拜周仲瑛教授为师。2006 年成为国家中医药管理局第三批全国老中医药专家学术继承人，指导老师为周仲瑛教授。首届中国青年女科学家、全国首届杰出女中医师、中国中医科学院中青年名中医，获全国首届中医药传承高徒奖、全国"五一"劳动奖、中国香港"抗炎勇士"金质奖章等荣誉称号。

56. 传承弟子：罗翌，女，广东省中医院主任中医师、教授、博士研究生导师。2000 年参加广东省中医院全国名中医来医院带徒项目，拜周仲瑛教授为师。2006 年成为国家中医药管理局第三批全国老中医药专家学术继承人，指导老师为周仲瑛教授，曾在广东省中医院急诊科工作，现居中国香港。

57. 传承弟子：李七一，男，江苏省中医院主任中医师、教授、博士研究生导师，1991 年国家中医药管理局第一批全国老中医药专家学术继承人，指导老师为周仲瑛教授。为第四批全国老中医药专家学术经验继承工作指导老师、江苏省名中医、江苏省有突出贡献的中青年专家，享受国务院政府特殊津贴。

58. 再传弟子：张世安，男，甘肃中医药大学附属医院主治中医师。2012~2015 年跟随叶放教授攻读硕士学位，同时在周仲瑛教授师承门诊学习。

59. 传承弟子：沈洪，男，江苏省中医院主任中医师、博士研究生导师、江苏省名中医。1989~1992 年跟随周仲瑛教授攻读博士学位，2004~2007 年参加首批全国优秀中医临床人才项目，指导老师为周仲瑛教授。为首批岐黄学者、全国中医科技之星、首批江苏省中医院领军人才。

60. 传承弟子：罗陆一，男，深圳市中医院主任中医师、教授、博士研究生导师。广东省名中医、深圳市名中医，1987~1990 年跟随周仲瑛教授攻读博士学位。

61. 传承弟子：宋欣伟，男，浙江省中医院主任中医师、教授、博士研究生导师。1988~1991 年跟随周仲瑛教授攻读硕士学位，2004~2006 年参加浙江省特聘师带徒项目，指导老师为周仲瑛教授。现为第五、七批全国老中医药专家学术经验继承工作指导老师。

62. 再传弟子：刘兴烈，男，中山大学附属第六医院主任中医师。2008~2011 年跟随郭立中教授攻读博士学位，同时在周仲瑛教授师承门诊学习。

63. 传承弟子：陆爱芳，女，昆山市中医院副主任中医师、苏州市郑氏妇科第三十代传人，2017~2022 年参加国医大师周仲瑛传承工作室昆山工作站项目，拜师叶放教授，同时开展传承周仲瑛教授学术经验的工作。

64. 再传弟子：皇玲玲，女，淮安市第一人民医院副主任中医师。2007~2010 年、2015~2019 年分别跟随郭立中教授攻读硕士、博士学位，同时在周仲瑛教授师承门诊学习。

65. 传承弟子：朱杰，男，兴化市中医院主任中医师、南京中医药大学兼职教授、江苏省名中医。1983 年 7 月至 1988 年 7 月在南京中医学院本科学习期间，亲聆周仲瑛教授主讲《中医内科学》课程。参与第三批全国优秀中医临床人才研修项目期间，于 2012 年 10 月 18 日至 22 日参加在南京举办的第二期"国医大师周仲瑛治疗疑难病临证经验学习班"，并在周仲瑛教授门诊诊疗现场观摩学习，获结业证书。2016 年 1 月，主持"国医大师周仲瑛学术思想与临证经验研究"项目，获得兴化市人民政府科技进步奖二等奖。

66. 再传弟子：聂炜珏，男，南京中医药大学在读博士研究生，2021 年至今跟随周学平教授攻读博士学位，同时传承学习周仲瑛教授学术经验。

67. 传承弟子：刘德麟，男，中国中医科学院中医基础理论研究所研究员、主任中医师、博士研究生导师。1987～1989 年跟随周仲瑛教授攻读博士学位。1999 年主编《分子网络紊乱与调节——分子中医药学导论》，曾提出中医药学的分子原理——分子网络紊乱与调节，建立了中药有效分子组合的生物筛选法，证实中药方剂成分高度简化的可能与意义，设计并获得了中药分子方剂的非线性效应，提出了生命基态的概念，并构建了中医基础理论新的逻辑体系、病证方网络的概念指导等原创性理论。

68. 传承弟子：韩旭，男，江苏省中医院主任中医师、博士研究生导师、江苏省中医院名中医。2009 年参加江苏省中医院院内师承项目，跟随国医大师周仲瑛教授学习其学术经验。

69. 再传弟子：赵惠，女，安徽省明光市人民医院副主任中医师。2011～2014 年跟随王志英教授攻读博士学位，同时在周仲瑛教授师承门诊学习。

70. 传承弟子：刘菊妍，女，广州医药集团有限公司副总经理兼总工程师、中药制药工程技术与新药创制国家工程研究中心主任、暨南大学博士研究生导师、教授级高级工程师。1996～1999 年跟随周仲瑛教授攻读博士学位。获中华中医药学会"科技之星"、国家发改委"国家工程研究中心建设先进个人"、中国产学研合作促进会"中国产学研合作创新奖个人奖金奖"、"全国质量管理小组活动卓越领导者"等荣誉。

71. 传承弟子：叶丽红，女，南京中医药大学教授、主任中医师、硕士研究生导师、江苏省中医院名中医。1999～2003 年跟随周仲瑛教授攻读博士学位，2006～2009 年参加江苏省优秀中青年人才项目，指导老师为周仲瑛教授。

72. 传承弟子：王长松，男，东南大学附属中大医院主任中医师、硕士研究生导师，1997～2000 年跟随周仲瑛教授攻读博士学位。2013～2016 参加第三批全国优秀中医临床人才项目，指导老师为周仲瑛教授。为江苏省第二届名医民选百姓信任的医疗专家。